传染病监测预警
理论与实践

主　审｜陈恩富
主　编｜林君芬
副主编｜许国章　蒋健敏

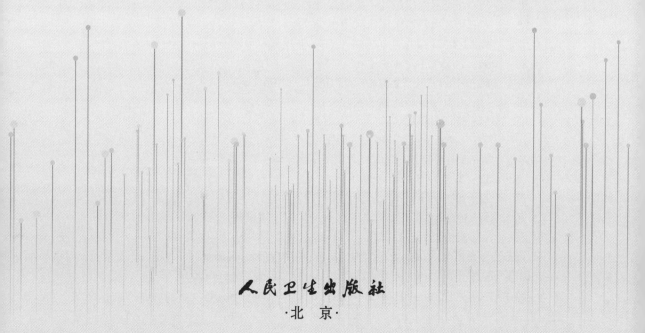

人民卫生出版社
·北京·

版权所有，侵权必究！

图书在版编目（CIP）数据

传染病监测预警理论与实践 / 林君芬主编 . -- 北京 ：
人民卫生出版社，2025. 5. -- ISBN 978-7-117-37927-4

I. R184

中国国家版本馆 CIP 数据核字第 2025GS8325 号

人卫智网	www.ipmph.com	医学教育、学术、考试、健康，购书智慧智能综合服务平台
人卫官网	www.pmph.com	人卫官方资讯发布平台

传染病监测预警理论与实践

Chuanranbing Jiance Yujing Lilun yu Shijian

主　　编：林君芬
出版发行：人民卫生出版社（中继线 010-59780011）
地　　址：北京市朝阳区潘家园南里 19 号
邮　　编：100021
E - mail：pmph @ pmph.com
购书热线：010-59787592　010-59787584　010-65264830
印　　刷：人卫印务（北京）有限公司
经　　销：新华书店
开　　本：787 × 1092　1/16　　印张：23
字　　数：531 千字
版　　次：2025 年 5 月第 1 版
印　　次：2025 年 6 月第 1 次印刷
标准书号：ISBN 978-7-117-37927-4
定　　价：129.00 元
打击盗版举报电话：010-59787491　E-mail：WQ @ pmph.com
质量问题联系电话：010-59787234　E-mail：zhiliang @ pmph.com
数字融合服务电话：4001118166　E-mail：zengzhi @ pmph.com

编 者

丁哲渊　浙江省疾病预防控制中心
干伟群　浙江省杭州市余杭区疾病预防控制中心
王心怡　浙江省疾病预防控制中心
方　挺　宁波大学
古　雪　浙江省疾病预防控制中心
仝振东　浙江省舟山市疾病预防控制中心
江　涛　浙江省疾病预防控制中心
许国章　宁波大学
李傅冬　浙江省疾病预防控制中心
杨　珂　浙江省疾病预防控制中心
杨　涛　浙江省杭州市余杭区疾病预防控制中心
吴　晨　浙江省疾病预防控制中心
吴昊澄　浙江省疾病预防控制中心
吴梦娜　浙江省疾病预防控制中心
陈　奕　浙江省宁波市疾病预防控制中心
林君芬　浙江省疾病预防控制中心
徐　乐　浙江省疾病预防控制中心
章　涛　浙江省疾病预防控制中心
蒋龙芳　浙江省杭州市萧山区疾病预防控制中心
蒋健敏　浙江省疾病预防控制中心
傅天颖　浙江省疾病预防控制中心
鲁琴宝　浙江省疾病预防控制中心
翟羽佳　浙江省疾病预防控制中心

学术秘书
翟羽佳　浙江省疾病预防控制中心

序

近四十年来，全球新发传染病不断出现，对公共卫生安全构成严重挑战，艾滋病、严重急性呼吸综合征（SARS）、中东呼吸综合征、埃博拉病毒病、人感染禽流感、新冠病毒感染、猴痘等传染病均造成地区流行甚至全球大流行，对人类身体健康和社会经济发展带来严重影响。在传染病预防控制实践中，监测与预测预警是传染病预防控制的重要工作，也是实现传染病早预防早控制的重要手段。近年来，因传染病防控的迫切需要，传染病监测预警相关的理论创新与技术发展迅猛，并不断吸收和应用多学科交叉理论和技术方法，逐渐形成自身特有的技术体系。

在这样的形势下，我对《传染病监测预警理论与实践》一书的面世深感欣慰。本书重视理论和实践的结合，兼顾创新性和实用性，对传染病监测预警的理论体系和实践案例进行了系统梳理和呈现，为传染病监测预警提供系统化的思路和技术路径。全书结合传染病发生发展全过程和影响传染病传播流行的全方位因素，论述了多源监测的科学性，依托信息化技术汇集全程全域多源监测数据，借助预警模型、智能化和机器学习等技术实现分级分类多点触发预警，并融入了传染病监测预警最新理论前沿和应用进展，提出全程全域多源监测理念，从预警介入的时期、预警目标的精细尺度以及预警的应用场景三个维度形成综合立体的"三三制"预警框架理论，融合了大数据、人工智能和传染病自动触发预警的前沿技术应用。此外，本书编排思路上突出传染病监测预警的实际应用，借鉴全球各国监测预警实践案例，以及当前开发的传染病多点触发监测预警信息系统构架和试点运行效果，直接接轨传染病监测预警实践。全书内容从理论到技术再到实践，循序渐进，有很强的实用性和操作性，既便于读者理解领会，又对当前全国传染病监测预警系统的建设具有参考作用。

我相信，《传染病监测预警理论与实践》一书将对当前我国传染病防控产生积极的指导作用，不仅可以为从事传染病预防控制的专业人员提供有益的参考和借鉴，还可以为传染病监测预警等信息系统开发技术人员提供实用的指导和帮助。希望广大读者从阅读本书中获益，为推动我国传染病防控事业高质量发展作出贡献。

夏时畅

2025 年 1 月

前　言

传染病监测预警是传染病防控的重要手段，其中监测是传染病防控的重要基石，预警是监测的主要目标。当前全球新发突发传染病此起彼伏，疫情防控形势严峻。传统的传染病监测存在数据有限、分析研判技术落后、预警机制不健全等问题，在应对新发突发传染病疫情中不足之处越来越明显。主要表现在一是监测数据源有限，以医疗机构就诊特别是诊断之后的监测数据为主，缺乏院前和其他部门传染病相关监测数据；二是分析研判技术落后，能力差；三是预警机制单一，没有建立预警规范，目前主要依靠国家传染病自动预警系统，它是基于传染病报告数据通过单病例、时间模型、时空模型等对传染病个案及暴发疫情作出早期探测，时效性较差；四是缺乏智能化预警平台建设和实践。

2020年浙江省疾病预防控制中心承担浙江省科技厅重点研发计划项目"基于大数据的新发重大传染病监测预警技术研究"，项目组紧密结合传染病防控工作需求，经过三年多的系统研究和不断探索，运用数智化时代传染病监测预警信息共享路径和适宜技术，建立多点触发监测预警平台，并开展试点运行，取得了良好的成效。在项目研究与应用过程中，汇集了全国传染病监测、预警、风险评估、标准规范、信息技术等领域的专家、学者，取得一些成果和经验。本书第一章至第七章着重介绍传染病监测预警相关的理论知识、技术方法、预警模型、预警响应等，第八章和第九章重点围绕国内外传染病监测预警现状及相关实践，介绍监测数据分析、预警模型应用等案例，第十章介绍传染病多源监测多点触发预警系统构架及试点运行效果。全书内容涉及从理论到技术再到实践的多个方面，适用于从事传染病监测防控人员参考，希望能为读者提升传染病监测预警能力提供参考与借鉴！

本书编者长期从事传染病监测、预警、现场防控、公共卫生教学和实践，具备一定的理论和实践经验，但由于监测预警涉及多学科交叉融合，书中难免有不当之处，敬请批评指正。

本书编写过程中，得到浙江省科技厅的大力支持和精心指导，在此表示衷心感谢！

林君芬

2025 年 1 月

目　录

第一章 绪 论

第一节 基 本 概 念

一、传染病监测定义

传染病监测（infectious disease surveillance）是指有计划、持续和系统收集、整理、分析和解释传染病在人群中的发生发展及其影响因素的相关数据，并及时将监测所获得的信息发送、反馈给相关的机构和人员，用于传染病预防控制策略和措施的制定、调整和评价，是公共卫生监测的重要组成部分。传染病监测是传染病预防和控制最基本的活动之一，是传染病防控的基石。

二、传染病预警定义

传染病预警（outbreak detection/early warning/detection of aberration）是在传染病暴发流行事件发生前或发生早期发出信号，以警示该事件可能发生或其发生的范围、程度等可能扩大。在传染病监测的基础上，及时利用有限的信息指导多部门联合行动。在暴发流行事件的早期及时发现并发出警示信息，是传染病预警最基本的要求。在暴发事件发生时，传染病造成的危害与损失将随着时间的推移迅速增加。早期预警将为早期采取应对措施提供可能，如不及时预警将错过控制疫情的机遇期。传染病预警的目的是指导响应行动，以控制传染病暴发流行事件的发生，或将传染病暴发流行事件的影响减小到最低程度。在传染病暴发事件发生的早期作出响应决策往往要面对巨大的时间压力，通过各种有效的监测系统和信息收集渠道，收集传染病发生及其影响因素的资料，运用适当的科学分析方法，揭示传染病的发生、发展和流行规律，尽早发现疫情的异常苗头，对可能的传染病流行或暴发及时向相关责任部门和机构及可能受事件影响的人群发生警报，以便及时采取相应防控措施，控制和消除疫情。

三、传染病预测定义

传染病预测（infectious disease prediction）是对未来不确定事件的一种推测和描述，是人们对客观世界的未来发展趋向以及对人类实践活动的后果，事先作出的分析与估计。预测是为了探求客观事物未来的发展变化趋向，以达到指导行动、获得良好结局的目的。预测与预报含义基本相同，而预报更强调对预测结果的发布。通过日常监测，实现对传染病现在流行或即将发生的规模、持续的时间进行科学分析。对传染病未来的疫情水平和趋势作出判断，采用一定的预测模型进行模拟分析，须以已有的与传染病流行密切相关的信息为基础，如疫情监测资料、致病因子资料、宿主资料、环境资料等。预测可分为长期预测（5~10 年）、中期预测（3~4 年）和短期预测（1~2 年）。

四、传染病监测与预警的关系

传染病监测是预警的前提和基础，预警是传染病监测的目标之一。离开监测，预警根本无法实现，就像巧妇难为无米之炊，监测的广度、深度、质量决定预警的质量。传染病预警的价值在于能否尽早发现新发传染病、常见传染病病例异常增加或聚集，以便将其控制在萌芽状态。传染病预警的灵敏性主要取决于所用监测数据的来源和质量，来自传染病发生、发展的具体节点。具有以下特点：以疾病监测为基础；信息指导行动，预警为指导响应而服务；及时性要求越早越好，危害和损失会随时间推移迅速增加；可通过应用不同的数据类型、改进监测数据收集的及时性、采用优化的预警算法等来提高及时性；信息的不充分性，在预警信息发出时，经常是疾病或事件刚出现时，所掌握的信息可能很有限。

五、传染病预警与预测的关系

预警与预测两个概念既有联系又有区别，两者都是对未来事物的预先描述，都是基于现有的事实如传染病疫情监测资料，对今后的传染病疫情作出的判断和描述，从某种角度上，预警可被看作一种特定的定性预测，或者是预测技术的一种应用特例。然而，在使用上预警与预测仍然是有明显区别的概念：①预警针对特定的事件，预测不是针对一次事件，更关心对事物的短期、中期或长期趋势的估计和测算。预警强调对可能发生的或正在发生的事件进行探测，据此发出警示信息。而预测则强调对尚未发生的事务作出描述。②预警的结果用于指导立即的响应行动，预警信息一旦发出，预示着事件可能发生或正在发生，需要立即采取行动；预测的结果用于指导防治规划或计划的制定。③在方法学上，预警多基于容易获取的有限信息（如传染病监测资料），使用简单、快速的方法进行分析，结果为定性结果；预测可以使用更加广泛的信息来建立复杂的预测模型，比如时间序列模型、传染病动力模型、判别模型、回归模型等，预测结果可能表述为定性结果，但更多表述为定量结果。

第二节　传染病监测预警现况

一、国内传染病监测预警现况

目前，我国的传染病监测包括法定传染病报告系统、30 余种传染病专病监测系统、病媒生物监测系统、特定传染病的实验室监测网络等。

（一）法定传染病报告系统

目前我国法定报告传染病有甲、乙、丙共三类 41 种，其中甲类 2 种、乙类 28 种、丙类 11

种。《中华人民共和国传染病防治法》规定任何单位和个人发现传染病患者或者疑似传染病患者时,应当及时向辖区疾病预防控制机构或者医疗机构报告。疾病预防控制机构、医疗机构和采供血机构及其执行职务的人员发现法定的传染病疫情或者发现其他传染病暴发、流行以及突发原因不明的传染病时,应当遵循疫情报告属地管理原则,按照国务院或者国务院卫生行政部门规定的内容、程序、方式和时限报告。2004 年 1 月 1 日我国启用中国疾病预防控制信息系统,该传染病网络报告管理系统在国家、省、市、县疾病预防控制机构信息联网的基础上,实现与当地医疗机构联网,并将信息网络向乡(镇)和城镇延伸,形成了纵向到底、横向到边的传染病信息报告网络。责任报告人在首次诊断传染病患者后,立即填写传染病报告卡,并按照规定的时限进行网络报告。

(二)专病监测系统

目前我国已建立了 20 余种重要传染病和病媒生物强化监测系统,有越来越多的病种采取网络直报形式进行监测数据采集,如鼠疫、禽流感、新型冠状病毒感染等。各病种的监测点数量不等且每年有所调整,部分病种如急性弛缓性麻痹、麻疹,采取在全国范围内进行强化监测的模式。流感、艾滋病等实施哨点监测,其中流感是在哨点医院开展流感样病例(influenza-like illness, ILI)监测,艾滋病是在特定机构、场所人群中设立哨点开展二代监测。此外,基于病例(感染者)防治管理和服务的需要,对 HIV/AIDS、肺结核患者还在病例报告的基础上建立了普遍的病例登记管理信息系统。该监测系统在病例被动报告基础上,对报告病例进行个案调查和实验室诊断以及用药监测;部分病种还要求在监测点上开展血清学调查,或收集动物宿主、传播媒介、环境、就医行为、病原耐药性等相关资料。

(三)特定传染病的实验室监测网络

如针对脊髓灰质炎的实验室监测网络已覆盖全国所有省级疾控机构,针对流感、麻疹等的网络实验室覆盖了全国地市级以上疾控机构,而针对 HIV/AIDS、结核病的网络实验室则覆盖几乎所有县区级以上疾控机构。

近年来,传染病及危险因素的综合监测逐步得到重视,互联网搜索和舆情媒体监测等非结构化监测方法相继被引入,丰富了我国传染病监测的数据来源,对提高新发传染病发现能力起到重要作用。举办重大活动期间亦进行了症状监测的探索,取得了一定的经验。

二、国外传染病监测预警现况

传染病监测预警是全球范围内针对传染病疫情进行监测、预警和应对的重要机制,各国根据本国实际情况,探索建立传染病监测预警系统。传染病监测预警是一项复杂而重要的工作,需要全球各国和相关机构的共同努力和合作,通过全面的监测预警体系和机制,及时发现和应对传染病疫情,保障全球公共卫生安全。

(一)欧洲

过去,欧洲各国的监测系统和方法非常多样化,各国收集的监测数据质量各不相同,这种多样性不仅局限在不同的数据收集、验证和报告系统,用于诊断的设施/设备的可用性方面也存在差异,甚至各国对病例定义的标准也不同,因此所产生的数据通常不具有可比性。此外,由于对威胁的看法不同以及负责安全的政府机构内部的能力水平不一致,各国对于同一种健康威胁的响应方式也存在差异,导致整个欧洲面临传染病疫情方面相当大的挑战。2002 年严重急性呼吸综合征(severe acute respiratory syndromes, SARS)的出现使欧洲各国意识到在各国间实现信息和资源共享,通过团结协作来共同应对重大健康威胁的急迫需要,促使欧洲于 2005 年 5 月成立了欧洲疾病预防控制中心(欧洲 CDC),旨在确保欧盟对与传染病有关的事件(包括紧急情况)作出快速有效的反应。欧洲 CDC 的任务是确定、评估和通报当前或新出现的对人类健康造成威胁的传染病,欧洲 CDC 逐渐开发出一系列用于传染病监测预警的网络,主要有:早期预警和响应系统(Early Warning and Response System, EWRS)、流行病情报信息系统(Epidemic Intelligence Information System, EPIS)、欧洲监测系统(European Surveillance System, ESSy)、威胁追踪工具(Threat Tracking Tool, TTT)、欧洲传染病监测门户网站(European surveillance portal for infectious diseases, EpiPulse)、欧洲环境和流行病学网络(The European Environment and Epidemiology Network)和欧洲流感监测网络(European Influenza Surveillance Network, EISN)等,详见第八章国际传染病监测预警实践。

(二)美国

20 世纪 90 年代中期,公共卫生专家认定,全世界的传染病监测不足,世界卫生大会和美国总统都呼吁采取一致行动,发展有效的疾病监测和应对能力。美国国家科学院医学研究所发表了一份报告,承认美国在过去二十年中采取了一些重要措施来提高其疾病监测和应对能力,但也强调需要继续采取行动。

目前,美国的传染病监测预警工作在州和联邦层面均有布局。在州一级,州卫生部门收集和分析传染病病例的数据,这些数据需要由医疗保健提供者和其他人员向国家报告。法定报告疾病因州而异。州公共卫生部门核实报告的疾病病例,监测疾病发生率,确定本州可能暴发的疫情,并将这些信息报告给美国 CDC。在联邦一级,各机构和部门收集和分析疾病监测数据,并维护疾病监测系统。例如,美国 CDC 利用各州的疾病报告数据监测国家健康趋势,制定和实施预防策略,并评估州和联邦的疾病预防工作。美国食品药品监督管理局分析源自该机构监管的食品中传染病暴发信息。一些联邦机构和部门也使用其运营或资助的疾病监测系统进行疾病监测。作为国家疾病监测工作的一部分,一些联邦机构和部门还通过不同的方式,如公共网站或基于安全网络的通信系统,与地方、州和国际合作伙伴共享信息。一些联邦机构和部门提供培训、技术援助和资金,以支持州和国际疾病监测工作。美国传染病监测预警网络主要有:新发疾病监测计划(The Program for Monitoring Emerging Diseases, ProMED)、BioSense、电子实验室交换网络(Electronic Laboratory Exchange Network, eLEXNET)、社区流行病早期通报电子监测系统(Electronic Surveillance System for the Early Notification of Community-based Epidemics, ESSENCE)、流行病信息交换(Epidemic Information Exchange, Epi-X)、食源性疾病主动监测网络(Foodborne Disease Active Surveillance Network, FoodNet)、健康警报网络(Health Alert Network, HAN)、美国传染病学会新发感染网络(Infectious Diseases Society of America Emerging Infections Network, IDSA-EIN)、用于生物威胁的实验室响应网络(Laboratory Response Network for Biological Threats, LRN-B)、国家动物健康报告系统(National Animal Health Reporting System, NAHRS)、国家电子疾病监测系统

（National Electronic Disease Surveillance System，NEDSS）、国家电子电信监控系统（National Electronic Telecommunications System for Surveillance，NETSS）、国家零售数据监测（National Retail Data Monitor，NRDM）、实验室网络 PulseNet、实时疫情和疾病监测（Real-time Outbreak and Disease Surveillance，RODS）等，详见第八章国际传染病监测预警实践。

（三）澳大利亚

澳大利亚拥有较健全的传染病监测系统，包括从医疗机构、实验室和病例调查中收集数据的网络。这些系统提供了实时传染病数据，帮助监测疫情和趋势。澳大利亚的传染病监测预警工作涉及多个层级的合作，从国家级到州/地区级，以及与医疗机构和实验室的合作。但澳大利亚的各个州/地区和机构的数据收集和报告方式也存在一定差异，标准化数据收集和报告的一致性仍是一个挑战。新发传染病和变异病原体的出现给澳大利亚传染病监测和预警带来了新的挑战。澳大利亚传染病监测预警工作，仍在改善数据整合和标准化、提高数据质量和时效性、及时应对新威胁、加强社区参与和沟通等方面不断完善，进一步提升澳大利亚的传染病监测和预警能力。主要监测预警系统包括：澳大利亚国家法定疾病监测系统（National Notifiable Diseases Surveillance System，NNDSS）、澳大利亚哨点监测实践研究网络（The Australian Sentinel Practices Research Network，ASPREN）、澳大利亚国家克雅氏病登记项目（The Australian National Creutzfeldt-Jakob Disease Registry，ANCJDR）、澳大利亚儿科监测项目（Australian Pediatric Surveillance，UnitAPSU）、国家虫媒病毒和疟疾咨询委员会（National Arbovirus and Malaria Advisory Committee，NAMAC）、OzFoodNet、Flutracking 等，详见第八章国际传染病监测预警实践。

第三节　传染病监测预警发展趋势

利用临床电子病历数据、多源异构数据（医保、出入境、教育、环保等）与患者流行病学史，在不影响诊疗行为、不增加医生工作量的基础上，如何实现传染病监测预警数据的自动抓取、自动分析和甄别，以及如何利用多维数据的比对碰撞，自动生成传染病监测预警信号，并开展分区域、分人群、分时期精准预警，具有重大的公共卫生意义。

一、基于医院电子病历数据的传染病监测预警技术

随着电子病历（electronic medical record，EMR）在医院内的普及成熟应用，将 EMR 数据用于包括症状监测在内的公共卫生服务已经成为各国的首选。早在 1999 年，美国军队就已经研发并实践了基于社区的电子监测预警系统（Electronic Surveillance System for the Early Notification of Community Based Epidemics，ESSENCE），该系统主动收集军人和地方人员就医过程中产生的数据，包括就诊记录、主诉、实验室检测结果、影像检查报告、处方等，对数据进行有效性验证、数据清洗、数据结构化等处理，构建数据模型进行暴发探查和异常分析。该系统已经在美军各机构及驻军周边地区的流感、结核病、疟疾等疾病暴发早期预警和监测中起到关键作用，并得到了美军高层的肯定。美国 CDC 于 2003 年启动 BioSense 平台，尝试

以 HL7 接口的方式收集门急诊、住院诊疗信息,通过灵活设定特定的查询条件、算法、预警阈值,实现对新发传染病的实时探测。英国依托国家医疗服务系统(NHS)监测 10 种综合征,澳大利亚在 2003 年举办世界杯橄榄球赛时使用症状监测系统,采用 HL 协议自动收集资料,主诉部分利用贝叶斯识别法进行自然语言分析,应用累计和控制法,进行不同综合征急诊病历数目监测。2020 年 2 月,有专家基于电子病历数据进行流感样病例计算机自动识别技术研究评价,比较基于病历资料的医生报告与计算机自动识别方式对门急诊流感样病例(ILI)监测的准确性,发现基于电子病历的计算机自动识别方式开展 ILI 病例监测,具有良好的灵敏度和特异性。

综上,国外基于医院电子病历数据进行传染病疫情早期发现预警技术已经比较成熟,且已经实现了广泛应用,并发挥了很大的价值。我国很多研究者已经进行了可行性研究探索,证明技术可行有效,但尚未获得大规模应用。未来基于医院电子病历进行传染病疫情早期识别、早期预警将成为一种必然。

二、传染病监测预警中需要解决的关键技术

目前在传染病监测预警中需要解决的关键技术主要有以下三个方面:①多源异构医学数据的集成融合及医学自然语言处理:将多源异构、结构化程度低、标准化程度低的数据进行集成融合、结构化、标准化治理,形成传染病监测专题数据库,此为疫情主动监测预警的基础,数据质量将极大地影响监测预警的效果。②传染病智能识别及预警模型:此为疫情监测预警的核心,传染病识别的敏感度与特异度,预警的准确性与敏感性决定了系统的价值及实用性。③传染病疫情主动监测预警与防控服务平台:平台为包括疫情监测、预警、人工核查、流行病学调查的疫情防控闭环服务平台,平台提供 PC 端与移动端,与终端用户交互的系统的功能覆盖、可视化、易用性、稳定性、性能,对系统的推广应用非常关键。

三、传染病监测预警算法发展趋势

传染病监测预警算法是指基于疫情数据、环境数据和社会数据等信息,通过数学模型和统计分析等方法对传染病的发生、流行、扩散等情况进行预测和预警的算法。目前,传染病监测预警算法的研究已成为传染病防控领域的热点之一。基于实时指标统计数据,结合历史发病率、季节、疾病特点、人口、区域特点等因素,在特定的预警统计模型下对传染病是否暴发进行估计。本质上都是将发病率的观测值与期望值做比较,只是不同的模型对期望值的计算有所区别,而这种模型上的区别也反映了对传染病发病规律理解的不同。

传染病预警模型根据预警目标可分为时空预警模型、时间预警模型和空间预警模型,每种模型根据不同的原理和算法又可细分为更多的预警方法。

时间预警模型分为固定阈值法和控制图法(control chart),这些方法通过解析时间序列波动特征,并与设定的阈值相比较,若当前的病例数达到或超过阈值,则发出预警,特别适合具有季节性流行和周期性流行规律的传染病。优点是简单易行,容易探测到突然出现的较大变化,但对缓慢出现的较小变化则不敏感。针对这个缺点,专家们通过对控制图进行修正,使得控制图能够探测到传染病指标微弱异常波动,先后提出了以下算法:累积和控制图

（cumulative sum，CUSUM）、移动平均控制图（moving average，MA）、指数和加权移动平均控制图（exponentially weighted moving average，EWMA）等。另外，近几年时间序列分析模型越来越多地受到关注，包括 ARIMA 模型和人工神经网络（artificial neural network，ANN）模型，这类算法通过解析时间序列变动的各种特征（趋势、周期性和季节性等），并预测某一段时间内传染病流行水平，在传染病传播风险分析和预警中也得到探索和应用。

时间模型无法对某一局部区域的聚集性疫情进行精准预警。空间预警模型则主要分析某一时间点或时间段内传染病相关病例或事件的空间分布或变动特征，并将关注区域的发病水平与全部或周边区域的发病水平相比较，探测关注区域的疫情是否存在统计学意义的空间聚集（cluster），据此判断是否发出预警信号。使用空间预警模型的前提条件是传染病相关数据资料中有地理信息，如报告病例的居住地址或位置的经纬度等。利用病例的地理位置信息，探测病例在空间上的聚集性，对疾病暴发的核心区域进行预警，并提示可能的传染源和传播途径。单独使用的空间预警模型，主要应用于血吸虫病、疟疾、结核病、肝炎、性病和艾滋病等慢性且又有明确空间聚集性的传染病，而聚集的空间通常是传染源附近（如血吸虫繁殖地、非免疫保护人群聚集地）。主要分析方法有空间自相关分析（spatial autocorrelation analysis）、空间扫描统计量等。

空间自相关分析具有一定的局限性，没有纳入时间因素故而不能判断地理空间上聚集区域随时间变化的趋势。而时空扫描很好地解决了这一难题，时空预警模型综合利用传染病病例的发病时间、发病地理位置以及传染病的历史数据来分析传染病的时空聚集性。最常用而且效率较高的时空预警模型是由 Kulldorff 等提出的时空扫描统计量（space-time scan statistic）。

当前，传染病监测预警算法研究已经涉及多个领域，且不断向更加智能化和精准化的方向发展。

当前全球化和频繁的国际交往背景下，呼吸道传染病已成为全球公共卫生领域的重要挑战。新发传染病（emerging infectious diseases，EID）具有发病突然、原因复杂、危害严重、难以预测和不易控制等特点，人们往往对其病原学、流行病学和临床诊治认识不足，容易造成流行、经济损失和社会恐慌等。新发传染病既包括过去不存在，确系新产生的传染病，如新冠病毒感染、SARS、艾滋病、人感染高致病性禽流感、O139 霍乱等；也包括既往已经认识的疾病，但未被定义为传染病，确定病原体后才被定义为传染病，如人类疱疹病毒 6 型引起的突发性玫瑰疹；同时还包括既往可能已经存在的，但是未被认知，随着实验室技术的提升，病原体被确定后认定的传染病，如军团菌病、莱姆病、戊型肝炎、丙型肝炎等。自 1940 年以来，全球新发传染病种类不断出现，在 20 世纪 80 年代达到高峰。据统计，至今新发传染病已达 40 多种，其中在我国发生流行的有 14 种，加之近 10 年来出现的人感染 H5N1 高致病性禽流感、人感染 H7N9 禽流感等，新发传染病在我国也呈现多发态势。我国已经形成了一套相对完善的针对传染病疫情监测预警的制度和系统。2007 年，我国对医疗机构内不明原因肺炎实行病例监测系统统一上报，该系统与全国的传染病直报系统相连，就此将不明原因肺炎病例纳入传染病监测工作。传染病网络直报系统的建立对于法定传染病发生和发展的监测发挥了重要作用，为防控措施的制定提供了重要信息。

　　建立针对性的预警模型对于及早发现新发未知呼吸道传染病、及时采取措施以遏制其传播具有重要意义，可以帮助决策者在传染病暴发前采取必要的措施，保护人民健康和社会稳定。随着计算机技术和大数据分析技术的不断发展，预警模型也在不断优化和完善。从传染病流行病学基本特征出发，根据对一定区域具有共同疾病特征的不明原因病例的时间相关性、空间相关性和流行性进行分析，从而对该区域内的新发传染病疫情进行预警。

（许国章　方挺　陈奕）

参 考 文 献

［1］KULLDORFF M, ATHAS W F, FEURER E J, et al. Evaluating cluster alarms: a space-time scan statistic and brain cancer in Los Alamos, New Mexico［J］. Am J Public Health, 1998, 88（9）: 1377-1380.

［2］KULLDORF M. Prospective time periodic geographical disease surveillance using a scan statistic［J］. J R Stat Soc, 2001, 164（1）: 61-72.

［3］丛黎明, 许亮文. 公共卫生监测概论［M］. 北京: 人民卫生出版社, 2014.

［4］常昕玉. 我国重大传染病信息公开程序制度研究［D］. 武汉: 华中科技大学, 2022.

［5］王学燕, 杨进业. 国内外法定传染病监测报告管理现状［J］. 应用预防医学, 2011, 17（1）: 59-62.

［6］袁东方, 应莉娅, 董长征. 传染病预警模型研究进展［J］. 浙江预防医学, 2012, 24（8）: 16-20, 23.

［7］杨维中, 兰亚佳, 吕炜, 等. 建立我国传染病智慧化预警多点触发机制和多渠道监测预警机制［J］. 中华流行病学杂志, 2020, 41（11）: 1753-1757.

［8］LI Z J, LAI S J, ZHANG H L, et al. Hand, foot and mouth disease in China: evaluating an automated system for the detection of outbreaks［J］. Bull World Health Organ, 2014, 92（9）: 656-663.

［9］霍添琪, 孙晓宇, 刘昊, 等. 大数据技术在新发传染病管理中的研究进展［J］. 中国数字医学, 2021, 16（6）: 91-98.

［10］祝丙华, 王立贵, 孙岩松, 等. 基于大数据传染病监测预警研究进展［J］. 中国公共卫生, 2016, 32（9）: 1276-1279.

［11］张洪龙, 曾令佳, 赖圣杰, 等. 2016年国家传染病自动预警信息系统运行情况分析［J］. 疾病监测, 2018, 33（2）: 159-167.

［12］邓源, 任翔, 黄硕, 等. 大数据在传染病监测预警中的主要研究与应用进展［J］. 疾病监测, 2022, 37（8）: 1003-1009.

［13］王海星, 杨志清, 郭燕青, 等. 基于大数据的传染病监测预警方法及应用［J］. 预防医学论坛, 2020, 26（10）: 1672-9153.

［14］梁之祥. 新发传染病研究概况［J］. 实用医药杂志, 2010, 27（10）: 950-952.

［15］杜明梅, 刘运喜. 我国传染病监测预警系统的发展与应用［J］. 中华医院感染学杂志, 2022, 32（6）: 801-804.

［16］吴睿. 我国重大传染病疫情信息公开制度研究［D］. 上海: 华东政法大学, 2022.

［17］方益荣,牛文柯,卢巧玲,等.应用移动平均法预警学校结核病疫情的分析［J］.疾病监测,2017,32（5）:418-422.

［18］周晓磊.达乌尔黄鼠疫源地动物鼠疫预测预警初步研究［D］.北京:中国疾病预防控制中心,2015.

［19］龚磊,张进,陈国平,等.新发传染病的流行与早期识别预警研究综述［J］.安徽预防医学杂志,2015,21（02）:117-121,132.

［20］袁东方.基于谷歌地图的传染病空间聚集性研究［D］.宁波:宁波大学,2014.

［21］BEAUTÉ J, CIANCIO B C, PANAGIOTOPOULOS T. Infectious disease surveillance system descriptors: proposal for a comprehensive set［J］. Euro Surveill, 2020, 25（27）: 1900708.

第二章　传染病的传播与流行

第一节　传染病的传播过程

传染病的传播过程是指病原体从传染源排出，经过一定的传播途径，侵入易感者机体而形成新的感染，并不断发生、发展的过程。明确传播过程可以深入了解传染病的发病原理和传播方式，预测流行趋势，促进公共资源合理分配，为制定有效的防控措施提供科学依据。

传染病传播过程包括传染源、传播途径和易感人群三个基本环节，缺一不可。其中传染源是最活跃的因素，传播过程起着决定性作用，易感人群则是被动接受，同时传播过程又受到自然因素和社会因素影响，后者可在多个方面增强或者减弱上述三个环节。

一、传染源

传染源是指体内有病原体生存、繁殖并能将病原体排出体外的人和动物。

（一）受感染的人

包括表现出明显临床症状的患者或表面健康的病原携带者。有症状的患者是大多数传染病重要的传染源，因为患者体内存在大量病原体并可通过咳嗽、腹泻等方式向外界排出。

表面健康的病原携带者可分为潜伏期感染者、健康携带者、恢复期感染者。潜伏期感染是指病原体侵入体内并增殖，且宿主尚未产生症状，如新型冠状病毒感染在潜伏期末即可传播；健康携带者是指无临床症状和体征而能排出病原体的人，如"伤寒玛丽"，病原携带者厨师玛丽引起美国纽约、曼哈顿伤寒暴发；对于大部分传染病来说，恢复期体内病原体被清除而无传染性，但一些疾病部分患者临床症状和体征消失后仍可排出病原体，称恢复期感染者，如伤寒、痢疾等。

（二）受感染的动物

动物是传染病的重要传染源。自然界中有些传染病主要以动物间传播为主，在一定条件下可传染给人，人与人之间一般不传播，如钩端螺旋体病、禽流感等；有些传染病主要在人群中传播，偶尔感染动物，如人型结核病、阿米巴病等；还有些传染病在人和动物间都可以世代延续并各自单独传播病原体，如血吸虫病等。

根据病原体易感动物宿主分类，有些传染病以家畜为传染源，如布鲁氏菌病在牛、羊中传播；有些传染病以野生哺乳类动物为传染源，如鼠疫在鼠群中传播；有些传染病以鸟类为传染源，如禽流感可以通过候鸟迁徙造成长距离传播。

受染动物作为传染源的危险程度，主要取决于易感者与受染动物的接触机会和接触的密切程度,此外也与动物传染源的种类和密度等有关。

（三）广义的传染源

实质上就是将传染源的外延扩大,除受感染的人、动物外,如病原体在植物、土壤物质内或者与其结合均可被认为是传染源。在疫情调查工作中,有时很难找到一个确切的人或者动物作为传染源,比如新型冠状病毒奥密克戎(Omicron)变异株可在物体表面存活 8 天之久,在排除其他传染源传播的可能后,可溯源的最早携带病原体的物体也可视作广义传染源。

二、传播途径

病原体传播机制的具体实现路径称为传播途径,可以是传染源与易感者之间不经过传播因素的直达,即直接传播;也可以是外环境传播因素的综合,即间接传播。

（一）直接传播

这种传播方式通常发生在病原体能够直接接触并感染新宿主的情况下,包括直接接触传播、媒介节肢动物生物学传播和飞沫传播。

1. 直接接触传播　指在没有外界因素参与的情况下,易感者与传染源直接接触而导致感染的传播方式。如各类性传播疾病通过直接接触血液、体液等方式进行传播。此外,患病动物也可通过抓挠、咬伤等直接接触方式将疾病传染给人类,如狂犬病、布鲁氏菌病等。

2. 媒介节肢动物生物学传播　指患病的吸血节肢动物(如昆虫)通过叮咬或蜇伤人类从而实现的传播。例如,蚊虫叮咬可以传播疟疾、登革热。这些病原体与节肢动物间存在特异依存关系,即一种病原体只能通过一定种属的节肢动物媒介传播,因此此类传染病通常有一定地区性、季节性,某些还具有职业分布特征。

3. 飞沫传播　是一种特殊的直接传播方式,涉及呼吸道分泌物或唾液在短距离内的传播。这些飞沫通常在传染源呼气、咳嗽、打喷嚏时经口鼻排入环境,并被易感者直接吸入引起感染。尽管飞沫传播依赖于空气作为媒介,但由于其传播距离通常较短,一般限于传染源周围 1m 内,因此从传染病防控角度来看,其也往往被视为直接传播的一种形式。这种传播在一些拥挤且通风较差的环境中较易发生(如公共交通工具、电梯内等)。流感病毒、百日咳杆菌通常通过飞沫传播。

（二）间接传播

这种传播方式中,病原体必须借助一定的媒介才能感染新的宿主,外环境中许多物品都可以作为传播媒介。

1. 飞沫核传播　飞沫核由飞沫在空气中失去水分而剩下的蛋白质和病原体组成,在一定条件下以气溶胶的形式在空气中较长时间存留或飘移,从而造成远超飞沫传播范围的疾病传播。结核分枝杆菌常以这种方式传播。

2. 尘埃传播　含有病原体的较大的飞沫或分泌物落在地面,干燥后随尘埃悬浮于空气,易感者吸入后可导致感染。如炭疽芽孢杆菌的芽孢可经此方式传播。

3. 饮用水传播　指人们通过饮用被病原体污染的水造成的传播。如饮用水水源受志贺菌属、霍乱菌属污染后可造成饮用该水源的地区发生疾病传播。

经饮用水传播所致的传染病的流行强度取决于水源污染的程度和频度、水源的类型、供水范围、居民的卫生习惯以及病原体在水中的存活时间等。其流行特征为：①病例分布范围与供水范围一致，有饮用同一水源史；②除哺乳婴儿外，发病无年龄、性别、职业差异；③停用污染水源或采取消毒措施后，暴发或流行即可平息。

4. 疫水传播　指人体接触含有病原体的疫水，病原体通过皮肤与黏膜侵入造成的传播，如人在田间劳动时通过接触含有血吸虫尾蚴的疫水感染血吸虫。其流行特征包括：①患者有疫水接触史；②发病有地区、季节和职业分布差异；③加强个人防护和对疫水采取措施可减少发病。

5. 食物传播　指人们食用受污染的食物后，病原体经胃肠道传播的方式。如食用含甲肝病毒的毛蚶造成甲肝流行。经食物传播的流行强度与病原体的特性、食物的性质、食物被污染的程度、居民饮食方式和饮食卫生习惯等因素有关。

6. 间接接触传播　指易感者接触受病原体污染的物品造成的传播，其中手起着重要作用。如手接触被新型肠道病毒 70 型污染的毛巾后揉眼，造成急性出血性结膜炎感染。

7. 医源性传播　指在医疗或预防工作中，由于未能严格执行规章制度和操作规程，人为造成的传播。如患者接受含丙肝病毒的血液而罹患丙肝。

（三）垂直传播

垂直传播指在母体怀孕期间或分娩过程中，病原体通过母体直接传播给子代，常见的有以下几种。

1. 经胎盘血液传播　有些病原体可通过胎盘屏障，受感染的孕妇经胎盘血液将病原体传给胎儿引起宫内感染，如风疹、梅毒等。

2. 经阴道上行传播　指病原体经过孕妇阴道向上到达绒毛膜或胎盘，引起感染，如单纯疱疹病毒、白念珠菌等病原体均可由此传播。

3. 分娩时经产道传播　分娩时产道内含病原体的母血、羊水或阴道分泌物经胎儿口腔吸入或皮肤与黏膜渗入，使胎儿被感染，如淋病奈瑟氏球菌、HIV 等。

4. 经直接哺乳传播　指病原体通过母亲直接给婴儿哺乳的过程进行传播。受感染母亲体内的病原体存在于乳汁中，通过哺乳感染婴儿，如艾滋病、乙肝等。

（四）传播途径多样性

值得注意的是，绝大部分传染病不止有一条传播途径，以哪种途径进行传播取决于病原体自身的特征及所处的环境。例如流行性出血热可通过直接接触病鼠或其排泄物、分泌物传播，也可通过病鼠排泄物形成的气溶胶颗粒传播，还可通过进食病鼠污染的食物、接触寄生在病鼠身上的螨类以及垂直传播等方式进行传播；艾滋病可通过性接触传播，也可通过血液／血液制品传播和母婴传播；诺如病毒可通过空气、饮水、进食、直接接触患者呕吐物、间接接触被患者污染的物品等多种方式传播。

三、人群易感性

人群易感性是指人群对传染病的易感程度，与机体免疫水平、受体与种群、人体内环境及病原体暴露部位等因素相关。

（一）免疫水平影响人群易感性

1. 固有免疫 固有免疫又称非特异性免疫,是人体抵抗疾病的第二道防线。当免疫力降低时,个体对大多数疾病的易感性会相应增加。例如水痘-带状疱疹病毒(VZV)在个体免疫力下降时会导致带状疱疹发作;长期应用免疫抑制剂的患者发生感染性疾病的概率会大幅上升。

影响非特异性免疫水平的因素有年龄性别因素、营养状况、遗传因素、生活环境、消耗性疾病、围手术期以及长期应用免疫抑制剂等。

2. 特异性免疫 特异性免疫又称适应性免疫或获得性免疫,指机体在抗原侵入后,刺激免疫系统产生免疫球蛋白和免疫淋巴细胞等免疫物质与特定的抗原发生特异性反应,从而阻断某些病原体感染的能力。例如全程接种乙肝疫苗后可获得长效保护;流行季前接种流感疫苗可降低本次流行期的发病风险与重症率。

影响特异性免疫的因素有年龄性别因素、遗传因素、既往感染史、疫苗接种史、免疫缺陷疾病等。

（二）受体相关与种族（群）影响人群易感性

人体对某些疾病的易感性还与特异性受体相关。例如,有研究认为人群Toll样受体不同表型会导致肺结核的易感性不同;也有研究认为部分人群的CCR5编码基因Δ32纯合突变可以使HIV的易感性降低。

此外,种族(群)间的差异也可对疾病易感性产生影响,如禽流感病毒PB2蛋白是影响其致病性的重要因素,其中禽源性禽流感病毒的PB2蛋白与人源性禽流感病毒存在差异,使大部分禽流感病毒通常情况下不能直接感染人。

（三）人体内环境影响人群易感性

通过提前使用预防性药物,可以改变人体内环境,从而影响病原体的侵袭力或致病性,一定程度上阻断传染病的传播。例如,梅毒早期暴露患者可以通过预防性大剂量应用青霉素等抗生素阻断感染;进入疟疾疫区前或疟疾流行季前通过预防性服用乙胺嘧啶、伯氨喹等抗疟药可降低疟疾感染概率。同时,因大部分药物都具有毒副作用,预防性用药必须在医生的指导下进行。

（四）暴露部位影响人群易感性

在一定条件下,原本不致病的正常菌群离开其正常寄居部位时可致病,当人体出现暴露性伤口时原本寄居在皮肤或黏膜上的正常菌群进入伤口便可引发感染;如肠杆菌等在一定条件下可致菌血症,甚至透过血-脑脊液屏障导致颅内感染。

四、传播过程的复杂性

传染病的传播过程中,其传染源、传播途径、人群易感性之间相互影响,共同造成传染病的传播甚至流行。如一起疫情可同时存在一个以上的不同传染源,每个传染源又可单独引发一条传播链,不同传染源间因生活习惯、卫生环境甚至种族（群）等差异,可使传播途径表现出不同特征,进而导致最终疫情规模不同,并形成一个或多个以传染源为核心的病例集中暴发区域,这个可能发生新病例或新感染的区域即为疫源地。疫源地是构成传染病流行的基本单位,也是疫情传播过程的复杂体现。疫源地范围大小受多种因素的影响,如传染源的活动范围、传播途径的特点、周围人群的免疫状况等。通常将范围较小的疫源地或单个传染源所构成的疫源地称为疫点,如病家或患者居住过的宾馆等;范围较大的疫源地或若干疫源地连成片时称为疫区,如霍乱大流行时的一整个村庄或一条河流下游全域等。诺如病毒在学校内的传播过程可表现出复杂多样性(图 2-1)。

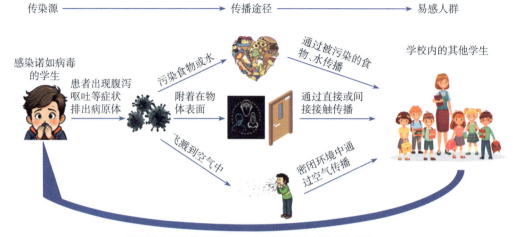

图 2-1　诺如病毒在学校内传播图例

第二节　传染病流行形式

　　传染病作为公共卫生领域的重要议题,其流行形式的多样性与复杂性深刻影响着全球各地的公共卫生活动规划与应对策略的制定。传染病的流行形式不仅是描述传染病在时间和空间中传播动态的关键指标,也是评估传染病潜在危害程度、预测发展趋势以及采取有效防控措施的基础。深入理解和掌握传染病的各种流行形式,有助于更好地理解传染病的传播机制、风险因素以及环境和社会因素对其传播的影响,从而及时采取针对性的预防和控制措施,最大限度减少传染病对公众健康和经济社会稳定造成的损失。

　　传染病的流行形式指在一定时期内,某地区某人群中某传染病发病率的变化及病例间的联系程度。描述传染病流行形式的常用术语包括散发、聚集性疫情、暴发、流行和大流行。

一、散发

　　散发(sporadic)指某病在某地区人群中呈历年的一般发病率水平,病例在人群中散在发生或零星出现,病例之间无明显联系。散发用于描述较大范围(如行政区、县及以上)人群的某病流行强度,而不用于人口较少的居民区或单位,因为其发病率受偶然因素影响较大,年度发病率常不稳定。确定是否散发一般与同一个地区、同一种疾病前三年的发病率水平比较,如当年的发病率未明显超过历年一般发病率水平时为散发。

形成散发的原因：①某病在当地常年流行，居民有一定的免疫力或因疫苗接种维持人群的一定免疫水平；②以隐性感染为主的传染病；③传播机制难以实现的传染病；④潜伏期较长的传染病；⑤未能突破人类生物屏障的病原体。

例如，一位从事家禽养殖的工作人员，突发高热、咳嗽和呼吸困难等症状，在发病前一周曾处理过几只病死鸡，未采取佩戴口罩和手套等有效防护措施，患者家中活禽及周边环境检出禽流感病毒核酸阳性，并且患者经实验室检测确认为 H7N9 禽流感病毒感染。患者的家庭成员和邻居中无人出现类似症状，未发生进一步流行。H7N9 禽流感尚未有人传人的确切证据，传播机制较难实现，因此易呈现散发形式。

二、聚集性疫情

聚集性疫情（cluster outbreak）指在短时间内，一个特定的地点、事件或群体中出现许多相似的疾病病例。这种情况通常发生在封闭、拥挤的环境中，如学校、医院、养老院、监狱等。聚集性疫情可能由于病原体的传播速度快，或者人群的易感性高等原因导致。

例如，在一家养老院内，一周内有多名老年人相继出现发热、咳嗽、咳痰等症状，其中数例病情严重，入院治疗后诊断为肺炎链球菌感染。经过细致调查发现，感染发生在同一个生活区，老年人生活习惯相近，免疫功能较弱，且通风换气条件不佳，构成了肺炎链球菌传播的理想环境。此外，护理人员在交叉照顾过程中也可能起到传播作用。这场聚集性疫情揭示了特殊人群聚集场所，如养老院，易发生传染病聚集性疫情。

三、暴发

暴发（outbreak）指在一个局部地区或集体单位的人群中，短时间内突然出现许多临床症状相似的患者。暴发往往是通过共同的传播途径感染或由共同的传染源引起，如集体食堂的食物中毒和托幼机构的麻疹暴发等。

例如，某市一家托幼机构，一名未完全接种麻疹疫苗的 3 岁幼儿出现发热、出疹症状，后续确诊为麻疹，一个月内麻疹病例扩展至累计 30 例，涉及儿童、教职员工及其家庭成员。由于托幼机构内儿童免疫力较低且人员密集，并且经调查该托幼机构内麻疹疫苗接种覆盖率明显低于全市平均水平，加之初期未能及时识别和隔离病例，导致疫情迅速在园区内传播。此次疫情显示了麻疹在疫苗接种率低下、学校等人群聚集性的封闭环境中易于暴发的特点。聚集性疫情和暴发疫情的联系与区别详见表 2-1。

表 2-1　聚集性疫情和暴发的联系与区别

特征		聚集性疫情	暴发疫情
联系	定义	均指在一个局部地区，相对短暂的时段内传染病的流行强度增加	
	发展	聚集性疫情如果未得到有效控制，可能会进一步发展成为更大范围的暴发疫情，及时发现和处理聚集性疫情是对抗大规模暴发的重要防线	
	在流行病学分析中	研究聚集性疫情有助于揭示疾病的传播模式和高风险因素，为暴发疫情的预防提供重要线索和策略	

	特征	聚集性疫情	暴发疫情
区别	发生时间	一般为一个最长潜伏期	一般介于一个最短潜伏期和最长潜伏期之间
	侧重点	强调病例数的聚集性分布	强调病例数量的突然显著增加
	应对措施	通常侧重于切断传播链,包括追踪接触者、隔离病例、进行流行病学调查以及采取针对性的防控措施,如消毒、限制聚集活动等	不仅涉及病例数更多,而且对公共卫生系统的压力更大,可能导致医疗资源紧张,社会影响广泛,因此需启动更高级别的应急响应机制,包括扩大检测范围、实行社区管控、强化疫苗接种等综合防控手段

四、流行

流行(epidemic)指某地区、某病在某时间的发病率显著超过历年该病的散发发病率水平。流行与散发是相对的概念,用于同一地区某病历年发病率之间的比较。

例如,冬季流感季节,某一地区居民流感样病例明显增多,各大医疗机构接诊量激增,通过疾控中心监测数据显示,该地区流感病毒活动水平显著高于历年同期,形成了流感流行疫情。通过病原学监测,主要是甲型 H3N2 流感病毒流行。此期间,学校、企事业单位等人群聚集性场所均有大量病例出现,表现为流感在社区层面的广泛传播和流行特征,反映了流感病毒的季节性流行规律。

五、大流行

当某病在一定时间内迅速传播,波及全国各地,甚至超出国界或洲境时称为大流行(pandemic),或称世界性流行,如 2003 年的 SRAS 大流行、2009 年的甲型 H1N1 流感大流行。

例如,2009 年 3—4 月,墨西哥和美国出现了甲型 H1N1 流感病毒引起的暴发流行,随后疫情迅速传播至全球各地,引发了一场罕见的全球性流感大流行。在数个月内,多个国家和地区都报告了大量病例,且病毒株具备较高的传播力和广泛的易感人群基础。世界卫生组织(WHO)宣布进入流感大流行六级警告状态,全球范围内的交通和人际交往加速了病毒的跨国界传播。这场疫情突显了全球化背景下,新发传染病一旦具备大流行潜力,给全球公共卫生带来的巨大压力,对各国应对能力和国际合作提出了严峻考验。

六、不同流行形式之间的进展与演变

一种传染病的流行形式不是一成不变的,可以相互演变。新冠病毒感染疫情从散发到暴发到流行再到大流行的演变过程如下。

1. 散发阶段(2019 年末)　2019 年 12 月,湖北省武汉市出现了一些不明原因的肺炎病例,这些病例表现为发热、咳嗽、呼吸困难等症状。起初,病例数量较少且分散,表现为散发性病例,尚未引起大规模的关注和警觉。

2. 暴发阶段（2020 年初）　进入 2020 年,武汉及其周边地区,病例数量急剧上升,呈现出局部地区的集中暴发态势。病毒在医院、社区、家庭等多场景下快速传播,显示出高度的人际传播能力。

3. 流行阶段（2020 年初发现全球多地流行）　多个国家和地区报告确诊病例,发现局部流行。WHO 于 2020 年 1 月 30 日正式宣布 COVID-19 为国际关注的突发公共卫生事件。疫情在世界各地纷纷报告本土病例,标志着 COVID-19 正式进入了流行阶段。

4. 大流行阶段（2020 年 3 月）　2020 年 3 月 11 日,WHO 总干事谭德塞宣布 COVID-19 疫情构成全球大流行。全球各国纷纷采取各种措施,包括采取封锁城市、关闭边境、保持社交距离、推广口罩佩戴和加快疫苗研发等举措,以对抗这场全球大流行传染病。

在同一个时期,同种传染病在不同区域可以不同的流行形式出现。

第三节　传染病流行过程及影响因素

流行过程是指病原体从传染源排出,经过一定的传播途径,侵入易感者机体而形成新的感染,并不断发生、发展的过程。流行过程是在人群中发生的群体现象。流行过程必须具备传染源、传播途径和易感人群三个基本环节,这三个环节相互依赖,协同作用,共同影响传染病的流行。缺少其中任何一个环节,传染病则不能在人群中传播和流行。此外,传染病的流行强度还受到自然因素和社会因素的制约。

一、基本环节

（一）传染源

传染源是指体内有病原体生长、繁殖,并能排出病原体的人和动物。包括传染病患者、病原携带者和受感染的动物。

1. 患者　患者体内存在大量病原体,又具有某些有利于病原体排出的临床症状,如呼吸道传染病患者咳嗽,肠道传染病患者腹泻等,均可排出大量病原体,增加了易感者受感染的机会,因此,患者是重要的传染源。

在评价患者作为传染源的流行病学意义时,除了考虑患者的病程、病情以及类型之外,还应考虑防控措施及患者的职业、行为特征等。严格的隔离措施能限制病原体的传播,但重症患者即使住院隔离治疗,也难以杜绝向外传播疾病的可能性;轻型或非典型患者通常不隔离,可以自由活动,其活动范围和排出病原体范围较广泛,是不容忽视的重要传染源。个别轻型患者由于在餐饮或托幼机构工作,可能引起传染病在机构内暴发或流行。

2. 病原携带者　指感染病原体无临床症状但能排出病原体的人,在某些传染病中,如伤寒、细菌性痢疾等,有重要的流行病学意义。

3. 受感染的动物　这些以动物为传染源传播的疾病,称为动物源性传染病。

动物作为传染源的流行病学意义,主要取决于人与受感染动物的接触机会和密切程度、受感染动物的种类和密度,以及环境中是否有适宜该疾病传播的条件等。

动物源性传染病的流行病学特征为:①在人群中多呈散发性,但也有些传染病传到人群后,原有的传播方式发生改变,造成人传人的流行;②多数动物源性传染病有较明显的地区分布,此类传染病在人群间流行之前通常先有动物间的流行;③有些动物源性传染病有严格的季节性。

(二)传播途径

传播途径是指病原体从传染源排出后,侵入新的易感宿主前,在外环境中所经历的全过程。传染病可通过一种或多种途径传播。

1. 呼吸道传播　病原体存在于空气中的飞沫或气溶胶中,易感者吸入时获得感染,如麻疹、白喉、结核病、禽流感和 SARS 等。

2. 消化道传播　病原体污染食物、水源或食具,易感者于进食时获得感染,如伤寒、细菌性痢疾和霍乱等。

3. 接触传播　易感者与被病原体污染的水或土壤接触时获得感染,如钩端螺旋体病、血吸虫病和钩虫病等。伤口被污染,有可能患破伤风。日常生活的密切接触也有可能获得感染,如麻疹、白喉、流感等。不洁性接触(包括同性恋、多个性伴侣的异性恋及商业性行为)可传播 HIV、HBV、HCV、梅毒螺旋体、淋病奈瑟菌等。若不慎与患狂犬病的犬接触,被咬伤甚至出血则有极大概率患狂犬病。

4. 虫媒传播　被病原体感染的吸血节肢动物,如按蚊、人虱、鼠蚤、白蛉、硬蜱和恙螨等,于叮咬时把病原体传给易感者,可分别引起疟疾、流行性斑疹伤寒、地方性斑疹伤寒、黑热病、莱姆病和恙虫病等。根据节肢动物的生活习性,虫媒传染病往往有严格的季节性,有些病例还与感染者的职业及地区相关,如森林脑炎常见于伐木工人。

5. 血液、体液传播　病原体存在于携带者或患者的血液或体液中,通过应用血液制品、分娩或性交等传播,如疟疾、乙型肝炎、丙型肝炎和艾滋病等。

6. 医源性感染　指在医疗工作中人为造成的某些传染病的传播。一类是易感者在接受治疗、预防、检验措施时,由于所用器械受医护人员或其他工作人员的手污染而引起的传播,如乙型肝炎、丙型肝炎、艾滋病等;另一类是药品或生物制品受污染而引起的传播,如输注因子Ⅷ引起的艾滋病。

7. 垂直传播　垂直传播与以上六种水平传播不同,垂直传播是指在怀孕和分娩过程中,病原体通过母体直接传给子代。母婴传播属于垂直传播。婴儿出生前已从母亲或父亲获得的感染称为先天性感染,如梅毒、弓形虫病。

许多传染病可通过多种途径传播,以哪种途径传播取决于病原体自身的特征及所处的环境。例如艾滋病可以通过性接触传播,也可以通过血液、血制品传播或母婴传播。

(三)易感人群

人群作为一个整体对传染病的易感程度称为人群易感性。人群易感性的高低取决于该人群中易感者所占的比例。人群中易感者比例越大,则人群易感性越高。与之相反的是人群免疫力,即人群对传染病病原体的侵入和传播的抵抗力,可以用人群中免疫人口所占比例来衡量。易感人群是影响传染病流行的一个重要因素。一般来说,在引起传染病流行的其他条件不变的情况下,人群易感性高则传染病易于发生和传播;当人群免疫力足够高时,免疫人口不仅自身不发病,而且能够在人群中形成免疫屏障,阻断或终止传染病的流行。

引起人群易感性升高的主要因素包括:①新生儿增加:出生6个月以上的婴儿,其源自母体的抗体逐渐消失,获得性免疫尚未形成,因此对许多传染病易感。②易感人口迁入:流行区的居民因患病或隐性感染获得了特异性免疫力。当缺乏相应免疫力的非流行区居民迁入时,会导致流行区的人群易感性增高。③免疫人口减少:人群免疫力自然消退和免疫人口死亡。当人群的病后(包括隐性感染)免疫或人工免疫水平随时间逐渐消退、免疫人口死亡时,人群易感性升高。④新型病原体出现或病原体变异:当新型病原体出现或某些病原体发生变异后,由于人群普遍缺乏免疫力,会引起人群易感性增高。

引起人群易感性降低的主要因素包括:①预防接种:这是降低人群对传染病易感性的最主要因素。根据疫情监测和人群免疫状况,按照规定的免疫程序对人群进行预防接种,可有效提高人群的特异性免疫力,降低人群易感性。②传染病流行:一次传染病流行之后,有相当数量的易感者因患病或隐性感染而获得免疫力,使人群在传染病流行后的一段时间内对该传染病的易感性降低。传染病的病后或隐性感染后免疫力的强弱及持续时间因病种而异。

二、疫源地与流行过程

(一)疫源地

疫源地是指传染源及其排出的病原体向周围播散所能波及的范围。疫源地是构成传染病流行过程的基本单位。每个传染源可单独构成一个疫源地,但在一个疫源地内也可同时存在一个以上的传染源。通常将范围较小的疫源地或单个传染源所构成的疫源地称为疫点;范围较大的疫源地或若干疫源地连成片时称为疫区,如一个或几个村、居委会或街道。

1. 疫源地形成的条件　形成疫源地需要有传染源和病原体能够持续传播的条件。疫源地的范围大小与传染病的病种有关,主要取决于三个因素,即传染源的存在时间和活动范围、传播途径的特点及周围人群的免疫状况。卧床的患者与可以自由活动的病原携带者、携带病原时间长与时间短的传染源所形成的疫源地范围完全不同。不同的传播途径对疫源地的范围也有较大的影响。经飞沫传播的传染病疫源地范围较小,仅限于密切接触者,但这些接触者感染后可继续传播病原体,所以疫源地的范围会不断扩大,而且扩大的速度也比其他传播途径快;通过蚊媒传播的传染病,疫源地的范围取决于蚊虫的活动半径或飞程。传染源周围接触者的免状况直接影响到疫源地的范围,如果周围易感者比例较高,则疫源地的范围较大。

2. 疫源地消灭的条件　疫源地的消灭必须具备下列条件:①传染源被移走(住院、死亡或移至他处)或不再排出病原体(治愈);②通过各种措施消灭了传染源排到外环境的病原体;③传染源周围的所有易感接触者经过该病最长潜伏期没有出现新病例或新感染者。当同时具备这三个条件时,针对疫源地的各种防疫措施可以结束。

（二）流行过程

一系列相互联系、相继发生的疫源地构成了传染病的流行过程。传染病的流行过程取决于传染源、传播途径和易感人群三个环节相互作用后产生的总体效应。当总效应有利于形成新的疫源地时，流行过程才能延续。每个疫源地都是由前一个疫源地引起的，它本身又是形成新疫源地的基础，疫源地是构成流行过程的基本单位，一旦疫源地被消灭，流行过程就宣告结束。

三、影响因素

传染病在人群中流行必须具备传染源、传播途径和易感者三个环节，任何一个环节的变化都可能影响传染病的流行和消长。而这三个环节均受到自然因素和社会因素的影响和制约，其中社会因素更为重要。

（一）自然因素

自然因素包括气候、地理、土壤和动植物等，气候和地理因素的影响较为显著。

气候因素如气温、降水量、湿度、风速与风向等会作用于病原体、虫媒携带体、动物中间宿主以及易感人群，影响病原体的存活、变异和动物活动区域变迁，使传染病谱和流行病学特征发生改变，导致传染病的发生或流行。

大多数的病毒、细菌以及寄生生物都有存在的临界温度，低于或者高于某个温度都无法存活。有研究表明，恶性疟原虫存活的临界温度是18℃，疟疾的传播必须在16~33℃，否则孢子生殖不能发生。

夏秋季节暴雨引起洪水泛滥，居民与带有钩端螺旋体的猪、鼠粪尿污染的水体接触，导致钩端螺旋体病暴发，例如，20世纪60年代初我国某些地区在洪水之后出现聚集性的"无名高热""病因不明的视力减退症"患者，经过调查，证实多半为洪水泛滥时居民与含有钩端螺旋体的"疫水"接触所致；也有报道，雨量与湖洼地区野鼠型流行性出血热发生和流行相关。风可作为传染病病原体和虫媒传播的载体，故风向、风速对某些传染病的传播和分布也颇有影响。

气候对易感人群亦有一定作用，寒冷季节，人群室内活动多，接触密切，导致呼吸道疾病的传播。

（二）社会因素

社会因素包括人类的一切活动，如生产和生活条件、卫生习惯、医疗卫生条件、居住环境、人口流动、生活方式、风俗习惯、宗教信仰、社会动荡和社会制度等。与自然因素相比，社会因素对传染病流行过程的影响更大。近年来新发、再发传染病的流行，很大程度上是受到了社会因素的影响。

生产和生活条件对传染病有明显影响。如赤脚下水田劳动或捕鱼捉虾的人容易得血吸虫病；给患布鲁氏菌病的母羊接产的牧民易患布鲁氏菌病；我国南方冬季兴修水利，民工在野外简易工棚中起居容易发生肾综合征出血热等。居住拥挤、室内卫生设施不佳均可导致呼吸道及肠道传染病的传播。营养不良与许多传染病的发生有关。

保持良好的卫生习惯对阻断传染病传播亦有积极作用。插秧时节，穿雨靴下田可避免血吸虫病及钩端螺旋体感染等;保持手卫生可有效阻断接触传播。

生活方式、风俗习惯、宗教信仰等因素也可影响流行过程。例如,我国有些地区居民喜欢吃生的或半生的水产食品,如鱼、虾、蟹、肉、毛蚶等,引起肺吸虫病、华支睾吸虫病、绦虫病、甲型肝炎等疾病发生。吸毒、卖淫嫖娼、男男同性性行为等导致性传播疾病发病率升高。

医疗卫生条件对传染病流行有重要作用。例如,在免疫规划实施较好的地区,脊髓灰质炎、麻疹、结核病、百日咳、白喉及破伤风的发病率和死亡率明显下降。

人口流动加速了传染病的传播。随着我国对外开放,国际、国内交流和旅游增加,黄热病、登革热等输入性传染病传入我国并且本土化。全球旅游业的迅猛发展,导致传染病在全球范围内加速传播。

经济危机、战争或动乱、难民潮等因素促进了传染病的传播和蔓延。如苏联解体和东欧的动荡局势使得这一地区 20 世纪 90 年代白喉严重流行。

抗生素和杀虫剂的滥用使病原体和传播媒介耐药性日益增强。

政府对传染病预防与控制的重视程度直接影响传染病的流行与蔓延。例如,对传染源进行严格管理可以有效控制疾病的扩散。传染源的管理包括阻止传染源从境外输入、隔离、治疗等措施。我国非常重视对传染源的管理,先后颁布了《中华人民共和国国境卫生检疫条例》和《中华人民共和国国境卫生检疫法》以防止检疫传染病从国外输入;颁布了《中华人民共和国传染病防治法》,对传染病采取积极治疗,对危害较大的传染源实行严格的隔离制度,以防止传染病的蔓延。这些措施对我国传染病的控制都起到了非常重要的作用。

第四节　传染病传播动力学

近年来,随着全球化和人口流动的加速,传染病的传播速度和范围也呈现出前所未有的增长态势,给人类带来了前所未有的挑战。深入研究和掌握传染病的传播动力学特性,对制定科学有效的防控策略有至关重要的意义。传染病传播动力学作为一门跨学科的综合性科学,通过运用数学、流行病学、生态学和社会学等多学科的理论与方法,为揭示传染病的传播规律、预测疫情发展趋势以及评估防控措施效果提供了有力的工具。本节旨在概述传染病传播动力学的概念、特点及其在公共卫生领域的应用,以期使读者形成一个全面而深入的认识,并促进其在疫情防控工作中的实际应用和发展。

一、传染病传播动力学概述

(一)概念

传染病传播动力学(transmission dynamic of infectious diseases)是近年来公共卫生领域研究的重要方向之一,其背后蕴含了丰富的数学、流行病学、生态学和社会学等多学科的理论与实践。传染病传播动力学主要是基于种群生长特性、疾病传播规律以及相关社会因素等,建立能够反映传染病传播特性的数学模型。通过对这些模型的定性和定量分析,深入揭示传染病的流行规律,预测疫情的变化发展趋势,进而为制定有效的防控策略提供科学依据。此外,它还可以用于评估疫苗和医疗改革计划的效果,以及定制预防导向的干预策略。这一模型已成为公共卫生和流行病学领域的一个重要工具。

(二)特点

1. 量化分析与精准预测　运用数学和统计学原理,对疾病的传播过程进行精确的量化分析。通过构建数学模型,能够精确计算感染率、恢复率等关键指标,并基于现有数据预测疫情的未来发展趋势;还能评估不同防控策略的效果,为决策者提供优化策略的建议。

2. 揭示内在规律与动态变化　通过深入研究疾病的传播机制,能够揭示疾病传播的内在规律。它关注个体感染后的群体效应,分析个体感染风险与流行率、接触率、传染性等因素之间的关系,还考虑到疾病在人群中的动态传播过程,能够反映个体感染风险的变化情况。

3. 适应性与灵活性　具有高度的适应性和灵活性,无论是呼吸道传染病、消化道传染病还是其他类型的传染病,都可以根据具体情况进行调整和优化。

4. 科学性与客观性　基于大量的数据和实证研究,具有科学性和客观性。它避免了主观臆断和偏见的影响,通过严格的数学推导和统计分析,得出客观可靠的结论。

(三)用途

1. 预测传染病的轨迹　通过建立数学模型,可以根据历史数据和当前疫情形势,对传染病的未来发展趋势进行精准预测。这种预测不仅包括新发感染人数的增减,还能预测疫情可能影响的地区和范围,为政府决策提供重要依据,如调配医疗资源、加强防控措施等。

2. 更好地了解传染病的自然史或传播动态的驱动因素　通过对疾病传播过程的细致分析,可以揭示病毒或细菌的传播机制,有助于发现新的防控手段和方法。

3. 评估各项干预措施的效果　在疫情暴发期间,政府通常会采取一系列干预措施来应对疫情,传染病传播动力学可以模拟不同干预措施的实施效果,从而评估其有效性和可行性。

二、传染病传播动力学的类型

传染病传播动力学是研究疾病在人群中传播过程的重要学科,其中涉及多种类型的模型。下面将详细拓展介绍传染病传播动力学的几种主要类型:仓室模型、基于个体的模型和网络模型。

在传染病传播动力学模型的研究中,个体被抽象为若干个状态:

S类,易感者(susceptible),指未得病者,但缺乏免疫能力,与感染者接触后容易受到感染。

E类,潜伏者(exposed),指接触过感染者,但暂无能力传染给其他人的人,对潜伏期长的传染病适用。

I类,感染者(infected),指染上传染病的人,可以传播给S类成员,将其变为E类或

I 类成员。

R 类,康复者(removed),指被隔离或因病愈而具有免疫力的人。如免疫期有限,R 类成员可以重新变为 S 类。

（一）仓室模型

仓室模型是传染病传播动力学中最经典且广泛应用的一类模型。它通过将人群划分为不同的仓室(或状态),如易感者、感染者、康复者等,来模拟疾病的传播过程。每个仓室代表一种特定的疾病状态,而人群在不同仓室之间的转移则反映了疾病的传播和演变。仓室模型具有简单直观、易于理解和应用的特点,在实际中应用广泛。

1. SI 模型　SI 模型是最简单的传染病传播模型之一,假设感染者一旦感染便不具备免疫力。模型只包含易感者(susceptible)和感染者(infected)两种状态,可用于描述某些短期内迅速传播且感染后无长期免疫力的疾病。

2. SIR 模型　SIR 模型是流行病学中用于描述疾病传播的经典模型之一,此模型假设感染后个体在一定时间内具备免疫力。加入"R"代表康复或移除人群(recovered or removed),是更贴近现实情况的模型,适用于描述许多常见传染病的传播过程。该模型基于一组微分方程,用于描述在封闭或有限的人口系统中,这三种人群如何随时间而变化。

3. SEIR 模型　在 SIR 模型的基础上,加入了潜伏者(exposed)这一状态,表示个体已感染但尚未出现症状,以考虑从感染到发病之间的潜伏期,这种模型对于描述具有较长潜伏期的传染病非常有用。

4. SEIRS 模型　进一步考虑康复者再感染的可能性,适用于分析具有反复感染特性的疾病。

（二）基于个体的模型

基于个体的模型是近年来迅速发展的一类传染病传播动力学模型。它关注个体之间的交互和传播过程,通过模拟个体的行为、接触网络和疾病传播机制来揭示疾病的传播规律。与仓室模型相比,基于个体的模型能够更精细地描述人群行为和传播过程,包括个体的移动、接触频率、感染机会等因素。这种模型可以模拟更复杂的场景,如不同人群之间的交互、疾病的空间传播等。通过基于个体的模型,可以深入研究疾病的微观传播机制,为制定精准的防控措施提供科学依据。

1. 个体基础模型　该模型关注个体之间的交互和传播过程,通过模拟个体的移动、接触频率、感染机会等因素来揭示传染病的传播规律。它可以更精细地描述人群行为和传播过程,对于理解疾病的微观传播机制具有重要意义。

2. 代理人模型　代理人模型是另一种基于个体的模型,通过创建虚拟的"代理人"来模拟真实世界中的个体。每个代理人具有特定的属性和行为规则,通过模拟代理人之间的交互和传播过程,可以深入研究传染病的传播动态。

（三）网络模型

网络模型是传染病传播动力学中另一类重要的模型。它基于网络拓扑结构来研究疾病的传播过程,将人群视为一个复杂的网络,个体作为网络中的节点,而个体之间的接触关系则构成网络的边。网络模型可以揭示传染病在网络中的传播规律和趋势,包括传播速度、感染范围以及关键传播者等。通过分析网络的连接方式和传播动力学方程,可以识别出网络中的关键节点和路径,为阻断疾病的传播提供有针对性的策略。此外,网络模型还可以考虑不同网络结构对疾病传播的影响,如社交网络、交通网络等,从而更全面地理解疾病的传播机制。

综上所述,传染病传播动力学模型类型多样,每种模型都有独特的优势和适用范围。仓室模型简单直观,适用于描述基本的传播过程;基于个体的模型能够精细描述人群行为和传播过程,适用于研究复杂的场景;网络模型则能够揭示疾病在网络中的传播规律和趋势,为制定精准的防控策略提供重要依据。通过综合运用这些模型,可以更深入地理解传染病的传播机制,为防控传染病的传播提供有力支持。

三、传染病传播动力学的资料收集

传染病传播动力学模型是预防和控制传染病的关键工具,能够帮助理解疾病的传播机制、预测疫情走势,并为制定有效的防控策略提供科学依据。为了构建和验证这些模型,需要从各种渠道获取相关的数据和信息。

传染病传播动力学模型资料可来源于公共卫生机构、学术研究机构、医疗机构、开源数据库和平台、社交媒体和新闻等途径。收集到的资料需要进行清洗、整理和分析,以确保其质量和可用性,包括去除重复、错误或不完整的数据,对数据进行分类和编码,以及运用统计学方法进行数据分析和可视化。

四、传染病传播动力学的优缺点

(一)优点

1. 量化分析能力突出　能够精确计算疾病的传播参数,如感染率、恢复率等。通过数学模型和统计分析方法,量化评估不同防控策略的效果,为决策者提供科学依据。

2. 预测未来趋势精准　能够基于现有数据和疫情发展趋势,预测未来的疫情走向,提前预判疫情可能达到的峰值、持续时间以及传播范围,从而有针对性地制定防控策略。

3. 评估防控效果科学　模拟不同策略下的疫情发展趋势,比较各种策略的优劣,提供最佳方案。

4. 简单直观易于理解　采用简洁明了的数学表达式和图形展示,使得非专业人士也能够快速理解模型的基本原理和应用方法。

5. 智能化和精准化趋势明显　通过引入先进的算法和技术手段,模型能够更加精准地分析个体行为和社交网络等因素对疾病传播的影响,提高预测的准确性和可靠性。

(二)缺点

1. 数据质量限制　高度依赖于所输入的数据质量,获取高质量、完整且准确的数据往往是一项挑战,这直接制约了模型的有效性。

2. 参数估算的不确定性　传染病传播动力学模型涉及多个参数,由于疾病的复杂性和不确定性,参数的估算往往存在较大的误差。这种不确定性可能导致模型预测结果的偏差。

3. 模型假设的局限性　模型通常基于一系列假设进行构建。然而这些假设可能无法完全反映现实世界的复杂性。例如个体差异、环境因素等对传染病传播的影响，这导致模型在预测某些特定情境下的疫情发展时可能不够准确。

4. 模型的稳定性　模型的稳定性也是其应用中的一大挑战，由于模型的复杂性和不确定性，其稳定性往往难以得到保证，这可能导致模型在应对突发疫情或复杂疫情时表现不佳，无法提供有效的预测和决策支持。

五、传染病传播动力学实例

研究表明，在新型冠状病毒感染疫情传播过程中存在着大量的潜伏期患者和无症状感染者，并且在潜伏期内的感染者也具有传染性，基于这样的特性，构建 SEAIR 模型，考虑了无症状感染者以及潜伏期患者具有传染性的特点，并利用此模型对某市疫情进行模拟，对相关的防控措施进行分析研究。

（一）模型建立

根据传染病动力学仓室建模方法，将总人口分为不同的仓室，在 SEIR 模型中加入无症状感染者仓室和隔离人群仓室，将人群分为 8 个仓室：易感人群 S，被隔离的易感人群 S_q，潜伏人群 E，被隔离的潜伏人群 E_q，无症状感染人群 A，已被感染人群 I，被隔离的感染人群 I_q，治愈人群 R，建立仓室模型如图 2-2 所示。

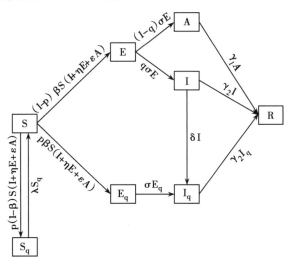

图 2-2　SEAIR 传播过程

资料来源：杨淑姝 . 新冠疫情传播模型构建及应用［D］.

西安：西安建筑科技大学，2023.

（二）再生数计算

根据过往经验，对于观察期人群有着严格的隔离措施，被隔离的易感者、潜伏期患者以及感染者不参与社会活动，从而不能传播病毒，而治愈人群在恢复健康后暂时免疫，短期内不会被再次感染，不参与疾病的传播，因此只需研究以下模型，获得再生数，具体见式 2-1、式 2-2。

$$\begin{cases} \dfrac{\mathrm{d}S(t)}{\mathrm{d}t} = \lambda S_q - p(1-\beta)S(I+\eta E+\varepsilon A) - (1-p)\beta S(I+\eta E+\varepsilon A) - p\beta S(I+\eta E+\varepsilon A) \\[2mm] \dfrac{\mathrm{d}E(t)}{\mathrm{d}t} = (1-\rho)\beta S(I+\eta E+\varepsilon A) - (1-q)\sigma E - q\sigma E \\[2mm] \dfrac{\mathrm{d}A(t)}{\mathrm{d}t} = (1-q)\sigma E - \gamma_1 A \\[2mm] \dfrac{\mathrm{d}I(t)}{\mathrm{d}t} = q\sigma E - \delta I - \gamma_2 I \end{cases} \quad （式2\text{-}1）$$

可得基本再生数：

$$R_0 = \rho(FV^{-1}) = (1-p)\beta\left(\frac{\eta}{\sigma} + \frac{\varepsilon(1-q)}{\gamma_1} + \frac{q}{\delta+\gamma_2}\right) \quad （式2\text{-}2）$$

（三）数值模拟

选择某市相关数据进行数值模拟。选用该市 2021 年 12 月 16 日—2022 年 1 月 26 日的疫情数据进行模拟,根据疫情数据所做的趋势图如图 2-3 所示。

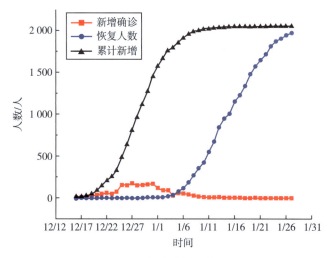

图 2-3　某市疫情趋势图

资料来源:杨淑姝.新冠疫情传播模型构建及应用［D］.西安:西安建筑科技大学,2023.

改进的 SEAIR 模型共有 8 类人群,通过陕西省卫生健康委员会官方网站收集数据,其余数据通过估计实际传播情况得到,使用最小二乘法进行参数估计与拟合。对于不同阶段采取的防控措施不同,将数据分为了两个阶段进行拟合。第一阶段是疫情发生初期,防控政策较为宽松,此时间段内被隔离的概率较小。对于参数值的设置,通过查阅文献获得,并结合文章中模型及时进行调整,利用 MATLAB 进行参数估计,结果如图 2-4 和图 2-5所示。

第二阶段疫情已经全面暴发,每日确诊感染者达到峰值,为控制疫情,每日加强核酸检测,从而及时发现感染者,通过大数据、人工智能等科技手段,对疫情的动态变化进行实时监测与分析,提高防疫工作的科学性。在这一阶段的初值也发生了变化。相应的参数值根据疫情实际情况并结合模型及时进行调整,利用 MATLAB 软件进行参数估计,结果如图 2-6、图 2-7 所示。

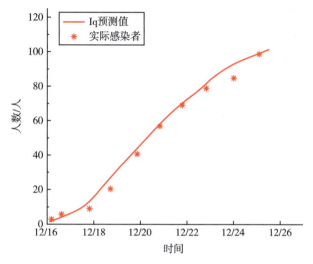

图 2-4　第一阶段感染者模拟

资料来源:杨淑姝.新冠疫情传播模型构建及应用[D].西安:西安建筑科技大学,2023.

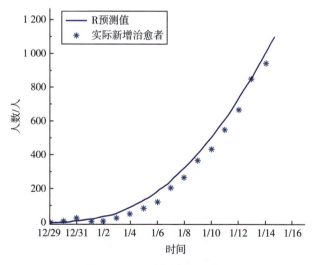

图 2-5　第一阶段治愈者模拟

资料来源:杨淑姝.新冠疫情传播模型构建及应用[D].西安:西安建筑科技大学,2023.

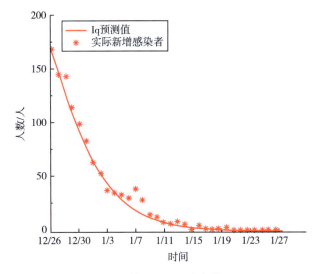

图 2-6 第二阶段感染者模拟

资料来源：杨淑姝．新冠疫情传播模型构建及应用［D］．西安：西安建筑科技大学，2023.

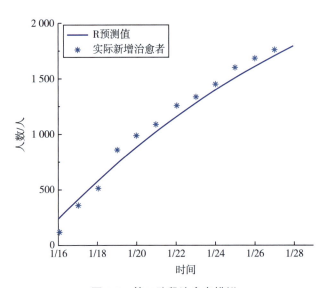

图 2-7 第二阶段治愈者模拟

资料来源：杨淑姝．新冠疫情传播模型构建及应用［D］．西安：西安建筑科技大学，2023.

整体拟合效果良好，不同时间段防控政策也在变化，根据疫情变化因时因势划分阶段能够更为精准地模拟预测疫情发展趋势。

（林君芬　刘吴靖　王雨达　吴守鸥　李浚苇）

参 考 文 献

［1］HIROSE R，ITOH Y，IKEGAYA H，et al. Differences in environmental stability among SARS-CoV-2 variants of concern：both omicron BA.1 and BA.2 have higher stability［J］. Clin Microbiol Infect，2022，28（11）：1486-1491.

［2］詹思延.流行病学［M］.8 版.北京：人民卫生出版社，2017.

［3］GALVANI A P，NOVEMBRE J. The evolutionary history of the CCR5-Delta32 HIV-resistance mutation［J］. Microbes Infect，2005，7（2）：302-309.

［4］孙洪磊，刘金华.H5N1 亚型禽流感病毒的流行与致病性［J］.生命科学，2015，27（5）：525-530.

［5］沈洪兵，齐秀英.流行病学［M］.北京：人民卫生出版社，2018.

［6］李兰娟.传染病学［M］.北京：人民卫生出版社，2018.

［7］CHAN J F，YUAN S，KOK K H，et al. A familial cluster of pneumonia associated with the 2019 novel coronavirus indicating person-to-person transmission：a study of a family cluster［J］. Lancet，2020，395（10223）：514-523.

［8］世界卫生组织.世卫组织总干事在 2020 年 2 月 11 日举行的 2019 新型冠状病毒媒体通报会上的讲话［Z/OL］.（2020-02-11）［2024-08-01］. https：//www.who.int/zh/director-general/speeches/detail/who-director-general-s-remarks-at-the-media-briefing-on-2019-ncov-on-11-february-2020.

［9］世界卫生组织.世卫组织应对 COVID-19 疫情时间线［Z/OL］.（2020-04-27）［2024-08-01］. https：//www.who.int/zh/news/item/27-04-2020-who-timeline-covid-19.

［10］杨淑姝.新冠疫情传播模型构建及应用［D］.西安：西安建筑科技大学，2023.

第三章　传染病监测

传染病监测是公共卫生监测的重要组成部分。近年来,埃博拉、中东呼吸综合征、寨卡病毒病、新型冠状病毒感染、猴痘等新发再发传染病不断涌现,给传染病监测和预防控制带来了新的严峻挑战。随着大数据时代的到来,人工智能、人脸识别等现代科技手段日益成熟,建立多层次、多维度、覆盖传染病发病前中后全程全域的监测系统已成为传染病监测的必然趋势。本章介绍监测的目的、内容,重点介绍传染病多源监测的概念、特点、范围、相关技术、数据等。

第一节　概　　述

一、传染病监测目的

传染病监测的目的是预警预测、分析和掌握传染病的发生、发展规律及其相关因素,为制定预防控制策略和措施、评价效果提供科学依据。不同传染病监测系统的目的也有所不同。归纳起来,传染病监测的目的主要包括以下几个方面:①描述或估计传染病的流行特征、传播范围和疾病负担。如法定传染病的常规报告系统。②了解传染病的自然史,分析长期变动趋势。③早期识别传染病的暴发和流行,如麻疹监测。④监测病原微生物的型别、毒力、耐药性及其变异。如监测细菌或病毒的耐药性、流感病毒的抗原变异、流脑流行菌群的变迁等。⑤利用血清学监测掌握人群免疫水平。⑥收集、分析和掌握传染病发生或流行的危险因素,如动物宿主和病媒生物昆虫等的种群、密度、季节消长、病原体携带率、抗药性等。⑦对于已消除或正在消除的传染病,判断传染病或病原体的传播是否阻断。如在消除脊髓灰质炎过程中开展的急性弛缓性麻痹病例监测。⑧评价传染病预防控制策略和措施的效果,如疫苗可预防传染病监测等。

目前,全球公认的传染病监测的重要作用包括:①发现异常以识别传染病暴发或流行,评估传染病防控项目的实施绩效;②设计、实施和评价疫苗接种等预防控制策略和措施;③估计疾病负担和预测发展趋势;④为指导临床和公共卫生实践(如抗生素耐药和医源性感染等)提供信息支持。

二、传染病监测内容

传染病监测内容丰富多样,由监测目的和资源配置决定,主要内容包括病例、症候群、血清学、病原学、危险因素、行为学等。

1. 病例监测　病例监测主要通过连续性、系统性收集不同传染病的发病病例数和死亡病例数，了解该病在不同地区、不同时间、不同人群中的分布特征及流行因素，为防治传染病提供可靠的依据。各级医疗机构报告疑似病例需要采集患者的标本进行检查，必要时需要开展个案调查，以核实诊断。通过连续性监测可以在传染病流行的早期及时发现并采取防控措施，有助于遏制疫情的进一步暴发或流行。分析不同时间、地区、人群分布的差异有助于探索影响传染病发生的因素。比较分析防控措施实施前后疫情的变化可以评估防控措施的效果。如为了及时掌握性传播疾病（sexually transmitted disease，STD）的流行动态，了解其传染来源，调查各方面的影响因素，考核防治效果，为制定防治措施提供依据，我国建立了包括 5 种 STD 的哨点监测系统、法定传染病报告系统和性病专报系统在内的 STD 监测网络。

2. 血清学监测　通过采用血清学监测方法可以了解监测传染病病种的全貌，掌握人群受威胁程度、人群免疫状况，预测评估监测传染病病种的流行趋势。血清学监测是病例监测的重要补充，可以反映传染病当前和过去的流行情况，显性与隐性感染的比例，病后或感染后的免疫持久性；应用血清学监测方法进行长期的健康人群抗体监测可反映人群对传染病感染的累积状态，通过短期的抗体测定可反映近期流行或感染状况。

血清学监测能帮助阐明传染病传播规律、传染病在人群中的流行情况和探索传染病地理分布特征等。如通过血清学监测方法证实猪是乙脑病毒的贮存宿主，在人乙脑流行高峰到来之前，猪群的乙脑抗体阳性率已明显升高，说明猪在乙脑流行中起到重要作用。20 世纪 90 年代初，全国开展的病毒性肝炎流行情况调查应用了血清学监测方法，阐明了我国病毒性肝炎高发区、低发区等特征。人群中甲肝抗体监测可反映其流行趋势，如果人群中甲肝抗体阳性率低于 70%，应提高警惕，防止甲肝在人群中的扩散或暴发。美国疾控中心（CDC）应用血清学监测方法对本国各种鸟类进行了西尼罗河病毒血清学监测，不仅发现乌鸦是西尼罗河病毒主要宿主，还阐明了西尼罗河病毒在全国的地理分布。

3. 病原学监测　通过定点、定时、连续、系统地对监测传染病病原学进行监测，可了解掌握其疫情分布、宿主动物带菌水平、传播媒介物（水、食品等）污染水平。如通过对鼠疫自然疫源地进行监测以掌握疫源地、宿主动物及媒介的分布，宿主带菌水平等信息。通过对监测传染病的病原体菌种群组型、毒力、耐药等监测，可了解掌握致病微生物流行菌群与菌型的变迁、菌株变异情况、菌株耐药情况及其流行关系等。

自 2005 年起，中国 CDC 在全国 31 个省（自治区、直辖市）范围内建立了包括流感监测网络实验室和国家级流感监测哨点医院在内的流感监测网络体系，进行流感毒株的分离工作，以便及时监测流感毒株变异的基本情况。同时我国每年分 4 次向世界卫生组织（WHO）流感协作中心提供一定数量的流感毒株，用于流感疫苗株的推荐。

淋球菌对抗生素比较敏感，容易产生耐药性。1976 年在美国和英国同时分离出产青霉素酶淋球菌，1983 年在美国北卡罗来纳州首次出现由染色体介导的非产青霉素酶耐青霉素淋球菌引起的暴发流行及治疗失败，1985 年在美国鉴定出质粒介导的高度耐四环素淋球菌，因此自 1987 年起，美国全国性病麻风病控制中心组织全国不同地区有代表性的性病防治单位协作开展淋球菌耐药监测工作,对当地流行的淋球菌分离株进行抗生素敏感性试验。此项工作于 1992 年纳入 WHO 西太区耐药监测规划。目前我国也已经建立了淋病耐药性监测网,以掌握治疗药物的耐药性及其分布与发展趋势,为选择、推广和研制新的治疗药物以及完善、改进治疗方案提供依据。

4. 危险因素监测　传统的决定论因果观认为,一定的原因必然导致一定的结果,但随着人们对疾病认识的增加,现代流行病学认为疾病的发生是多种因素综合作用的结果。病因,在现代流行病学中一般称为危险因素,指使疾病发生概率升高的因素。对传染病危险因素进行监测不仅能预测传染病的未来发展趋势以防止传染病的蔓延扩散,而且能对个体早期干预以防止疾病的进一步发生发展。如对医院排放废水中的总大肠菌群、粪大肠菌群、沙门菌及志贺菌等的监测以防止肠道传染病的发生。对食物中食源性致病菌的监测有利于防止食源性传染病的发生。除了社会因素,自然因素也是影响传染病发生发展的重要原因。如对温度、湿度等气候因素以及鼠、蚊、蜱、蚤等病媒生物进行监测有利于早期预测传染病尤其是自然疫源性传染病的发生发展趋势,以便对疾病进行预警预测。

5. 行为学监测　某些传染病的发生与个人行为尤其是不健康行为密切相关,如共用注射器可能导致 AIDS 的传播,而共同饮用含致病源的水源则可能是肠道传染病暴发的高危行为。如果监测的内容只包括发病和死亡,而不包括行为,显然不能满足制定和评价针对这些疾病卫生计划的需求。促进行为的改变是预防控制这些疾病的主要策略之一。行为学监测是传染病监测范围的拓宽,包括中国在内的越来越多的国家意识到行为危险因素监测的重要性,建立了本国的行为危险因素监测系统。美国 CDC 在 1984 年建立了行为危险因素监测系统,到 1990 年全国各州均加入该系统。行为监测也是 AIDS 综合监测系统的重要组成部分,通过在固定时间、固定地点,持续系统地收集特定人群与 AIDS、性病感染相关行为的动态变化趋势的资料,指导制定适宜的预防规划并监测规划执行效果,截至 2022 年,我国已建立 1 674 个 HIV 行为学监测网。

6. 干预措施效果监测　干预措施效果监测主要是了解干预措施有效与否。由于监测是持续、系统地进行,因此在评价干预策略和措施的效果时,传染病的变化趋势能够提供最直接和最可靠的依据。例如在普遍接种甲肝疫苗的地区,甲型肝炎的发病率会明显下降。因此,可以把当地甲型肝炎发病率的变化作为评价甲肝疫苗接种效果的评价指标。在消化道传染病流行期间可以对安全用水普及率、餐具合格率、食品合格率等进行监测,以评价相关干预措施的效果。此外干预措施的监测还可应用于结核病、AIDS 等传染病的干预措施效果评价。

7. 症状监测　症状监测也称为症候群(综合征)监测,是指通过持续、系统地收集和分析特定传染病临床症候群的发生频率相关数据,及时发现传染病在时间和空间分布上的异常聚集,以期对传染病暴发进行早期探查、预警和快速反应的监测方法,如建立肠道门诊、发热门诊等。目前症状监测的理论和技术尚处于发展中,其收集资料的成本较高,资料分析处理的难度较大,因此在医疗信息系统不发达和不完善的地区开展症状监测还有一定的困难,目前主要用于经济发达、医疗信息系统比较健全的中心城市。

8. 其他监测　为早期发现传染病的发生,我国在部分地区开展了事件监测,如对药店药品销售量进行监测,若某地区某时间段内某种药物的销售量明显上升,则提示该地区可能发生某种传染病的流行。WHO将事件监测定义为从公众、媒体、卫生保健系统等来源,快速捕捉公共卫生相关信息,并由专门团队对这些信息进行迅速核实和评估,从而作出适当响应的监测。事件监测可以为传染病的早期预警提供依据。

第二节　传染病多源监测

一、多源监测概念

传染病监测是指有计划地、持续地和系统地收集、整理、分析和解释传染病在人群中的发生及其影响因素的相关数据,并及时将监测所获得的信息发送、反馈至相关的机构和人员,用于传染病预防控制策略和措施的制定、调整和评价。

传染病多源监测强调在传染病监测的基础上,收集、综合利用多渠道来源的传染病相关数据,旨在涵盖从个体层面的暴露、感染、发病、就诊到人群层面的暴发、流行、终止等传染病发生发展全过程,并且动态、实时地开展分析,以达到早期发现传染病"苗头"的目的,见图3-1。

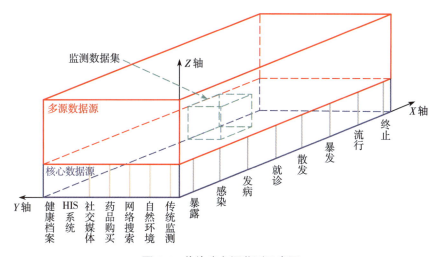

图3-1　传染病多源监测示意图

二、多源监测特点

传染病多源监测的主要特点包括及时性、高灵敏度、高特异性。

1. 及时性　传统的基于病例诊断报告制度的传染病监测报告系统具有滞后性。传染病多源监测将关口前移,在传染病发生之前就开展了监测,保证监测的及时性。

2. 高灵敏度　相比于传统单一来源的传染病报告监测,多源监测可以通过症候群监测、病媒监测、行为监测和舆情监测等多种途径发现传染病"苗头"。

3. 高特异性　多源监测结果互相辅助，互为佐证，相比于以往单一的社会学监测，极大地提高了预警信号的特异性。

三、多源监测范围

（一）基于医疗大数据的传染病监测预警

医疗大数据主要来自检验结果、影像数据、费用数据、基因数据等，数据量庞大，每天都在更新。大数据在医疗卫生领域的应用广泛，包括疾病诊断、治疗效果评估、流行病学预测和药物不良反应分析等。医疗大数据对传染病的监测预警主要是通过症状监测模式来实现。症状监测通常不依赖于特定的疾病诊断，而是对人群中特定临床综合征进行监测。目前电子病历系统已覆盖全国，公共卫生部门可以通过分析全国各地的患者出现相同或相似症状的信息，预测某些传染病的暴发，提前快速响应。症状监测作为传统监测的有益补充，提高了新发传染病和暴发疫情发现的敏感性，提升了疾病防控的能力和水平。但是当前的症状监测也存在一些不足之处，如推广成本高、信息化建设缺少规划、病原检测滞后、数据难以实时共享等。

（二）基于病原监测大数据的传染病监测预警

传染病暴发流行是病原体通过传播途径在易感人群中引发的，病原监测对于明确疾病的传播过程、追溯传染来源等方面能够起到关键作用。我国以往的传染病监测以疫情报告总结为主，病原监测不够系统和规范。2003 年 SARS 流行之后，我国加大了对病原生物监测系统的支持和建设投入。2004 年，建立了中国细菌性传染病实验室分子分型监测网络——PulseNet China，在全国推广病原菌分子分型技术。2017 年，在 PulseNet China 技术网络的基础上，启动建设国家致病菌识别网。截至 2022 年，已建立了覆盖全国的"国家 - 省 - 市 - 县 - 哨点医院"五级监测网络。2005 年，建成了覆盖全国 31 个省（自治区、直辖市）范围包括流感监测网络实验室和国家级流感监测哨点医院在内的流感监测网络体系，进行流感毒株的分离工作，监测流感毒株变异情况。2009 年中国流感监测网络进一步扩展到全国所有地市和部分县级。

利用病原体基因组数据进行传染病监测预警也越来越受到人们的关注。新近兴起的二代测序技术有助于发现病原体基因组的可追踪变异。通过全基因组测序技术可以确定传播途径，弥补疾病的进化动力学。测序技术与复杂数学、统计方法的结合为探讨传染病的传播和防控带来了思维模式的转变。美国建立的先进分子探测（advanced molecular detection，AMD）项目致力于利用传染病的最新检测手段，集合流行学家、实验室人员、生物信息学专家，借助基因测序和超级计算在李斯特菌、艾滋病病毒、埃博拉病毒、寨卡病毒的检测方面发挥了重要作用。

（三）基于社会因素和自然环境因素的传染病监测预警

传染病的发病原因比较复杂，病原体变异、人体免疫力、人们的生活方式和防病意识等都能影响疾病的发生。近年来，社会因素和自然环境因素在传染病发生发展中的作用正逐渐被人们所关注，尤其是一些自然疫源性疾病、呼吸道传染病等更是成为研究的热点。2014 年埃博拉出血热大暴发，大数据在疫情预测上发挥了至关重要的作用。通过分析当地居民行动通信资料,可以准确定位疫区位置,达到合理规划资源、预测疫情扩散的目的;加拿大某公司运用地理资讯系统,通过分析全球航班起降、人口移动、气候因素、家禽家畜密度、城市卫生管理系统等资讯,建立模型,发布动态全球病毒地图,成功预测下一个可能暴发埃博拉疫情的地区。

(四)基于网络大数据的传染病监测预警

随着互联网技术的高速发展,网络大数据越来越受到关注。实时网络信息处理技术可以获得海量网络数据,进而通过筛选、辨别真伪、统计分析等得出相应结论,其获取信息更加可靠、全面而快速。目前已经有大量基于互联网及搜索引擎进行疾病监测的研究。尽管这些研究的数据源不同,但都基于一个共同的前提:人们患病之后会通过互联网查询相关的信息,并且通过跟踪查询关键词的频率可以预测疾病的发生率。通过网络数据进行监测预警,应用最多的是流感与登革热。2009年,谷歌搜索引擎利用关键搜索词成功预测了流感暴发。而且其判断非常及时,比美国CDC的数据早一周以上的时间。在登革热的预测研究中,基于网络搜索数据的登革热预测值与实际监测数据也表现出良好的相关性。

基于网络数据的监测预警系统,避开了传统监测系统的层峰式结构,具有实时、快速的特点,可以在症状出现时期或者疾病发生早期进行预警。但是,网络数据的应用也存在一些问题:①空间分辨率有限,以谷歌流感趋势为例,目前能够预测城市层面的流感发生率,而对于更小范围、地方性的暴发其灵敏度和空间分辨率则不够。空间分辨率受限于数据集合水平和网站搜索量。②存在自我报告和媒体驱动导致的偏倚。③文化差异、语言变化、方言等都影响网络监测数据的准确性。

(五)传染病多源监测的融合发展

在传统传染病监测手段的基础上,综合利用各类自然环境和社会活动等高维、多源的数据来源,开展信息多方交叉验证,将监测范围从医学监测向全程、全面监测延伸,能更早地探测疫情发生前的异常情况,提高预警的及时性和效率。不同数据来源的传染病监测数据有各自的优势和不足,如何取长补短、融合不同监测数据源的优点,建立覆盖全程全域的传染病监测体系,成为下一步研究的重点。

第三节 多源监测技术

一、多源异构数据类型和获取方式

数据分析和处理前,多源异构数据需要经过数据集成和清洗,将不同来源的数据转换为统一的格式和结构,使得可以进行有效的数据分析和挖掘。结构化数据通常可以更容易地进行处理和分析,而非结构化数据则需要进行文本分析、图像处理或音频处理等特定的技术处理才能提取有价值的信息。

二、多源异构数据处理方法

对于流行病学监测中所涉及的多源异构数据,可以通过以下步骤进行分析和挖掘。

1. 数据集成   将不同来源的数据进行整合,消除冗余和不一致,形成一个统一的数据集。这一步可以采用划分方法、层次方法、基于密度的方法、基于模型的方法等聚类算法,将相似或相关的数据归为一类,以降低数据维度和复杂度。

2. 数据清洗   对数据进行预处理,删除或修正错误、缺失、异常或噪声等影响数据质量的因素。这一步可以采用插值法、回归法、聚类法、最近邻法等填补缺失值,采用箱线图、3σ法则、孤立森林等检测异常值,采用平滑法、变换法、规范化法等消除噪声。

3. 数据分析   对数据进行描述性统计、可视化展示、关联分析、因果分析等,以了解数据的基本特征和分布情况,发现数据之间的关系和影响因素。这一步可以采用平均数、标准差、频数分布等描述性统计指标,柱状图、饼图、散点图等可视化工具,关联规则挖掘、协同过滤等关联分析方法,回归分析、结构方程模型等因果分析方法。

4. 数据挖掘   对数据进行分类、聚类、回归、预测等,以建立数据的模型和规律,提取有价值的知识和信息。这一步可以采用决策树、支持向量机、神经网络等分类算法,K-均值算法、DBSCAN算法、谱聚类算法等聚类算法,线性回归、逻辑回归、多元回归等回归算法,时间序列分析、马尔可夫链等预测算法。

5. 数据处理应用实例(以肺结核为例)

(1)临床医生诊断:"左肺下叶慢性纤维空洞型肺结核,涂(+),广泛耐药"。结构化处理见表 3-1。

表 3-1   诊断结果结构化处理结果

是否提示肺结核	是
是否提示肺结核耐药	是
肺结核耐药情况	耐多药
是否提示肺结核病原学阳性	是

(2)患者主诉:"反复咳嗽、咳痰 3 月余,急性加重伴咯血 1 天"。结构化处理见表 3-2。

表 3-2   主诉结构化处理结果

阳性症状	发作频率	病程时长	病程单位	程度(病情变化)	病情变化病程	病情变化病程单位
咳嗽	反复	3	月	加重	1	天
咳痰	反复	3	月	加重	1	天
盗汗	反复	3	月	加重	1	天
咯血		1	天			

（3）现病史：患者1周前无明显诱因出现发热，伴有咳嗽、咳痰、咳深黄色痰，量少，偶有胸闷，有活动后气短，就诊于当地医院，血常规示：WBC 17.69×10^9/L，N% 77.41%，L% 8.32%，给予"头孢"（具体不详）抗菌治疗后未见明显好转，1天前患者仍有发热，最高达39.6℃，有咳嗽、咳痰，有胸闷，就诊于医院急诊，肺CT显示：双肺炎症，肺结核可能性大。给予头孢曲松钠他唑巴坦钠、胸腺五肽等对症治疗。患者发病以来无胸痛、心慌，无反酸、嗳气，无腹痛、腹泻等，精神状态可，饮食差，睡眠佳可，二便如常，近期体重无明显变化。结构化处理见表3-3。

表3-3　现病史结构化处理结果

阳性症状	发热	胸闷
	咳嗽	气促
	咳痰	纳差
阴性症状	心慌	胸痛
	腹痛	腹泻
	反酸	嗳气

三、多源数据融合引擎技术

多源数据融合技术将通过各类采集方法收集到的数据进行统一加工、评价，吸收不同来源数据的特点，去除干扰，生成较单一来源数据更加准确、全面的新数据。多源数据融合技术应用于传染病监测中不仅能在更广泛的地域、时间和行业范围内监测疾病发展情况，对数据进行融合分析后，还能提高趋势预警的精度和时效，为疾病防控政策制定和调整提供更有力的依据。

（一）数据融合应用方法和步骤

1. 数据选择　数据选择是多源数据融合的第一步，数据选择的合理性将直接影响多源数据的后期融合效果。数据选择时首先要根据用途来判定需要选择的数据种类。

2. 数据预处理　数据预处理主要包括对选择的各种数据进行数据格式转换、统一编码和数据预分类等，旨在保证所有数据都能实现互相关联，数据融合能够在同一平台上实现。

3. 数据融合　借助建立主索引等手段对预处理过的多种数据进行关联融合，达到扩展监测时间/空间覆盖范围、增加监测维度、增强系统容错、提高预警预测精度和系统处理性能等目的。

（二）数据融合应用技术框架

多源异构数据融合技术框架，整体采用"数据交换+融合分析"模式。

1. 数据采集和共享　主要依托于交换平台来实现异构数据的互通共享，平台主要包含以下功能。

（1）统一接口服务

1）应采用保密性、安全性高的传输方式，如Https协议，同时采用SM1、SM2、AES、DES

等加密算法对传输报文进行二次加密,保证传输过程安全、稳定,传输报文完整、可信。

2)应采用具备良好通用性和扩展性的传输协议,可支持异构平台、多语言的调用,如WebService协议等。

3)应统一接入认证和数据交换规范,接口参数采用xml、json等标准的数据格式,并可支持字符、xml、json、文件等多种业务数据类型的直接采集交换。

4)应对高并发、大流量的情况,采用如轮询负载均衡、加权Round-Robin算法、最少连接算法、源地址哈希算法等实现接口服务的负载均衡。

(2)统一交换管理

1)基础信息配置应支持交换方配置、服务注册、交换通道配置和权限等管理。实现"交换主体-服务注册-交换通道-准入授权"一站式闭环管理。服务注册应支持WebService、Restful等多种协议,对于WebService类型的接口,平台可提供接口测试等辅助功能,实现服务实时动态配置和调用。交换通道应支持多种交换场景灵活配置,同时,可单一或批量对交换场景进行白名单、访问频率、访问时间等多种交换策略的配置。

2)智能监控和告警管理应覆盖交换过程全生命周期,支持交换记录、报文、结果的多条件查询,并可对不同交换场景实现特异性的告警策略配置,对异常交换记录和行为进行实时侦测和告警。

(3)文件管理:数据报文和交换日志应独立存储,交换日志可存储于数据库,便于管理和监控时快速读写;数据报文容量较大,可采用高效独立的文件服务来存储这类报文数据,既能满足文件存储和读取的性能要求也能满足不同调度场景对文件有效期等的不同管理要求。

2. 应用情况举例　浙江省数据交换平台作为疾控业务数据互通共享的省级枢纽,为业务数据融合提供了强有力的数据基础支撑。平台历经3次升级改造,现已形成较成熟的应用框架。

平台采用目前JAVA应用最广泛的Spring+Mybatis技术框架,基于J2EE技术规范,按照"模型(model)-视图(view)-控制器(controller)"的MVC三层思想来设计,保障了应用的稳定性和可扩展性。接口服务采用支持异构平台调用的WebService协议,基于Nginx实现负载均衡,传输层采用Https协议,并对传输报文通过AES算法进行二次加密,在保障数据交换稳定、安全的基础上,兼容了字段、文本、xml、json和文件等传输格式,满足疾控业务数据来源繁多、系统各异的特点。

交换管理模块支持WebService、Restful等多种接口协议的自主注册和通道测试,平台无须手工生成客户端代码和重启服务,实现实时动态配置和调用。支持一对一、一对多或多对一等多种交换场景配置,满足不同业务的调度需求。

交换日志存储于MySQL数据,采用适合存储大容量非结构化数据的MinIO文件存储服务进行存储管理。既提高了系统读写速度,又进一步提升系统信息安全防护能力。

平台还开发了前置服务处理适配器,采用多线程并发任务的处理方式,实现对于大数据量传输、失败数据的批量自动重试、数据的二次转发等临时性任务快速启动和响应。

目前,浙江省数据交换平台对接平台24个,在册服务75个,交换场景113条,覆盖传染病、慢性病、死因登记、职业健康体检、职业病危害因素、食源性疾病等公共卫生监测业务数据，累计交换量 50 亿次，日均 211 253 次。

四、多源数据仓库构建技术

（一）数据仓库概念

数据仓库（data warehouse，DW），是随着数据技术的发展逐步形成的一种提供所有类型数据支持的集合。它是一个用于存储、分析、报告的数据系统，可以出于分析和决策的目的而构建，解决多元异构数据的存储问题。

提到数据仓库就不得不提到联机事务处理系统（OLTP）和联机分析处理系统（OLAP）。前者更强调对业务系统数据的实时处理能力，关系数据库就是其中的典型应用。后者则更注重数据分析，构建面向分析的集成化数据环境，数据仓库就是其中的例子。

（二）数据仓库作用

1. 消除数据孤岛　数据仓库中的数据来源于不同系统、以不同形式、存储在不同存储介质中。对于这种多源异构的数据，使用数据仓库可以解决数据孤岛模式，隐藏底层的多源异构形式，对外提供一个统一的数据分析接口。

2. 清洗脏数据　原始数据因为填报不规范、使用中人为错误等，往往会产生脏数据。所以，在数据进入数据仓库前，必须对脏数据进行清洗。

3. 解除数据强耦合　对于同一个实体的相关信息，一般会分布在多个不同来源的数据库表中，如果不对源数据进行整合，获取信息会非常复杂。数据仓库通过主题库等形式对强耦合数据进行解耦，建立一个完整的体系，实现对数据更加便捷的应用。

4. 简化复杂结构　数据分析结果往往依赖多个异源表，多张表的联查对数据分析造成一定困难。数据仓库可以根据具体场景，分场景查询，完成分析结果。

（三）数据仓库基本特点

1. 数据仓库的数据是面向主题的　业务系统的数据库主要关注业务产生的数据处理能力，数据仓库的构建偏重面向主题的分析能力，因此数据仓库是基于特定主题构建的。

2. 数据仓库的数据是集成的　数据仓库的数据是一个多来源数据的融合平台，其本身不生产数据，只是针对多来源的数据进行清洗、整合，是若干数据的集合体。这是数据仓库构建最重要的一步。

数据仓库要能统一数据源的所有矛盾，同时还可以进行必要的数据综合和计算。所以，数据仓库的数据一般不是事实数据，而是有一定延迟的数据。

3. 数据仓库的数据是稳定的　数据仓库是分析数据的平台，而不是创造或者消费数据的平台，数据一旦进入数据仓库就不可以修改了，每次查询分析的结果应该保持一致。

数据仓库的数据反映的是一段相当长时间内历史数据的内容，是不同时点的数据库快照的集合，以及基于这些快照进行统计、综合和重组的导出数据。

4. 数据仓库的数据是随时间变化的　数据仓库的数据可以针对历史数据进行分析。所以，数据仓库包含各种粒度的历史数据，数据可能与某个特定日期、星期、月份、季度或者年份有关。数据仓库的数据随时间的变化表现在以下几个方面：①数据仓库的数据时限一般远远长于操作型数据的数据时限。②操作型系统存储的是当前数据,而数据仓库中的数据是历史数据。③数据仓库中的数据是按照时间顺序追加的,它们都带有时间属性。

(四)数据仓库构建的基本流程

构建数据仓库的第一步,也是非常重要的一步,就是"需求分析"。由于数据仓库是针对特定的分析业务构建的主题库,所以要首先明确最迫切的业务分析需求,针对优先级完善相应的数据仓库构建。做好这一步,需要开发者的自我思考,还需要和数据分析师进行深入探讨,最终理解业务需求,确认优先级更高的指标等。

第二步,确定开发设计的目标,细化分解,分阶段完成。数据仓库的开发,需要从业务、技术等多个角度,分别细化目标,按照由底层到顶层的顺序分阶段逐步完成最后数据仓库的构建。

在实际数据仓库的构建中,首先需要把多源数据统一到一个平台,例如 Hadoop 集群上的 hive。由于多源异构数据,必然存在数据清洗,涉及 ETL 等相关技术。

完成数据统一后,数据仓库中数据表的构建要遵循业务需求,先理解业务,再梳理关系,最后设计成表。值得注意的是,这个过程和已有数据无关,而是根据数据分析的相关业务需求进行逻辑抽象重新构建的过程,即数据仓库建模中的"概念模型"。

完成概念模型后,确认表的具体字段是下一步工作,包括表的主键、外键等。这些字段均需来源于已有的数据,所以如何处理现有数据和概念模型间的对应关系,是这一步需要关注的重点。

最后,根据数据存储系统来设定相应的数据类型,细化表的存储属性等,即建立"物理模型"。

(五)传染病预警预测数据仓库构建方法

相比传统的传染病预警预测业务,多源异构的传染病预警预测数据来源更加多样化,形式也各不相同,因此最终的数据仓库的构建更加复杂。

1. 需求分析　传染病预警预测最迫切的业务需求,是针对多源异构数据的分析,建立预测模型,实现预警预测。针对系统,梳理出监测需求、预警触发需求、预警模型等实际迫切需要解决的业务问题。这些问题是建立数据仓库要解决的问题。

2. 数据统一　多源异构的数据仓库的数据有多个来源,按业务系统可以分为公共卫生内部数据、公共卫生外部数据,数据类型包括统计分析型数据、多种数据库类型数据、字符串数据、文本数据等。所以在数据统一部分,涉及大量异构数据梳理、清洗、抽取、标化等工作,梳理数据资源目录,为数据仓库建模打下基础。

3. 概念模型　根据传染病预警预测的业务需求,梳理出病种表、患者信息表、气象数据表、医疗机构表、学生信息表、传染病上报表、病媒表等相关数据表格,建立数据仓库的概念模型。

4. 物理模型　概念模型建立后,针对划分出的大类表,再具体细分,并设计出每张表的具体字段。如在传染病预警预测中涉及的传染病上报表,细分出传染病上报细分表、传染病类型表、传染病时间表等。其中传染病上报细分表具体包括患者姓名、出生日期、性别、身份证号码、疾病诊断编码等具体字段。

（六）传染病预警预测数据仓库构建实践

目前,数据仓库在浙江省疾病预防控制中心已经初具规模,并在此基础上实现了数据可用不可得的科研集中工具的研发。数据仓库屏蔽了底层数据多源异构的情况,对上提供多种应用服务。多源异构传染病预警预测的应用也建立在该数据仓库之上。总体框架以标准、制度和安全体系为保障,构建一体化的服务应用,整体架构图如图 3-2 所示。

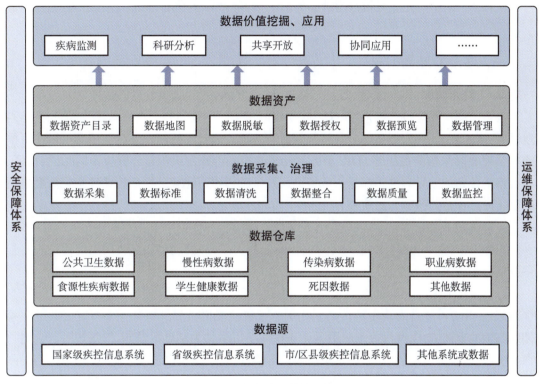

图 3-2　数据仓库整体架构图

系统针对现有数据资源,加强数据资源规划,实现数据治理从数据源头抓起,打破信息孤岛,实现对数据标准化管理和应用,从而不断完善数字技术支撑体系,推进数据质量的提高,促进数据"内增值、外增效"。

1. 数据源层　数据源层主要是产生业务数据的各级各类系统,包含国家级疾控信息系统、省级疾控信息系统、市级／区县级疾控信息系统和其他部门信息系统等。

2. 数据仓库层　数据仓库主要是对来自不同业务级别和业务域的历史存量数据及增量数据进行存储和规划,为数据挖掘、数据分析、数据应用等提供支撑,并提供数据技术服务,通过大数据计算引擎、联合计算等技术,对各业务数据按照进一步加工,形成标准化数据并进行存储。

3. 治理层　数据治理是系统建设的核心内容,通过数据归集、数据治理、数据安全等方面的数据整改操作,形成标准数据,进行存储,挖掘疾病控制各业务领域的潜在规律和态势,赋能数据应用,推进服务体系和管理体系不断完善。

4. 应用层　应用层主要为不同的用户（业务人员、管理者、外部机构等）提供不同的数据支持，充分发挥数据效用。在传染病预警预测中主要为预警预测提供支持。

其中，数据仓库层针对疾控相关业务，建立了七大主题库，包括公共卫生数据、慢性病数据、传染病数据、职业病数据、食源性疾病数据、学生健康数据、死因数据等。

第四节　多源监测数据

一、多源监测数据源

（一）疫情监测

疫情监测主要通过连续性、系统性收集监测传染病的发病和死亡信息，了解该病在不同地区、不同时间、不同人群中的分布特征及流行状况。通过对疫情的连续性监测可以在疾病流行早期及时采取防控措施，有助于遏制疫情的进一步暴发或流行。分析不同时间、地区、人群疫情分布的差异有助于探索影响传染病发生的因素。比较分析防控措施实施前后疫情的变化可以评估防控措施的效果。

疫情监测的数据源包括病例监测、聚集性疫情监测和预警信号。

1. 病例监测　病例监测是以传染病诊断病例为基础的监测方式，我国法定传染病报告系统就属于病例监测。

2. 聚集性疫情监测　聚集性疫情是指一段时间内在小范围（如一个家庭、一个工地、一个班级、一个单位等）发现多例传染病病例。聚集性疫情监测是以某一个特定公共卫生事件为基础的监测方式，我国突发公共卫生事件就是以事件为基础的监测，即报告一起食物中毒或疾病暴发或出现类似症状的聚集性病例等事件，而不是仅报告单个病例。

3. 预警信号　预警信号是指由专业机构发布的，具有提示传染病可能暴发或流行的警示信息，包括国内外相关疫情监测平台（如 ProMED、HealthMap、GPHIN）中发布的传染病相关预警信息等。

（二）症候群监测

症候群监测也称症状（综合征）监测，是以症状为基础的监测。症候群监测不同于病例监测，它将病例定义为特定的症候群（综合征），甚至是某一类或多类症状信息（如就诊主诉、急诊呼叫、入院）而不是疾病诊断，进行报告的监测方式。

根据数据来源的不同，症候群监测分为医疗机构监测、教育机构监测和其他重点场所监测。

1. 医疗机构监测　医疗机构监测主要指各级各类医疗机构在诊疗活动中记录的与传染病症候群相关的数据。医疗机构是传染病患者的就诊场所，对于早期发现传染病具有重要意义。

2. 教育机构监测　教育机构监测主要指各级各类教育机构内因病缺课的登记数据和晨（午、晚）检数据。幼儿园、学校等教育机构是流行性感冒、水痘、感染性腹泻等聚集性疫情的高发场所,因此将其纳入多源监测数据源对于传染病的早期发现具有重要意义。

3. 其他重点场所监测 其他重点场所监测主要指养老机构、监狱、企业等人群密集场所和特殊职业人群传染病相关症状的监测数据。

(三)病媒(宿主动物)监测

病媒生物是指能传播疾病的生物,一般指能传播人类疾病的生物。病媒生物包括脊椎动物和无脊椎动物,脊椎动物媒介主要是鼠类;无脊椎动物媒介主要是昆虫纲的蚊、蝇、蟑螂等和蛛形纲的蜱、螨等。病媒生物不仅可以直接通过叮咬和污染食物,影响或危害人类的正常生活,还可以通过多种途径传播一系列的重要传染病。我国法定报告传染病中有1/3属于病媒生物性传染病,如鼠疫、流行性出血热、钩端螺旋体病、乙脑、疟疾、登革热等;而一些消化道传染病则通过病媒生物的机械性传播在人群中扩散,如痢疾、伤寒等。

1. 传染病媒介生物监测 传染病媒介生物监测主要是指与传染病有关的媒介生物监测数据。主要包含蚊媒监测、鼠蚤监测、蜱虫以及其他媒介生物监测数据等。

2. 宿主动物监测 宿主动物监测主要指动物源性传染病导致的动物发病或死亡数据。

(四)病原学监测

病原学监测是指对致病性微生物的监测,包括菌毒种群组的变化,尤其是流行菌群与菌型的变迁,以及耐药菌株的产生及其流行情况。如通过对鼠疫自然疫源地进行监测以便掌握疫源地、宿主动物及媒介的分布,宿主带菌水平等信息。通过对监测传染病病种的病原体菌种群组型、毒力、耐药等监测,了解掌握致病微生物流行菌群与菌型的变迁、菌株变异情况、菌株耐药情况及其流行关系等。

1. 病原体分离鉴定 主要指各级各类医疗机构、疾控机构和第三方检测机构检测鉴定的与传染病相关的病原体检测数据,包括病原体的型别、变异、耐药等。

2. 免疫学检测 主要指各级各类医疗机构、疾控机构和第三方检测机构检测鉴定的与传染病相关的免疫学检测数据,包括特异性抗原、抗体水平等。

3. 分子生物学检测 主要指各级各类医疗机构、疾控机构和第三方检测机构检测鉴定的与传染病相关的分子生物学检测数据,包括 DNA 和 RNA 检测。

(五)环境监测

以往传染病环境监测多集中在水质、土壤、物品和食品等各类外环境采样监测,但研究发现气象、空气质量等因素也与传染病的发生密切相关。如虫媒传染病需要适宜的气象条件,温度、湿度、降水量等气象因素通过影响蚊虫密度及其季节分布,从而影响相关传染病的流行过程。此外,非虫媒传染病的发病率也会随着气温的变化而变化。日本血吸虫在湖北钉螺体内发育的临界温度是 15.4℃,随着全球气候变暖,血吸虫病可能逐渐向我国北方发展。一些病毒感染,如手足口病、轮状病毒感染等,也被发现与气象因素相关。

空气质量与传染病的关系也在一些研究中得到证实。如基于中国国家流感监测网络数据的分析发现,多数大气污染物(PM_{10} 、 $PM_{2.5}$ 、 NO_2 、 CO 、 SO_2)与流感样病例的发病有关。实验室研究也表明,空气污染可能通过改变细菌对人类健康产生影响。

1. 气象因素 主要指气象部门日常监测的与传染病有关的气象指标数据。

2. 空气质量　主要指环境质量监测部门日常监测的与传染病有关的空气质量指标数据。

3. 外环境和食品监测　主要指疾控机构开展的水质、土壤、物品和食品等各类外环境采样监测数据,包括水环境监测、土壤环境监测、食品监测等。

（六）人口学监测

人口特征可以用于评估区域内传染病发生风险及后果严重性。人员流动能够有效用于传染病输入风险评估。2020 年初, *Nature* 杂志曾刊登人口流动与新冠病毒感染疫情传播的相关研究。

1. 人口特征　主要指区域内人口数量、密度、性别年龄构成等相关数据。

2. 人员流动　主要指能够表征人口跨地区出行情况的数据,包括流入数据和流出数据。

（七）行为因素监测

行为因素监测可能比传统的监测系统较早发现疾病的存在。1993 年,美国密尔沃基市暴发水源性隐孢子虫病,报纸报道当地药店止泻药品销售一空。回顾性调查确认非处方类（OTC）止泻药品销售量增加是大规模疾病发生的最早信号,由此提示前瞻性地对药品销售量进行监测能较早发现暴发疫情。法国的药品销售监测在美国之后开展,建立的第 1 个模型用来验证 2003 年流感的来临及其发展趋势。结果显示,药品销售监测有助于预测流感流行情况,而且与当时法国的监测系统比较,药品销售监测能在更广泛的地方开展,尤其是地方一级。2004 年,加拿大选取覆盖某省 53% 人口的药店,统计 2001 年至 2004 年 4 月止泻药和止吐药销售量,同时收集同期 5 种细菌（沙门菌、弯曲杆菌、大肠埃希菌、痢疾杆菌和耶尔森菌）、3 种寄生虫（隐孢子虫、阿米巴和蓝氏贾第鞭毛虫）、2 种病毒（诺如病毒和轮状病毒）引起的肠道病患者数据,分析结果显示,药品销售监测能很好地预测诺如病毒引起的腹泻病流行情况。

1. 购药行为　主要指药品零售企业销售数据中与传染病有关的处方药和非处方药销售数据。药品零售企业的药物销售数据主要反映了社区内相关药物监测的使用情况,相比于医疗机构的药物销售数据,能更早地发现疾病的流行。

2. 特定商品的购买行为　主要指零售企业销售数据中与传染病有关的商品销售数据,如口罩、消毒液、杀虫剂、驱避剂、卫生纸等。

3. 其他健康行为　主要指通过各种方式监测到的健康行为数据,如疫苗接种率、公共场所口罩佩戴率。

4. 医疗咨询　主要指公众通过互联网、电话热线等方式搜索、咨询的与传染病有关的数据。急性传染病咨询情况,包括咨询日期、方式、疾病类别、人数、咨询人所在地构成等。

（八）舆情监测

舆情监测是国家传染病和突发公共卫生事件监测系统的有力补充。在互联网时代,人们通过网络媒体、社交媒体等方式极其迅速地传播舆情信息,这些信息是非常重要的情报来源,在公共卫生事件监测方面具有独到的价值。对这些"非正规"的信息源通过技术的挖掘、整合和人工识别,将成为预测疾病暴发、早期预警和防灾应急的重要手段。

1. 网络关注度 指搜索引擎、论坛、社交网站、通信工具、专业医学网站等互联网平台中与传染病相关的关键词热度。

2. 媒体关注度 指各地媒体报道中与传染病相关的关键词热度。

二、多源监测数据源获取

1. 疫情监测数据 中国疾病预防控制信息系统是我国进行法定传染病和突发公共卫生事件报告的官方平台,病例监测数据与聚集性事件数据可以直接依托该平台获取。预警信号需要依托新发疾病监测系统(ProMED-Mail)、全球疾病警报地图(HealthMap)与全球公共卫生情报监测系统(GPHIN)等网络监测预警平台获取。

2. 症候群监测数据 目前症候群监测尚未建成全国统一的信息系统,部分地区可能开发了辖区内的系统,数据源应根据本地实际进行选择,包括但不限于从医疗机构门诊就诊系统、学校因病缺课监测系统、监狱系统与智慧养老服务平台获取相关症候群监测数据。

3. 病媒(宿主动物)监测数据 传染病病媒监测主要在疾病预防控制机构开展,部分地区可能建成了相关病媒监测信息系统,可以依托该系统进行相关数据获取。宿主动物监测数据可以依托农业农村部门的动物疫病监测信息系统、自然资源部门的野生动物和植物病虫害监测信息系统获取。

4. 病原学监测数据 依托海关与出入境边防检查站相关部门、医疗机构、疾病预防控制机构和社会检测机构获取实验室监测数据。

5. 环境监测数据 依托生态环境机构相关部门获取气象因素与空气质量等信息,依托各级疾病预防控制机构获取环境监测数据。

6. 人口学监测数据 依托公安机关相关部门获取街道、区(县)内人口特征信息。依托海关与出入境边防检查站相关部门获取口岸每日各国入境信息,也可借助百度迁徙指数、脱敏手机定位数据等分析相关人员流动情况。

7. 行为数据 药品销售数据依托药品销售监测系统获取。特定商品销售数据目前尚无相关监测平台可以直接获取,根据销售渠道可分为线上(网购)和线下数据,线上(网购)数据可以依托电商销售平台获取,线下数据需协调相关部门获取。口罩佩戴数据可依托视频监控系统人群行为监测分析模块获取。居民疫苗接种数据依托预防接种系统获取。每日急性传染病相关医疗信息咨询数据需汇总热线咨询电话及咨询网站数据分析得到。

8. 舆情数据 依托舆情监测系统获取,监测平台应包括主流的搜索引擎、社交平台、新闻媒体。

三、数据收集

(一)疫情监测

1. 病例监测 收集医疗机构中传染病诊断、疾病严重程度、死亡等相关个案数据,包括性别、年龄、职业、疾病名称、诊断类别、现住址、发病时间、诊断时间、报告地区、行动轨迹、流行病学史等。

2. 聚集性疫情监测　收集传染病聚集性事件相关特征数据,包括急性传染病名称、发病人数、重症和死亡人数、波及人数、区域范围或场所、持续时间等。

3. 预警信号　收集国内外相关疫情监测平台中发布的传染病相关预警信息等。内容包含急性传染病名称、发生国家或地区、发生日期、发病数、死亡数、报告平台等。

（二）症候群监测

1. 医疗机构监测　收集各级各类医疗机构在诊疗活动中记录的与传染病症状相关的个案数据。内容包括性别、年龄、职业、体温、就诊医院、发病日期、就诊日期、诊断时间、诊断结果及 ICD 编码、症状体征或主诉（发热、咳嗽、头痛、咽痛、腮腺肿大、腹痛、腹泻、呕吐、皮疹、头晕、乏力、黄疸、结膜充血等）等。影像学、血常规等其他临床检查数据应包含性别、年龄、职业、现住址、检测方法、检测时间、检测内容、检测结果、检测机构等。

2. 教育机构监测　教育机构监测数据应包括学校监测数据和因病缺课或晨午检异常学生个案数据。学校监测数据包括学校名称、学校总人数、班级、班级总人数、缺课信息、晨午检异常人数等。因病缺课或晨午检异常学生个案数据,内容包含性别、年龄、缺课原因、缺课天数、症状（发热、咳嗽、头痛、咽痛、腮腺肿大、腹痛、腹泻、呕吐、皮疹、头晕、乏力、黄疸、结膜充血等）、发病日期、就诊日期、诊断结果等。

3. 其他重点场所监测　其他重点场所监测数据包括场所监测数据和个案数据。养老院、监狱等重点场所监测数据包括场所名称、人数、异常人员个案数据等。个案数据包括性别、年龄、发生地、症状（发热、咳嗽、头痛、咽痛、腮腺肿大、腹痛、腹泻、呕吐、皮疹、头晕、乏力、黄疸、结膜充血等）、发病日期、就诊日期等。

（三）病媒（宿主动物）监测

1. 传染病媒介生物监测　传染病媒介生物监测数据主要包含蚊媒监测、鼠蚤监测、蜱虫监测以及其他媒介生物监测数据等。

（1）蚊媒监测:监测地点、监测时间、监测方法、蚊虫种类、成蚊密度、幼虫（蛹）密度等。

（2）鼠蚤监测:监测地点、监测时间、监测方法、鼠种、鼠类捕获率（密度）、蚤类密度等。

（3）蜱虫监测:监测地点、监测时间、宿主动物、体表蜱密度指数、游离蜱密度指数等。

（4）其他媒介生物监测:监测地点、监测时间、监测生物种类、生物密度指数、宿主动物等。

2. 宿主动物监测　宿主动物监测主要指动物源性传染病导致的动物发病或死亡数据。包括发病动物种类、疫情名称、发生地点、发生日期、发病数、死亡数、隐性感染和病原携带个体数。

（四）病原学监测

1. 病原体分离鉴定　收集病原体的型别、变异、耐药等特征检测数据,内容包含标本名称、采样地点、采样时间、检测方法、检测时间、检测内容、检测结果、检测机构等。

2. 免疫学检测　收集抗原、抗体检测数据,内容包含标本名称、采样地点、采样时间、检测方法、检测时间、检测内容、检测结果、检测机构等。

3. 分子生物学检测　　收集病原体的 DNA、RNA 检测数据,内容包括标本名称、采样地点、采样时间、检测方法、检测时间、检测内容、检测结果、检测机构等。

（五）环境监测

1. 气象因素　　收集气象部门日常监测的与传染病有关的气象指标数据,包括每日气压、气温、湿度、风向、风速、降水量、蒸发量、日照时数、水汽压等气象因素信息。其中气温因素包含当日的最高、最低以及平均气温,风向与风速为当日各风向的频率与平均速度,其余因素为当日的平均值。

2. 空气质量　　收集环境质量监测部门日常监测的与传染病有关的空气质量指标数据,包括每日细颗粒物（$PM_{2.5}$）、可吸入颗粒物（PM_{10}）、二氧化硫（SO_2）、氮氧化物（NO_x）、一氧化碳（CO）、臭氧（O_3）等排放污染物浓度值。监测点包含环境空气质量评价城市点、环境空气质量评价区域点、环境空气质量评价背景点、污染监控点以及路边交通点等。

3. 外环境和食品监测　　收集疾控机构开展的水质、土壤、物品和食品等各类外环境采样监测数据。主要包含水环境监测、土壤环境监测、食品监测等。

（1）水环境监测:采样地点、采样时间、样本类型（生活饮用水、水源水、医疗机构污水和污泥等）、标本数量、检测项目、检测结果等。

（2）土壤环境监测:采样地点、采样时间、标本类型、标本数量、检测项目、检测结果等。

（3）食品监测:样品种类、采样方法、采样数量、采样地点、采样时间、检测项目、检测结果等。

（六）人口学监测

1. 人口特征　　收集区域内人口数量、密度、性别年龄构成等。

2. 人员流动　　以区县为单位收集流入数据和流出数据,包括每日流入人员总数、流入区县构成、主要活动街道分布、入境人员数量及来源地构成。

（七）行为因素监测

1. 购药行为　　收集药品零售企业销售数据中与传染病有关的处方药和非处方药销售数据。购药行为数据,包含购买人或药店所在地、购买日期、药品名称等。药品分类为:抗生素类药物、化学合成的抗菌药、抗分枝杆菌药物、抗真菌药物、抗病毒药物、抗寄生虫药物、其他抗感染类药物、呼吸系统用药物、消化系统用药物（止泻药）、专家确定的急性传染病相关中成药分类等。

2. 特定商品的购买行为　　收集口罩、消毒液、杀虫剂、驱避剂、卫生纸、功能饮料等销售数据,包含购买人所在地、购买日期、购买商品等。

3. 医疗咨询　　收集公众通过互联网、电话热线等方式搜索、咨询的与传染病有关的数据,包括咨询日期、方式、疾病类别、人数、咨询人所在地构成等。

4. 其他健康行为　　收集公共场所口罩佩戴率、疫苗接种数据。疫苗接种数据包含疫苗名称、接种人数、接种日期、接种单位等。

（八）舆情监测

1. 网络关注度　　收集搜索引擎、论坛、社交网站、通信工具、专业医学网站等互联网平台中与传染病相关的关键词热度。以"急性传染病类别或特征症状/体征或特定事件或特征图像（视频）"为检索关键值，统计百度指数、谷歌指数、微博指数、微信指数等以及其他社交媒体热度指数。在大众社交软件、论坛与专业医学网站中统计与急性传染病相关话题/搜索数量。

2. 媒体关注度　收集新闻媒体报道的急性传染病相关信息，信息内容包含急性传染病类别、病例数、死亡数、发生地点、发生日期等。

四、多源监测中的伦理和数据安全问题

（一）伦理问题

传染病多源大数据的建立和应用，必将有力提升我国传染病监测预警能力，但也给个人隐私带来了安全隐患。大数据的应用应坚持个人隐私保护的前提，尤其要注重弱势群体的隐私和尊严保护。建立健全人本原则、数据主体自主原则、公开透明原则、责任原则和安全保护原则，是有效规避传染病多源大数据应用伦理风险，以及推动和规范国家传染病监测预警建设的重要路径。在传染病多源大数据的开放共享中，蕴涵着基于国家利益的传染病多源大数据使用与患者个人信息保护的矛盾，如何协调这一矛盾，是法律亟须回应的时代话题。但是，由于科技高速发展，法律法规体系建设相对滞后，难以对多源大数据和人工智能应用进行有效规制。因此，加快法治建设的同时，伦理审查的责任和导向变得更为重要。

任何组织和个人均不得使用非法手段获取未经授权或超出授权范围的健康医疗大数据。大数据背景下的知情同意原则与实现方式发生着重大改变。由于传统数据总量有限、时间明确、信息可预期，所以可进行个性化交流、充分知情、自主选择。知情同意方式往往为通过必要告知后签署知情同意书。而大数据的知情同意遇到挑战，海量数据、变化频繁、预期未知和复杂情况增多，实施知情同意的成本大幅上升，无法按此前的方式来实施知情同意。因此，大数据知情同意授权应从公民的基本权利与义务切入，在公共卫生事业管理层面进行顶层设计和全程监管。

（二）数据安全问题

数据安全，是指通过采取必要措施，确保数据处于有效保护和合法利用的状态，以及具备保障持续安全状态的能力。在推动多源大数据共享交换的同时，有必要研究数据安全防护技术体系，从而确保涉及国家安全、信息安全和个人隐私等政府数据的安全。要构建包括事前防护、事中检测和事后响应的三位一体数据安全防护体系。对数据进行事前防护时，应对数据进行分类分级，确定每类数据的重要性、敏感等级和面临的安全风险，从而确定各类数据的安全合规要求，并制定相应的安全防护策略。对数据进行事中检测时，需要围绕数据生命周期各阶段对政府数据的预处理、存储、处理和销毁等活动进行审计，以便发现各种危害数据安全的事件。一旦发生针对数据的安全事件，则必须有相应的事后响应手段，对安全事件进行定位，对安全事件的影响范围和影响程度进行评估，并采取相应安全措施将安全事件影响降至最小。

（吴 晨　翟羽佳　江 涛　单超群）

参考文献

［1］丛黎明,许亮文.公共卫生监测［M］.北京:人民卫生出版社,2014.

［2］熊玮仪,冯子健.中国传染病监测的发展历程、现状与问题［J］.中华流行病学杂志,2011,32(10):957-960.

［3］杨维中.我国传染病监测工作回顾与展望［J］.中华预防医学杂志,2013,47(12):1075-1077.

［4］王丽萍,曹务春.实施传染病监测是预防控制传染病的有效途径［J］.中华流行病学,2017,38(4):417-418.

［5］赵自雄,赵嘉,马家奇.我国传染病监测信息系统发展与整合建设构想［J］.疾病监测,2018,33(5):423-427.

［6］黄硕,刘才兄,邓源,等.世界主要国家和地区传染病监测预警实践进展［J］.中华流行病学,2022,43(4):591-597.

［7］BURKOM H, LOSCHEN W, WOJCIK R, et al. Electronic surveillance system for the early notification of community-based epidemics (ESSENCE): Overview, components, and public health applications［J］. JMIR Public Health Surveill, 2021, 7(6): e26303.

［8］DION M, ABDELMALIK P, MAWUDEKU A. Big Data and the Global Public Health Intelligence Network (GPHIN)［J］. Can Commun Dis Rep, 2015, 41(9): 209-214.

［9］中华预防医学会新型冠状病毒肺炎防控专家组.关于疾病预防控制体系现代化建设的思考与建议［J］.中华流行病学杂志,2020,41(4):8.

［10］O'DONOVAN J, BERSIN A. Controlling Ebola through mHealth strategies［J］. Lancet Glob Health, 2015, 3(1): e22.

［11］杨维中,兰亚佳,吕炜,等.建立我国传染病智慧化预警多点触发机制和多渠道监测预警机制［J］.中华流行病学杂志,2020,41(11):1753-1757.

［12］马宇航,殷一,江欣.新发呼吸道传染病多渠道监测和多维度预警体系研究与思考［J］.中华流行病学杂志,2023,44(4):529-535.

［13］杜玉忠,李书剑,孙立梅,等.国内外药品销售监测系统介绍［J］.华南预防医学,2012,38(1):4.

［14］YANG J, YANG Z, QI L, et al. Influence of air pollution on influenza-like illness in China: a nationwide time-series analysis［J］. EBioMedicine, 2023(87): 104421.

［15］祝丙华,王立贵,孙岩松,等.基于大数据传染病监测预警研究进展［J］.中国公共卫生,2016,32(9):4.

［16］崔志刚,周海健,徐建国,等.传染病实验室监测实践:国家致病菌识别网［J］.疾病监测,2022,37(12):4.

［17］王大燕.中国流感监测网络的发展与展望［J］.中华流行病学杂志,2018,39(8):5.

［18］阚海东,姜宜萱,陈仁杰.气象因素与人群健康研究的前沿进展［J］.山东大学学报:医学版,2018,56(8):7.

［19］蒋辉,陈旻.健康医疗大数据背景下人工智能应用的伦理审查体系构建［J］.中国医学伦理学,2020,33(7):841-846.

［20］叶润国,陈雪秀.政府数据开放共享安全保障问题与建议［J］.信息技术与标准化,2016（6）: 5.

［21］JIA J S, LU X, YUAN Y, et al. Population flow drives spatio-temporal distribution of COVID-19 in China［J］. Nature, 2020, 582（7812）: 389-394.

［22］陆殷昊,何懿,黄晓燕,等.舆情监测在公共卫生事件监测预警中的研究进展［J］.上海预防医学, 2019, 31（11）: 6.

第四章　传染病预警

在传染病监测基础上,探测到传染病暴发流行事件即将发生或处于发生早期,并将预警信号传递给需要知道的机构、社会、群众等,称为传染病预警,是有效防范和化解重大传染病风险的第一关口。传染病预警主要包括单病例预警和模型预警两种方式。

第一节　概　　述

传染病预警是对未来不确定事件的一种推测和描述,是为了探求客观事物未来的发展趋向,事先作出的分析与估计,以达到指导行动,取得良好结局的目的。

一、传染病预警现状

传染病预警(outbreak detection/early warning/detection of aberration)是在传染病暴发流行事件发生前或发生早期发出信号,以警示该事件可能发生或其发生范围、程度等可能扩大。在传染病监测的基础上,及时利用有限的信息指导多部门联合行动。在暴发流行的早期及时发现并发出警示信息,是传染病预警最基本的要求。在暴发事件发生时,传染病造成的危害与损失将随着时间的推移迅速增加。早期预警将为早期采取应对措施提供可能,如不及时预警将失去控制疫情的机遇期。传染病预警的目的是指导响应行动,以控制传染病暴发流行的发生,或将传染病暴发流行的影响减小到最低程度。在传染病暴发的早期要作出响应决策往往要面对巨大的时间压力,通过各种有效的监测系统和信息收集渠道,收集传染病发生及其影响因素的资料,运用适当的科学分析方法,揭示传染病的发生、发展和流行规律,尽早发现疫情的异常苗头,对可能的传染病流行或暴发及时向相关责任部门和机构及可能受事件影响的人群发出警报,以便及时采取相应防控措施,控制和消除疫情。

传染病预警的价值取决于能否尽早发现新发传染病和抑制传染病患者的异常增加或聚集,以便将其控制在萌芽状态。传染病预警的灵敏性主要取决于所用监测数据来自传染病发生、发展的哪个节点。具有以下特点:①以疾病监测为基础;②信息指导行动,预警为指导响应而服务;③及时性要求越早越好,危害和损失会随时间推移迅速增加;④可通过应用不同的数据类型、改进监测数据收集的及时性、采用优化的预警算法等提高及时性;⑤信息的不充分性,在预警信息发出时,经常处于疾病或事件刚出现时,所掌握的信息可能很有限。

二、预警目的和意义

（一）突发公共卫生事件监测预警的定义

监测和预警作为应急预防准备的重要功能,两者前后连续,监测是手段、预警是目的。突发公共卫生事件监测是长期、连续收集与突发公共卫生事件相关的各种信息,例如病例、事件、宿主、媒介、病原体、气象、环境因素等,并对这些信息进行分析和利用。而预警则是利用监测数据及其分析结果,在突发公共卫生事件发生之前或发生早期,对其发生或发展趋势作出预测研判,并向有关政府机构、社会、公众等需要警示对象及时发出警示,以及早采取应对措施,消除事件萌芽或防止事件扩散蔓延,尽可能降低突发公共卫生事件对社会经济发展、人民群众健康带来的危害。突发公共卫生事件监测可有效提高突发公共卫生事件发现的敏感性和处置的及时性。

（二）突发公共卫生事件监测预警机制

突发公共卫生事件监测预警机制是卫生应急管理"一案三制"建设中应急机制建设的重要内容。为尽早发现突发公共卫生事件或突发公共卫生事件先兆信号,采取有效控制措施,将事件带来的危害降到最低程度,需要建立一个科学合理、反应灵敏的突发公共卫生事件监测预警机制。我国在 2003 年 SARS 之后,针对暴露出来的疫情监测报告系统不健全、预警能力不强等薄弱环节,从国家层面大力开展突发公共卫生事件应急体系建设,并开始建立突发公共卫生事件的监测预警机制,至目前已初步形成系统的突发公共卫生事件监测预警网络。一套完善的突发公共卫生事件监测预警机制必须包括监测和预警的具体内容、运作流程,包括监测的对象和具体指标、信息收集的来源、信息传递的途径、信息分析的技术方法、预测研判的方法、预警的分级标准、预警信息的发布形式等,并且具备以下功能要求:①个案发现:通过医疗机构或监测哨点医院常规医疗、护理、检验等日常临床工作或特定症候人群的鉴定,来发现并报告某一种疾病的个案病例。②事件发现:通过对频次数据的持续收集分析来发现异常信号,从而提示可能发生一起暴发疫情或突发公共卫生事件。③信号验证:通过完备的调查核实流程来验证、确认所发现事件异常信号的真实性。④事件识别:能够明晰事件中病原体、来源、传播途径、主要侵袭对象及其他事件特征,引导采取有效的应对行动。⑤通报交流:通过及时的信息上报和反馈,确保需要了解监测信息的人员和机构能尽快获取信息(事件详细信息和相应指导),并使信息使用者明确其利用和管理信息的责任与义务。⑥质量控制:要有完善的质量控制方法和具体指标,确保监测过程的标准化、监测数据的准确性、信息的保密性、监测对象的隐私保护性等,确保达到监测系统发挥突发公共卫生事件监测预警作用的目的和伦理性。

（三）突发公共卫生事件监测预警的种类

为实现早期发现的监测预警目的,可以将突发公共卫生事件监测预警分为突发公共卫生事件先兆监测预警和突发公共卫生事件早期监测预警两类。

1. 突发公共卫生事件先兆监测预警   所谓突发公共卫生事件先兆监测预警,是指通过相关危险因素的监测,发现可能危及公众健康和生命安全的突发事件的相关先兆信号,并及时发出警报。

（1）公共卫生状况监测预警:通过水体、食品、大气、工作场所等环境公共卫生危害因素的监测,对危害因素污染早期发出预警,从而及早防止相关突发公共卫生事件的发生。

（2）传染病流行因素监测预警:通过病媒生物、宿主动物监测,发现媒介/宿主携带病原体或种群密度异常升高、动物大量死亡;通过传染病的病原学监测,发现病原体抗原变异、出现新的型别、流行株变迁、耐药性改变,如流感、流脑、钩体病;对人体感染或免疫状况进行监测,发现人群易感性发生改变。继而对传染病暴发流行发出预警。

（3）突发事件次生突发公共卫生事件监测预警:自然灾害、事故灾难、社会安全事件等突发公共事件发生后,对事件中的突发公共卫生事件相关危险因素进行监测和评估,以早期发现先兆信号并进行预警。

2. 突发公共卫生事件早期监测预警　所谓突发公共卫生事件早期监测预警,是指对某种疾病、疾病相关症状、实验室诊断结果等个案和事件进行实时监测与报告,及时发现聚集性发病、病例数显著增多等突发公共卫生事件发生早期的异常信号,并对事件的后续发展进行预警。

相对于预测而言,传染病预警是在传染病暴发或流行事件发生之前或早期,及时发出警报信号,以便相关责任部门及受事件影响的目标人群据此及时作出反应,一种最基本的传染病预警方式是以传染病发病报告的监测数据为基础,当前报告的发病数或发病率超过历史平均水平时,发出警告信息（预警信息）,预示流行或暴发可能已经开始,需要采取应对行动。预警信息主要用于警示,提醒疾控工作者采取行动,防止传染病疫情扩大。

三、预警方式

传染病预警方式包括单病例预警和模型预警。单病例预警指针对一些特殊的传染病,一旦发现1例,系统即实时发出预警信号。对于某些罕见或具有重要公共卫生意义的疾病,如我国传染病防治法中规定的甲类和按甲类管理的传染病,在某地出现病例后即可提示预警。单病例预警的特殊病种共10种,包括鼠疫、霍乱、传染型非典型肺炎、脊髓灰质炎、人感染高致病性禽流感、肺炭疽、白喉、急性感染血吸虫病、丝虫病及不明原因肺炎。

传染病预警过程可以看作是一个信息变换的过程,即将监测数据变换为预警信息,其中预警模型是重要组成部分。早期的传染病预警模型主要侧重于从时间维度对监测数据进行探测分析,随着空间统计学方法的发展,对传染病在空间维度上的异常聚集和分布进行探测与预警的方法逐步建立,并通过将时间与空间两个维度相结合,探索基于不同数据源的传染病暴发或流行的时空预警模型。

数学模型预警和预测利用既往已掌握的监测信息,通过统计学分析技术,建立疾病的预警和预测模型。大体可以分为两种类型。

（1）基于疾病历史发病水平的预警和预测：利用既往疾病的发病数据，建立预警和预测模型。如可以按一定周期（周、旬、月等）收集某种传染病的发病资料，利用时间序列分析技术建立预测模型，对未来的短期或长期发病趋势进行预测；或根据历年的发病水平，建立传染病按周（或月）的预警线，对疾病的发病进行预警。疾病的历史发病数据是一个广义的概念，既包括病例就诊前的行为，如互联网查询记录、缺课/缺勤记录、非处方药物销售和热线咨询电话等，也包括病例的就诊信息，如基于症状/症候群的数据和基于疾病诊断的数据。

这类疾病的预警模型构建方法包括基于时间维度的预警模型（如控制图法、移动平均控制图法、移动百分位数法、累积和控制图法、指数加权移动平均法）、基于空间维度的预警模型（如 Kulldorff 空间扫描统计量）、基于时间和空间维度的预警模型（如时空扫描统计量、前瞻性时空重排扫描统计量等）。预测模型的构建方法则以时间序列分析技术应用最广。

（2）基于疾病流行因素的预测模型：疾病的发生和发展通常受一系列因素的影响，包括病原（流行株、型别构成、致病力、变异和耐药性等）、宿主动物（数量、种类、带菌或带毒率等）、媒介生物（密度、种群、带毒率等）、自然因素（气象、地理、环境等因素）、社会因素（生活习惯、生活环境、人口密度和流动人口等）以及人的行为等，通过疾病与因素之间的影响因素分析，可建立统计学模型，并根据相关因素的变化，对疾病的发生和发展进行预警和预测。如影响疟疾流行的因素涉及两类指标：第一，传播危险性指标，如气象、植被状况、地面水状况等自然地理环境指标，通过影响媒介按蚊的丰度及其叮人习性以及疟原虫的发育而影响疟疾的发病及流行；第二，易感性危险指标，如人群免疫状态、人口流动、防制措施等。

第二节　预　警　分　类

根据传染病多点触发预警的总体思路，分别从预警介入的时期（预警阶段）、预警目标的精细尺度（预警层级）以及预警的应用场景（预警场景）三个维度形成综合立体的预警框架，在以上三个维度中，每个维度均包含三个预警子集，分别对应"三阶段预警""三层级预警""三场景预警"，因而简称为"三三制"预警框架。"三三制"预警是对既往预警思路的总结提炼，也是对未来多点触发预警理念的一种探索创新（图 4-1）。

一、分阶段预警

根据疾病周期理论和传染病的流行规律，在传染病发生、发展的多个环节，尤其是在传染病危险因素这个节点，建立传染病监测预警平台，可将传染病预警分为三个阶段：疫源预警、疫兆预警、疫情预警。

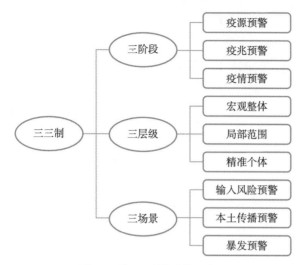

图 4-1　"三三制"预警示意图

疫源预警是疾病发生或流行前的预警,通过对与疫情发生密切相关的驱动因素进行监测,如气候的变化、病媒生物密度的增加、人群免疫水平的波动、自然灾害情形下食物饮水卫生状况的破坏等,评估疾病的发生风险增加,尽管尚未发生病例,但其危险因素已经存在,此时发出的预警为疫源预警。

疫兆预警通常发生在疾病发生或流行初期(报告疫情前)。在该时期已有个别或少量人员发病,但由于发病至病例就诊之间存在一定的时间滞后,传染病尚未被发现和报告,但有一些非特异性的症状或现象出现,如药品购买量增加、集体单位因病缺勤/学校因病缺课人数增多、疾病相关关键词搜索增加等,此时的预警主要通过捕捉传染病症候群及人群行为异常,判断疾病暴发或流行的可能。

疫情预警则是在疾病已发生或流行初期,个别病例被诊断并报告疫情,或某种受关注的疾病已经出现(本土登革热)、报告病例呈上升趋势或某地已出现少量有流行病学关联的病例时,通过病例监测,对即将到来或已经在暴发初期的疫情进行预警。疫情预警通常是对病例时间与空间上聚集的探测,主要目的是及早采取措施遏制疫情的快速上升态势,控制疫情的发展规模,将社会、经济损失降到最低。

二、分层级预警

分层级预警指根据预警目标的精细程度,面向区域全人群层面的宏观整体预警、面向局部或集体单位层面的局部范围预警、面向个体层面的精准个体预警。通过对三个层级的预警,实现全覆盖的精准预防。

以区域全人群为目标的宏观整体预警是预警最常见的一种模式,它是用一个区域范围内的某一种汇总数据作为预警数据源开展预警建模,例如常用的发病数、死亡数、重症数、流感样病例百分比、搜索引擎的指数、特定药品的购买数等,通过这些多源监测数据形成的时间序列,利用数学模型探测预警信号或计算分级预警阈值。全人群层面的预警优点是预警数据源相对容易获取,缺点是预警的假阳性率较高。

以局部或集体单位特定人群为目标的局部范围预警即聚集性疫情探测,相对于区域全人群预警,局部范围预警中使用的数据源限定在更为精确的某个空间尺度上,如学校、托幼机构、养老机构、工厂、村庄等特定单位或区域的发病数、因病缺勤数等。根据预警原理的不同可以包括时空探测预警、时间序列预警、热点区域探测以及固定阈值法等方法,将跨区域时空聚集、特定单位或区域的聚集等多种聚集性疫情类型进行探测并发出预警信号。

以个体为目标的预警是指将预警的主体指向每一个个体,通过研究影响个体感染或发病的驱动因素,建立基于个体化的风险预警模型,通过风险值或风险概率等指标对个体风险进行精准的定量刻画,在此基础上,可以将多个个体的预警值融合,建立风险区域网格化划分的技术参数,形成适合不同传染病、不同人群社会特征、不同自然空间下的静态风险区域网格划分技术。真实场景下,传染病的发生风险必然是动态变化的,因而可以在上述静态风险区域预警的基础上,将静态风险指数按照一定的时间步长形成动态指数,相应地建立动态区域化的预警体系,2020 年新冠疫情以后,我国基于大数据建立的健康码、行程码就属于个体化的预警模型。这种基于个体的预警框架优点在于预警的精度更高,并可以由个体预警向宏观人群预警进行递进,缺点主要在于个体的影响因素难以完全获取,动态变化的算力支撑需求很高。

三、分场景预警

由于不同传染病的危害程度和造成的社会影响不尽相同,对不同传染病所需要采取的应对措施和相应级别也随之各异,使得实际预警应用的场景因病而异,从而避免“一刀切”“无差异”的无效预警。第一,对于新发、辖区内罕见、重点关注等传染病,需要考虑病例输入风险,开展源头预警,进而采取远端防控措施,如 2020—2022 年,我国对入境人员实施隔离管控措施,其间发现了大量境外输入病例,从而实现对境外输入病例的闭环管控。第二,在此基础上,结合疾病发生发展的影响因素(自然因素、社会因素),建立本土传播风险模型,通过对危险因素的控制,降低本土疫情传播发生的可能性,如登革热等虫媒传染病,在易发生本土疫情的时节,通过监测白纹伊蚊的密度,及时发出预警信号,进而指导控制蚊媒密度的措施开展。第三,根据疾病的流行水平变化,训练预警模型和风险分级,预判疫情暴发风险。因此,分场景预警分为输入预警、本地预警及暴发流行预警三种形式。输入预警可以通过对国内外人口流动及输入病例的监测,进行风险指数评估,并划分预警等级。本地预警相较输入预警而言,是单纯针对是否有本地病例的预警,通过对综合影响本土传播的风险因素、病原学、症候群、特定病例的发生等进行监测,发出预警信号。暴发流行预警判断的是疫情暴发或流行的可能,通过对历史疫情及当前发病趋势等进行评估,获得预警等级。

图 4-2 展示了将“三三制”预警合并展现的多点触发预警机制及具体操作流程。

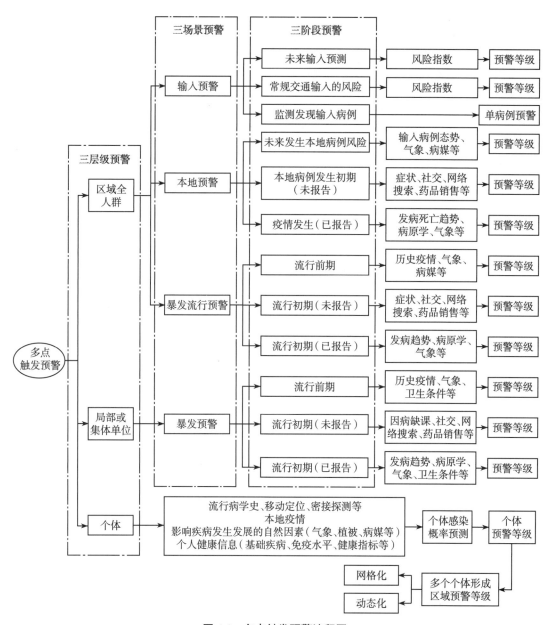

图 4-2 多点触发预警流程图

第三节 多点触发预警

近 20 年来,全球传染病频繁流行,平均每年有 1~2 种新发传染病发生,从严重急性呼吸综合征(SARS)、新型甲型 H1N1 流感、埃博拉病毒病(EVD)、中东呼吸综合征(MERS)、基孔肯亚热、寨卡病毒病到新型冠状病毒感染疫情,其中多起被认定为国际关注的突发公共卫生事件,对全球人群健康和社会经济发展造成巨大冲击。我国自 SARS 以后,突发公共卫生事件应急和防控体系取得了长足发展,卫生应急法律法规和预案体系建设得到加强、组织协调机构建设不断完善、部门协调机制初步形成,加快了突发公共卫生事件监测、预警和指挥决策系统的建设步伐。同时,传染病与突发公共卫生事件网络直报系统得到进一步强化,应急队伍能力不断提升,国内应对和国外救援经验也不断积累。然而,纵观传染病疫情发生发展和防控过程,在应对区域波及面广、传播力强(传染性强,预计传播指数在2~5之间)、病原体毒力高(重症和病死率高)、人群普遍易感且无特效救治药物和措施的重大疫情时,已有传染病预警系统依然存在很多问题,表现为:

第一,预警关口相对滞后。现行传染病预警系统是基于临床报告病例数据的分析,一旦出现聚集性疫情苗头为预警起点,预警关口明显滞后。此外,现行系统仅对已经纳入国家法定报告管理的传染病进行预警,限制了对新发、突发传染病预警的发现和预警。

第二,预警信息来源相对单一。由于传染病监测预警系统在卫生健康系统内部和跨行业部门之间一直未能有效建立起信息共享机制,关联数据扩展、数据互联互通和整合分析无法实现,现行传染病监测数据基本上来源于医疗卫生机构,依靠临床医生在诊疗过程中采集;数据内容单一,仅包括病例个体基本信息、疾病名称和发病时间,缺少对早期监测预警具有重要意义的其他信息,如症状、接触史、生活史、交通史等。由于未能全面掌握户籍人口信息,对来源于同一家庭的病例,若因症状差异就诊于不同科室,则不能快速发现家庭内聚集,错失最早的预警关口。

第三,快速风险评估不够精准。风险评估需要对传染病发生的可能性、造成后果的严重性、人群脆弱性和应对能力等多个方面进行综合评价,新发传染病往往有很多不确定性因素,例如在应对输入风险时的跨区域(省域、国家)信息难以掌握,监测手段匮乏,存在很多薄弱点,这些不确定性直接影响了评估结果的精准性。风险评估精准度的重要决定因素是完善的传染病监测体系和多维度数据共享监测机制。然而目前的监测渠道主要基于中国疾病预防控制信息系统的被动监测,这种方式在监测不寻常病例及聚集性疫情方面存在缺陷。综合利用中国疾病预防控制信息系统监测信息、症状监测、医疗大数据、临床医生预警信息及第三方检测机构的遗传学信息等其他相关信息的案例鲜见,主要在于正式的沟通渠道和信息安全机制尚未建立,并且综合利用不同维度数据集的评估机制鲜有探索。风险评估结果直接与应急准备和响应决策相关联,因此,创新监测技术和应用,大数据为主体的多维度、多渠道信息支持的风险评估机制迫在眉睫。

第四,预警技术相对落后。传染病预警技术的发展趋势是实现预警数据多元化、集成化和预警模型的智能化,将传统的监测技术与信息智能分析技术充分结合,这有助于实现预警系统准确性、敏感性和及时性的同步提升。

一、多点触发预警概念

传染病多点触发预警是通过建立现代化的传染病监测预警系统,利用大数据、云计算、物联网、人工智能等技术手段,自动化采集传染病危险因素、病原体、相关症候群、疑似病例和确诊病例信息等传染病发生、发展过程中各关键节点的数据,及早、智能化地判别出传染病可能增加的流行风险或已出现的苗头并自动发出预警信号。监测数据采集内容包括其他社会学信息,尽可能提高预警的灵敏性、准确性和及时性,减少人为干扰和工作失察的传染病监测预警机制。传染病多渠道监测预警机制,是指卫生健康、海关、交通、市场、农业、林业、气象、环保、教育等多部门,在多源数据共享机制基础上建立多主体、多层级的与传染病相关的监测预警系统,实现不同行业及不同层级都有责任、有能力去识别传染病可能增加的风险或已增加的苗头并发出预警,从而减少早期预警失误,提高准确性的机制。

建立传染病智慧化预警多点触发机制,健全多渠道监测预警机制需要从以下三方面着手。

(一)打通部门、机构间与传染病相关数据的壁垒,实现多源数据共享

可用于传染病监测预警的数据来自社会、媒体的疑似传染病事件信息、学校因病缺课数据、工作场所缺勤数据、药店药物销售数据、传染病流行相关影响因素数据,如传染病生物媒介、气象、人群免疫水平、人口流动、社交距离等,各类实验室检测的病原体数据、医疗机构就诊人员相关症候群和病例数据、海关出入境检疫数据等。由于部门间的信息壁垒,这些数据尚未实现便捷标准化的共享,极大地限制了传染病监测预警的能力。

依靠法制和硬核技术,建立数据共享的工作机制和平台。分析我国近年的传染病预警案例,主要来自中国疾病预防控制信息系统中传染病报告管理和突发公共卫生事件报告数据、有经验和有责任心的医护人员偶然发现报告以及媒体报道或网络信息搜索获取。这样的预警模式既缺乏数据来源保障,又缺乏稳定的保障制度。来自法定传染病报告管理信息系统的突发公共卫生事件报告,即使是早期,也已形成了"突发公共卫生事件",而不是在苗头阶段,更不是在危险因素开始酝酿或汇聚的阶段。来自医护人员的偶然发现报告,依赖于医护人员个人素养,容易被忽视。对于传播极快的呼吸道传染病或危害严重的传染病预警,既不能寄托于偶然,也不能行动迟缓,不仅要有制度保障,更要有硬核技术保障。需要利用大数据、人工智能等现代技术手段,实现将相关影响因素降到最低,最大限度减少漏报、迟报和瞒报。

来自网络、自媒体报道的疑似传染病事件或健康相关事件,应该作为主动监测,搜集其重要信息来源。即使这些信息来自非官方渠道,有时甚至可能不真实或是谣言,但值得进一步核实、甄别,找到有价值的信息。

(二)在传染病发生、发展的各个环节,尤其是在传染病危险因素这个节点上,建立传染病监测预警平台,最大限度提升传染病预警的敏感性和及时性

从感染到确诊传染病,一般需经历危险因素暴露、感染病原体、出现主观感觉症状、信息咨询、自行购药、缺勤缺课、就诊、实验室检验、确诊等多个阶段。目前,基于确诊病例监测数据分析开展的预警,处于较为滞后的时间节点。如果在传染病病例确诊前多个阶段节点建立相关数据的监测预警平台,预警信号就可以在更早的节点上触发,这对传染病早发现、早处置的意义非常重大。

以蚊媒传染病登革热为例,白蚊伊蚊、埃及伊蚊是登革热的传播媒介,而蚊媒的密度与其所在环境的气温、降雨量等气象因素有关。如果建立基于气象、蚊媒等因素的登革热监测预警平台,登革热预警就能提前到本地流行季节到来之前的节点或在出现本地聚集性疫情早期阶段,及早发出预警信号,及时采取蚊媒控制措施,将蚊媒密度控制在较低水平,以达到

预防或快速控制暴发的目的。

然而，针对一些危险因素不清晰或者较为复杂的传染病，利用危险因素实施监测预警较为困难，可以在已经有部分病例出现症状后但尚未就诊之前的节点开展预警。例如，针对季节性流感，可以通过气象数据的变化、网络搜索引擎中"伤风、感冒"等关键词搜索量、非处方药中感冒药销量等数据的分析，识别疫情可能的变化，及早发现流感病例的增加。这就是利用医疗机构以外的多源数据之一开展监测预警。

在已有病例前往医疗机构就诊，但还没有确诊为传染病之前的节点建立基于特定症候群的监测预警系统，以实现在确诊前发现传染病暴发苗头。同样以流感为例，由于其诊断需要依靠 PCR 检测，大量疑似病例无法确诊，如果疾控系统与医疗系统协同，建立数据自动抓取平台，综合利用医疗机构预检分诊、挂号、就诊、检验、用药、医保等多个诊疗节点的现有数据，实时监测就诊病例中出现发热、咳嗽、咽痛等症状的人次数，在不影响诊疗行为、不增加临床医生工作量的基础上，即可更早发现流感季的到来，实现早期预警。类似的，呼吸道症候群、腹泻症候群、发热伴出疹症候群、发热伴出血症候群、脑炎脑膜炎症候群等症候群数据，均可基于大数据、云计算等现代信息科技手段，实现自动抓取数据、自动分析和甄别，及早发现传染病异常增加并发出早期预警信号。

（三）充分发挥我国传染病联防联控机制优势，建立多系统、多部门、多层级的传染病监测预警机制及信息平台

卫生健康、海关、农业、林业、环保、市场、教育、交通、气象等部门，基于各自业务范围，采集和整合传染病及其影响因素的相关数据，设立传染病相关风险识别系统，开展传染病监测预警工作。例如，针对布鲁氏菌病、禽流感等人兽共患病，若农业等相关部门在禽间、畜间开展相关传染病的监测预警并与卫生健康部门共享信息，有助于将预警时点显著提前。布鲁氏菌病是通过患病牲畜传染给人；当禽间禽流感增加，某些可导致人感染的禽流感病毒型别发生人间传播的风险也会上升。尽量把预警关口提前到禽间、畜间疫情阶段，就有足够的时间提前采取干预或预防措施，大大减少人间疾病暴发的风险。

目前我国相当数量的第三方检测机构、大专院校和科研机构开展病原学及其他检测项目。常规收集这些检测数据，作为传染病监测预警的数据源，也能增加传染病预警渠道。此外，还可以建立供临床医生、护士、疾控等专业人员，甚至可设立公众直接报送他们认为是"异常健康事件"的网络平台，然后由公共卫生专业人员进行筛选、核实，这也是早期发现传染病异常增加的一类数据。

在构建多系统、多部门、多层级的传染病监测预警平台时，不仅要考虑发现异常情况的阳性预测值，也要兼顾一定的特异性。如果过于偏重灵敏度和及时性，可能会收集大量无效的信息，造成阳性预测值极低，导致后续信息核实和分析研判巨大的无效工作量，难以确保预警系统持续良性运行。由于传染病的种类很多，不同传染病导致的突发公共卫生事件的危害存在差别。这些危害与疾病的严重性（重症与死亡比例）、发生地点（人口密集城市与人口稀少农村）、波及人群（如儿童、成年人、孕妇、老年人或慢性病人群）等多种复杂因素有关。因此，构建新型的传染病监测预警平台，综合考虑监测预警系统的及时性和准确性时，需对传染病进行科学划分，体现分级分类预警的原则。比如，在人口密集的大城市，对于潜在构成重大公共卫生安全威胁,对人群健康和社会经济发展可能带来严重后果的传染病(如严重呼吸道疾病),应优先考虑及时性和灵敏性。反之,对于常见且症状较轻的感染性疾病,比如一般性的上呼吸道症状、轻度腹泻等,可采取不同的预警策略,尤其考虑异常信号的准确性。

二、多点触发预警特点

基于大数据、信息化、智能化的监测预警平台,实现多点触发预警,主要表现为以下特点。

(一)预警关口前移

通过高度整合多源数据,使得预警系统更加灵敏,任一信号来源的数据触发预警阈值都将形成初步预警信号。传染病监测数据跨部门、跨系统的互联互通,建立智慧化多点触发机制传染病早期监测预警的数据来源不仅包括由医疗机构明确诊断后上报的病例信息和实验室检测结果,还包括来自症状监测、网络媒体和社会事件舆情监测、药物销售记录、学校缺课情况、传染病流行相关影响因素等。这些数据分别由不同的卫生部门和机构所掌握,在我国传染病监测预警工作中并未发挥其重要作用,因此需要基于自然语言识别、人工智能和大数据等先进技术手段对数据进行跨部门、跨系统自动化抓取,形成可用于传染病监测预警的标准化数据。与此同时,进一步拓展和丰富监测预警指标,持续推进传统监测数据与非传统数据间的融合,最终将人为因素对传染病预警的影响降到最低水平,实现自动化和智能化相结合的监测预警模式。

(二)预警更为精准

预警模型分析技术是传染病预警的关键核心,不断丰富的数据来源和应用场景使得现有预警技术难以完全满足预警需求,积极开展跨学科合作和研究,利用机器学习、深度学习和统计学等设计并建立新型、高效的预警算法。此外,预警阈值的合理设置也会对预警效果产生影响,应结合预警的敏感性、特异度以及响应成本建立合理的预警阈值,产生精准的预警信号。

(三)预警效率提高

从无到有的传染病报告系统随着科技的进步日益完善,预警效率也今非昔比。人工智能与机器学习的不断发展保证了预警系统可以不舍昼夜地持续保持高效运行,预警效率的提升进一步对硬件的要求相应提高,如更强大的运算支撑、存储支持、信息安全、人员资质等。不断地学习与革新以保障预警系统的高效运转。

多点触发预警示意图见图 4-3。

三、实施条件

(一)建设全国统一的传染病智能化预警平台

智能化预警平台建设的重要路径是多渠道数据的获取及整合、应用具有学习功能的智能预警模型算法以及预警成果的开放共享。充分对这些路径进行系统整合,将实现预警信息的多元性和预警事件触发的多点性,以保障传染病预警的敏感性、特异度和及时性同步

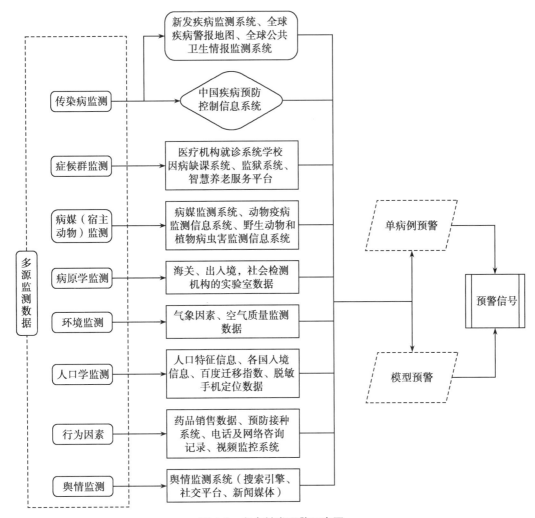

图 4-3　多点触发预警示意图

提升,该平台可以在传染病疫情监测直报系统、突发公共卫生监测报告系统和传染病自动预警系统等传统的传染病监测预警系统基础上,拓展监测的目标事件,增加症状监测预警、实验室病原微生物监测预警、药物销售监测预警、网络舆情监测预警、病例与密切接触者追溯监测预警、综合分析智慧化预警预报等综合性功能,以信息共享方式与国家卫生健康委员会全民健康保障信息平台以及药监部门、网信部门、交通部门、通信部门等相关信息系统实现互联互通,达到国家要求的对传染病监测预警实现信息来源多渠道监测预警智慧化多点触发的目标。

（二）建设多渠道预警数据的区块链管理系统

　　智能化预警需要能够分析来自多种来源的数据,针对不同的事件目标,敏感和及时地识别公共卫生风险,为采取预防干预措施争取时间。多渠道数据的获取是智能化预警平台建设的关键环节,传统集中式数据获取与管理模式在共享分散于不同领域、不同部门和不同机构的庞大数据方面基本上是无能为力的,只有解决好高昂的数据获取成本、数据共享安全、隐私尊重、用户信任和权益诉求等问题,共享应用多渠道数据才可实现。区块链架构下的数据加密和管理技术,以及智能合约技术,具有分布式、开放自治、公开可溯源、信息不可篡改等特性,是构成全国传染病智能化预警平台技术选项。

(三)建设实现智能预警算法的云计算平台

实现智能化预警的另一个关键环节是高效的预警算法,新建立的预警系统需要融入机器学习、深度学习、无监督学习等人工智能算法技术,由于这些算法专业要求较高,结果判读与筛选工作量大,不能依赖传统的集中式计算来解决,需要在智能合约和联邦学习构架下借助云技术、分布式计算技术解决智能计算结果的构成。这种架构下的预警算法可以在不交换隐私数据的情况下训练预警模型,实现模型参数的加密传输和融合,不仅有助于实现多方的长期参与、共同建模,还可以融合算法和异常探测规划的智能合约,提高预警的准确性和及时性,即使采用智能算法的监测预警系统仍须依靠专家技术和人工判读对信号进行实时判断,边运行,边评价,边完善。

(四)建立预警成果的公开共享机制

政府部门、机构和社会公众是多元信息的提供者,同时也是预警成果的利益相关者,为了推动这些不同参与力量的长期介入和协同,需要在安全协议下向各参与方开放区块链架构下的去中心化数据与组件共享,用户端可以享受预警模型、算法的参数预警成果,并可按照自己的需要进行成果应用开发,开发结果还可以再次输入系统,系统中智能合约信用激励组件将实时收集、对比各参与方的信息和预警结果,并作为系统自行学习、调整算法和优化参数的依据,最终实现智能化预警平台的高准确性。

(五)政策支持和技术保障

传染病监测预警平台建设和运行管理按照"资源整合、智慧技术、共享共建"的原则,统筹构建平台的长效运行管理和保障机制。

1. 政策支持 各主管行政部门负责制定、督促执行传染病监测预警政策,为传染病监测预警工作提供制度保障。

2. 建立传染病监测预警专业队伍 由疾控、医院、院校及相关技术部门、技术机构建立传染病监测预警技术体系,在数据收集共享、科学研究、日常管理、应用及评估等方面协同作战。

3. 建立监测预警平台运行经费保障机制 除保证负责运行管理的监测预警平台日常运行经费外,监测预警平台与政府相关部门之间的信息互联互通,各部门内部垂直体系和横向体系的互联互通,由各部门统筹解决互联互通所需保障经费。

4. 建立监测预警成果应用管理机制 监测预警平台面向政府部门、社会公众、传染病管理专业人员和科研院所、企事业单位开放应用,根据信息安全管理要求和应用需要规范权限授权,建立监测预警成果应用管理机制。要注重齐抓双管,抓好监测预警平台建设促进成果应用;突出群建群用,抓好成果应用促进监测预警平台建设,有效调高监测预警平台投入建设价值和运行使用的生命力。

第四节　预警响应机制

传染病监测是长期、连续收集与传染病相关的各种信息,例如病例、暴发、流行、宿主、媒介、病原体、气象、环境因素等,并对这些信息进行分析和利用。而预警则是利用监测数据及其分析结果,在传染病疫情发生之前或发生早期,对其发生或发展趋势作出预测研判,并向有关政府机构、社会、公众等需要警示对象及时发出预警,以及早采取应对措施,将传染病消除在萌芽阶段或防止扩散蔓延,尽可能降低传染病疫情对社会经济发展、人民群众健康带来的危害。

新中国成立后,我国建立了法定传染病报告制度,开展传染病监测,并逐步设定了突发公共卫生事件的报告标准,为我国突发公共卫生事件的监测预警奠定了基础。但我国真正的突发公共卫生事件监测预警机制建设始于 2003 年 SARS 之后。针对 SARS 应对过程中暴露出的问题,我国自 2003 年 5 月 9 日颁布实施了《突发公共卫生事件应急条例》(国务院令第 376 号),条例规定"县级以上地方人民政府应当建立和完善突发事件监测与预警系统,县级以上各级人民政府卫生行政主管部门应当指定机构负责开展突发事件的日常监测,并确保监测与预警系统的正常运行";同时还规定"国家建立突发事件的信息发布制度,国务院卫生行政主管部门负责向社会发布突发事件的信息,必要时,可以授权省、自治区、直辖市人民政府卫生行政主管部门向社会发布本行政区域内突发事件的信息"。2004 年 8 月28 日,我国发布了重新修订的《中华人民共和国传染病防治法》,规定国家建立传染病监测制度和传染病预警制度,国务院卫生行政部门和省(自治区、直辖市)人民政府根据传染病发生、流行趋势的预测,及时发出传染病预警,根据情况予以公布。目前我国普遍根据突发公共卫生事件可能造成的危害程度、波及范围、事态发展趋势,将预警级别划分为四级,从严重到轻微依次用红、橙、黄、蓝四种颜色代表。

2004 年,我国在国际上首创性地开发并投入使用了"中国疾病预防控制信息系统",实现了传染病和突发公共卫生事件相关信息的网络直报,构建了覆盖国家 - 省 - 市 - 县 - 乡镇,横向到边、纵向到底的突发公共卫生事件监测预警系统及其信息化网络,并在此后不断扩充完善"中国疾病预防控制信息系统"中的监测子系统和监测内容。特别是从 2008 年起,在全国启动了"传染病自动预警信息系统",基于传染病监测报告的数据,在时间、空间上初步实现了传染病聚集性疫情的自动预警。

一、预警响应流程

预警信息的调查核实、风险评估、预警报告与发布、采取应急响应措施,流程见图 4-4。

1. **个案发现**　通过医疗机构或监测哨点医院常规医疗、护理、检验等日常临床工作或特定症候人群的鉴定,来发现并报告某一种疾病的个案病例。

2. **事件发现**　通过对频次数据的持续收集分析来发现异常信号,从而提示可能发生一起暴发疫情或突发公共卫生事件。

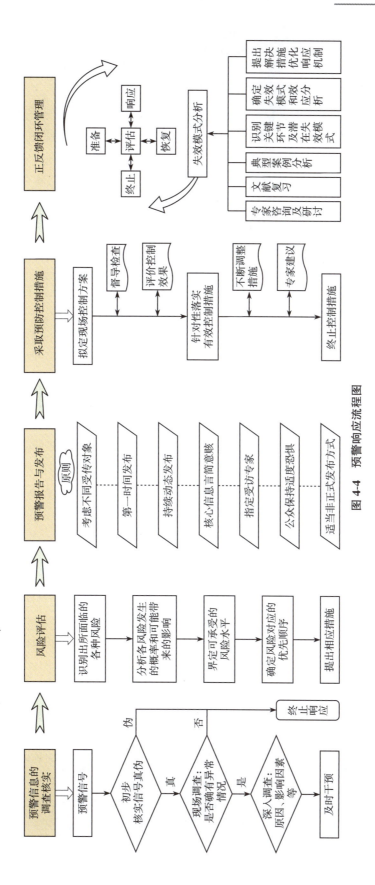

图 4-4 预警响应流程图

3. 信号验证　通过完备的调查核实流程来验证、确认所发现事件异常信号的真实性。

4. 事件识别　能够明晰事件中病原体、来源、传播途径、主要侵袭对象及其他事件特征,引导采取有效的应对行动。

5. 通报交流　通过及时的信息上报和反馈,确保需要了解监测信息的人员和机构能尽快获取到信息(事件详细信息和相应指导),并使信息使用者明确其利用和管理信息的责任与义务。

6. 质量控制　要有完善的质量控制方法和具体指标,确保监测过程的标准化、监测数据的准确性、信息的保密性、监测对象的隐私保护性等,确保达到监测系统发挥突发公共卫生事件监测预警作用的目的和伦理性。

二、预警信号核实

传染病预警信号的产生是基于预警模型中的观察指标(如发病数或发病率)超过设定的预警界值时产生和发出的预警信号,主要就可能存在的危险向有关人员或部门发出警示。这种信息可能是实际的威胁、潜在的威胁,也可能是错误的、并不真实的信息提示,即不可避免地存在假阳性提示的可能。因此,在根据预警系统产生的预警信号采取公共卫生行动之前,必须由预警信息管理人员或疾病预防控制专业人员对预警信号的可靠性和真实性进行核实和验证,并为事件的风险评估提供可靠依据,只有这样,才能做到既借助预警系统及时或提前探测异常传染病发生或流行征兆,及时评估风险,及早采取措施,减少应对成本,同时又避免因过度反应造成不必要的工作浪费和预警疲劳,甚至造成不必要的社会过度反应。

为及时掌握传染病预警信息,并对预警信息作出合适的反应和有效的应对,开展传染病预警工作的基层疾病预防控制机构需要指定专业人员专门负责传染病预警信息的监控和管理。

预警信息调查核实包括初步核实、现场调查和深入调查三个环节。初步核实主要由预警信息管理人员根据预警系统已有的数据和电话核查等方式对预警信息进行初步核实和评估,根据信息关联性、地区差异性以及预警信号的真伪,分析筛选出具有暴发或流行意义的可疑事件,或将需要继续关注的信息列入继续追踪的预警信息,初步核实是对预警信息去粗取精、去伪存真的过程。现场调查是由预警信息管理人员和相关专业人员对预警信息提示的传染病疫情进行现场调查、核实与确认,以进一步判定预警信息的准确性,并决定是否开展深入调查。深入调查是指现场调查已确认传染病暴发或流行后,组织更广泛的力量开展深入的流行病学调查。

三、预警信息评估

风险(risk)可以分为个体风险和群体风险,公共卫生角度所评判的风险,即群体水平的风险。在经济学、社会学、管理学等领域,风险通常指某特定时间发生的可能性或后果。在流行病学中,"risk"被翻译为"危险度",指某个事件将要发生的概率,如在规定时间或年龄范围内,某个个体生病或死亡的概率。风险和危险在概念上有一定的差异,风险较为抽象,由多个因素构成,其结果具有两面性;危险通常针对某一具体因素而言,其结果多表现为损失或损害。在疾病预防控制工作中,常常考虑负面结果,如疾病的暴发、流行等,因此风险评估意为危险度评估。风险评估是预警响应的重要环节,评估的结果往往决定着相应的程度水平与范围大小。传染病预警系统发出信号后,经过初步核实和现场调查获得新的资料后,需要根据已经掌握的调查资料及其他来源资料,对事件的性质进行分析,评估可能造成的危害大小,包括趋势判断、可能受影响的人数、可累及的地区、对经济社会的影响等,以决定下一步需要采取的行动。上述流程称为风险评估。

风险的特征可以归纳为三点:风险是客观存在的;但其发生存在偶然性;虽然不可消除,但可通过采取防范措施降低风险和损失。在某些特定的条件下,风险的发生具有规律并且可以测量及预测,测得值可用概率来表示。

风险评估是指在给定的条件下,估计某一特定情况发生的概率和强度,以决定是否对其采取干预措施。因此,风险评估是风险管理的关键一环。风险管理是管理决策技术之一,是为改变一个个体或群体的某一风险水平而采取的风险识别、处理等一系列系统步骤,可分为五个步骤:风险识别、风险分析、风险评估、风险应对、督导和审查。风险识别是通过文献回顾、资料收集和分析、现场调查等多种方式,全面了解可能发生的各种风险;识别风险后对识别出的风险发生的可能性、潜在的后果以及可利用的控制措施进行分析;根据分析结果,评估风险发生的概率和强度,以确定是否需要应对以及应对的优先顺序;根据评估的结果,采取干预措施,按照优先顺序对风险进行干预;定期审查风险管理的流程和处理措施、处理效果,以判断其合理性。

以传染病预警为例,捕获到一个预警信号后,及时启动传染病预警信号风险管理过程,其流程如下。

(1)风险识别:捕获到预警信号本身即为风险识别,即通过前期的监测数据收集、监测资料分析等工作,发现了一个可能的风险。

(2)风险分析:分析预警信号指示了哪一种传染病或突发事件,预警信号反映出该病或该事件有何变化趋势,可能发生局部流行、局部暴发还是大流行等。

(3)风险评估:预警信号所发出的疾病或事件变化趋势,在现有的疾病控制条件(疫苗储备、现场处置能力、人群健康水平等)下,是否有进行干预的必要,如有,对哪一范围进行干预,是立即进行干预还是制定一个长期干预计划。

(4)风险应对:根据评估结果,采取干预措施,如个案流行病学调查、密切接触者隔离检疫、群体性预防接种或服药等。

(5)督导和审查:根据处理结果,检查风险管理过程中有无遗漏、是否存在反应不足或过度的现象。

风险评估的最终目的不仅是为了计算出各个风险的发生概率和强度,而是为了明确在特定条件下,对具备这样发生概率和潜在影响的风险因素,是否应该(优先)进行干预。因此,风险评估的前提是界定可承受的风险水平,在可能的情况下,还应评估风险的不确定性。对预警信号的风险评估而言,除了考虑预警信号指示的疾病变化及其可能造成的影响外,还应考虑:对于这样的变化趋势,在现有的条件下,是否需要干预,紧急程度如何,并选择干预的程度和范围,应尽量避免盲目应对带来的资源浪费。

根据所评估风险的不同,风险评估可发挥三类作用:消除危险、减低风险水平、减少不良后果。对于可以完全消除的风险,如通过指定存放地点、规定转运路线来将有毒物质泄漏的危险降至最低乃至完全消除,达到风险评估和风险管理最理想的境界。但实际上,由于不具备完全消除的能力或消除的成本过高,诸多风险不能完全消除。通过评估和管理,降低风险水平,将其控制在可接受范围以内。或是通过保护风险人群、强化及时应对不可抗力的措施,减少不良后果在人群中的发生。

四、预警报告与发布

预警系统产生的预警信号一旦被确认可能与传染病事件有关,尽早地报告和发布预警和突发事件信息,对及时采取控制措施、防止事件播散、降低传染病突发事件所造成的健康与社会危害具有重要意义。对于传染病预警信息,在经过调查核实和风险评估后,应该参照传染病和突发公共卫生事件报告管理的相关要求,以及预警信息报告管理的具体规定,做好信息报告和发布工作。一般来说,只要预警信息符合突发公共卫生事件报告的相关标准,或经过风险评估认为具有重要的公共卫生意义,就应该进行报告。对于证实为已经发生的重要传染病事件,特别是近期或未来一段时间发生率可能显著增加的、需要社会和公众积极配合采取有关预防控制措施的、有关法律法规规定应该进行预警的,则应该做好预警信息的发布工作。

根据《国家突发公共卫生事件应急预案》规定,依据突发公共卫生事件性质、危害程度、涉及范围,目前我国将突发公共卫生事件划分为特别重大(Ⅰ级)、重大(Ⅱ级)、较大(Ⅲ级)、一般(Ⅳ级)、未分级五级,并要求根据事件级别进行分级报告和发布预警信息。对于符合突发公共卫生事件(定级事件)报告标准的预警信息,应该根据突发公共卫生事件报告管理的有关要求,按照规定的时限和方式做好报告工作,并进行相应的调查和处置。

同时,应按照有关要求做好相关信息的发布工作,特别是经过初步调查核实和评估,认为发病风险明显增加或很有可能发生较大规模暴发或流行的信息,需要进行预警信息发布。预警信息级别相应地分为四级,红色、橙色、黄色和蓝色预警。发布预警信息时,应由各级卫生行政部门或疾控机构组织专家小组在各病种最佳预警时间作出该病流行强度及发展趋势的预测,形成专题报告进行反馈;遇有突发事件,应迅速作出反应,及时向应急系统传输信息。根据事件的危害程度、波及范围及流行强度,传染病预警信息的发布范围可分为3类,即卫生系统内部预警、高危人群预警和社会公众预警。如果疾病仅限于高危人群,则向该高危人群发出预警通知。

五、响应措施

公共卫生应急响应涉及多个部门、各类人员,要想实现与整个社会运行体系相融合,必须建立一套成熟的跨区域、跨层级联动机制,尤其是要将疫情防控管理机制实现网格化,全面压实基层公共卫生防线,使得公共卫生疫情防控从上自下形成工作合力。同时,还要实行应急管理分级分类化,确保面对各类公共卫生危机时,各个层级都能第一时间启动应急响应,达到统一指挥、部门配合、保障到位的应急状态;无论是指挥协调还是医疗救治、检测等队伍,都要接受系统培训、筑牢心理准备和能力建设,公共卫生应急响应程序一经启动,这些队伍都要立即到位并投身防控一线;重视源头治理,发挥专家学者在监测、防控、救治、协调方面的作用,深入调查研究传染病学、流行病学,从源头上控制传播源头、阻断传播路径;加强科普宣教,在全社会层面宣传传染性疾病的防治方法和应急措施,缓解社会大众因不明真相、不懂防控而产生的恐慌情绪,从而维护整个社会在公共卫生危机发生期间的稳定有序。

第五节　传染病预警展望

尽管我国已建立政府主导、部门联动、依靠科学、社会防控方面全球领先的全国各级医疗卫生机构等传染病报告预警体系,实现传染病个案与事件信息实时网络直报、电子化保存、监测数据分析和初步预警,但仍然存在乡、县、地、省级医防协同和上下联动传染病诊断报告、症状监测、异常信息发现、疑似事件调查、病原监测、数据价值、资源支撑以及预警阳性率低、假阳性率高等问题,主要表现在部分机构传染病探测、监测、预警技术措施不足或失败,主要是及时准确地发现传染病、病原体出现异常信息或驱动因素或传播链不足或失败,还普遍存在病毒性肝炎、伤寒与副伤寒、细菌性痢疾、流感、感染性腹泻等乙/丙类传染病未确诊、少确诊与仅报告确诊病例和突发公共卫生事件调查处置及时性、完整性与规范性问题。原因是技术、行政、法律责任因素以及相应区域追求发病率低于全国、全省平均水平;新发传染病疫情早期探测、有效监测、有效预警、有效响应和疾控体系功能定位不清、决策作用不充分、技术指导不权威、人员队伍不足等问题短板;另外,传染病病例诊断、症状监测和病原体传播涉及多个学科理论技术,临床分型病例数往往不确定;传染病探测、监测、预警的现行技术体系不能很好发挥早发现、早研判、早控制作用;数学模型通常适宜具有一定规律性暴发流行时空节点与趋势的判断预测,不适宜暴发流行起始期以及确诊病例过少与各型病例信息不足的预测;采用同一数学模型估计不同时间、区域暴发流行也会出现偏差。

1. 部门间缺乏联合机制　习近平总书记指出,疫情防控要坚持全国一盘棋。COVID-19疫情发生后,党中央召开会议决定成立疫情工作领导小组,在中央政治局常务委员会领导下开展疫情防控工作,并向疫情严重的湖北省等地区派出专家指导组,配合地方疫情防控小组全面加强防控一线工作。但疫情工作领导小组只是临时成立的部门,缺乏延续性,需要耗费大量的时间、人力、物力和财力进行机构之间工作的协调,不利于疫情防控,降低了危机预警的效率。各部门之间缺乏相互合作、协调的联合机制,给疫情防控工作增加了一定困难。

2. 舆情监测体系不健全　全球信息化背景下,网络通信技术发展迅速,公众能够随时随地获取大量信息。疫情舆情监测建立在信息化技术基础之上,作为危机预警管理的一部分,舆情监测可以及时发现、预防并控制危机。虽然我国已经建立危机预警管理监测体系,然而,具体舆情评估指标体系尚未明确,导致无法辨别真假信息,疫情研判不准。新媒体舆论场中,公众言论表达具有一定的自由,信息鱼龙混杂,其中谣言等虚假信息一度造成公众恐慌,阻碍了疫情防控工作的开展。

3. 专业应急人员缺乏　专业的应急人才队伍建设是妥善应对突发公共卫生事件不可

或缺的一环。我国现有的公共卫生工作人员总量多,但缺乏专业的应急人员。突发公共卫生事件监测预警工作对工作人员的专业性要求较高,相关工作人员不仅需要掌握医学相关知识,还需要掌握统计学与计算机等方面的知识。现阶段我国突发公共卫生事件监测部门主要是各级疾病预防控制中心,工作人员多数来自先前卫生防疫站、卫生监督所等单位,专业基础不够扎实,造成监测预警不到位,数据分析、报告出现纰漏。

4. 监测预警制度不完善　监测预警制度是保证监测预警工作科学开展的重要基础。SARS 疫情过后,为加强突发公共卫生事件应对管理,我国先后出台了系列法律法规以及应急预案,包括监测预警制度,然而在实际操作过程中,可操作性并不强。监测预警制度对监测预警相关的流程、发布主体以及相关定义未作出具体说明,加之各级监测主体部门监测预警能力不同,在实际工作中执行困难。如何完善传染病监测预警制度建设,使其在实践中发挥最大效能,亦是一个不容忽视的问题。

传染病监测预警依然是各个国家和地区疾病预防控制工作不断完善提高的重点,相关系统和体制建设不断加强,监测预警体系朝着多渠道、多点触发的方向发展。对我国而言,虽然近年来取得了长足进步,中国疾病预防控制信息系统实现了"横向到边、纵向到底"的实时网络直报,CIDARS 也具有良好的灵敏度和特异度,但仍存在着监测数据单一、预警关口滞后、预警技术相对落后等问题。总结其他国家和地区监测预警现状,提示我国可以从以下方面入手,进一步提升传染病监测预警能力。

1. 基于互联网搜索和社交媒体等大数据的疫情预测与预警　数字化的社交媒体和网络搜索数据源,有助于弥补传统病例报告数据的不足,可提供及时数据和信息用于探测传染病暴发或流行的早期信号,为实现接近于实时的疫情监测与预警提供了可能。

2. 基于人员流动大数据的疫情传播风险评估与预警　人员流动是很多传染病快速播散的主要因素。及时、有效定位相关感染者或易感人群的流动,构建精准的传染病时空风险预测模型,对于及时评估风险、发出预警、封堵或减缓疫情蔓延十分必要。目前较为常见的人群流动和定位大数据包括客运大数据(铁路、航空等)、互联网开源大数据(如百度指数)、地图数据(百度迁徙、腾讯地图、谷歌地图等)和移动定位大数据(手机信令或定位数据)等。基于这些数据,不同国家或地区开发相关手机应用软件,对到过高风险地区的人群进行预警,有助于及时开展高风险人群的筛查、追踪和隔离等防控工作。在保护个人隐私和数据安全的基础上,采用集合的人口流动大数据和流行病学参数,构建传染病传播、扩散风险的预警系统,可对具有较高疫情输出和输入风险的地区以及高风险人群进行精准的预警。

3. 基于不同防控策略的疫情趋势分析与预警　传染病疫情的发展趋势与采取的防控策略及其实施情况密切相关。例如,通过构建传染病传播时空模型(如易感 - 暴露 - 感染 - 康复的仓室模型或基于个体的时空传播模型),对不同干预措施的防控效果进行模拟分析,可以定量评估不同措施对疫情的影响,进而预测不同应对策略下的疫情走势,对需要调整防控策略的地区发出预警,从而实现精准防控和及时控制疫情。此外,结合人口流动、环境和疫情防控等大数据,可以在更大的时空尺度上,评估不同国家、洲,乃至全球防控策略对疫情走势的影响,警示各国协同控制疫情的必要性和重点区域。

4. 丰富监测预警数据来源,建立智慧化多点触发机制　症状监测、媒体舆情、期刊文献乃至传染病流行相关影响因素覆盖了传染病发生、发展的多个节点,且受人为因素干扰小,已被证实有助于早期探测疾病异常信号。此类数据在我国监测预警工作中尚未真正应用并发挥更重要的价值,应当继续加强监测预警指标研究,探索适合我国国情的监测方法,积极推动传统与非传统监测数据的整合,最终实现自动化和智慧化监测预警模式。

5. 加强预警技术方法研究,提升整合分析多源数据与预警能力 随着数据来源和使用场景的不断丰富,现有的技术方法已不能很好满足预警需求,应加大跨学科协作与发展,借助统计学、数学建模以及机器学习理论等加强相关模型算法的开发研究。结合地理信息系统、计算机技术以及现代化人工智能大数据分析技术,加强时空聚集性探测预警方法研究,推动时空预警模型算法在预警系统中的运用和优化,探索多模型综合预警技术方法。

6. 统筹常态化防控机制,加强医防信息协同 打通不同部门、机构之间的壁垒,建立常态化联防联控机制,需特别重视医疗机构首诊医师报告的重要性,健全相关法律法规、建立医师报告奖惩机制,继续加强医师传染病防控技术培训,提高医护人员对传染病的警惕性。探索流行病学监测与医疗机构自身工作需要相结合的模式,如允许医疗机构利用严重急性呼吸道感染监测数据分析指导抗生素使用、允许报告医生通过监测系统查询服务范围内疾病流行情况和风险等级,指导采取应对措施等,体现疾病监测对医院诊疗所发挥的价值,提高医疗机构积极性,推动医防协同落到实处。

7. 改善专业网站信息发布,提高公众接收预警信息效能 我国相关官方网站建设尚不完备,公众主动查询传染病预警信息的便捷性不足,建议利用好信息时代官方网站的优势,在醒目位置开设传染病信息快讯类模块,并做好数据可视化呈现,帮助公众理解有关信息、建议和防控措施。可以参考借鉴气象预警领域的信息发布方式,多途径发布传染病防控建议,提升公众传染病防控意识,使传染病监测预警更加贴近民众生活。

（蒋健敏 吴昊澄 古 雪）

参 考 文 献

[1] 杨维中. 传染病预警理论与实践[M]. 北京: 人民卫生出版社, 2012.

[2] 杨维中, 兰亚佳, 吕炜, 等. 建立我国传染病智慧化预警多点触发机制和多渠道监测预警机制[J]. 中华流行病学杂志, 2020, 41 (11): 1753-1757.

[3] 王雪琴, 肖启强, 陈仙萍, 等. 突发公共卫生事件危机预警管理存在的问题及对策建议[J]. 南京医科大学学报(社会科学版), 2021 (1): 7-10.

第五章 传染病监测数据管理与分析

数据是传染病监测工作的基础,也是监测工作的"原材料",正确认识数据特征,科学分类,选用恰当的方法和模型对数据进行整理和分析,能最大程度地提高数据应用价值。本章介绍常见传染病监测数据的类型、来源以及常用分析方法。

第一节 传染病监测数据类型

根据数据的不同属性,监测资料可分为多种类型。从统计学角度可将监测数据分为定性资料和定量资料两大类;根据数据时空特性可分为时间数据、空间数据和时空数据;根据监测对象不同可分为宿主监测资料和环境监测资料等。

一、定性资料和定量资料

1. 定性资料 定性资料又称计数资料或名义变量资料,可分为二分类、无序多分类和有序分类资料。二分类资料表示数据取值有两个类别,如性别为男性或女性、是否有暴露史、是否发病等;无序多分类资料的数据取值存在三个或以上类别,且类别之间无等级之分,如职业、现住址地区等;有序分类资料(又称等级资料)的数据取值之间存在程度或等级差异,如新型冠状病毒感染病例的临床分型根据病情严重程度可分为无症状感染者、轻型、普通型、重型、危重型。

2. 定量资料 定量资料又称计量资料或数值变量资料,可分为连续型定量资料和离散型定量资料。连续型定量资料的取值可为实数范围内的任意值,如某地区某时间段内某种传染病的发病率、死亡率;离散型定量资料只能取整数,如某地区某时间段内某种传染病的发病数、死亡数。

在分析过程中,根据分析目的和统计方法的需要,可将数据资料类型进行转化。如体温数据本身为连续型定量资料,根据是否发热可将体温数据转化为二分类资料,如不发热(<37.3℃)或发热(≥37.3℃);或根据发热程度的不同,将体温数据转化为等级资料,如不发热(<37.3℃)、低热(<38℃)、中度发热(38~38.9℃)、高热(39~40.9℃)、超高热(≥41℃)等。需要注意的是,数据类型转化只能从高级向低级转化,即定量资料→有序资料→无序多分类资料→二分类资料。因此,在收集监测数据时,应尽量以定量形式收集资料,以便为后续分析的资料转化留更大的余地。

二、时间数据、空间数据和时空数据

1. 时间数据　时间数据又称时间序列或动态数据,指某类数据在不同时间点或不同时间段的数据取值的序列,用以反映时间、季节变化趋势和规律,如连续多年收集某种传染病发病数据、某病在一年中每个月发病数的变化、某时间段内日发病数的变化、不同季节蚊媒密度的变化等。

2. 空间数据　空间数据是描述自然地理空间和人类活动空间所包含的人、物体、事件的信息,对于传染病监测涉及的空间数据,就是监测对象的属性信息中包含了空间位置信息,通常用以反映地区分布规律和差异,如某种传染病在不同地区的发病数和发病率、死亡数和死亡率,蜱虫在农村居民区、农村外环境、景区的密度分布等。

3. 时空数据　传染病的发生和发展往往同时受到时间和空间的影响,单纯分析时间或空间规律可能会引起重要信息缺失。时空数据同时具有时间和空间维度,可用于分析不同时空条件下传染病的发生发展规律和流行情况。如疾病在不同时间不同地区的发病水平,病原微生物在时间和地区间的分布特征,疫情期间不同时期人员流动数据等。国家传染病监测报告系统中,既收集病例发病时间、诊断时间等时间属性数据,也收集病例发病时现住址、工作单位或就读学校等空间属性数据,为时空监测预警分析提供数据支持。

三、宿主监测资料和环境监测资料

1. 宿主监测资料　宿主监测资料包括来自人的监测资料和宿主动物的监测资料,前者如人口学特征、发病死亡数据、症状监测数据、血清学数据、病例样本中的病原学资料、行为及危险因素数据等,后者如宿主动物种类、密度及分布、携带病原生物的情况等。

2. 环境监测资料　来自环境的监测资料有气象气候数据、空气质量监测数据、水质监测数据、食品中微生物及其致病因子监测数据、病媒生物种群、密度、季节消长、抗药性监测等。

第二节　监测数据分析

监测部门收集的数据和资料,只有经过科学分析才能变成有价值的信息被专业机构加以利用。传染病监测数据分析是对收集的传染病监测资料通过适当的统计方法,使用恰当的统计指标描述传染病在人群中分布特点、发生发展的规律及其影响因素,评估防控措施效果的过程。

一、分析前的准备工作

1. 明确分析目的　在进行传染病监测数据的分析之前,应先明确分析目的和分析内容。常见的分析目的包括了解传染病发生、流行的影响因素,掌握传染病的发生、分布特点和发展变动规律,预测传染病流行趋势、预警异常变动情况,评价控制措施的效果,为开展现场流行病学调查、制定防控策略提供数据支撑等。

2. 资料收集和整理　根据分析目的和内容,收集和整理监测资料,若现有资料无法达到制定的分析目标,则需调整分析目标或考虑是否需要开展应急监测收集额外的数据资料。

3. 制定分析计划和提纲　分析计划和提纲的制定应紧紧围绕分析目的和分析内容,确定分析指标、分析方法、呈现的图表类型和框架以及完成时限等。

二、常用分析指标

选取分析指标的一般原则是:对于定量资料,若数据符合正态分布,选用均数和标准差来表达;若数据不符合正态分布,则采用中位数和四分位数间距。对于定性资料,通常用率和构成比,分母较小时可选用绝对数表示。对于传染病监测资料,常常使用以下指标来描述。

1. 发病数、死亡数　一定时期内某人群中某病新发生的病例数 / 死亡数。由于通常难以获取传染病实际的发病数和死亡数,往往使用报告发病数和报告死亡数代替。

2. 发病率、死亡率　发病率为一定时期内某人群中某病新发生病例的频率(式 5-1),死亡率为一定时期内某人群中因某病死亡的频率(式 5-2)。

$$发病率 = 一定时期内某人群中某病发病数 / 同期暴露人口数 \times K \quad (式 5\text{-}1)$$

$$死亡率 = 一定时期内某人群中某病死亡数 / 同期暴露人口数 \times K \quad (式 5\text{-}2)$$

$$K=100\%、1\ 000‰、10\ 000/ 万、100\ 000/10\ 万\cdots\cdots$$

一般情况下,K 取 100 000/10 万,发病率、死亡率的单位为(*/10 万),观察时间单位一般为年。

3. 标化发病率、标化死亡率　比较不同地区或相同地区不同历史时期的发病率时,若人群结构差异较大,需对发病率进行标化处理。标化发病率 / 标化死亡率按照标准人口年龄构成进行计算(式 5-3、式 5-4)。

$$标化发病率 = \sum(各年龄组发病率 \times 该年龄组在标准人口中的构成比) \quad (式 5\text{-}3)$$

$$标化死亡率 = \sum(各年龄组死亡率 \times 该年龄组在标准人口中的构成比) \quad (式 5\text{-}4)$$

4. 罹患率　短时间内在某个局限范围内某病的发病率,观察时间单位以日、周较多。适用于疾病的暴发调查。

5. 续发率　一个家庭、学校、幼托机构或集体单位中首例病例发生后,在该传染病最短潜伏期至最长潜伏期之间,易感者因接触首例病例而被感染的病例数占所有易感者的百分比(式 5-5)。该指标用于反映传染病传染力的强度。

$$续发率 = 易感者因接触首例病例而被感染的病例数 / 易感者总数 \times 100\% \quad (式 5\text{-}5)$$

6. 患病率　某时间段内某人群中某病新旧病例的占比(式 5-6),用于病程较长的疾病,如肺结核。

$$患病率 = 某时间段内某人群中某病新旧病例 / 该时间段内人口数 \times K \quad (式 5\text{-}6)$$

$$K=100\%、1\ 000‰、10\ 000/ 万、100\ 000/10\ 万\cdots\cdots$$

7. 病死率　一定时期内某病的所有患者中因该病死亡人数的占比（式 5-7）。

$$病死率 = 一定时期内某病的所有患者中因该病死亡人数 / 同期某病患者数 \times 100\%$$

（式 5-7）

8. 发病顺位、死亡顺位　按传染病病种，根据各类传染病报告发病数 / 死亡数的构成比由高到低的排列顺序。

三、常用分析方法

合理选择分析方法，围绕传染病疫情或事件的特点和规律进行分析，如疾病的时间变化趋势，发病率、死亡率是否较上期有明显升降，发病地区是否具有明显聚集性，发病人群差异情况，是否存在高危人群等，以此来了解疾病的发展规律，判断是否存在需要关注的异常情况，或对近期的流行趋势进行预测。

（一）时间趋势描述

通过描述疾病随时间的变化情况，可了解疾病的时间变化趋势。如在传染病暴发调查中，按合适的时间间隔收集发病数，绘制流行曲线，可以直观地观察流行趋势、发病高峰和异常病例情况；按周或月对发病数进行统计分析，可掌握传染病的季节流行性特征；分析传染病几年、十几年甚至几十年的发病、死亡等数据，可了解疾病的长期趋势，分析可能的原因和影响因素。

除了简单描述，还可以使用以下统计方法对疾病的时间分布特征进行分析。

1. 季节性分析　很多传染病存在季节分布特征，可采用季节指数、集中度和圆形分布法分析传染病季节性波动规律。

季节指数通过计算多年来月度平均数和总平均数的比值来分析疾病的发病高峰季节。计算公式为：季节指数 = 月度平均数 / 总平均数。季节指数越大则该月份的发病数越多。表 5-1 展示了某市 2016—2022 年手足口病的报告发病数情况，总平均数为 1 916.96，各月平均数见 "月平均" 列，以此计算出各月的季节指数。从表 5-1 可知，手足口病的高发月份为 4—6 月和 10—11 月。可将季节指数绘制成季节指数图，更直观地展现季节规律，见图 5-1。

表 5-1　某市 2016—2022 年手足口病报告发病数季节指数计算表

月份	2016 年	2017 年	2018 年	2019 年	2020 年	2021 年	2022 年	月平均	季节指数
1	1 516	1 202	809	900	268	986	357	862.57	0.450
2	343	412	142	235	11	209	165	216.71	0.113
3	1 143	554	819	716	12	509	479	604.57	0.315
4	2 524	715	2 615	1 492	21	1 743	513	1 374.71	0.717
5	4 798	1 169	7 126	2 354	51	2 914	434	2 692.29	1.404
6	7 264	2 436	10 635	3 413	49	5 242	1 562	4 371.57	2.280
7	5 195	2 102	10 308	3 410	133	3 445	1 354	3 706.71	1.934

续表

月份	2016 年	2017 年	2018 年	2019 年	2020 年	2021 年	2022 年	月平均	季节指数
8	2 327	661	5 332	1 594	533	1 543	676	1 809.43	0.944
9	1 558	921	5 414	1 963	848	1 457	662	1 831.86	0.956
10	3 639	1 714	2 327	1 663	1 460	2 245	887	1 990.71	1.038
11	4 748	1 678	1 457	1 153	1 591	2 091	1 149	1 981.00	1.033
12	3 017	1 632	1 762	731	1 781	1 286	721	1 561.43	0.815

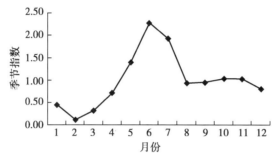

图 5-1　某市 2016—2022 年手足口病报告发病数季节指数图

集中度计算各月发病数与全年总发病数之比来分析疾病发病的季节性特征强弱,见式 5-8、式 5-9、式 5-10。

$$R_x = \frac{r_2 + r_6 - r_8 - r_{12}}{2} + \frac{\sqrt{3}\,(r_3 + r_5 - r_9 - r_{11})}{2} + (r_4 - r_{10})　　（式 5-8）$$

$$R_y = \frac{r_3 - r_5 - r_9 + r_{11}}{2} + \frac{\sqrt{3}\,(r_2 - r_6 - r_8 + r_{12})}{2} + (r_1 - r_7)　　（式 5-9）$$

$$M = \sqrt{R_x^2 + R_y^2}　　（式 5-10）$$

其中,R 为离散度,r_i 为第 i 月某病发病数与该病全年总发病数之比。M 为集中度,取值范围为 0~1,$M>0.9$ 表示该病有严格的季节性;M 在 0.7~0.9 之间,表示该病有很强的季节性;M 在 0.5~0.7 之间,表示该病有较强的季节性;M 在 0.3~0.5 之间,表示该病有一定的季节性;$M<0.3$ 表示该病无明显季节性。

圆形分布法的基本思想为将呈周期性趋势的数据用三角函数转化为线性数据进行分析。将一年 365 天转换为 360°,每天相当于 0.986 3°,每月相当于 30°,以每月中间一天作为组中值,即一月为 15°,二月为 45°,以此类推。圆形分布法的计算公式见式 5-11 至式 5-16。

$$r = \sqrt{x^2 + y^2}　　（式 5-11）$$

$$x = \left(\sum f_i \cos\alpha_i \right) / \sum f_i　　（式 5-12）$$

$$y = \left(\sum f_i \sin\alpha_i \right) / \sum f_i　　（式 5-13）$$

$$\cos\overline{\alpha} = x/r　　（式 5-14）$$

$$\sin\overline{\alpha}=y/r \qquad\qquad （式5-15）$$

$$s=\frac{180°}{\pi}\sqrt{-2^{\ln r}} \qquad\qquad （式5-16）$$

其中，f_i 为第 i 月某病发病数，α_i 为第 i 月对应的角度，r 为集中趋势，取值范围为 0~1，r 越接近 1，则表示该病发病越集中在某一区间。$\overline{\alpha}$ 为平均角，s 为其标准差，对 $\overline{\alpha}$ 的检验可采用 Rayleigh's 检验，统计量 Z 值 $=\sum f_i r^2$。若存在平均角，则可以反推其对应的发病高峰日期。圆形分布法除了用于寻找疾病发病高峰之外，还可用于病媒生物监测数据分析，了解密度消长规律，寻找高峰时段，从而选择最佳防控时期。

2. 趋势检验 传染病发病是否具有时间趋势，一般可从流行曲线中直观地看出，若要了解趋势是否具有统计学意义，则需要通过趋势检验来判断。趋势检验的方法有多种，此处详细介绍 Cox-Stuart 检验。

Cox-Stuart 检验是一种非参数方法，其基本思想是：若时间序列存在上升趋势，则序列中后面的数据倾向于增大，若存在下降趋势，则序列中后面的数据倾向于减小。方法如下。

对于有 N 个数据的时间序列 X，$X=\{x1,x2,\cdots,xN\}$，取 xi 和 $xi+c$ 组成一些数据对，共生成 c 对数据，为（x1，x1+c），（x2，x2+c），…，若 N 为偶数，则 $c=N/2$，数据对共有 c 对；若 N 为奇数，则 $c=(N+1)/2$，数据对共有（c-1）对，序列最中间的数据未成对。求每一对数据两个数之差，若差值为正，以"+"表示，若为负，以"-"表示，若为 0 则记为"0"，分别计算"+"和"-"的个数，记为 S+ 和 S-，以较少的记为统计量 K，即 $K=\min(S+,S-)$，"+"和"-"的总个数记为 n。若序列无趋势，则 S+ 和 S- 均服从 $P=0.5$ 的二项分布 $B(n,0.5)$，可查 $P=0.5$ 的二项分布界值表。在序列存在趋势的情况下（$P<0.05$），若 S+ 较大，则表示序列有下降趋势，若 S- 较大，则表示序列有上升趋势。

（二）地区分布描述

通常用发病数或发病率来描述和比较不同地区发病水平的差异，分析气候、地理、经济、文化等影响因素，确定防治的重点地区。如分析比较我国南北地区布鲁氏菌病的发病率水平，发现内蒙古、新疆、黑龙江、宁夏等北部省份发病率较高，呈现北方省份高发、南方省份散发的疫情特点；受气候、蚊媒密度以及人口流动因素影响，本地登革热暴发疫情在我国东南沿海省份发生较多，其发病率远高于其他地区。

在描述地区分布时，可以利用各种空间聚集性检验方法来探测疾病高发的区域，同时可以验证时空分布是否随机。常用的聚集性探测检验方法有 Kulldorff 空间扫描统计量方法、Besag-Newell 方法、Turnbull 方法等。较常用的 Kulldorff 空间扫描统计量方法由 Martin Kulldorff 教授提出，是一种基于似然比检验的探测空间聚集性的统计方法，其基本思想为在地图上放置一个圆形扫描窗口，并在地图上移动，扫描窗口半径从 0 逐渐递增到某一设定的上限，从而产生无数个不同半径的窗口，计算每个窗口的内外似然值，似然值越大，越不可能是随机造成的聚集区域。

（三）人群分布描述

年龄、性别、种族、民族、职业、文化水平和受教育程度、经济水平、特定的文化习俗等因素均能影响传染病在人群中的分布。分析比较不同人群的传染病分布时,应尽量用发病率指标来描述。

图 5-2 为 2022 年某地区痢疾分年龄组发病率情况,可见痢疾在 10 岁以下儿童高发,其中 0~4 岁儿童发病率最高,尤其是 0 岁和 1 岁儿童。随着年龄增加,发病率呈波动下降趋势,成年人的发病率维持在较低水平,但 85 岁及以上老年人的发病率较高。

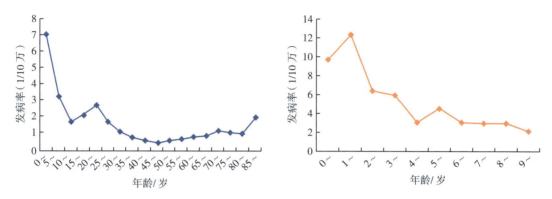

图 5-2   2022 年某地区痢疾分年龄组发病率

(四)时间、空间、人群综合分析

疾病的发生发展往往会受到很多因素的共同影响,从多角度进行分析,可以发现单因素分析时无法发现的特征和异常情况。例如对其他感染性腹泻病进行时间和人群的综合分析,绘制图 5-3,可见该地区其他感染性腹泻病具有明显的季节性发病特点。从月度发病水平上看,呈现两个发病高峰,第一个发病高峰为夏季,主要集中在 6—8 月,主要由 2 岁及以上人群引起;第二个发病高峰为冬季,主要集中在 12 月和次年 2 月,2 岁以下婴幼儿和 2 岁以上人群的病例数均明显增加。

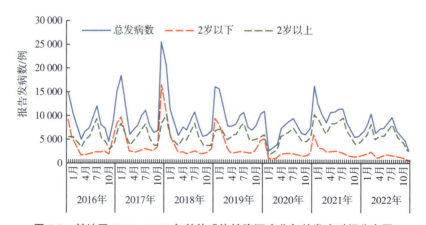

图 5-3   某地区 2016—2022 年其他感染性腹泻病分年龄发病时间分布图

再比如,对某地一起登革热疫情的时间和空间属性进行综合分析,绘制图 5-4,可见该起疫情从第 28 周在县区 A 发生,先扩散到县区 B、C,这三个县区在第 33 周左右病例数出现增多态势,在第 34~37 周到达发病高峰;疫情在第 33 周左右向 D、E、F、G 等其他县区扩散,出现了新的暴发点,这些县区的发病高峰出现在第 36~38 周,整起疫情最终波及该地 13 个县区,其中县区 K、L、M 发病数相对较少。

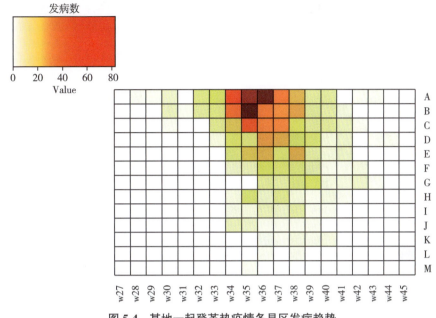

图 5-4　某地一起登革热疫情各县区发病趋势

目前时空分析模型是一个热点研究领域。模型的基本思想是:将预测对象随时间推移而形成的数据序列视为一个随机序列,用合适的数学模型近似描述这个序列,模型一旦被识别后就可以从时间序列的过去值和现在值来预测未来值,实现疾病的预测预警。时空分析模型种类繁多,具体可参见本书第六章第三节相关内容。

四、分析注意事项

1. 异常数据的处理　产生异常数据的原因有多种:①数据源本身的错误,如虚假报告数据,测量或数据录入过程中由于疏忽、失误导致数据出错等;②数据的统计、报告规则发生变化,如诊断标准变更、政策导向等;③数据的真实变化。因此,对于数据异常变化,数据分析人员需要深入了解所研究疾病相关的各种情况,包括对数据来源和质量进行评估,了解疾病诊断和报告规则、相关政策变化等背景因素,从而对导致异常结果的可能原因作出全面评估,排除虚假因素的干扰,找到疾病真实的变化规律及原因。

2. 统计指标的选择和解释　对于不同的资料类型,应选择合适的统计指标和统计描述方法。若统计描述方法选择不恰当,分析结果将会与实际相偏离,有时甚至得到相反的结论。

(1)用“构成比”代替“率”:在描述不同地区疾病发病情况时,应避免用“构成比”代替“率”。表 5-2 第 2、3 列所示,从发病数来看,A 地区发病较多,排在第四位,I 地区发病最少,排在最后一位,这里不能简单地认为 A 地区病毒性肝炎的发病较严重,I 地区不严重,因为此处用了构成比,没有考虑人口基础。当考虑人口基础,以发病率比较时,I 地区排在第一位,A 地区排在最后,实际情况是 I 地区病毒性肝炎较严重,见第 4、5 列。

表 5-2　某年各地区病毒性肝炎发病情况

地区	发病数	顺位	发病率（1/10 万）	顺位
A	1 720	4	13.98	11
B	5 313	1	55.87	2
C	2 687	2	27.83	7
D	1 427	5	26.18	8
E	953	10	28.18	6
F	1 041	8	19.56	9
G	2 186	3	30.67	5
H	1 033	9	45.15	3
I	904	11	77.54	1
J	1 158	6	17.33	10
K	1 043	7	41.54	4

（2）计算相对数时分母太小：若分母太小，则会使结果不稳定，容易失真，不仅不能反映事实真相，还会产生误导。如表 5-3，除疟疾外，狂犬病、乙脑、登革热、血吸虫病在该地区都是少见病，年发病数都是个位数，计算的相对数波动大，升降比的结果并没有实际意义，反而容易让人产生错觉。因此建议分母太小时不计算相对数，用绝对数直接表示分子 / 分母。

表 5-3　某地区 2021、2022 年部分传染病发病情况对比

病种	2022 年发病数	2021 年发病数	2022 年较 2021 年升降比 /%
狂犬病	1	2	−50.00
乙脑	3	1	200.00
登革热	2	1	100.00
血吸虫病	0	2	−100.00
疟疾	64	47	36.17

对统计指标的解释也会出现错误。如对于"$P<0.05$"，常常被人错误地解释为"两组有显著差异"，其实 P 值并非表示差异的大小，而是指在给定的检验水准下的差异具有统计学意义，即 P 值越小越有理由认为存在差异。再如，有统计学意义并不意味着有生物学意义。统计学意义是指在允许误差范围内可以认为样本与样本之间或样本与总体之间的差异不是由抽样误差造成的，可能存在本质差别；而是否有生物学意义应该根据研究目的、疾病特征等专业信息来决定。因此不能把所有具有统计学意义的结果都认为具有生物学意义。

3. 疾病流行基线　比较不同地区疾病的流行程度,或者制作疾病预警阈值时,需要考虑该病在当地的基线流行情况。如 A、B 两个地区某年某病的病例数相同,但是该病既往在 A 地区有一定的流行水平,而在 B 地区常年处于低流行水平,那么相比较而言,B 地区更应该对该病的变化进行关注。

第三节　监测数据展示

将监测资料分析结果通过图表的形式展现,可以让人更形象、直观、清晰地获取疾病分布的特点、变化的趋势以及需要关注的异常情况等信息。统计图、统计表以及流行病学地图是监测数据分析结果展示中不可或缺的工具。

一、统计图

(一)统计图制作原则

1. 根据资料类型和分析目的选择适当的统计图。

2. 必须有标题,一般包含时间、地点和主要内容等信息,标题放在统计图的下方。

3. 若用不同的线条、颜色表达不同的对象或统计量,需添加图例加以说明。

4. 统计图需具有自明性,即不读正文,只看图即能明白所表达的全部内容。

(二)常用统计图

1. 直方图　直方图是以面积描述各组频数多少的统计图形,可用于反映疾病时间分布特征。根据分析目的,可选择不同的时间单位。其中日发病数图显示数据更为具体,可以详细分析每日发病变化情况,一般在时间跨度较短时选用,如图 5-5a。若只需了解疾病季节变化规律,更适合选用周发病数图或月发病数图。从图 5-5b、图 5-5c 中可看出,该地区手足口病呈现两个发病高峰,第一个高峰在 5—7 月,第二个高峰在 11 月—次年 1 月。

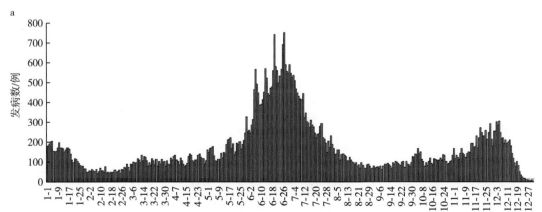

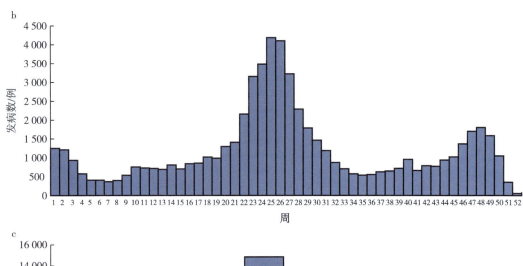

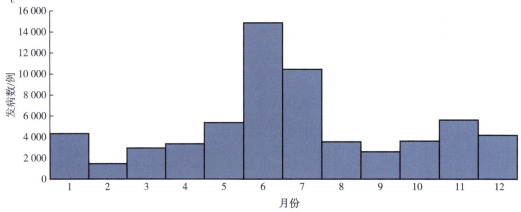

图 5-5　某地区某年手足口病发病时间分布图

（a 为日发病数直方图，b 为周发病数直方图，c 为月发病数直方图）

在某些暴发调查中，根据疾病潜伏期特点，可以选择更短的时间间隔。如诺如病毒的潜伏期较短，一般为 24~48h，在诺如病毒感染疫情中，常常选用几小时或半天作为时间间隔来绘制发病时间分布图，如图 5-6，首发病例的发病时间为 2 月 3 日 6—12 时，发病高峰在 2 月 3 日 18 时至 2 月 4 日 24 时。

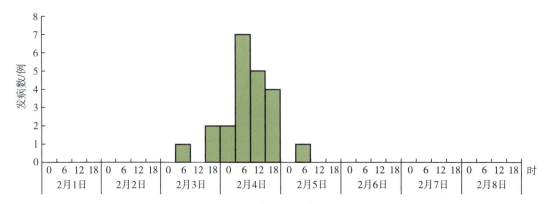

图 5-6　某起诺如病毒感染疫情发病时间分布图

对于年龄等定量数据,也可以使用直方图来表示。如图 5-7。

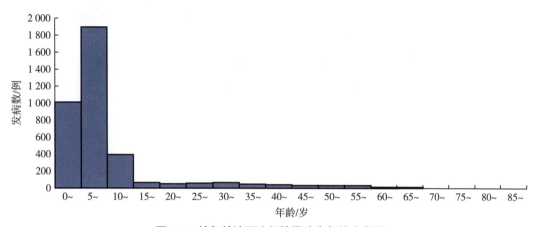

图 5-7 某年某地区流行性腮腺炎年龄分布图

2. 条图和百分条图 条图用等宽的柱形表示互相独立类别的某统计指标值的大小。条图可分为单式条图和复式条图,其中单式直条图只有一个分组变量,而复式直条图有两个或多个分组变量。复式条图又可分为分组条图和堆叠条图,前者在一级分类之下,更侧重二级分类的比较;后者将每组的二级分类相加构成一级分类,可比较一级分类的成分。图 5-8a 为单式条图,图 5-8b 为分组条图,图 5-8c 为堆叠条图。

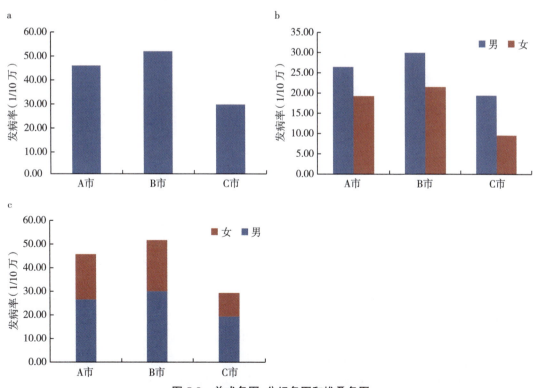

图 5-8 单式条图、分组条图和堆叠条图

注:a 某年 A、B、C 三市某病发病率比较(单式条图),b 某年 A、B、C 三市某病分性别发病率比较(分组条图),c 某年 A、B、C 三市某病分性别发病率比较(堆叠条图)。

根据条形的放置方向,还可分为纵向条图和横向条图,一般情况下两者通用,但若统计类别较多或数据分类的名称过长时,使用横向条图会更符合阅读习惯,如图 5-9。

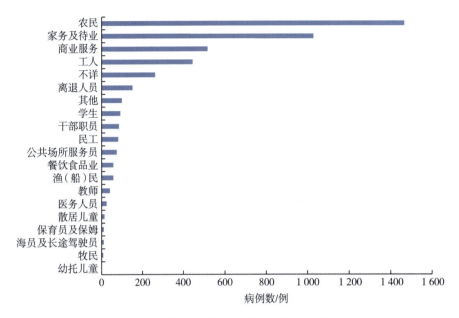

图 5-9　某疾病职业分布情况(横向条图)

百分条图以条形总长度作为 100%,根据各构成的比例分割成不同长度,用于描述定性变量的构成比,如图 5-10。

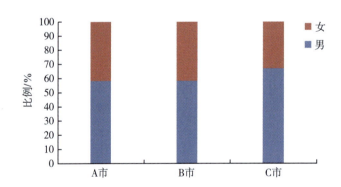

图 5-10　某年 A、B、C 三市某病分性别发病率构成比(百分条图)

需注意直方图与条图的区别。前者用于描述定量变量的分布,柱形的高度表示每一组的频数或频率,宽度相等,表示各组的组距,各柱形之间无间隔;后者用于描述定性变量的分布,柱形的高度表示各类别频数的多少,各柱形之间必须有间隔。

3. 线图　用线段的升降反映疾病随时间变化的趋势,横轴为时间,纵轴为统计指标。和直方图一样,线图也可根据分析目的选择不同的时间单位,如图 5-11。

4. 半对数线图　用线段的升降描述疾病随时间变化的速度,横轴是时间,为算术尺度,纵轴是统计指标的对数值,为对数尺度。在比较两条或多条折线的时间变化速度时,应使用

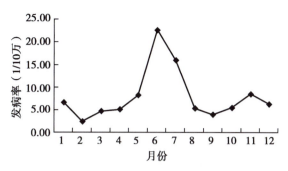

图 5-11　某地区某年手足口病发病率线图

半对数线图。从图 5-12a 普通线图中看似乎 A 病的发病率变化更大,但从图 5-12b 半对数线图显示,实际是 B 病的发病率变化波动更大。

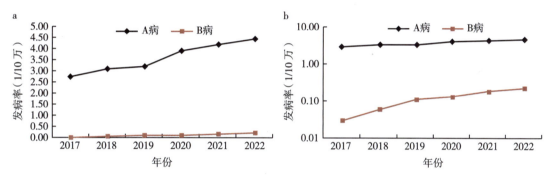

图 5-12　某地 2017—2022 年 A 病和 B 病发病率变化趋势
（a 普通线图,b 半对数线图）

5. 饼图　将圆形分成若干个扇面来描述各构成部分的占比。360° 圆形为 100%,以各构成的百分比乘以 360° 即为扇形的角度。扇面一般以 12 点为起点进行绘制。制图时可将各类别名称和构成比数值标示在图中。图 5-13 描述了各种传播途径的传染病的占比。

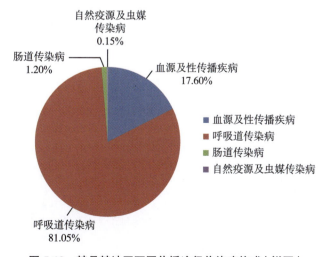

图 5-13　某月某地区不同传播途径传染病构成（饼图）

二、统计表

（一）统计表制作原则

1. 统计表由标题、标目、数字、线条组成,标题在表的上方,必要时可在表格下方加脚注。

2. 通常把主语放在左边,作为横标目,把宾语放在上方,作为纵标目,使读者可以从左向右读,符合阅读习惯。

3. 一般无数据的用"—"表示,数值为 0 应记为"0",不能留空项,同一指标应保留相同的小数位数。

4. 只使用横向线条,竖线、斜线等一概省去,一般使用三条横线绘制表格,即顶线、底线和栏目线,必要时可加辅助横线,如用横线将合计分开,或者用横线将两重纵标目分开。

5. 和统计图一样,统计表同样应具有自明性,不读正文,只看表即能明白所表达的全部内容。

（二）统计表类型

1. 简单统计表 简单统计表的标目只有一个层次。如表 5-4,无论是横标目还是纵标目,均为一个层次,主语也只有一个层次,为地区。

表 5-4 某年 A 市和 B 市某疾病发病死亡情况

地区	发病数	发病率（1/10 万）	死亡数	死亡率（1/10 万）
A 市	261	2.12	35	0.28
B 市	242	2.51	46	0.48

2. 复式统计表 复式统计表的标目有两个及以上层次。如表 5-5,纵标目分为两个层次,该表有两个层次主语,分别是人群分类和各型别梅毒。

表 5-5 某年某地区不同职业人群各型别梅毒发病死亡情况

人群分类	合计		I 期梅毒		II 期梅毒		III 期梅毒		胎传梅毒		隐性梅毒	
	发病数	死亡数	发病数	死亡数	发病数	死亡数	发病数	死亡数	发病数	死亡数	发病数	死亡数
幼托儿童	1	0	0	0	0	0	0	0	1	0	0	0
散居儿童	16	0	0	0	2	0	1	0	7	0	6	0
学生	352	0	43	0	88	0	4	0	0	0	217	0
教师	42	0	3	0	9	0	0	0	0	0	30	0
保育员及保姆	14	0	1	0	0	0	0	0	0	0	13	0
餐饮食品业	135	0	11	0	23	0	0	0	0	0	101	0

续表

人群分类	合计		Ⅰ期梅毒		Ⅱ期梅毒		Ⅲ期梅毒		胎传梅毒		隐性梅毒	
	发病数	死亡数	发病数	死亡数	发病数	死亡数	发病数	死亡数	发病数	死亡数	发病数	死亡数
公共场所服务员	151	0	16	0	19	0	1	0	0	0	115	0
商业服务	2 845	0	158	0	381	0	24	0	0	0	2 282	0
医务人员	25	0	2	0	7	0	0	0	0	0	16	0
工人	2 250	0	189	0	335	0	14	0	0	0	1 712	0
民工	318	0	35	0	40	0	2	0	0	0	241	0
农民	7 923	0	386	0	505	0	86	0	0	0	6 946	0
牧民	9	0	0	0	0	0	0	0	0	0	9	0
渔（船）民	59	0	1	0	3	0	1	0	0	0	54	0
海员及长途驾驶员	11	0	1	0	0	0	0	0	0	0	10	0
干部职员	346	0	26	0	53	0	1	0	0	0	266	0
离退人员	1 073	0	24	0	33	0	20	0	0	0	996	0
家务及待业	5 124	0	262	0	465	0	38	0	0	0	4 359	0
不详	1 965	0	125	0	139	0	17	0	0	0	1 684	0
其他	891	0	39	0	45	0	7	0	0	0	800	0
总计	23 550	0	1 322	0	2 147	0	216	0	8	0	19 857	0

三、流行病学地图

绘制流行病学地图,可将疾病的发病数或发病率用地图的形式直观地呈现出来。可以采用在百度、谷歌等地图上直接标注的方式绘图,也可以使用制图软件作图,常见的制图软件有 Epiinfo、Mapinfo、ArcGIS、R 等。

1. 点图　用点的密度表示疾病发病人数的多少,可以确切标记出病例的具体位置,呈现各病例之间的位置关系和病例与背景之间的位置关系。但点图无法呈现人口数的情况,即无法显示发病率(图 5-14)。

2. 片图　用不同的颜色及深浅程度表示疾病的发病数或发病率,一般颜色越深,表明发病数或发病率越高。但片图无法显示病例的具体位置,且无法显示同一区域内部的差别。用绝对数(如发病数、死亡数)展示时,由于图中缺少人口信息,无法准确体现传染病的发生强度或危害程度,因此一般建议采用率(如发病率、死亡率)来绘制片图。

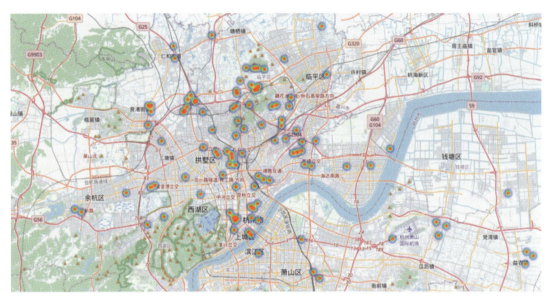

图 5-14　某地区某时段某病病例分布图(点图)

3. 制图的注意事项　制图时需要注意：①地图的行政区划要完整,辖区内的任何区域都不能遗漏；②需要有比例尺,用以表明各病例之间的距离和疾病分布范围的大小；③需要有图例,用以说明每个点表示的病例数或所有颜色代表的发病数或发病率范围；④需要有指北针,用以表示地图的东西南北；⑤制图应美观,制作片图时,尽量以一种色系作为基底色,用颜色的深浅程度来描述发病数或发病率的高低,切忌使用多种不同色系的颜色制图。

第四节　数据质量控制

基于准确的监测资料数据才能得到准确、有意义的分析结果。只有确保数据的真实性、可靠性和准确性,才能为决策部门和决策者提供正确的疾病防控依据。因此,监测数据管理人员应制定一系列质量控制措施来确保监测资料的质量。

一、质量控制措施

常见的监测资料收集质量控制措施如下。

1. 明确监测资料收集和处理过程中各部门职责及分工,明确责任单位和责任个人。

2. 制定资料收集和处理的具体工作流程和操作规范,包括资料收集的对象和范围、数据内容、上报的方式、收集的周期和时限等,作出明确的要求。

3. 对参与监测工作和资料收集的人员开展常规性管理和定期技术培训,提高专业技术能力。

4. 成立质控小组,对监测工作每个环节进行督查,定期对数据进行质量评价,必要时可制定相应的考核制度和奖惩措施。

以国家传染病监测系统为例，国家对传染病信息报告管理制定了一系列制度和规范，包括明确卫生行政部门、疾病预防控制机构、医疗机构、卫生监督机构、采供血机构等组织机构的职责，传染病报告病种、报告程序与方式、报告时限、报告卡填报要求，报告数据的审核、订正、查重，资料保存，硬件、网络和人员配置，信息系统安全等。

此外，为进一步评价各级各类医疗卫生机构法定传染病信息报告质量，掌握全国各级卫生行政部门、各级各类医疗卫生机构的法定传染病报告管理履职、制度落实等情况，了解法定传染病报告管理工作中存在的问题，国家定期在全国范围内开展传染病信息报告质量评价现场调查和评估。全国和省级评估一般采用分层多阶段整群抽样方法，调查和评价内容包括：①法定传染病报告质量评估，评价指标包括法定传染病漏报率、传染病报告卡填写完整率、报告卡填写的准确率、网络报告信息一致率等；②各级各类医疗卫生机构管理情况调查，包括卫生行政部门用于传染病信息报告相关工作的经费保障及组织开展传染病报告质量督导检查等情况，疾病预防控制中心网络建设、日常传染病报告监测、辖区传染病信息报告质量评估、技术指导和培训、人员和设备配备、信息安全管理等情况，医疗机构传染病报告管理的组织机构建设和制度、传染病报告管理相关工作、人员和设备配备、信息安全管理等情况；③收集各单位提出的建议和意见。

二、数据质量评价指标

评估监测数据质量的指标通常有准确性、可靠性、及时性、完整性和重复报告率等。准确性用于反映监测数据的准确度，是否真实反映了需测量的指标，只有使用准确的数据资料才能得出正确的分析结果；可靠性是指不同时间、不同地点、不同数据收集员对同一对象开展调查时，得到相似结果的程度，用于评价监测数据是否稳定；及时性用于评价资料是否在规定时限内被收集，传染病的发生和传播有时非常迅速，及时收集数据，才能尽早发现和识别潜在问题，快速落实防控措施，超过时效有可能造成重大甚至无法挽回的损失；完整性指数据收集项目的完整程度以及监测对象的漏报情况；重复报告率指对同一监测对象或数据重复报告的比率，若重复数据太多，会影响统计分析结果，造成偏倚。

以中国疾病预防控制信息系统中的传染病系统为例，从 2005 年开始进行网络直报质量评价以来，评价指标经过多次修改和完善。2005—2009 年，系统采用"综合指数"作为网络直报质量评价指标，综合指数 =（未及时报卡率 + 未及时审核率 + 重卡率 + 县区零缺报率）/4，其中"未及时报卡率"和"未及时审核率"是数据及时性指标，"重卡率"是重复报告率指标，"县区零缺报率"是数据完整性指标；2010—2012 年，以"综合率"代替"综合指数"作为评价指标，以"机构网络报告率"代替"县区零缺报率"，综合率 = 机构网络报告率 ×0.3+ 卡片及时报告率 ×0.3+ 卡片及时审核率 ×0.2+（1- 重卡率）×0.2；2013—2015 年，以"机构网络正常运行率"代替"机构网络报告率"，综合率 = 机构网络正常运行率 ×0.3+ 卡片及时报告率 ×0.3+ 卡片及时审核率 ×0.2+（1- 重卡率）×0.2；2016—2020 年，新增"居民身份证填报完整率"指标，综合率 = 机构正常运行率 ×0.2+ 及时报告率 ×0.2+ 及时审核率 ×0.2+（1- 重卡率）×0.2+ 居民身份证填报完整率 ×0.2；2021 年以来，综合率不再计算"重卡率"，调整为：综合率 = 机构正常运行率 ×0.25+ 及时报告率 ×0.25+ 及时审核

率 ×0.25+ 居民身份证填报完整率 ×0.25。

表 5-6 为 2022 年某地区传染病网络报告质量情况:2022 年某地区的综合指数为 99.99%,11 个市中,有 6 个市达 100%,2 个市在 99.99% 以下;从整体上看,综合率受报告和审核及时性影响较大,其余分指标各地区间差异不大,提示报告和审核及时性是影响该地区网络报告综合质量的主要因素。

表 5-6　2022 年某地区传染病网络报告质量综合率

地区	传染病诊疗机构网络正常运行率 /%	及时报告率 /%	及时审核率 /%	身份证完整率 /%	综合率 /%
某地区	100.00	99.99	99.99	99.99	99.99
A 市	100.00	100.00	99.99	99.98	99.99
B 市	100.00	99.99	100.00	100.00	100.00
C 市	100.00	99.98	99.98	99.98	99.98
D 市	100.00	99.99	100.00	100.00	100.00
E 市	100.00	99.99	100.00	100.00	100.00
F 市	100.00	99.98	99.98	100.00	99.99
G 市	100.00	100.00	100.00	100.00	100.00
H 市	100.00	99.96	99.91	99.98	99.96
I 市	100.00	99.97	100.00	100.00	99.99
J 市	100.00	100.00	100.00	99.99	100.00
K 市	100.00	99.97	100.00	100.00	99.99

进一步分析报告及时性和审核及时性情况。2022 年该地区法定传染病报告及时率为 99.99%,迟报卡共 82 张,各市均有迟报卡,迟报卡较多的为 C 市(23 张),占迟报卡总数的 28.05%。对迟报原因进行分析,疾控中心本级迟报占 2.43%,专病本级用户迟报占 6.09%(均为肺结核迟报),医疗机构迟报且审核未发现的占 44.97%,医疗机构迟报后误删占 46.51%,见表 5-7。2022 年该地区法定传染病审核及时率为 99.99%,迟审卡片共 73 张,以 A 市、H 市、C 市较多,见表 5-8。

表 5-7　2022 年某地区传染病报告卡迟报情况分析

地区	报告卡数	平均间隔 /h	及时报告数	未及时报告数
某地区	825 112	2.33	825 030	82
A 市	248 877	2.27	248 867	10
B 市	137 297	2.85	137 290	7
C 市	108 606	2.15	108 583	23
D 市	39 837	2.53	39 836	1

续表

地区	报告卡数	平均间隔 /h	及时报告数	未及时报告数
E 市	29 113	2.83	29 111	2
F 市	54 257	2.21	54 246	11
G 市	75 487	2.49	75 484	3
H 市	21 302	3.78	21 294	8
I 市	12 653	2.32	12 649	4
J 市	63 161	1.51	63 159	2
K 市	34 522	2.84	34 511	11

表 5-8　2022 年某地区传染病报告卡迟审情况分析

地区	审核卡数	平均间隔 /min	及时审核数	未及时审核数
某地区	819 209	81.15	819 136	73
A 市	245 055	85.63	245 035	20
B 市	137 198	76.21	137 193	5
C 市	108 467	81.15	108 452	15
D 市	38 957	56.19	38 956	1
E 市	28 824	61.47	28 823	1
F 市	53 917	54.62	53 905	12
G 市	75 326	112.07	75 326	—
H 市	21 316	189.66	21 297	19
I 市	12 611	76.25	12 611	—
J 市	63 092	85.73	63 092	—
K 市	34 446	63.41	34 446	—

三、数据电子化的质量控制

收集的监测资料需要电子化后才能进行下一步统计分析和利用。数据电子化方式是通过专人在监测系统或数据库软件（如 EpiData）中录入数据。在数据电子化过程中，需要进行严格的质量控制，具体措施如下。

1. 制定数据录入、审核、收集流程。

2. 制定监督、考核和奖惩制度。

3. 明确数据录入人员、数据更新人员、核查人员及分工职责，这些人员应有较强的责任心和一定的专业技术能力，录入工作开展之前应进行统一培训。

4. 统一变量赋值和编码规则。

5. 设置数据的有效条件,包括字段取值范围、是否必须录入。

6. 建立数据清洗规则,包括逻辑错误检查、缺失值填补与处理、异常值核实与处理等。

7. 若条件允许,可开展双人双录入,否则应对数据录入质量进行抽查复核。

8. 制定数据信息安全制度。

第五节 监测报告撰写

传染病监测报告是对收集的传染病监测数据进行整理分析后撰写的专业业务报告,要求具有科学性、真实性、时效性和实用性。通过监测报告的形式将分析结果及建议呈现给应该知道这些信息的人员,可使监测数据有效地利用在发现传染病的流行和暴发、实施干预措施、评估措施效果、制定公共卫生政策、合理配置卫生资源以及促进健康行为等方面。

一、监测报告分类撰写

1. 传染病监测报告的分类　传染病监测报告主要有日常监测分析和专题分析两种。日常监测分析要求动态监测辖区传染病相关信息,对疫情态势开展动态分析,高度关注辖区内的聚集性病例、可能的传染病暴发疫情、不明原因病例和死亡病例等异常情况。通过撰写日常监测分析报告,疾控机构可动态、实时了解传染病情况。在发生重大疫情,如某地出现甲类传染病或按甲类管理的乙类传染病、某地出现传染病暴发流行、某地发生自然灾害、发生重大突发公共卫生事件,以及即将举办重大活动时,可根据该地区传染病流行病学特点和疾病控制工作的需要开展专题分析,为采取有效的预防控制措施提供参考依据,同时评价疾病控制的效果。

2. 传染病监测报告的基本格式　传染病监测报告一般包括标题、摘要、背景或前言、监测内容、方法、结果、数据质量评价、结论、存在的问题和建议、落款和附录等,实际可根据报告目的和要求进行调整,有些项目可以合并或省略。

（1）标题:要求简明清晰、一目了然,如"某地区某月传染病监测月报""×××专题报告"等。

（2）摘要:简要概述整个报告的目的、方法、内容、结论等,字数一般在500字以内。

（3）背景或前言:阐述相关背景资料,如疾病的历史发病、患病、死亡情况、国内外形势、现有防控措施及评价、监测的意义等。

（4）监测内容:写明监测的对象和收集的监测资料内容。

（5）方法:描述资料的收集、分析方法,罗列主要的统计指标。

（6）结果:描述监测的详细结果,如疾病的三间分布、影响因素、异常情况分析、措施效果评价等,一般配合适的图表进行呈现。这部分是整份报告的重点,一般篇幅较大。

（7）数据质量评价:对数据的真实性、准确性、及时性、完整性等进行评价,发现监测工作中存在的问题。

（8）结论：根据监测结果和数据质量得出结论，如疾病的分布特点、发展规律及趋势、暴发或流行的可能性等。

（9）存在的问题和建议：分析监测中存在的问题和不足，提出疾病防控建议。

（10）落款和附录：落款表明撰写报告的责任单位或部门，附录可包含参考文献、详细的分析方法、未放在正文的图表等其他需要说明的信息。

二、日常监测报告

日常监测报告的形式一般有日、周、月、季度、年度传染病疫情监测分析。分析的内容一般包括疫情概况、重点疫情分析、突发公共卫生事件分析、报告质量分析以及疫情重点提示和趋势预测等，不同形式监测报告的内容侧重点有所不同。

1. 日疫情监测分析　一般采用表格的形式对日传染病报告数据进行汇总，并用简略的文字对疫情聚集性、罕见性等当日重点情况进行描述，同时对新增和有进程或结案报告的突发公共卫生事件进行描述。日报的撰写形式和内容都比较简单，适用于可以实时获取监测数据的情况。

2. 周、月和季度疫情监测分析　周、月和季度疫情监测分析的形式和内容基本一致，一般包括疫情概况、重点疫情分析、突发公共卫生事件分析以及疫情重点提示等内容，通过恰当的统计图表进行展示，并用恰当的文字进行描述。其中，疫情概况分析汇总当期传染病发病、死亡的情况，包括甲、乙、丙类传染病总发病、死亡，以及与上期、去年同期的比较分析，地区分布情况以及发病数和发病率的地区顺位，按传播途径分类的各类传染病发病情况和疾病构成等；重点疫情分析一般对近期重点关注的传染病，发病时间或人群、地点等具有明显聚集性的传染病，甲类和按甲类管理的传染病，发病率或死亡率较上期或去年同期明显升高的病种，以及罕见病和不明原因疾病等进行分析，描述其三间分布特点和变化趋势，并对近期的流行趋势进行预测；突发公共卫生事件分析主要针对当期新增和有进程或结案的突发公共卫生事件进行分析汇总；疫情报告质量分析从报告率、报卡审核情况、重复报告情况、报告及时性等方面对当期传染病监测信息的报告质量进行评价。

3. 年度疫情监测分析　年报的撰写形式和内容相对更为复杂。除了周、月和季报的分析内容外，还应包括重大传染病、重点传染病疫情监测情况，主要传染病疫情分析与趋势预测，突发公共卫生事件报告特征分析及趋势预测，全年疫情监测信息质量评价，年内疫情监测主要结果以及相应的防治对策和措施建议等，需通过大量的统计图表进行描绘和展示。年报通常作为年度传染病监测历史资料归档，应尽可能做到内容详尽、数据准确。

三、专题分析报告

专题分析主要包括对专病进行分析、阶段性的疫情总结、台风等自然灾害后疫情分析等多种形式，内容一般包括背景资料、传染病历史发病水平、近期三间分布特征的描述、流行病学调查工作的开展情况及调查结果、疾病发展趋势的预测预警分析、提出针对性的传染病防制措施建议。以下为麻疹疫情专题分析的案例。

2016 年上半年 ××× 省麻疹疫情监测情况分析

1. 背景

2015 年底以来,全国麻疹疫情总体比较缓和,××× 省 2016 年以来麻疹病例报告明显下降,但局部地区仍然出现了麻疹暴发疫情。为了解 ××× 省麻疹疫情整体形势,现对 2016 年上半年麻疹疫情情况进行分析,预测发病趋势,提出相应防控建议。

2. 全省麻疹疫情概况

2016 年上半年全省共报告麻疹病例 279 例,其中实验室诊断病例 276 例(占 98.92%),报告发病率 0.51/10 万,无死亡病例报告。报告病例数较 2015 年同期(1 133 例,2.06/10 万)下降 75.38%。2016 年上半年全省麻疹报告病例数明显低于历年同期,3—5 月呈季节性高峰(图 5-15)。发病率较高的年龄组依次为 <5 岁(3.32/10 万)、25~29 岁(1.25/10 万)、30~34 岁(1.00/10 万)。<10 岁儿童中,以 <1 岁组报告发病率(12.41/10 万)最高,随年龄增加而下降(图 5-16)。通过麻疹专报系统进行个案统计,发病年龄主要集中在 8 月龄以下及 20 岁以上人群,占全部病例 78.49%(219/279)。麻疹病例中免疫规划对象(即 8 月龄 ~14 岁)55 人,占病例总数的 19.71%。全省报告的 8 月龄 ~14 岁麻疹病例中有 1 剂次含麻疹成分疫苗(MCV)免疫史者 13 例(占 23.64%),2 剂次及以上 7 例(占 12.73%),0 剂次及不详 35 例(占 63.64%)(图 5-17)。根据病例流行病学调查个案,8 月龄 ~14 岁无 MCV 免疫史的儿童未接种原因,主要为生病、MCV 禁忌证、刚满 8 月龄未能及时接种疫苗等。2016 年上半年全省共报告麻疹暴发疫情 9 起,共发病 26 例,均已开展应急接种等防控措施。

3. 趋势预测

我省 2016 年以来麻疹病例报告明显下降,按照麻疹发病流行规律及往年流行曲线特征,3—5 月份仍为麻疹发病高峰,预测下半年发病数将维持在低水平,出现全省麻疹暴发流行的可能性不大,但局部地区仍需警惕麻疹暴发疫情。随着免疫规划对象接种率的提高,小月龄婴幼儿和 20 岁以上成人发病的比例预计会继续升高。

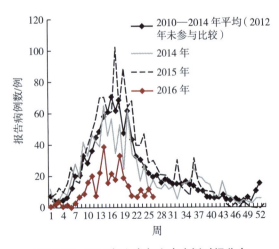

图 5-15　2016 年上半年麻疹病例时间分布

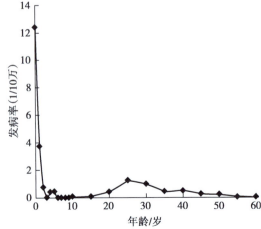

图 5-16　2016 年上半年全省各年龄组麻疹发病率

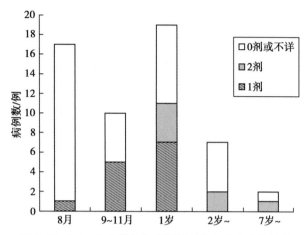

图 5-17　2016 年上半年免疫规划对象免疫史分布情况

4. 防控建议

（1）继续加强麻疹监测工作。虽然 2016 上半年我省麻疹疫情较低,但各级疾病预防控制中心仍应关注麻疹疫情,警惕疫情回升,及时发现可能的麻疹病例。各地应加强麻疹监测工作,严格按照麻疹暴发标准进行网络报告。

（2）开展风险评估,实施分类管理。各市要组织开展辖区麻疹疫情的风险评估,提出分类指导与管理建议,突出重点,加强对工作薄弱地区的技术指导及工作督导,开展针对性指导,提高监测质量,并有针对性地开展督导检查。

（3）夯实人群免疫屏障,继续开展麻疹疫苗集中式查漏补种活动。在做好麻疹疫苗常规免疫接种工作基础上,各地应继续在 2016 年秋季入学后和 2017 年春节后开展 2 轮集中式麻疹疫苗查漏补种活动,集中力量在短时间内完成疫苗接种工作,及时消除免疫空白。各地在活动期间要成立由卫生行政和业务人员参加的督导组,突出重点,对工作薄弱、风险较高的地区加强督导和评估力度。

（4）加强重点人群麻疹防控工作。2016 年我省成人麻疹病例比例维持在较高水平,各级要做好发生麻疹疫情后的应急接种,提高周边成人保护。同时,继续开展初三学生麻疹风疹联合疫苗接种,巩固工作成效,提高成人免疫屏障。此外,可在医疗卫生机构、大中专院校、企事业单位、外来务工人员集中场所,针对成年人开展麻疹疫苗接种活动。

×××××× (单位全称)

××××年××月××日

（丁哲渊　杨　涛　陈深侠　吴振宇）

参 考 文 献

［1］孙振球.医学统计学［M］.3版.北京:人民卫生出版社,2002.

［2］沈洪兵,齐秀英.流行病学［M］.北京:人民卫生出版社,2018.

［3］丛黎明,许亮文.公共卫生监测概论［M］.北京:人民卫生出版社,2014.

［4］王丽萍,曾令佳,任翔,等.中国2013年报告法定传染病发病及死亡特征分析［J］.中华流行病学杂志,
2015,36（3）:194-198.

［5］王山,李秀央.医学论文的统计学问题研究［J］.浙江预防医学,2015,27（9）:897-901.

第六章　传染病预警模型

及早探测到传染病的早期暴发苗头、发出预警信号并采取应对措施,对防止传染病的大规模暴发具有重要意义。传染病预警模型或算法用于判断当前疫情是否超出预期,常用的传染病预警模型包括时间预警模型、空间预警模型和时空预警模型等;此外还有一些统计模型也常用于传染病预警,如泊松模型、回归分析、广义线性模型等。各类传染病预警模型本质上都是将观测值与期望值做比较,只是不同的模型对期望值的计算有所区别,而这种模型上的区别也反映了对传染病发病规律理解的不同。

预警模型的精度和可靠性受多种因素的影响,如模型算法的选择、数据的代表性等。此外,不同地区的疫情特点和政策环境也会对预警模型的适用性产生影响。要达到良好的早期预警效果,一方面需要拓展传染病监测数据源,另一方面需要对预警系统的核心——预警模型不断完善,选取更为适合的模型,合理设定预警参数和阈值,在确保及时性和灵敏度的同时,还要注意控制假阳性率。

随着机器学习、人工智能等新技术的发展,传染病预警模型种类不断丰富。机器学习为预警模型提供了强大的分析工具,通过从历史数据中学习,发现潜在的模式和规律,从而实现对未来的疫情趋势进行更准确的预判。例如,人工神经网络能够处理不确定性和非线性问题,较传统预警方法更为灵活高效。

本章详细介绍常用的传染病预警模型:时间预警模型、空间预警模型和时空预警模型的原理、方法,同时结合案例介绍传染病监测预警模型的应用。

第一节　时间预警模型

一、移动百分位数法

(一)概述

移动百分位数法以县(区)为空间范围,对常见急性传染病的报告数据进行每日探测。选择过去若干年(通常为 3 年或 5 年)同期历史数据为历史基线,根据基线数据计算出某一预警置信水平对应的百分位数(表示为 P_n)作为预警界值,若当前观察周期的病例数达到历史同期基线数据的第 n 百分位数(P_n)时,将发出预警信号。该方法是预警系统的主要时间模型方法,具有良好的传染病暴发探测效果。

（二）基本原理

移动百分位数法的步骤如下。

1. 确定使用传染病监测数据的年份，以月为单位计算各月份的发病率。

2. 以某一年为预警期，原则上使用 3~5 年的历史数据为基线数据。

3. 确定当前月份为观察期，并在此基础上确定前几年同期前后摆动 1 个月或 2 个月发病指标。例如，选定当前月为 2017 年 5 月，则使用的计算数据是 2014—2016 年 3 年内的 4 月、5 月、6 月共 9 个数据。

4. 计算所得的 9 个数据的百分位数。

5. 循环步骤 4，计算各年每个月份的百分位数。

6. 将各年各月份的百分位数进行汇总比较，若预警期某月发病率 > 对应基线期百分位数值时，风险等级记为"暴发"预警，未大于对应百分位数值记为"散发"或"不预警"。

（三）应用实例

利用 2010—2016 年 S 市 N 区肺结核疫情资料，应用移动百分位数法探寻 S 市 N 区社区一级肺结核疫情预警最优阈值。

1. 方法　以 2010 年 1 月—2015 年 5 月为基线，2015 年 3 月—2016 年 3 月为预警期。按照移动百分位数法原理，以社区为单位、以月为观察期，分别采用以下两种基线期数据计算各候选百分位数（P_{50}、P_{60}、P_{70}、P_{75}、P_{80}、P_{85}、P_{90} 及 P_{95}）。

（1）观察期每年同期前后摆动 1 个月，5 年共 15 个历史数据。

（2）观察期每年同期前后摆动 2 个月，5 年共 25 个历史数据。当预警期某月发病率 >0 且 ≥基线期候选百分位数值时，记为"暴发"预警。根据受试者工作特征（ROC）曲线下面积选择基线历史同期摆动周期，根据约登指数结合特异度优选阈值。

2. 结果

（1）S 市 N 区肺结核报告发病率情况：2010 年 1 月—2016 年 3 月 S 市 N 区共报告确诊肺结核 4 636 例，年均报告发病率为 68.77/10 万。2010—2011 年每月报告发病率变动振幅大，2012—2013 年变动振幅小；每年 1—2 月为低谷（春节期间），高峰期每年有差异，较多出现在 9 月和 11 月，各月报告发病率见图 6-1。

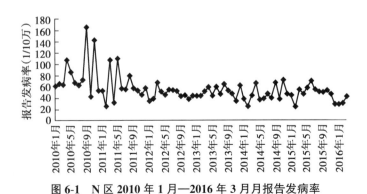

图 6-1　N 区 2010 年 1 月—2016 年 3 月月报告发病率

资料来源：朱闵敏，郭旭君，范玉铮，等 . 基于移动百分位数法的深圳市南山区社区级肺结核疫情预警［J］. 中国社会医学杂志，2017，34（03）：265-267.

（2）基年摆动月数：经非参数统计分析显示，以 5 年为基数前后摆动 2 个月或前后摆动 1 个月，进行肺结核暴发预警，其 ROC 曲线下面积分别为 0.936 和 0.945，差异无统计学意义（χ^2=2.28，P=0.131），见图 6-2。

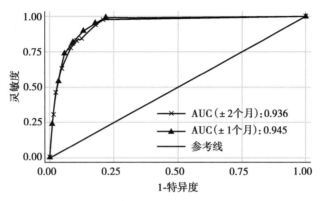

图 6-2　5 年基肺结核疫情暴发预警 ROC 曲线：前后摆动 2 个月与 1 个月比较

资料来源：朱闵敏，郭旭君，范玉铮，等．基于移动百分位数法的深圳市南山区社区级肺结核疫情预警［J］．中国社会医学杂志，2017，34（03）：265-267.

（3）阈值优选：选择 ROC 曲线下面积最大的 15 个月历史基数（观察期同月前后摆动 1 个月）进行预警，各候选百分位数的灵敏度、特异度、阳性预测值、阴性预测值和约登指数见表 6-1。考虑到预警信号后续处置，减少调查成本，综合灵敏度、特异度、阳性预测值和阴性预测值四者的平衡，本研究建议 S 市 N 区采用 P_{80} 作为肺结核暴发的预警阈值。

表 6-1　N 区肺结核候选阈值灵敏度、特异度、阳性预测值、阴性预测值及约登指数

阈值	灵敏度 /%	特异度 /%	阳性预测值 /%	阴性预测值 /%	约登指数
P_{50}	98.68	78.08	22.09	99.80	76.76
P_{60}	94.74	82.16	24.15	99.52	76.90
P_{70}	89.47	86.80	29.22	98.92	76.27
P_{75}	81.58	90.88	32.14	98.85	72.46
P_{80}	80.26	91.28	36.65	98.54	71.54
P_{85}	73.68	94.16	45.28	97.70	67.84
P_{90}	53.95	96.72	55.56	96.75	50.67
P_{95}	23.68	99.28	57.50	95.88	22.96

资料来源：朱闵敏，郭旭君，范玉铮，等．基于移动百分位数法的深圳市南山区社区级肺结核疫情预警［J］．中国社会医学杂志，2017，34（03）：265-267.

（4）2016 年 3 月预警信号展示：以 P_{80} 作为阈值，S 市 N 区 2016 年 3 月共有 10 个预警信号，月报告发病率最低 8.07/10 万，最高 28.41/10 万，见表 6-2。10 个暴发预警社区较为分散。

表 6-2　2016 年 3 月按照 15 个历史数据 P_{80} N 区暴发预警情况

社区编码	报告病例数	月报告发病率（1/10 万）	P_{80} 值	金标值	真信号
440305001020	3	19.44	7.23	21.98	
440305002008	2	27.19	14.95	25.90	是
440305002016	1	12.81	0.00	14.33	
440305003014	1	28.41	0.00	0.00	是
440305005002	2	14.30	7.68	12.27	是
440305006004	1	13.96	0.00	14.89	
440305007004	2	8.07	6.28	9.61	
440305008001	2	14.28	7.44	10.65	是
440305008002	2	9.67	5.29	18.82	
440305008009	1	10.54	0.00	0.00	是

资料来源：朱闵敏,郭旭君,范玉铮,等.基于移动百分位数法的深圳市南山区社区级肺结核疫情预警[J].中国社会医学杂志,2017, 34（03）: 265-267.

本案例初步确定了 N 区社区级移动百分位数法肺结核预警历史同期前后摆动周期及最优阈值,为在较小空间范围内核实和处置肺结核暴发疫情提供了基础。较县区级或更大区域,在社区级小范围空间尺度内开展疫情预警,可以从源头更早识别暴发,介入控制更精准、更具可操作性,具有高效、低成本的优势。

二、累积和控制图

（一）概述

控制图又称休哈特控制图（Shew hart control chart）,基本原理是:对于正态分布数据,采用历史数据的均数加减 2 倍或 3 倍标准差作为预警阈值;对于非正态分布数据,采用百分位数（如 90 百分位数）作为预警阈值。将这些指标和实时数据整合在同一张图上即休哈特控制图。目前在传染病暴发预警实践中运用较为广泛的控制图有累积和控制图（cumulative sum,CUSUM）、移动平均控制图（moving average, MA）和指数加权移动平均控制图（exponentially weighted moving average, EWMA）等,它们通过对休哈特控制图进行修正,使得控制图能够探测到传染病发病率数据微弱的异常波动。本部分对累积和控制图进行重点介绍。

（二）原理

CUSUM 的原理是不断累加观测值与期望值之差,逐渐放大数据发生的变化,从而探测到数据微弱的异常波动。根据所选取的历史基线数据的长度,累积和控制图可分为基于长期基线数据的累积和控制图和基于短期基线数据的累积和控制图。

1. 基于长期基线数据的 CUSUM　基于长期基线数据的 CUSUM 将当前数据和历史同期或同期摆动小范围内的数据相比较（假定总人口数据未随年份明显变化,否则需要修正），计算公式见式 6-1、式 6-2。

$$S_0=0 \qquad\qquad （式6-1）$$

$$S_t=\max\{0, S_{t-1}+(X_t-\mu)/\sigma-K\} \qquad （式6-2）$$

其中，X_t 为当前观测病例数（常以周/日/月为观测周期或预警周期），μ 为期望病例数，一般取历史同期（常取既往 3 年或 5 年）病例数的均值，σ 为历史同期病例数的标准差，K 为观测值大于期望值的最小偏移量，S_t 为累积和。最小偏移量 K 和预警阈值 H 是两个重要参数，一般取 $K=0.5$，$H=5$。当 S_t 大于阈值 H 时，表明病例数出现异常增长，需要发出预警信号；当 S_t 小于阈值 H 时，则直接累加到下一个 S_{t+1} 值，起到累积微弱的数据波动的作用。

2. 基于短期基线数据的 CUSUM　由于基于长期基线数据的 CUSUM 需要历史同期数据，若某些疾病缺乏历史监测数据，可采用基于短期基线数据的 CUSUM。美国疾控中心（CDC）针对症状监测建立了早期异常报告系统（early aberration reporting system，EARS），其中采用了基于短期基线数据的 CUSUM，称为 $C1$、$C2$ 和 $C3$ 方法。

$C1$ 方法采用最近 7 天的监测数据作为基线，计算原理为：监测序列中的当前观察值记为 y_t，以距当前日最近 7 天的监测数据为基础计算平均值作为当前监测的预期值 $\mu1_t$，按照正态分布假定计算基线数据的标准差 $\sigma1_t$，由此计算 $C1$ 值，具体见式 6-3~ 式 6-5。

$$\mu1_t=\frac{1}{7}\sum_{i=t-1}^{t-7}y_i \qquad （式6-3）$$

$$\alpha1_t=\sqrt{\frac{1}{6}\sum_{i=t-1}^{t-7}(y_i-\mu1_t)^2} \qquad （式6-4）$$

$$C1_t=\frac{y_t-\mu1_t}{\alpha1_t} \qquad （式6-5）$$

这实质上就是监测数据的正态标准化值，经计算的 $C1$ 与预设的预警界值进行比较即可作出预警判断。

$C2$ 方法的计算原理与 $C1$ 方法相同，不同的是 7 天历史基线的选取位置不一样，$C2$ 方法选取距当前日 3~9 天监测数据计算平均值和标准差（目的是减少近期数据对基线数据的影响），然后计算出 $C2$ 值，具体见式 6-6~ 式 6-8。

$$\mu2_t=\frac{1}{7}\sum_{i=t-3}^{t-9}y_i \qquad （式6-6）$$

$$\alpha2^2=\frac{1}{6}\sum_{i=t-3}^{t-9}(y_i-\mu2_t)^2 \qquad （式6-7）$$

$$C2_t=\frac{y_t-\mu2_t}{\alpha2_t} \qquad （式6-8）$$

$C3$ 方法则是以 $C2$ 方法为基础，积累距当前日最近 3 天的 $C2$ 值，也就是需要根据当日最近 12 天的数据进行计算。具体计算见式 6-9。

$$C3_t=\sum_{i=t}^{t-2}\max[o,C2_i-1] \qquad （式6-9）$$

（三）应用实例

利用 CUSUM 法对 B 市流感样病例监测数据进行分析和预警。

1. 内容与方法

（1）监测时间：全年监测，本例采用 2009 年 6 月—2010 年 4 月的监测数据。

（2）监测地点：2009—2010 年 B 市共有 421 家医院开展流感样病例监测，覆盖 B 市 18 个区县，其中二级以上综合医院 144 家。

（3）监测内容：流感样病例监测在内科和儿科的急诊展开，每个接诊医生根据统一的定义进行诊断，流感样病例定义为：发热（体温≥38℃），伴咳嗽或咽痛者，缺乏其他实验室诊断依据。每日根据不同年龄组（0 岁～、5 岁～、15 岁～、25 岁～和 60 岁～）记录流感样病例数，并在次日通过 B 市建立的传染病监测系统进行网络直报。

（4）流感高峰预警分析：针对不同来源的流感样病例监测数据，应用美国 CDC 开发的 EARS 进行流感高峰来临预警分析，数据来源包括全部 421 家哨点医院，判断流感高峰来临的金标准为流感病毒分离率。

2. 结果

（1）流感样病例监测结果：2009 年 6 月—2010 年 4 月，B 市二级以上综合医院和所有 421 家医院流感样病例百分比分别为 2.76% 和 2.56%，如图 6-3，两种不同来源的流感样病例数具有一致的变化趋势，均在相同周次出现了 4 个波峰，分别为 2009 年的第 39 周和第 44 周、2010 年的第 4 周和第 7 周。

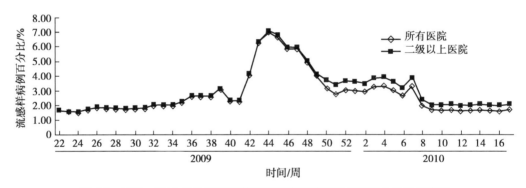

图 6-3　2009—2010 年 B 市不同等级医院来源流感样病例百分比的周变化

资料来源：张代涛，杨鹏，张奕，等 . EARS 在北京市流感大流行预警中的应用［J］. 北京大学学报（医学版），2012，44（03）：412-415.

（2）EARS 预警分析：用 EARS 对 B 市二级以上综合医院和所有 421 家医院的流感样病例监测数据进行预警分析。对于所有 421 家医院，2009 年 9 月 13 日—11 月 8 日（2009 年第 37 周至第 45 周）连续出现了 6 个预警信号，第 1 个预警信号（$C1C2C3$）出现在第 37 周。对于二级以上综合医院，2009 年 8 月 16 日—11 月 15 日（2009 年第 33 周至第 46 周）连续出现了 12 个预警信号，其中 6 个预警信号所出现的时间与 421 家医院相同，第 1 个预警信号出现在第 33 周（$C1$）。具体结果见图 6-4、图 6-5。

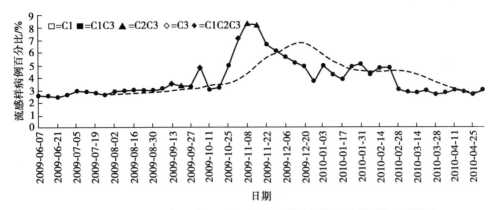

图 6-4 2009—2010 年 B 市 421 家医院流感样病例监测数据预警分析结果

注：C1，轻度敏感性；C2，中度敏感性；C3，高度敏感性。

资料来源：张代涛，杨鹏，张奕，等 . EARS 在北京市流感大流行预警中的应用［J］. 北京大学学报（医学版），2012，44（03）：412-415.

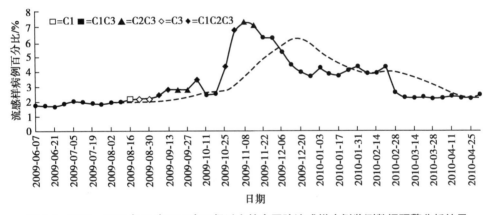

图 6-5 2009—2010 年 B 市 144 家二级以上综合医院流感样病例监测数据预警分析结果

注：C1，轻度敏感性；C2，中度敏感性；C3，高度敏感性。

资料来源：张代涛，杨鹏，张奕，等 . EARS 在北京市流感大流行预警中的应用［J］. 北京大学学报（医学版），2012，44（03）：412-415.

本案例利用 CUSUM 法，结合 B 市 144 家二级以上医院流感样病例监测数据对流感流行情况进行预警，结果及时准确地预警了流感暴发的开始及高峰的来临，说明该方法可以很好地应用于具有流感流行特征的疾病暴发预警。基于 CUSUM 法开发的 EARS 能够对流感样病例周数据的异常变化作出较为敏感的反应，在病例数上升的初期能及时预警，并能提示流感发病高峰的来临，结合流感病原学监测结果，可以实现对流感暴发和流感高峰的及时准确预警，为流感防控措施的实施提供科学参考。

三、ARIMA 模型

（一）概述

ARIMA 模型是一种较为复杂但普遍使用的时间序列模型，最早由 Box 和 Jenkins 于

20 世纪 70 年代初提出,所以又称为 Box-Jenkins 模型。ARIMA 模型的全称为差分自回归移动平均模型(autoregressive integrated moving average),一般表示形式为 ARIMA(p, d, q)。autoregressive(AR)为自回归项,integrated(I)为差分项,moving average(MA)为移动平均项,它们的阶次分别由参数 p、d、q 来表示。

根据 ARIMA(p, d, q)中 p、d、q 3 个参数的取值,ARIMA 模型的基本类型可分为 AR(p)模型、MA(q)模型、ARMA(p, q)模型和 ARIMA(p, d, q)模型。ARIMA 模型的最简单形式为 ARIMA(0, 1, 0)或 I(1)模型,此时模型只有一阶差分一个参数,称为随机游走模型(random walk)。这时 t 时刻的发病率完全由($t-1$)时刻的发病率来决定,换句话说,两个时刻发病率的差值即一阶差分理论上是个常数(可以把一阶差分理解为发病率的增长率)。由于实际发病增长率是在该常数附近随机波动,因此 t 时刻的发病率在($t-1$)时刻发病率与常数之和附近随机游走。如果随机游走模型波动剧烈,过分受到近期($t-1$ 时刻)数据的影响,即存在时间自相关,这时可以利用既往历史数据进行平滑处理即 ARIMA(0, 1, 1)模型,由于平滑处理常采用一阶移动平均的指数加权移动平均,因此又称为 MA(1)模型。由此可以看出,控制图预警模型实质上是 ARIMA 模型的特殊形式。对于随机游走模型中存在的时间自相关,也可以采用带有差分一阶自回归的 ARIMA(1, 1, 0)模型来处理,即假定 t 时刻发病率的增长率由($t-1$)时刻的增长率决定,可以将前者作为因变量、后者作为自变量来建立回归方程,即差分一阶自回归 AR(1)模型。由上可知,无论是 AR(p)模型、MA(q)模型,模型中其实都包含差分参数 d;与此不同的是,ARMA(p, q)模型中没有差分参数 d,直接利用发病率而不是增长率来建模。当 p、d、q 都不为 0 时,即自回归项、差分项和移动平均项都存在时,例如 ARIMA(1, 1, 1),则表现为 ARIMA 模型的一般形式 ARIMA(p, d, q)。由于 ARIMA 模型的形式复杂多样,为了获得最佳模型,可以通过 Akaike 信息准则(AIC)和 Bayes 信息准则(BIC)筛选拟合效果最佳的模型,以此来进行传染病预警分析。但由于过于复杂的模型容易出现过拟合情况,使得利用历史数据建立的预警模型在做前瞻性实时预警时常常效果不佳,因此首选只有自回归项或移动平均项的 AR(p)模型或 MA(q)模型。

（二）建模流程

ARIMA 建模流程见图 6-6。

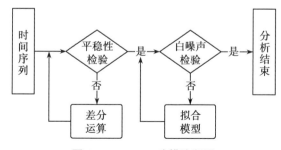

图 6-6　ARIMA 建模流程图

资料来源:李晓松,冯子健. 传染病时空聚集性探测与预测预警方法[M].北京:高等教育出版社,2014.

建立 ARIMA 模型的标准统计方法包括三个步骤：识别、参数估计和诊断检查。

1. 首先评估序列的平稳性（如果原始序列是非平稳的，则需要采用对数变换或差分去除非平稳项，以稳定方差和均值，从而适应模型的要求），而后对模型残差进行白噪声检验（Box-JenkinsQ），若统计量 Ljung-Box 及 P 值显示无统计学意义，则证明残差等效于白噪声，同时增扩展基 - 福勒检验（augmented Dickey-Fuller, ADF）也可以确定进行差分处理后的时间序列是否平稳，$P<0.05$ 说明序列平稳。

2. 根据时间序列资料的序列图、自相关函数（autocorrelation, ACF）和偏自相关函数（partial autocorrelation, PACF）图估计参数 $p(P)$ 和 $q(Q)$ 的值。一般来说，该步骤中会选择至少一个以上的试探性模型。

3. 模型识别　计算出样本自相关系数和偏自相关系数值之后，就要根据它们表现出来的性质，选择适当的 ARIMA 模型拟合观察值序列。该过程实际上就是根据样本自相关系数和偏自相关系数的性质估计自相关阶数和移动平均阶数，因此，模型识别过程也称为模型定阶过程。ARIMA 模型定阶的基本原则如表 6-3 所示。

表 6-3　模型识别与定阶

模型	自相关系数	偏自相关系数
AR(p)	拖尾	p 阶截尾
MA(q)	q 阶截尾	拖尾
ARMA(p, q)	拖尾	拖尾

资料来源：李晓松，冯子健. 传染病时空聚集性探测与预测预警方法［M］. 北京：高等教育出版社，2014.

4. 参数估计　选择好拟合模型之后，下一步利用序列的观察值估计模型的未知参数。通常使用的方法有三种：矩估计、极大似然估计和最小二乘估计。因为矩估计对信息浪费严重，通常矩估计方法被用作极大似然估计和最小二乘估计迭代计算的初始值。极大似然估计的思想是样本来自使该样本出现概率最大的总体，因此未知参数的极大似然估计就是使似然函数（即联合密度函数）达到最大的参数值。极大似然估计具有估计一致性、渐近正态性和渐近有效性等许多优良的统计性质。最小二乘估计的思想是使残差平方和达到最小的那组参数值即为最小二乘估计值。

5. 模型检验　模型检验包括模型的统计学意义检验和参数的统计学意义检验。模型的统计学意义检验主要是检验模型的有效性。一个模型是否有统计学意义主要看它提取的信息是否充分。一个好的拟合模型应该能够提取观察值序列中几乎所有样本相关信息。换言之，拟合残差项中将不再蕴涵任何相关信息，即残差序列应为白噪声序列。这样的模型称为有统计学意义的模型。反之，如果残差序列为非白噪声序列，则意味着残差序列中还残留着相关信息未被提取，说明拟合模型不够有效，通常需要选择其他模型重新拟合。参数的统计学意义检验就是要检验每个未知参数是否显著非零，删除不显著参数使模型结构最精简。

6. 模型优化　当一个拟合模型通过了检验，说明在一定的置信水平下，该模型能有效拟合观察值序列的波动，但这种有效模型并不是唯一的。优化的目的就是要选择相对最优的模型。为了解决这个问题,引进了 AIC 和 SBC 信息准则。在所有通过检验的模型中使 AIC 或 SBC 函数达到最小的模型为相对最优模型。

7. 序列预测　对观察值序列做了许多工作,包括平稳性判别、白噪声判别、模型定阶、参数估计及模型检验,这些工作的最终目的就是要利用该拟合模型对随机序列的未来发展进行预测。所谓预测就是要利用序列已观察的样本值对序列在未来某个时刻的取值进行估计。目前对平稳序列最常用的预测方法是线性最小方差预测。线性指预测值为观察值序列的线性函数,最小方差指预测方差达到最小。

（三）应用实例

本例运用 ARIMA 模型对 W 县 2017—2022 年各月肠道症状病例数进行拟合并对 2023 年 W 县肠道症状病例发病趋势进行预测。

1. 资料与方法

（1）资料来源:W 县 2017—2022 年肠道症状监测点医院（乡卫生院和所辖村卫生所）报告的肠道症状监测数据,以发病日期进行统计。

（2）研究方法:采用 ARIMA 乘积季节模型进行预测分析。

1）数据预处理:通过原始序列图、自相关（ACF）和偏自相关（PACF）图初步判断数据序列平稳性,用 ADF 检验进行验证,通过差分进行平稳化处理。

2）模型识别:根据 ACF 和 PACF 图估计自回归平均阶数 P 值和移动平均阶数 Q 值,采用从低到高逐步尝试法判断季节自回归平均阶数 P 值和移动平均阶数 Q 值（0~2）。

3）模型参数估计与检验:用最大似然法估计模型参数,用白噪声检验模型残差序列。参数有统计学意义时,选择贝叶斯准则（BIC）值最小的为最优 ARIMA 模型。

4）模型检验与预测:用最优 ARIMA 模型拟合发病数据,比对 2022 年 1—12 月数据评价模型效果,并预测 2023 年发病数。

2. 结果

（1）发病序列及预处理:W 县 2017—2022 年共报告肠道症状病例 2 409 例。如图 6-7 显示,每年存在春季（3—4 月）和秋季（9—10 月）2 个发病高峰,有较明显的季节性和周期

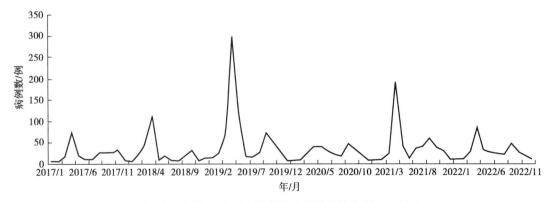

图 6-7　W 县 2017—2022 年肠道症状病例发病时间序列

资料来源:杨富强,潘欢弘,宋孝光,等．婺源县肠道症状病例发病趋势预测预警分析［J］．海峡预防医学杂志,2023,29（02）:92-94.

性趋势。将原始数据通过 1 次季节差分,消除时间序列趋势和季节影响,ADF 检验 $P<0.01$,序列趋于平稳。

（2）模型识别:据 ACF 图和 PACF 图截尾或拖尾情况识别 ARIMA 模型中参数 p 值和 q 值,对差分后序列做 ACF 和 PACF 图,见图 6-8 和图 6-9。根据差分次数和数据周期情况,模型初步确定为 ARIMA$(0, 1, 1)(P, 1, Q)_{12}$,P 和 Q 取值 0、1、2,分别由低阶到高阶逐个代入模型,根据模型的拟合优度指标进行比较与判断。

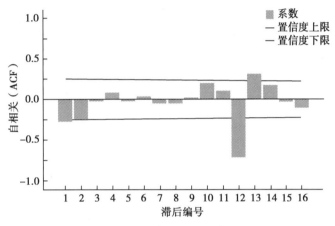

图 6-8　差分后 ACF 函数图

资料来源:杨富强,潘欢弘,宋孝光,等.婺源县肠道症状病例发病趋势预测预警分析[J].海峡预防医学杂志,2023,29（02）:92-94.

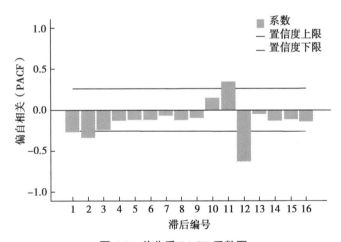

图 6-9　差分后 PACF 函数图

资料来源:杨富强,潘欢弘,宋孝光,等.婺源县肠道症状病例发病趋势预测预警分析[J].海峡预防医学杂志,2023,29（02）:92-94.

（3）参数估计与检验:经判断,选取 3 个备选模型为 ARIMA$(0, 1, 1)(0, 1, 1)_{12}$、ARIMA$(0, 1, 1)(1, 1, 0)_{12}$ 和 ARIMA$(0, 1, 1)(1, 1, 1)_{12}$,分析残差均为白噪声。其中 ARIMA$(0, 1, 1)(1, 1, 0)_{12}$ 模型各项参数值均有统计学意义,BIC 值 =7.78,平稳 R^2=0.57,模型残差为白噪声（Box-$Ljung Q$=19.549,$P>0.05$）,综合判定 ARIMA$(0, 1, 1)(1, 1, 0)_{12}$ 为最优模型,见表 6-4。

表 6-4　3 个备选模型的参数估计结果

参数	ARIMA $(0,1,1)(0,1,1)_{12}$		ARIMA $(0,1,1)(1,1,0)_{12}$		ARIMA $(0,1,1)(1,1,1)_{12}$	
	估计值	标准误差	估计值	标准误差	估计值	标准误差
MA1	6.342	<0.01	5.792	<0.01	4.642	<0.01
SAR1	—	—	−5.067	<0.01	−2.130	0.040
SMA1	0.260	0.796	—	—	0.155	0.878
BIC	7.728	—	7.781	—	7.663	—
L-B 检验	19.482	0.244	19.549	0.242	14.361	0.498

资料来源：杨富强,潘欢弘,宋孝光,等.婺源县肠道症状病例发病趋势预测预警分析[J].海峡预防医学杂志,2023,29（02）:92-94.

（4）模型预测效果评估：用选取的模型对 2017—2021 年肠道症状病例发病数进行拟合,2022 年 1—12 月预测值和实际值比较结果显示,2022 年各月实际发病数均在模型预测的 95%CI 内,拟合值和实际值相差较小,相对误差为 9.4%,模型整体拟合效果较好,见图 6-10。2022 年各月发病数动态预测显示,各月发病趋势基本一致,其中 4 月、5 月预测发病数均低于实际数,1—12 月预测值与实际值平均相对误差 24.2%、最大误差 100.0%（12 月）、最小误差 6.4%（9 月）,见表 6-5。

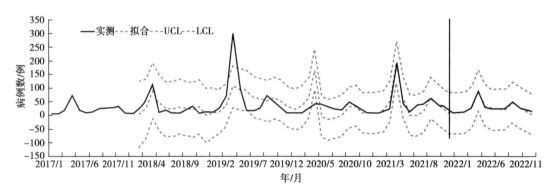

图 6-10　W 县 2017—2022 年肠道症状病例实际值与模型拟合值

资料来源：杨富强,潘欢弘,宋孝光,等.婺源县肠道症状病例发病趋势预测预警分析[J].海峡预防医学杂志,2023,29（02）:92-94.

表 6-5　W 县 2022 年肠道症状病例发病数预测值与实际值比较

预测	月份											
	1	2	3	4	5	6	7	8	9	10	11	12
实际值	9	11	27	85	31	25	23	21	47	29	21	11
预测值	7	8	21	93	36	18	21	19	44	27	14	0

续表

预测	月份											
	1	2	3	4	5	6	7	8	9	10	11	12
95%CI 下限	−79	−81	−72	−3	−64	−85	−86	−91	−69	−89	−105	−123
95%CI 上限	92	98	115	190	136	122	128	129	157	143	133	120
相对误差 /%	22.2	27.3	22.2	9.4	16.1	28.0	8.7	9.5	6.4	6.9	33.3	100

资料来源：杨富强，潘欢弘，宋孝光，等 . 婺源县肠道症状病例发病趋势预测预警分析［J］. 海峡预防医学杂志，2023，29（02）：92-94.

（5）预测分析：进一步用该模型预测 2023 年 1—12 月肠道症状病例发病数分别为 3、6、19、148、31、9、23、25、45、24、16 和 0 例，全年预测发病数为 349 例。预测结果显示 2023 年发病数将小幅度增加，时间分布与往年基本一致，将在 4 月和 9 月出现发病高峰。

本例中单次建立的 ARIMA 模型适用于短期预测，可在实际工作中不断纳入新的时间序列数据，以不断修正或重建模型，或结合实际选择恰当方法和多种模型组合方式进行拟合、预测和验证，不断提高预测准确性，为疫情防控提供参考依据。

第二节 空间模型

一、空间扫描

（一）概述

Naus 于 1965 年提出扫描统计量的概念，起初用于分析一维点的聚集性，后来扩展到研究事物在二维空间及三维时空的聚集性。空间扫描统计量方法是由 Kulldorff 提出的一种探测空间聚集性的统计方法，在传染病暴发预警方面也已经有了广泛应用。例如美国纽约市的症状监测预警系统。使用空间扫描方法可以探测到局部的病例聚集区域，发出预警信号，从而达到确定疾病防控重点区域的目的，提升疾病防控的效果、效率。

（二）基本原理

空间扫描统计量方法的主要步骤如下：首先，列出所有可能发生病例聚集的候选聚集区域。然后，利用各候选区域已知的病例数和具有患病风险的人口数，一般也可以用该区域的人口普查数据代替，计算每个候选聚集区域的似然比值。计算似然比值时，需要假定至少在某一个候选聚集区域内的患病风险值大于该区域外的患病风险值。其中，具有最大似然比值的候选聚集区域即为最大可能性病例聚集区域。最后，通过 Monte Carlo 模拟方法对所探测到的最大可能性聚集区域进行统计学检验，计算 *P* 值。*P* 值小于设定的预警阈值，即认为该区域存在病例聚集。

空间扫描统计量方法主要具有三个特点：一是考虑了整个研究区域内，具有患病风险的人口数具有非均匀分布的特点；二是对于聚集区域的范围、位置都不需要预先判断，就可以探测出实际发生聚集的具体位置和范围；三是对于探测到的聚集性区域，可以进行统计推断，帮助用户判断这种聚集是否随机偶然出现。

（三）应用实例

本案例采用 Tango 等提出的 Flexible 空间扫描统计量对 S 区手足口病的空间聚集性进行研究，探讨手足口病发病的空间聚集性特征。

1. 方法　本案例采用 Flexible 空间扫描统计量分析软件 FleXScanV3 进行病例的空间聚集性探测，Monte Carlo 法迭代次数选择 999。Flexible 空间扫描统计量方法中扫描窗口采用预先设定最大相邻区域数 K 的方法，从而避免不合理的区域出现。S 区辖区共 25 个乡镇和街道，因此本例在分析时使用 cluster 最多覆盖地理区域数 $K=3$。由于 S 区手足口病发病情况在不同时间和不同地区差异较大，因此本例对手足口病报告发病例数分乡镇、分月份进行统计，利用人口数和报告发病数计算理论发病人数，以期获得更为全面和准确的聚集性探测结果。

2. 结果

（1）一般情况：2009 年 1 月—2010 年 12 月 S 区共报告手足口病 3 376 例，其中 25 例属于疑似病例，2 例为地址不详病例，删除。其余 3 349 例病例纳入分析，其中临床诊断病例 3 244 例，实验室诊断病例 105 例。将报告病例数按月份作图可知，S 区手足口病发病高峰主要在 4—9 月，以夏秋季发病最高，呈明显的季节性，如图 6-11。

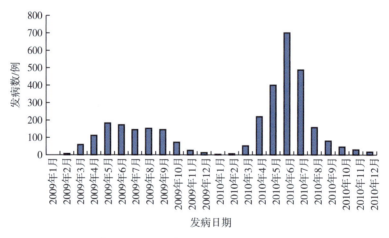

图 6-11　2009 年 1 月—2010 年 12 月 S 区手足口病按月份分布情况

资料来源：张文增，李长青，冀国强，等 . 空间扫描统计量在手足口病空间聚集性研究中的应用［J］. 中国卫生统计，2012，29（04）：507-509.

（2）空间聚集性分析结果：根据表 6-6 可知，不同月份 S 区手足口病空间聚集程度和空间聚集区域明显不同。手足口病高发月份空间聚集程度较低发月份强，空间聚集主要集中在 4—9 月，与手足口病的季节性发病特点一致。在手足口病发病率较低的月份，手足口病病例在地区间呈散在分布，无明显空间聚集性。随着发病率的上升，手足口病发生空间聚集 cluster 的个数逐渐上升，聚集区域也逐渐增多。另外，手足口病发生聚集的区域主要在人口密集，外来人口聚集的乡镇，有的地区甚至连续几个月为聚集性区域。这基本符合手足口病城乡接合部相邻的街道或外来人口多的地区发病较高的特点。

表 6-6 2009 年 1 月—2010 年 12 月 S 区乡镇级手足口病例数据空间聚集性分析结果

年份	Cluster	聚集区域	最大距离 / km	实际发病数	理论发病数	*RR*	*LLR*	*P* 值
2009	1	高丽营	0	27	2.191	12.322	49.580	0.001
	1	高丽营	0	23	4.231	5.435	21.908	0.001
	2	马坡	0	19	3.18	5.975	19.353	0.001
	1	天竺,高丽营,后沙峪	11.517	56	23.015	2.433	20.330	0.001
	2	木林,北小营	7.448	49	18.679	2.623	19.810	0.001
	1	天竺	0	26	7.561	3.439	14.709	0.001
	1	南彩,北小营	6.155	35	14.641	2.391	11.784	0.001
	1	马坡,南法信	5.943	28	8.319	3.366	15.694	0.001
	1	天竺,后沙峪,南法信	6.884	45	16.004	2.812	21.031	0.001
	2	李桥	0	22	7.392	2.976	10.185	0.001
	1	天竺,南法信	6.743	22	5.244	4.195	16.921	0.001
2010	1	仁和,天竺,后沙峪	9.069	42	7.837	5.359	54.340	0.001
	1	高丽营	0	93	8.387	11.088	158.685	0.001
	2	仁和,天竺	4.934	53	23.005	2.304	16.622	0.001
	1	高丽营,天竺,后沙峪	11.517	160	49.196	3.252	97.346	0.001
	2	仁和,南法信	4.203	69	35.057	1.968	14.390	0.001
	1	高丽营,天竺,后沙峪	11.517	192	85.971	2.233	57.873	0.001
	2	南法信	0	46	18.093	2.542	15.590	0.001
	3	李桥	0	65	35.743	1.819	10.263	0.001
	1	高丽营,天竺,后沙峪	11.517	140	59.912	2.337	46.668	0.001
	2	仁和,南法信	4.03	80	42.694	1.874	14.525	0.001
	1	高丽营,后沙峪,南法信	6.884	38	16.893	2.250	11.327	0.001
	2	李桥	0	22	8.151	2.699	8.642	0.001
	1	后沙峪	0	14	3.487	4.015	9.665	0.001
	1	后沙峪	0	13	1.951	6.663	15.088	0.001

资料来源:张文增,李长青,冀国强,等. 空间扫描统计量在手足口病空间聚集性研究中的应用[J]. 中国卫生统计,2012, 29(04): 507-509.

二、空间自相关

（一）概述

全球定位系统（GPS）、卫星遥感（RS）以及地质勘探勘测等技术获取的数据具有空间位置属性，通过地理信息系统（GIS）获取的社会、经济、环境、疾病等数据也多是具有空间位置属性的区域数据。空间位置属性引起两类空间效应，一是空间依赖性或相关性，二是由于空间结构的不同而表现出的空间异质性。Tobler 地理学第一定律指出：任何事物都是与其他事物相关的，只不过相近的事物关联更紧密。几乎所有的空间数据都具有空间依赖，即空间自相关或空间关联。长期以来，由于缺乏刻画数据空间相关性和异质性的方法，研究者在分析这类具有空间位置属性的区域数据时，往往只能假设样本是独立的，把所涉及的数据自身空间效应作为噪声或误差来处理，势必导致对具有空间相关性事物之间关系的解释产生偏差。

综合而言，空间自相关是指某一空间区域的某种地理现象或某一属性值与相邻空间区域的同一现象或属性值的相关程度。空间自相关分析与传统的统计方法相比，并不是抛弃原有的统计技术，而是对这些技术加以修改，以使它们能够适用于空间数据分析。空间自相关分析在考虑空间位置关系的基础上进行属性值的相关分析，可以兼顾空间对象的空间位置和属性值的相关性分析，广泛适用于自然科学与社会科学研究。

空间自相关分析应用于公共卫生领域，主要通过定量指标来反映疾病在空间的分布信息，同时反映疾病发生与周围疾病发生的关联程度，在认识疾病的地理位置特征、空间分布特征、空间格局成因等方面有其自身的优势。空间统计分析的核心是认识与地理位置相关的数据间的空间依赖、空间关联或空间自相关，涉及空间联系的识别、权重矩阵的构建、空间相关性的度量与检验等。

（二）基本原理

空间自相关分析用于描述某种属性值在空间上的关联程度，可以定量表示事物在空间上的分布特征与其对空间的影响程度。空间自相关分析的度量指标是空间自相关系数，表示事物某种属性在空间中的变化程度。若某变量的值在测定距离变小的情况下变得更加相似，则为正相关，表现为在相邻区域有更相似的值；若某变量的值在测定距离变小的情况下变得更加不同，则为负相关，即在相邻空间有不同的属性值；如果所测值表现为没有空间依赖关系，则为无相关，或称为空间随机性，即变量的属性值在区域内为随机分布，自相关性不明显。

由于空间自相关分析需要考虑数据之间的相对地理位置关系，所以必须先定义空间对象的相互邻接关系，将空间或位置信息以数值的形式表示，需要引入空间权重矩阵。后面所涉及的空间自相关度量和检验都是以空间权重矩阵为前提和基础的，空间权重矩阵的引入是空间统计学与传统统计学的重要区别之一。空间权重矩阵 $W_n \times n$，表达为 $n \times n$ 阶的权重矩阵，即表示 n 个空间单元的空间邻近关系矩阵。W_{ij} 表示第 i 个空间单元与第 j 个空间单元之间的空间权重，其定义的规则有多种，常用的有基于邻近规则的二进制链接邻近权重与基于距离规则对空间邻近度量建立权重的方法。在应用性研究方面，国外 Andres、Perez

Michael、Ward 等应用 K 最近点权重定义对阿根廷牛结核病进行了空间自相关分析,以探寻该国牛结核病的发病在空间上是否存在聚集;国内陈炳为等采用二进制邻近的 Queen 权重定义构建空间权重矩阵,探测到四川省碘缺乏病呈空间聚集的分布模式。

空间自相关分析目前广泛应用于公共卫生领域,主要通过定量指标来反映疾病在空间上的分布,同时反映疾病发生与周围疾病发生的关联性,使用的相关性指标为 $Moran's\ I$ 指数、$Geary's\ C$ 指数和 $Getis's\ G$ 指数。

全局空间自相关分析常用的分析指标包括 $Moran's\ I$ 和 $Geary's\ C$ 统计量。$Moran's\ I$ 是应用范围最广的衡量空间自相关性的指标,$Moran's\ I$ 介于 $-1\sim1$,若取值为正,数据呈正相关,取值越接近 $+1$,表示观察变量的正空间相关性越强,地域聚集性越高;若取值为负,数据呈负相关,取值越接近 -1,表示观察变量的负空间相关性越强;$Moran's\ I$ 取值越接近 0,表示观察变量越可能是随机分布,不具有相关性。全局自相关可以分析整个研究范围内某种属性是否存在空间自相关性,它默认整个空间是同质的;缺点是精确性较差,无法确切指出聚集区域,并且有可能掩盖部分区域的自相关性。

局部空间自相关统计量(local indicators of spatial association,$LISA$)和局部 $Getis$ 统计量(local $Getis$)是常用的局部空间自相关分析指标,分析在特定的局部地点指定的属性是否具有自相关性。局部空间相关性指数 $LISA$ 统计量,是局部层面的 $Moran's\ I$ 和 $Geary's\ C$ 统计方法。其不对所有研究单元属性值进行概括,仅对单个研究单元的局部领域数据进行概括。局部 $Moran's\ I$ 被认为是空间异质性的一个表征。Moran 散点图是一种有效的分析工具,其横轴对应变量值,纵轴对应变量值的空间滞后向量,由属性值的全局均值定义四个象限,每个象限对应位置 i 与其邻域值不同的可能组合,并被认为对正相关有贡献的“低 - 低”或“高 - 高”聚集,以及对负相关有贡献的“低 - 低”或“高 - 高”分布。一、三象限表示相似属性值之间的空间联系,二、四象限表示相异属性值的空间联系。四个象限内的属性值分布均匀,则表示研究单元间不存在空间自相关性。

(三)应用实例

本例利用 2009—2018 年 G 省甲肝疫情资料,探索了解 G 省甲肝时空分布特征和规律。

1. 材料与方法　运用 GeoDa 1.18 软件建立 Rook 邻接的空间矩阵,基于甲肝发病率空间数据库计算全局 $Moran's\ I$ 指数和局部 $Moran's\ I$ 指数;全局 $Moran's\ I$ 指数根据标准化统计量 Z 检验及 P 值检验甲肝发病是否存在空间全局自相关关系,其 $Moran's\ I$ 值介于($-1\sim1$),正值、负值和 0 值分别表示正相关、负相关和无相关性,绝对值越大表明空间自相关越强。局部空间自相关采用 $LISA$ 统计量,根据 $LISA$ 统计量及其统计检验结果,可将局部空间自相关分为 4 类聚集模式:“高 - 高”为各县及相邻县甲肝发病率高,称为“热点”区域;“低 - 低”为各县及相邻县甲肝发病率低,称为“冷点”区域;“低 - 高”为各县甲肝发病率低,但相邻县甲肝发病率高;“高 - 低”为各县甲肝发病率高,但相邻县甲肝发病率低。

时空扫描统计分析利用 SaTScan 9.7 软件进行时空扫描分析,在软件中选择 Space-time 和 Poisson 模型,扫描空间和最大扫描时长为 20%;扫描完成后,运用窗口内外的实际报告病例与预期发病计算对数似然比(log-likelihood ratio,LLR),并运用蒙特卡洛检验来判定时空聚集区是否存在统计学意义,当 $P<0.05$,认为存在时空聚集性,其中 LLR 值最大的时空聚集区

是最大可能聚集范围。

2. 结果

（1）发病概况：2009—2018 年 G 省累计报告甲肝病例 10 471 例，年平均发病率为 2.84/10 万。各年报告发病率在 0.74/10 万 ~9.63/10 万（趋势 χ^2=8 280.97，$P<0.001$）。2009—2013 年 G 省甲肝发病率逐年下降，平均发病率为 4.74/10 万（1 763 例），2014—2018 年平均发病率分别为 0.94/10 万（332 例），见图 6-12。

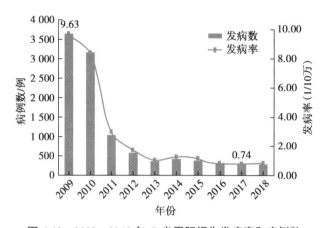

图 6-12　2009—2018 年 G 省甲肝报告发病率和病例数

资料来源：陈太好，汪俊华，张江萍，等 . 基于空间统计学的贵州省甲型肝炎时空分布模式分析［J］. 疾病监测，2022，37（08）：1021-1025.

（2）空间自相关结果：2009—2018 年甲肝发病率全局空间自相关 *Moran's I* 均为正值，历年 *Moran's I* 值介于 0.055~0.310，除 2011 年，其余年份差异均有统计学意义（$P<0.05$），说明 G 省甲肝的发病并非随机分布，而是存在显著的空间聚集，见表 6-7。

表 6-7　2009—2018 年 G 省甲肝空间自相关 *Moran's I* 值

年份	*Moran's I* 值	标准差	*Z* 值	*P* 值	是否聚集
2009	0.228	0.004	3.389	0.002	是
2010	0.055	0.002	2.931	0.014	是
2011	0.036	0.004	0.725	0.468	否
2012	0.31	0.004	4.905	0.013	是
2013	0.288	0.004	4.527	0.038	是
2014	0.246	0.004	3.391	0.019	是
2015	0.168	0.003	3.109	0.03	是
2016	0.247	0.004	4.245	0.016	是
2017	0.127	0.004	2.291	0.022	是
2018	0.11	0.003	2.095	0.036	是

资料来源：陈太好，汪俊华，张江萍，等 . 基于空间统计学的贵州省甲型肝炎时空分布模式分析［J］. 疾病监测，2022，37（08）：1021-1025.

（3）局部空间自相关结果：以 *Moran's I* 值对甲肝发病进行局部空间自相关分析，2009—2018 年 G 省甲肝发病存在显著的局部空间聚集（*P*<0.05）。2009—2018 年共探测到甲肝高 - 高聚集区 44 个，主要集中在中部地区 G 市的大部分县，其次为西南地区的部分县以及北部地区 Z 市的部分县；低 - 低聚集区 54 个，主要位于东南地区的大部分县，其次为南部地区的部分县。

G 省甲肝发病存在 6 个时空聚集区，第一聚集区发生在 2014—2018 年，覆盖 4 个县，报告病例 644 例；第二聚集区发生在 2014—2015 年，覆盖 3 个县，报告病例 69 例；第三聚集区发生在 2014—2018 年，覆盖地 4 个区（市），报告病例 204 例；第四聚集区发生在 2011—2012 年，覆盖 4 个县，报告病例 198 例；第五聚集区发生在 2011—2012 年，覆盖东南部地区 11 个县，报告病例 139 例；第六聚集区发生在 2011—2015 年，覆盖中南部地区 15 个县，报告病例 405 例（表 6-8）。

表 6-8　2009—2018 年 G 省甲肝报告病例时空扫描聚集性分析

聚集区	聚集区域位置	时间	半径 /km	病例数	期望数	*RR* 值	*LLR* 值	统计量	*P* 值
一级	白云、修文、息烽、观山湖	2014—2018	31.43	644	324	1.98	276.71	126.97	<0.001
二级	印江、江口、思南	2014—2015	41.09	69	22	3.05	385.31	30.67	<0.001
三级	汇川、红花岗、播州、仁怀	2014—2018	47.53	204	81	2.25	124.32	66.15	<0.001
四级	七星关、大方、纳雍、赫章	2011—2012	74.89	198	119	1.66	102.73	21.72	<0.001
五级	天柱、锦屏、三穗、玉屏、剑河、万山、岑巩、镇远、黎平、碧江、台江	2011—2012	99.33	139	76	1.81	124.32	20.62	<0.001
六级	平塘、惠水、独山、都匀、罗甸、贵定、长顺、花溪、龙里、三都、麻江、南明、荔波、紫云、丹寨	2011—2015	95.33	405	235	1.72	119.87	51.71	<0.001

资料来源：陈太好，汪俊华，张江萍，等 . 基于空间统计学的贵州省甲型肝炎时空分布模式分析 [J]. 疾病监测，2022，37（08）：1021-1025.

本例运用 *Moran's I* 探测甲肝发病的空间聚集性。全局空间自相关分析和局部空间自相关分析结果显示，G 省甲肝发病存在 6 个时空聚集区，全省整体存在时空聚集性，提示研究区域应重点加强聚集区域的防控。

三、空间插值

（一）概述

空间插值常用于将离散点的测量数据转换为连续的数据曲面,以便与其他空间现象的分布模式进行比较,包括空间内插和外推两种算法。空间内插算法:通过已知点的数据推求同一区域未知点数据。空间外推算法:通过已知区域的数据,推求其他区域数据。

（二）分类

1. 最近邻点法 最近邻点法又称泰森多边形方法。它采用一种极端的边界内插方法——只用最近的单个点进行区域插值(区域赋值)。泰森多边形按数据点位置将区域分割成子区域,每个子区域包含一个数据点,各子区域到其内数据点的距离小于任何到其他数据点的距离,并用其内数据点进行赋值;用泰森多边形插值方法得到的结果图变化只发生在边界上,在边界内都是均质的和无变化的;并且适用于较小的区域内,变量空间变异性不明显的情况。该方法符合人的思维习惯,距离近的点比距离远的点更相似,对插值点的影响也更明显。最近邻法插值的优点是不需要其他前提条件,方法简单,效率高;缺点是受样本点的影响较大,只考虑距离因素,对其他空间因素和变量所固有的某些规律没有过多考虑。实际应用中,效果常不理想。

2. 算术平均值 算术平均值的算法比较简单,容易实现。但只考虑算术平均,没有顾及其他空间因素,因而在实际应用中效果不理想。

3. 距离加权倒数(inverse distance weighted, IDW) 该方法是一种常用而简便的空间插值方法,以插值点与样本点间的距离为权重进行加权平均,离插值点越近的样本点赋予的权重越大。设平面上分布一系列离散点,已知其坐标和值为 $X_i, Y_i, Z_i(i=1, 2, \cdots, n)$,通过距离加权值求 z 点值。 IDW 通过对邻近区域的每个采样点值平均运算获得内插单元。该方法要求离散点均匀分布,并且密度程度足以满足在分析中反映局部表面变化。

该方法优点:简便易行;可为变量值变化很大的数据集提供一个合理的插值结果;不会出现无意义的插值结果而无法解释。缺点:对权重函数的选择十分敏感;易受数据点集群的影响,结果常出现一种孤立点数据明显高于周围数据点的分布模式;全局最大和最小变量值都散布于数据之中。距离反比很少有预测的特点,内插得到的插值点数据在样点数据取值范围内。

4. 样条插值 该方法的基本原理是拟合一个经过样本点的最小曲率面。实际上,这种方法相当于扭曲一条橡皮让它通过所有样本点,同时保证表面总的曲率最小。在保证拟合表面通过所有样本点的同时,通过一个数学函数对一定数量的距离最近的样本点进行拟合。该方法最适合渐变的表面属性,如污染程度等;不适合那种在较小的水平距离内发生剧烈变化的地区,估计结果会过大。

5. 克里格方法 克里格方法利用一定数量的点或一定半径范围内所有的点,代入一个数学函数,得到每个位置的输出值。克里格方法是一个多步骤的处理过程,包含对数据进行统计分析的过程、变异函数建模、创建表面以及可选的变异表面等多个步骤。在已知数据具有空间关联的距离或者方向偏差时,这种方法最适合。这种插值方法假设样本点之间的距离和方向反映了一种空间上的关系,以此来解释空间上的变异。

6. 趋势法　该方法运用一定数学函数——常为某一阶次的多项式——对所有样本点进行拟合。这种方法利用最小二乘法进行回归,使用已知数据拟合出的曲面方差最小。利用该方法构建出的曲面,每个样本点的真实值与估计值之间差异的总和是最小可能值。

第三节　时 空 模 型

一、时空扫描

（一）概述

时空扫描分析也是探索疾病空间聚集性的方法之一,由 Kulldorff 于 1995 年提出,该方法可以提供疾病发病率的定量危险度值,在识别和检测危险区方面具有优势。SaTScan 时空扫描统计可以在研究区域内根据发病率和区域间人口基数自适应地进行多次扫描和风险值计算。由于不需要预先定义扫描窗口的大小和位置,因此在区域疾病风险检测中得到了广泛应用。

（二）基本原理

时空扫描分析的基本理论是假设研究的区域有个扫描窗口一般为圆形或圆柱形,也可以是椭圆或其他形状,其大小和位置都不断变化,在研究的整个区域和时间范围内进行扫描。单纯空间扫描统计中的扫描窗口是一个圆,以随机选择的一个地理位点作为圆心,圆的半径不断变化,一直到设定的上限。而时空扫描统计中扫描窗口是三维的圆柱形,该圆柱的底面表示地域的大小,高度表示时间的长短,圆柱的底面半径和圆柱的高度也不断变换,直到预先规定的上限。单纯时空扫描的分析过程是首先在研究区域内随机选择一个地理位点,以该点作为圆柱形扫描窗口底面的中心或作为单纯空间扫描窗口的圆心,然后圆柱的底面积不断变化(对应地理区域的变化),圆柱的高也不断变化(对应时间长度的变化)。圆柱形扫描窗口在被探测区域内的所有位置,重复相同的过程。随后,对每一个扫描窗口,根据实际发病数和人口数,时空重排模型不需要人口数计算出理论发病数,利用扫描窗口内和扫描窗口外的实际发病数和理论发病数构造检验统计量对数似然比,用来评价扫描窗口内发病数的聚集程度。在所有扫描窗口中选出最大的窗口,该窗口为发病数聚集程度最高的窗口,然后采用蒙特卡洛法计算 P 值,进行统计学评价。

在应用扫描统计量进行统计分析时,除了发现有统计学意义的最可能的集群,其他次要的集群也可能具有统计学意义。可以根据似然函数的大小进行排序,排第一的就是最可能的集群。这些次要集群中,有些次要集群与最有可能的集群几乎有同样大的似然函数值,这是因为扫描窗口大小的变化是连续的,对于一个最可能的集群,稍微增大或缩小它的边界并不会使似然函数值改变多少。这种类型的次要集群并不能提供更多的信息,它们的存在仅仅意味着扫描统计量的分析结果通常只能指出集群的大概边界,无法确定确切的边界,其实际意义不大。但有一些次要集群,其边界和最有可能的集群没有重合,这样的集群就比较有意义。

时空扫描分析的具体计算,以时空重排模型为例进行说明。时空重排扫描模型中,首先计算某单位地理区域在某单位时间内的预期发病数,然后进行扫描统计量的假设检验,采用似然比检验,似然比检验的无效假设为病例的时间和/或空间分布是完全随机的。备择假设为与扫描窗口外比较,扫描窗口内的发病率增加,可以采用泊松分布模型的广义似然函数对每一个不同地点、不同大小的窗口都计算似然函数值,其中似然函数值最大的窗口就最可能是病例聚集的集群。此窗口的可能性比构成了最大似然比检验统计量。基于无效假设,根据病例数和人口数随机产生 K 个数据集,然后将真实数据集的似然比数值与随机数据集的似然比数值相比较,进行排序,如果真实数据集的似然比数值排序秩次为 R,则 $P=R/(1+K)$。在时空扫描分析中,P 表示在无效假设的条件下,最可能的集群 P 值有 5% 的概率会小于 0.05,即在无效假设条件下,总有一些由于随机因素导致的集群。在前瞻性扫描分析中还会看到重现的时间间隔这个变量,其意义和 P 值一样,表示重现这样的集群的时间间隔。

（三）应用实例

本例对 A 省 B 市 2020 年初暴发的新冠肺炎疫情逐日报告数据进行时空扫描分析。

1. 资料与方法

（1）数据来源:本次研究以 A 省 B 市 2020 年某传染病疫情逐日报告数据为基础,数据来源于 B 市卫生健康委员会及市疾控中心信息公开发布的疫情信息。信息包括患者的性别、确诊时间、症状、长期住址、就诊医院及行动轨迹等。信息显示,截至 2020 年 3 月 1 日,全市共 160 例病例数据,对数据进行清洗,剔除无法确定详细信息的 1 例病例数据后,将剩余 159 例经过脱敏脱密处理后的有效病例数据导入 ArcGIS 软件,经纬度信息精确到小数点后 6 位,进行矢量化及符号化初步处理得到 B 市域及市区疫情分布分级图,可知城市地区聚集程度显著高于农村,部分地段出现聚集性疫情,聚集性地区出现的时间及聚集区需要进一步探测。

以民政部官方网站政务公开版块提供的 B 市域与市区所在范围的栅格数据为基准,在 ArcGIS 10.8 软件中进行矢量化图斑的校准与重绘处理得到 B 市最新矢量地图;市域卫星影像图底采用 LSV 谷歌地图影像 TIF 文件;研究地理位置精确到乡镇/街道级别,即国家疾控中心系统最高精度,研究按全域疫情涉及的 81 个乡镇街道及开发区进行统计分析。

（2）研究方法:本例采用 Kulldorff 提出的前瞻性时空重排扫描统计量法,属于聚类研究中的热点探测类方法,可用于疾病暴发的早期预测,只利用病例数及时间位置信息,不需要地区高危人群数据。

2. 结果　研究区为 B 全市全域,包括 Y 区、B 区、H 区、L 区、W 县、G 县、H 县范围,研究区面积 5 951 平方公里,常住人口约为 329.64 万人;市域疫情整体发病率为 0.05‰。

关键参数选择:最大扫描半径的选择,可按照风险人口的比率或地理空间半径来选择,本例按照软件默认的推荐设置,以多数传染病研究中通行参数选择风险人口群体的 50% 人口为窗口最大半径,最大聚集时间簇集为 15 天（50% 总研究时间）,最小研究窗口时长为 5 天,时间步长为 1 天,聚集窗口最低病例数为 2 例,蒙特卡洛法检验次数设置为 999 次。

从 2020 年 1 月 23 日至 2 月 23 日进行逐日时空重排扫描的前瞻性分析预警,研究全域出现的聚集区,探测结果见表 6-9。由于研究区域范围为地级市市域,病例样本总量较小,一般单因素方差分析、简单线性相关回归及大样本研究中等约定俗成的设定否定原随机性假设条件 $\alpha=0.05$,但在小样本多元线性相关、回归、多元 logistic 回归时可以设定 $\alpha=0.10$ 为可否定原假设条件。设定 $P \leqslant 0.1$ 置信度达到标准,根据表 6-9 得出的 4 个聚集区 P 值去除后两项高随机性数据,对前两项聚集区结果进行后续分析。

表 6-9　2020 年 1 月 23 日至 2 月 23 日 B 市市域前瞻性时空重排扫描模型检测聚集区

圆心经纬度坐标 / (°)	半径 /m	开始时间	预警时间	预期病例数	实际病例数	复现间隔	P 值
32.954 061 N 117.368 16 E	400	2020/2/8	15	5.90	0	15	0.068
33.086 997 N 116.857 896 E	48 010	2020/2/8	15	9.96	22	11	0.088
32.923 757 N 117.349 937 E	1 440	2020/2/10	10	4.2	0	2	0.530
32.939 097 N 117.392 250 E	920	2020/2/10	10	0.8	4	1	0.939

资料来源:闫旭,张晓瑞,朱明豪.基于前瞻性时空重排扫描的蚌埠市新冠肺炎疫情预警模型[J].安阳工学院学报,2022,21(02):57-61.

将 SaTScan 9.6 软件输出的 Shapefile 文件导入 ArcGIS10.8 软件中,结合软件生成的 KML 文件,可得出前瞻性时空重排扫描的高 / 低聚类可视化图片,经过处理得到 B 市市域高 / 低聚类分布街道图(按乡镇街道覆盖面积的 50% 为临界值区分),在 738 次重复计算后,蒙特卡洛序列停止。其中扫描统计量值为 6.01 的预警强度最高的聚集区为低聚集区,半径 400m,预期病例数为 6 例,但实际无病例发生,预警再次出现的时间为 15 天,主要涉及 L 区 Z 街道;第二聚集区为高聚集区,扫描统计量值为 5.90,半径 48km,预期病例数 10 例,但实际病例数达 22 例,涉及 34 个街道及乡镇开发区,主要涉及 H 县片区,复现间隔 11 天。

本例探测 B 市可能的聚集性暴发点,为卫生行政部门提供可行的差异化疫情防控建议,辅助城市防疫决策并提供科学合理的依据。

二、WSARE

(一)概述

传统的生物监测方法主要通过寻找医疗卫生机构上报数据构成的单因素时间序列中的峰值来探测疾病的暴发,然而,现有的相关监测数据不再是简单的单因素数据集,而是包含空间、时间、人口特征和有关症状等信息的多源数据集。Wong 等提出了一种基于近期异常事件探测（what's strange about recent events，WSARE）方法，并应用于门诊患者症状监测的早期预警。WSARE 是一种可用于疾病暴发早期探测的多因素方法，具有较好的时效性和准确性，目前已被纳入美国实时暴发监测系统（RODs system），用于探测传染病或症候群的聚集性。该方法适用于非连续、多维的时序数据集，按照一定的规则将最近的监测数据与基线分布数据相比较，发现两者间比例变化最大的亚组，并通过随机化检验确定该差异产生的概率，从而达到探测预警的目的。同时，WSARE 方法可通过贝叶斯网络构建基线分布，将时间趋势如季节效应、周末效应等因素纳入分析。因此，WSARE 方法是一种融合了规则算法、贝叶斯网络、随机化检验等多种思想的探测预警方法，并且能够谨慎评估预警信号的统计学意义，具有较强的实用性。

目前已开发出的 WSARE 软件版本有 WSARE 2.0、WSARE 2.5 和 WSARE 3.0，这三种软件算法的区别在于基线分布如何建立，其余步骤皆相同。WSARE 2.0 和 WSARE 2.5 采用历史数据构建基线数据，本质上相同；而 WSARE 3.0 则采用贝叶斯网络构建基线数据。

（二）基本原理

WSARE 的基本结构如图 6-13，首先对最近发生的事件进行搜索，找到最佳得分规则。规则的得分通过比较最近事件和过去事件得出，具体来说，即比较某事件发生数与所有事件发生数的比例在最近时段和过去时段之间是否有统计学差异。由于计算量的原因通常需要限定规则的成分数目，一般将成分数目定为 2。这里的成分，在传染病预警的范畴中，指可能是异常的因素。计算得分后，最佳规则用随机化检验估计其 F 值，随机化检验得出的 P 值考虑了规则寻找过程中的多重检验问题。此外，如果对历史数据进行探测并希望控制假阳性率，则运用 FDR（false discovery rate）错误控制方法来决定哪些 P 值是有意义的，这些有意义的天数作为异常的时间段。

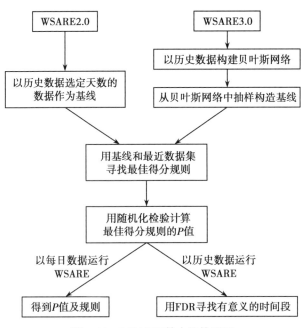

图 6-13　WSARE 基本结构图示

1. 基于历史数据的基线　WSARE 解决的基本问题是最近的事件中发生了什么异常，首先需要定义何为"最近事件"。WSARE 算法将其定义为：所有纳入评价时间段的病例记录，这里对"最近"的定义并不严格限定，而可以定义任意时段，如最近 6 小时。为了定义"异常"，首先需要确定"正常"，即基线的概念。在 WSARE 2.0 算法中，基线数据通过历史数据获得，为避免环境效应如周末效应，可选取一段时间内星期数相同的数据作为基线。基线时间段的选取，一方面要与"最近事件"足够近，以获取季节效应或临近趋势；另一方面又要与"最近事件"保持足够的间隔，以避免最近暴发而尚未检测出的情况，因为如果基线时间段与"最近事件"距离太近，会随时间进展迅速将暴发病例合并入基线。

2. 基于贝叶斯网络的基线　在 WSARE 2.0 中，基线分布是通过选择历史数据获得的，例如选择前 35 天、42 天、49 天、56 天的数据作为基线。这些数据合并到一起产生了足够的基线数据，既包含了季节趋势，又避免了周末效应。在 WSARE 3.0 中，运用贝叶斯网络产生基线的联合概率分布，该联合分布代表了包含环境属性的条件基线分布，环境属性即数据中的各种趋势，如季节趋势、周末效应等。

20 世纪 80 年代，Pearl 提出了贝叶斯网络理论并建立了贝叶斯网络基础理论体系。贝叶斯网络（Bayesian network）是一种概率网络，是基于概率推理的图形化网络，而贝叶斯公式则是这个概率网络的基础。贝叶斯网络是基于概率推理的数学模型，所谓概率推理就是通过一些变量的信息来获取其他概率信息的过程。贝叶斯网络是为了解决不确定性和不完整性问题而提出的，对于解决不确定性知识表达和推理有很大优势，在多个领域中获得广泛应用。

（三）应用实例

本例运用基于贝叶斯网络基线的时空预警模型 WSARE 3.0 算法分析 S 市 2009—2013 年流行性腮腺炎病例数据，对 2013 年数据逐日模拟实时预警分析，探测可能存在的暴发疫情，探讨 WSARE 算法应用于 S 市传染病早期预警的适用性。

1. 材料与方法

（1）研究设计：研究分为四个阶段。第一阶段，利用 WSARE 软件，在街道层面对 2013 年 S 市流行性腮腺炎的发病情况逐日模拟实时预警分析，产生有统计学意义的预警信号 A。第二阶段，通过报告卡编号反查信号 A 当日实际病例的现住地址编码、性别、职业和年龄等信息，如在街道范围出现明显的病例聚集为有现实意义的预警信号，其他则为虚假信号。第三阶段，从预警系统中获得 2013 年 S 市流行性腮腺炎的预警结果 B。将 A、B 与 2013 年报告的流行性腮腺炎突发公共卫生事件相比，评价 WSARE 算法发现聚集性病例的能力。第四阶段，讨论 WSARE 应用于 S 市传染病早期预警的适用性。

（2）数据来源及预处理：截取中国疾病预防控制中心（CDC）传染病报告信息管理系统中 2009 年 1 月 1 日—2013 年 12 月 31 日报告的 S 市流行性腮腺炎病例共 31 016 例，经清理及逻辑查错，剔除重复卡、已删除卡及现住地址不详的数据后，共计病例 31 010 例，2009—2013 年报告的病例数分别为 3 033 例、3 865 例、9 748 例、9 001 例和 5 363 例。提取的数据变量为卡片编号、性别、职业、现住地址编码和卡片录入时间。其中，以"卡片录入时间"作为时间变量，并得到相应的星期数及季节；以"现住址编码"所对应的共 57 个街道办 /

办事处为空间变量纳入分析；将患者按年龄分为 <1 岁、1~5 岁、6~11 岁、12~17 岁、≥18 岁
5 个年龄段纳入分析；患者职业分为幼托儿童、散居儿童、学生、工人、家务及待业、教师、商
业服务、医务人员、其他。

（3）预警实施及参数设置：本案例采用贝叶斯网络基线的 WSARE 3.0 算法，对 2009—
2013 年 S 市流行性腮腺炎数据进行分析。以 2009—2012 年流行性腮腺炎数据作为基线数
据，对 2013 年数据模拟逐日实时预警分析。构建基线时，纳入季节效应和周末效应作为环
境变量。WSARE 3.0 的参数设置见表 6-10。

表 6-10　WSARE 3.0 算法的参数设置

参数	含义	参数值
env_attnames	环境属性变量名	*season day_of_week*
num_bayesnet_rows	由贝叶斯网络产生的基线样本量	*10 000*
season_attname	在原始数据中增加季节变量	*season*
day_of_week_attname	在原始数据中增加星期数变量	*day_of_week*
max_components	规则的最大成分数目	*3*
start_date	预警开始日期	*2013/1/1*
end_date	结束日期	*2013/12/31*
scoretype	得分算法	*FISHER EXACT_SCORETYPE*

资料来源：郑庆鸣，李媛，王铁强，等. WSARE 3.0 算法在深圳市流行性腮腺炎暴发早期预警中的应用［J］. 疾病监
测，2014，29（05）：399-402.

2. 结果

（1）2013 年 S 市流行性腮腺炎发病概况：按卡片录入日期统计，S 市 2013 年共报告流
行性腮腺炎病例 5 363 例，全年均有发病，并呈明显的季节性分布，高发月份为 4—7 月，占
全年报告数的 47.4%。全市 2013 年流行性腮腺炎发病率为 50.8/10 万，其中发病率最高的
3 个区为 GM 区（140.5/10 万）、DP 区（81.7/10 万）和 LG 区（71.4/10 万），发病率最低的 3 个区
为 NS 区（28.1/10 万）、LH 区（36.4/10 万）和 BA 区（37.6/10 万）。2013 年全市报告 2 起流
行性腮腺炎突发公共卫生事件，GM 区和 DP 区各 1 起。

（2）预警系统的流行性腮腺炎预警信号概况：S 市 2013 年预警系统中时间聚集性探测预
警模型（时间模型）发出流行性腮腺炎预警信号 114 条，时间 - 空间聚集性探测预警模型（时
空模型）发出预警信号 66 条，全部被疫情管理人员判定为"排除疑似事件"。反查 2013 年报
告的 2 起流行性腮腺炎突发公共卫生事件，在疫情发生期间，预警系统均未对疫点所在辖区
发出预警信号。

（3）WSARE 3.0 探测结果：WSARE 软件探测到 2013 年 S 市 57 个街道（办事处）出现
有统计意义的流行性腮腺炎预警信号（*P*<0.05）28 次，1 月 4 次、4 月 4 次、5 月 8 次、6 月

6 次、7 月 4 次、8 月 2 次，见表 6-11。其中，发现三个特征变量联合异常变化的信号 2 次，两个特征变量联合异常变化的信号 16 次，单个特征变量异常变化的信号 10 次。通过病例编号，反查有意义信号的当天原始数据信息，发现 2013 年 S 市在街道层面共有 3 次明显的流行性腮腺炎病例聚集。2013 年 1 月 4 日、5 日和 9 日，探测到 Y 街道的流行性腮腺炎有聚集，其中 1 月 4 日和 9 日的信号提示病例的职业为"幼托儿童"。反查病例信息发现，1 月 4 日该街道报告病例 5 例，职业为幼托儿童的 4 例，其中 3 例为 LQ 幼儿园学生。1 月 5 日 Y 街道办报告病例 5 例，其中托幼儿童 3 例，均为 LQ 幼儿园的学生。1 月 9 日 Y 街道办报告病例 4 例，职业为幼托儿童的 3 例，其中 2 例为 LQ 幼儿园的学生。5 月 6 日、8 日、13 日、22 日、27 日、30 日、6 月 4 日、17 日、20 日、24 日，7 月 11 日和 15 日共对 G 街道办发出 14 次预警信号，其中 7 次信号提示病例的职业为"幼托儿童"或年龄为"6~11 岁"。反查病例信息发现，5—7 月 G 街道办出现流行性腮腺炎发病高峰，3 个月报告病例数占全年病例的 46.5%（321/691），并报告了一起幼儿园的突发公共卫生事件。5 月 14 日，探测到 K 街道办的流行性腮腺炎有聚集，反查病例信息发现，当日报告 8 例，全部是为 KCH 小学学生，同期报告了该学校的突发公共卫生事件。余下的预警信号，通过反查信号当天原始病例信息，病例皆呈散发，并未出现异常的病例聚集。7 月 29 日，WSARE 3.0 发出三特征变量联合异常变化的信号，但病例实际散发，为虚假信号（表 6-11）。

表 6-11　2013 年 WSARE 3.0 算法流行性腮腺炎实时探测结果

序号	日期 （年 / 月 / 日）	特征 1	值 1	特征 2	值 2	特征 3	值 3	P 值
1	2013/1/4	地区	Y 街道办	职业	幼托儿童			<0.01
2	2013/1/5	地区	Y 街道办					<0.01
3	2013/1/8	地区	N 街道办	职业	学生			0.03
4	2013/1/9	地区	Y 街道办	职业	幼托儿童			<0.01
5	2013/4/5	地区	L 街道办	职业	幼托儿童			<0.01
6	2013/4/10	年龄组	≥18 岁	地区	S 街道办			0.03
7	2013/4/23	地区	G 街道办					0.03
8	2013/4/26	地区	GL 街道办					0.04
9	2013/5/6	年龄组	6~11 岁	地区	Y 街道办			<0.01
10	2013/5/8	地区	G 街道办	职业	学生			0.01
11	2013/5/13	地区	G 街道办					<0.01
12	2013/5/14	地区	K 街道办	职业	学生			<0.01
13	2013/5/22	地区	G 街道办					<0.01
14	2013/5/27	地区	G 街道办					<0.01
15	2013/5/28	年龄组	6~11 岁	地区	Y 街道办	职业	幼托儿童	<0.01

续表

序号	日期 （年/月/日）	特征1	值1	特征2	值2	特征3	值3	P值
16	2013/5/30	地区	K街道办	职业	学生			<0.01
17	2013/6/4	地区	G街道办	职业	幼托儿童			<0.01
18	2013/6/17	地区	G街道办					<0.01
19	2013/6/18	地区	G街道办	职业	幼托儿童			<0.01
20	2013/6/19	年龄组	6~11岁	地区	Y街道办			0.4
21	2013/6/20	地区	G街道办	职业	幼托儿童			0.2
22	2013/6/24	性别	女性	地区	Y街道办			0.03
23	2013/7/1	年龄组	12~17岁	地区	Y街道办			0.01
24	2013/7/11	地区	G街道办					0.01
25	2013/7/15	地区	G街道办					<0.01
26	2013/7/29	地区	男性	地区	F街道办	职业	散居儿童	<0.01
27	2013/8/8	地区	G街道办					0.02
28	2013/8/15	职业	工人					0.03

资料来源：郑庆鸣,李媛,王铁强,等. WSARE 3.0算法在深圳市流行性腮腺炎暴发早期预警中的应用［J］. 疾病监测, 2014, 29（05）: 399-402.

　　S市2013年预警系统共发出流行性腮腺炎预警信号180次,全部为虚假信号,且当年报告的流行性腮腺炎突发公共卫生事件全部未被预警。而WSARE 3.0探测到有统计意义的信号28次,在街道层面发现了3次明显的流行性腮腺炎病例聚集,2起突发公共卫生事件均被预警,并对G街道办短期内病例数异常增高的现象持续发出预警信号。与现行预警系统的探测结果相比,WSARE 3.0的探测结果更有现实意义,能进行较精确的空间和人群特征定位,探测到现行预警系统不能探测到的信号,并排除现行预警系统发出的大量虚假信号。

三、Knox

（一）概述

　　在疾病聚集性研究中,为了探索疾病是否有导致其传播的影响因素,衍生出许多时空聚集性研究方法：如Knox方法、Ripley's K函数法、Jacquez K最近邻法、Cuzick-Edwards法、时空扫描统计量、ST-DBSCAN法等。而Knox方法是这些方法中最早、最经典、应用最广的方法,于1964年由统计学家Knox提出,用于检验疾病的时空交互作用。该方法是一种研究时空聚集性的全局检验方法,可以检验研究区域整体是否存在时空聚集性。其优点是能充分利用病例的时间和空间信息,不需要人口学数据,并且计算简便。Knox方法后来被学者广泛应用到传染病领域,如登革热、利什曼病（黑热病）、流行性脑脊髓膜炎等。

（二）基本原理

Knox 方法的基本原理是将病例两两配对,然后设定时间、空间临界值,以此为标准判定病例对子间的距离是"近"还是"远"。若时间和空间距离均为"近"的病例对子数与期望值的差异有统计学意义,则判断在研究区域内,该疾病存在时空聚集性。通常需要事先设定一系列时间、空间临界值,然后分别进行检验,继而确定疾病是否在某一组或某几组时空临界值下有聚集性,以及在哪组临界值下聚集性最强。

1. Knox 方法的基本形式　Knox 方法的无效假设是疾病的发生没有时空交互效应,备择假设是疾病的发生有时空交互效应。假设有 n 个病例,总共可以配成 $N=n(n-1)/2$ 个病例对子。如果已知每个病例的发病时间和发病地点,可以计算每个病例对子的空间距离和时间间隔。定义时间界值(t)和空间界值(s)后,就可以得到如表 6-12 的四格表。N_t 是时间距离为"近"的病例对子总数,N_s 是空间距离为"近"的病例对子总数。X 是时间距离和空间距离均为"近"的病例对子总数,是 Knox 方法的检验统计量。X 的期望值:$E[X/N_s, N_t] = N_s N_t/N$。如果 X 与其期望值的差异有统计学意义,则推断该疾病有时空交互效应,进而认为该疾病具有时空聚集性。

表 6-12　KNOX 方法的基本四格表

时间距离	空间距离		合计
	$<S$	$\geqslant S$	
$<t$	X	b	N_t
$\geqslant t$	C	d	$N_{t'}$
合计	N_s	$N_{s'}$	N

2. 时间、空间临界值的确定　Knox 方法要事先设定时间界值和空间界值,然后检验在这些界值下,某疾病是否存在时空交互效应。时间界值和空间界值的设定有两种方法。

一种是如果已知部分疾病信息,时间界值和空间界值的设定比较简单。例如,可以将传染病的时间界值设定为其潜伏期天数,将家畜疾病的空间界值设定为相邻农场的距离。但对于病因未明疾病,倘若其发生确与"传染因子"有关,由于研究者尚不清楚其传播模式,随意设定一组临界值,很可能会发现不了本来存在的时空交互效应。对于传染病来说,其潜伏期已研究得较为清楚,时间界值的设定比较容易,但空间界值却不好设定。如果确实存在时空交互效应,研究者事先并不清楚这种交互效应发生在多大的空间范围内。

另一种设定方法是设置一系列时间界值和空间界值,分别对各个组合进行检验。需要注意的是,时间界值和空间界值的设定不能超过所有病例对子的平均时间距离或平均空间距离(平均时间距离 = 所有病例对子的时间间隔之和 / 病例对子总数,平均空间距离 = 所有病例对子的空间距离之和 / 病例对子总数)。

3. 统计推断方法　在实际研究中,对统计量 X 的检验方法有五种。

（1）卡方检验:Knox 提出,当检验统计量 X 样本容量较大时,可采用卡方检验,样本容量较小则不能采用,因为卡方检验对资料的要求是理论频数不宜过小,否则有可能导致分析的偏性。对于 Knox 方法,X 样本容量偏小的情况很常见,因为 Knox 方法本身就要求设定的时空临界值足够小。因此卡方检验在 Knox 方法中应用得不多。

(2)Poisson 估计法:Poisson 估计法(Poisson approximation)也由 Knox 提出。Knox 推测当 X 相对于病例对子总数 N 来说很小时,X 服从 Poisson 分布。可以利用 Poisson 分布直接计算概率。

(3)基于 Poisson 分布的估计法:基本 Poisson 分布的估计法(Poisson-based approximation)与 Poisson 分布法相似,X 的均数和方差同 Poisson 分布法。不同的是,该法以正态分布代替 Poisson 分布。因为当均数增大时,Poisson 分布逐渐接近于正态分布。一般当 $\mu \geqslant 20$ 时,近似等于正态分布。

(4)Barton-David 法:Barton-David 法(Barton-David-based approximations) 由 Barton 和 David 提出。Barton 和 David 提出了计算 X 方差的确切公式,该方法仍假设 X 服从正态分布。X 的期望值同 Poisson 分布法。

(5)蒙特卡洛法:Nathan Mantel 提出可以采用蒙特卡洛法(Monte Carlo method)对统计量 X 进行检验。该方法的具体步骤如下。

1)在原始数据集的基础上计算实际统计量 X。

2)病例对子间的空间距离固定不变,而对其时间距离进行重排,产生一个新的随机重排数据集。

3)在随机重排数据集的基础上重新计算统计量。

4)重复前面步骤 2)和步骤 3)若干次,获得若干个新统计量。

5)最终获得新统计量的分布情况。

6)将实际统计量 X 与新统计量分布情况进行比较,计算出现实际统计量 X 的概率。

4. 时空聚集强度的确定 以 Strength(S)表示各时空临界值条件下的时空聚集强度,以 $\sum S$(各时间界值和空间界值组合下有统计学意义的 S 值总和)表示总的时空聚集性强度。计算方法见式 6-10。

$$S=(O-E/E \times 100)$$ （式 6-10）

其中,O 是时间和空间距离均为"近"的病例对子数,即前文所述 Knox 方法的检验统计量 X,E 是其期望值。由于 O 的最小值为 0,可以推算出 S 的最小值等于 -100。S 越大,表示时空聚集强度越大。

(三)应用实例

本例以 2020 年 4—5 月发生在 G 市的一起某传染病疫情为例,从个体微观视角,结合不同人群组合特征,探讨暴发疫情的时空聚集性规律,以期为疫情防控措施的制定提供科学依据。

1. 资料与方法

(1)资料来源:本例所有病例数据来自国家传染病报告信息管理系统,从中获取 2020 年 4 月 2 日—5 月 4 日报告的本土确诊病例及无症状感染者的逐日数据,病例信息包括年龄、性别、家庭住址等基本信息。

（2）Knox方法：Knox方法结合传染病传播的特点并选择合适的界值后，能够较好地探索传染病的时空聚集性。对于已知传染病，可以参考其潜伏期和传播特点来选择时间和空间界值，一般情况下，时间和空间距离一般不超过所有病例的平均时间和空间距离。本例中传染病的潜伏期平均为3~7天，一般不超过14天，据此设置一系列的时间界值（0~14天，间隔1天）和空间界值（0~1 000m，间隔100m）进行Knox分析。本例参考先前报道选择1天作为时间间隔，以相对危险度（relative risk，RR）表示与其他时空临界值条件相比，在该时空临界值条件下传染病感染风险的倍数，以时空聚集强度（strength，S）表示各时空临界值条件下的时空聚集强度。各时空界值组合下具有统计学意义的S值之和（$\sum S$）即为总的时空聚集强度。为了进一步比较不同人群组合的时空聚集性差异，将所有病例对子进行分组，按性别分为男-男病例对子、女-女病例对子、男-女病例对子；按年龄分为儿童-儿童病例对子、中青年-中青年病例对子、儿童-中青年病例对子，分别分析和比较不同人群组合的时空聚集性特征。由于老年病例只有2例，因此不纳入分析。

2. 结果

（1）全部病例的时空聚集性分析：如图6-14，将所有病例进行两两配对，可组成的对子数为23 005（215×214/2）对，病例对子的时间密度分布随天数的增加而下降，所有病例对子的平均时间间隔为7.1天，而病例对子的空间密度分布随距离的增加呈先升后降然后再上升又趋于平缓下降的趋势，在7km左右达到峰值，平均空间距离为13.5km。由图6-14B可知，配对对子在各时间界值下的感染风险随空间距离的增加而快速下降，总体趋势类似Power-law现象。病例对子的时间间隔越短、空间距离越小，感染风险越大。时间间隔在1天时，在极短距离处RR值达2.4，当距离增加至0.7km时RR值迅速降至1.3，距离为5km时RR值接近1。其他时间间隔的感染风险亦有类似情况。图6-14B显示，所有病例对子在1~4天、<600m时空聚集性最强，经蒙特卡洛法检验，均有$P<0.05$，所有病例对子的时空聚集强度（S值）随时间、空间距离的增加而下降。

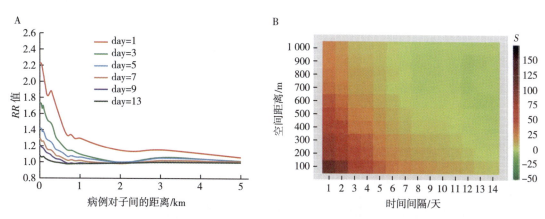

图6-14　Knox法探索某传染病时空聚集性结果

注：A. G市某传染病病例对子在不同时间界值下感染风险与距离的关系；B. 所有病例对子的时空聚集强度（≤1 000m和≤14天）。

资料来源：张倩，陈旭光，胡建雄，等.广州市一起新冠肺炎暴发疫情时空聚集性［J］.中国公共卫生，2022，38（08）：980-984.

（2）不同特征病例的时空聚集性分析：如图 6-15，进一步分性别探究发现，在 0~1 000m 尺度下，不同性别病例的时空聚集特点相近且差异较小，均呈现时空聚集强度（S 值）随时间间隔、空间距离的增加而逐渐下降的趋势。其中，男 - 男病例对子在时间间隔 1~5 天、空间距离 <300m 时空聚集性较强，而女 - 女、男 - 女病例对子分别在 1~7 天、<400m 和 1~4d、<500m 时空聚集性较强，病例对子总的时空聚集强度（值）呈现女 - 女 > 男 - 女 > 男 - 男的特点。从年龄方面来看，病例对子的时空聚集特点差异较大，呈现多种聚集模式。儿童 - 儿童（≤14 岁）病例对子在短时间内时空聚集强度明显高于其他组合，并随着时间的增加而降低。中青年 - 中青年（15~64 岁）病例对子在短距离（<300m）处聚集性明显，在时间间隔 >6 天、空间距离 >600m 时几乎没有聚集性，儿童 - 中青年病例对子在时间间隔 1 天、空间距离为 <400m 时聚集性较高，总的聚集强度儿童 - 中青年病例对子 > 中青年 - 中青年病例对子。

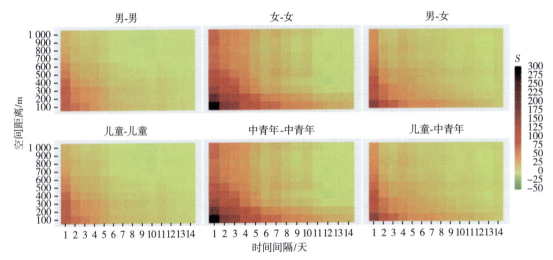

图 6-15 G 市不同性别和年龄组人群病例对子的时空聚集强度（≤1 000m 和 ≤14 天）

资料来源：张倩，陈旭光，胡建雄，等 . 广州市一起新冠肺炎暴发疫情时空聚集性［J］. 中国公共卫生，2022，38（08）：980-984.

第四节 其 他 模 型

一、动力学模型

（一）概述

传染病动力学模型通过假设、参数、变量及它们之间的联系定量揭示传染病的主要特征，依托疫情暴发早期数据，纳入未来不确定性因素，帮助发现传染病传播机制，科学预测疫情流行趋势。传染病动力学模型最早可以追溯到 1760 年 Bernoulli 构建的天花模型，被公认为人类历史上最先建立的研究传染病传播机制和防控策略的动力学模型。1911 年，Ross 利用微分方程模型构建疟疾 - 蚊虫模型，证实蚊虫数量降低到临界值以下，可控制疟疾的暴发流行,这也使 Ross 第二次获得诺贝尔生理学或医学奖。1927 年,Kermack 和 Mckendrick 构建了著名的黑死病 SIR(susceptible-infected-recovered)仓室模型,1932 年又提出了 SIS (susceptible-infected-susceptible)仓室模型和"阈值理论",为传染病动力学研究奠定了基础。1957 年,Bailey 出版《数理流行病学》,标志着传染病动力学研究的蓬勃发展。2003 年发生 SARS 疫情,学者们多采用 SIR 模型或 SEIR(susceptible-exposed-infected-removed)模型研究其传播规律、趋势和隔离措施强度对疫情的控制效果等。SIR 模型和 SEIR 模型是传染病动力学研究领域的 2 个经典模型。

(二)基本原理

1. SIR 模型　SIR 模型将人群分为 3 类:易感者(S)、感染者(I)和治愈者 / 恢复者(R)。易感者以概率 β 被感染者感染,感染者以概率 γ 恢复成治愈者 / 恢复者。治愈者 / 恢复者表示人群已经治愈,具有免疫力,且不具有传染性。SIR 模型传播动力学微分方程见式 6-11 至式 6-13。

$$\frac{dS(t)}{dt} = -\beta S(t) I(t) \qquad (式 6\text{-}11)$$

$$\frac{dI(t)}{dt} = \beta S(t) I(t) - \gamma I(t) \qquad (式 6\text{-}12)$$

$$\frac{dR(t)}{dt} = \gamma I(t) \qquad (式 6\text{-}13)$$

SIR 模型基于 3 个前提假设:①不考虑人口的出生、死亡和流动等种群动力因素。②一个感染者一旦与易感者接触就必然具有一定的传染力,单位时间一个感染者能传染的易感者数与易感者总数成正比。③单位时间从感染者中移出的人数与感染者数量成正比。根据文献资料可得到 $t=0$ 时刻易感者、感染者和治愈者 / 恢复者的数量,即 $S(0)$、$I(0)$、$R(0)$,并已知在 t 时刻治愈者 / 恢复者的数量,即 $\gamma I(t)$,可通过最小二乘法、极大似然函数法、马尔科夫链蒙特卡洛方法(Markov chain Monte Carlo,MCMC)、龙格 - 库塔法(Runge-Kutta methods)等拟合 $I(t)$ 求解 β。

2. SEIR 模型　SEIR 模型是目前最具代表性的固定人群传染病动力学模型。该模型考虑了传染病潜伏期特征,在 SIR 模型的基础上增设潜伏期人群(E)。模型基本假设:①不考虑人群的变化,即此地区总人群是一个固定值,任何时刻 4 类人群总数(N)不变,$N=S(t)+E(t)+I(t)+R(t)$。②传统 SEIR 模型假设潜伏期不具有传染性,经过一定的潜伏期转变为感染者,单位时间内 1 个感染者传染给 1 个易感者的概率为 β,又称为传染系数。③单位时间内病原携带者按照速率 α 转变为感染者,α 为平均潜伏期的倒数。④单位时间内从感染者人群移出的速率为 γ。假设移出人群 R 不再具有传染性,也不会再次感染,γ 即为治愈速率,$1/\gamma$ 为平均治愈期长度。模型传播动力学微分方程见式 6-14~ 式 6-18。

$$\frac{dS(t)}{dt} = -\beta S(t) I(t) \qquad (式 6\text{-}14)$$

$$\frac{dE(t)}{dt} = \beta S(t) I(t) - \alpha I(t) \qquad (式 6\text{-}15)$$

$$\frac{dI(t)}{dt} = \alpha E(t) - \gamma I(t) \tag{式 6-16}$$

$$\frac{dR(t)}{dt} = \gamma I(t) \tag{式 6-17}$$

$$N = S(t) + E(t) + I(t) + R(t) \tag{式 6-18}$$

经典 SEIR 模型的求解方法很多,有学者运用 R 语言"deSolve 包"得出 β 值,也有部分学者运用 SPSS 24.0 软件的指数平滑模型和 SAS 9.4 软件进行模型构建与统计分析。

(三)应用实例

本例以我国报告的某呼吸道传染病病例数据为基础,运用传染病动力学模型中的"仓室(compartment)"模型对我国暴发疫情的完整传播动力学过程进行模拟研究,以量化评估我国多种防控措施的实施对疫情发展的影响。

1. 资料与方法

(1)传染病病例数据来源:数据来源为中国疾病预防控制中心传染病报告系统中提取的 2019 年 12 月 2 日—2020 年 4 月 8 日报告的感染者数据。这些数据包含了感染者的报告发病日期(报告出现症状的日期,如发热、咳嗽或其他呼吸道症状等)以及临床严重程度分类,即无症状感染者、轻型、普通型、重型、危重型。排除无症状感染者后,将上报的共计 81 102 例确诊病例的发病日期整理后得到实际的每日新增发病人数。

(2)模型假设:本例假设 H 省为一个封闭的地区(认为 H 省的外流人口在省外居家隔离等同于在省内隔离),将模型起始的易感人群规模设定为国家统计局官方网站公布的 2018 年 H 省常住人口数 5 917 万人。此外,本例假定进入医院隔离的人员均为轻型和普通型感染者,因此不会出现死亡病例,并且进入医院的隔离人员不能感染他人。本例认为无症状感染者和症状前感染者具有传染性。

(3)建立动力学模型:本例在经典 SEIR 模型的基础上新增症状前感染者、无症状感染者、住院患者、医院隔离感染者来预测疾病传播的短期趋势,评估疾病传播过程中干预措施的效果,并且模拟疫情发展的流行曲线。基于影响疫情发展的干预措施实施的时间节点,本例将疫情发展分为 3 个阶段:2019 年 12 月 2 日—2020 年 1 月 22 日(疫情发展初期),2020 年 1 月 23 日—2 月 1 日(交通管制期),2020 年 2 月 2 日—4 月 8 日(集中隔离和筛查期)。人群的转化关系见图 6-16。

(4)模型初始状态和参数估计:本案例首例病例的报告发病日期(2019 年 12 月 2 日)作为模型的起始日期。假设患者从感染病毒到出现症状所经历的潜伏期为 5.2 天,并将潜伏期划分为 2.9 天的潜隐期(无传染性)和 2.3 天的症状前感染期。根据疫情后续实施的血清流行病学调查研究,本例设定模型的无症状感染者占所有感染者的比例为 80%。假定症状前感染者与无症状感染者具有相同的传播能力,且症状前感染者与无症状感染者相对于发病患者的传播力系数为 0.3。查阅文献得到 H 省医院累计收治患者 1.2 万余例,转院 3 500 余例。假定医院中的无症状感染者比例为 8%,得到发病感染者进入医院隔离的比例。本例设定无症状、轻型和普通型患者感染期、确诊感染者的治愈时间以及感染者因大规模检测进入医院的时间分别为 7 天、10 天以及 2 天。

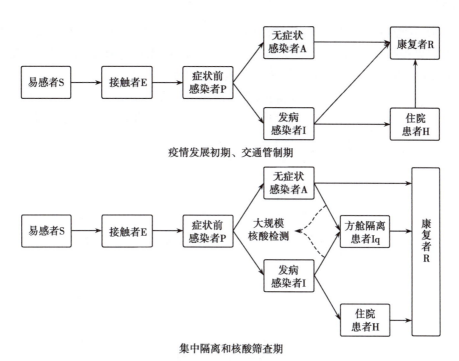

疫情发展初期、交通管制期

集中隔离和核酸筛查期

图 6-16　某呼吸道传染病传播的人群转化关系

（5）模型参数估计：基于整理得到的感染者实际发病数据，本例使用 MCMC 对模型进行校正，允许模型不同时期的传播率研究假设观测到的实际每日新增发病数 K_d 服从泊松分布。

（6）基本再生数 R_0 计算：基本再生数是指所有人均为易感人群的情况下，感染者在其感染期内能感染的平均人数。当 $R_0 < 1$ 时，疾病会逐渐走向消亡；当 $R_0 > 1$ 时，疾病将长期存在。

2. 结果

（1）模型拟合评价：将本例建立的传染病动力学模型估计的每日新增发病人数与中国疾病预防控制中心传染病报告系统上报的疫情数据拟合得到图 6-17。除 2020 年 2 月 1 日出现单日发病数异常高值外，模型的每日新增感染人数峰值、达峰时间与疫情的实际情况基本一致。计算得到模型拟合效果评价指标为 $R^2=0.964$（$P<0.001$），接近于 1，表明模型模拟的数据与实际上报的疫情数据拟合效果较好。

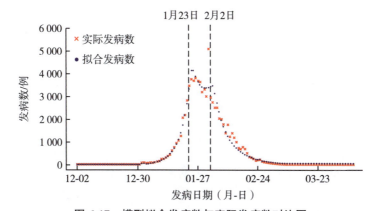

图 6-17　模型拟合发病数与实际发病数对比图

（2）无症状感染者检出率和提前防控举措对疫情的影响评估：对 2020 年 2 月 2 日后实施的筛查效果进行估计，得到无症状感染者的检出率为 54.7%（*95%CI*: 45.7%~65.3%）；通过调整无症状感染者检出率和防控措施的实施节点以评估两者对疫情发展的影响。如保持实施防控措施的时间点不变，将无症状感染者检出率提高至 75% 和 95%，分别可避免新增 3.4% 和 5.6% 的感染者。如保持无症状感染者检出率不变，将实施防控措施的时间点整体前移 1 周和 2 周，分别能避免新增 78.2% 和 95.3% 的感染者（见图 6-18）。

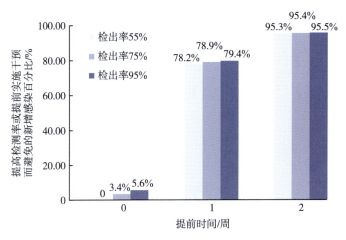

图 6-18　提高无症状检出率和提前实施防控措施所能避免的相对新增感染人数百分比

二、Poisson 回归

（一）概述

Poisson 回归分析方法是由法国数学家西莫恩·德尼·泊松（Siméon Denis Poisson）提出，用于估测人们做出错误判断的概率。Poisson 回归是主要用于分析服从 Poisson 分布的因变量与影响其取值的自变量之间变化关系的一种模型，即单位时间（或空间）内某稀有事件发生数的影响因素分析，如某罕见疾病发病率的影响因素分析。

（二）基本原理

Poisson 回归是以 Poisson 分布为基础的模型，适用于发生水平很低的疾病预警与预测。回归模型的假设为：

1. 阳性事件数（率）的对数随暴露变量线性增加。
2. 不同暴露因素的组合效应对因变量的影响是相乘的关系。
3. 在协变量的每个水平上病例数的方差等于均数。
4. 观察独立。

其公式为：
$$\log(\mu)=\alpha+\beta_1 X_1+\beta_2 X_2+\cdots+\beta_m X_m \qquad （式 6-19）$$

（三）应用实例

本例旨在探索 Poisson 分布在手足口病早期预警中的应用。

1. 资料与方法

（1）资料来源：H 市手足口病发病数据来源于"疾病监测报告管理信息系统"，手足口病聚集性疫情数据来源于现场调查资料,手足口病自动预警信息来源于"传染病自动预警信息系统"。

（2）研究方法:Poisson 分布是描述小概率事件发生规律性的一种分布,可用于研究单位时间内（或单位空间、容积内）某罕见事件发生次数的分布,传染病的暴发或聚集性属于单位时间（空间）内稀有事件。

以 2012 年实际发病数与相对应的期望发病数进行 Poisson 检验,计算聚集性疫情的 P 值,当 $P<0.05$,同时实际报告发病数大于期望发病数时,发出预警信号。对预警信号所报告的病例与现场流行病学调查结果进行比较,确定预警信号的真伪。

2. 结果　H 市 2012 年实际报告手足口病 7 418 例,报告聚集性疫情 80 起,分属于 35 周。其中,学校发生的聚集性疫情 48 起,均为托幼机构;家庭发生的聚集性疫情 32 起。同期采用 Poisson 分布法预警,经 Poisson 分布进行拟合检验,按检验水准 $\alpha=0.05$,52 周中有 44 条预警信号有统计学意义,即 44 周实际发病数高于期望发病数。将这 44 条异常信号与现场调查结果相核实,发现 33 条预警信号中均有聚集性疫情,见表 6-13 和表 6-14。

表 6-13　Poisson 分布拟合检验——H 市 2012 年手足口病预警分析

时间 / 周	2009 年	2010 年	2011 年	2012 年	$\overline{X}$	P 值（Poisson）	聚集性疫情 [a]
1	9	36	16	59	20.33	<0.001	1
2	15	31	18	31	21.33	0.002	0
3	7	25	11	26	14.33	0.007	0
5	4	32	13	18	16.33	0.041	1
7	11	21	15	20	15.67	0.021	0
8	7	28	10	31	15.00	0.002	0
9	17	36	17	45	23.33	<0.001	1
10	41	44	18	37	34.33	0.042	1
11	15	74	22	47	37.00	0.022	0
12	35	64	30	85	43.00	<0.001	1
13	50	93	35	88	59.33	<0.001	1
14	87	115	34	127	78.67	<0.001	1
15	101	181	40	134	107.33	0.011	1
16	137	288	74	213	166.33	<0.001	1
17	133	284	74	268	163.67	<0.001	1
18	114	198	107	313	139.67	<0.001	1
19	67	219	159	370	148.33	<0.001	1
20	79	232	177	401	162.67	<0.001	1
21	74	310	155	320	179.67	<0.001	1

续表

时间 / 周	2009 年	2010 年	2011 年	2012 年	$\overline{X}$	P 值（Poisson）	聚集性疫情 [a]
22	88	247	166	263	167.00	<0.001	1
23	99	252	251	350	200.67	<0.001	1
24	129	314	280	489	241.00	<0.001	1
25	144	390	460	371	331.33	<0.001	1
26	172	451	479	372	367.33	0.003	0
27	100	373	457	342	310.00	0.003	0
34	45	65	43	73	51.00	0.017	1
35	38	57	60	102	51.67	<0.001	1
36	31	100	50	104	60.33	<0.001	0
37	44	117	71	137	77.33	<0.001	1
38	40	69	54	125	54.33	<0.001	1
39	57	38	42	123	45.67	<0.001	1
40	72	40	53	126	55.00	<0.001	1
41	60	29	42	86	43.67	<0.001	1
42	53	43	60	96	52.00	<0.001	1
43	62	47	62	76	57.00	0.003	0
44	64	39	82	130	61.67	<0.001	1
45	79	54	128	97	87.00	0.001	0
46	45	33	116	77	64.67	0.043	1
47	70	31	112	84	71.00	0.007	1
48	57	27	117	104	67.00	<0.001	1
49	45	37	91	106	57.67	<0.001	1
50	36	22	90	110	49.33	<0.001	1
51	49	26	88	108	54.33	<0.001	1
52	66	21	65	92	50.67	<0.001	0

注：[a] 表示该结果为经过现场调查的结果，1 为有聚集性疫情，0 为无聚集性疫情。

资料来源：宋姝娟, 丁华, 黄春萍, 等 . 泊松分布在手足口病预警中的应用［J］. 浙江预防医学, 2015, 27（01）: 32-35.

表 6-14　Poisson 分布拟合检验对 H 市 2012 年手足口病预警结果

单位：周

预警信号	聚集性疫情	非聚集性疫情	合计
阳性	33	11	44
阴性	2	6	8
合计	35	17	52

资料来源：宋姝娟, 丁华, 黄春萍, 等 . 泊松分布在手足口病预警中的应用［J］. 浙江预防医学, 2015, 27（01）: 32-35.

本案例采用 Poisson 分布开展手足口病聚集性疫情预警,虽然该方法的特异度比较低(35.29%),灵敏度比较高(94.29%),但手足口病作为一种急性传染病,容易在托幼机构发生聚集性疫情,较高的灵敏度有利于及时发现手足口病聚集性疫情,可及早采取控制措施,从而减少疾病对幼儿健康和社会的影响。

三、移动流行区间法

(一)概述

移动流行区间法(moving epidemic method, MEM)是流感监测预警中的重要模型,主要是利用历史监测数据为基线进行建模,计算下一个流感流行季节的流行阈值。该模型最先在西班牙等欧洲国家用于监测季节性流行病流行强度,因其应用效果较好,被世界卫生组织和欧洲疾病预防控制中心推荐用于欧洲国家流感的监测。2017 年世界卫生组织发布评估流感严重程度的指导性文件,推荐使用该方法评估流感季节性流行和大流行的严重程度。也有研究者将该方法应用于手足口病等其他传染病预警中,取得较好的效果。

(二)基本原理

MEM 模型利用历史数据进行建模,对流感流行状况及强度进行评估。MEM 模型按流行前期、流行期、流行后期对一个流行季进行划分,具体公式见式 6-20 至式 6-22。

$$\rho_j^r = \frac{t_j^r}{t_S^r} \qquad (式 6-20)$$

$$t_j^r = \max_{k=1, S-r+1} \left\{ \sum_{i=k}^{k+r-1} t_{i,j} \right\} \qquad (式 6-21)$$

$$t_j^S = \sum_{i=1}^{S} t_{i,j} \qquad (式 6-22)$$

其中,r 为连续周数,k 为连续 r 周的起始周,$k+r-1$ 为连续 r 周的结束周,j 为流感流行季,i 指代研究中所取的特定周数,s 为第 j 个流行季的总周数,t 为选定时间内的流感样病例百分比或流感病毒检出阳性率累积和,ρ 为所选定时间内流感样病例百分比或流感病毒检出阳性率累积和占总累积和的相对最大值。

MEM 模型的建立过程一般可分为 3 个步骤。

1. 确定流感流行季何时开始(开始周)、何时结束(结束周),根据开始周、结束周可将流感流行季划分为流行前期、流行期、流行后期三个不同的时期。此步骤的核心思想是流行期内监测指标的累计和占整个流行季的占比最大,根据设定的累积和占比的最小增量 δ,可获得流行期的持续时间、起始周、结束周,继而划分整个流行季。

2. 利用现有的流感历史数据进行统计学分析,确定开始阈值、结束阈值。根据纳入分析的流感季节数 N,确定流行前期监测指标最大的 n 个值($n=30/N$),以其算数平均数单侧 95%CI 值的上限作为流感流行开始阈值。再重复上述方法确定流感流行结束阈值。

3. 利用流行期历史数据进行计算,得出中、高、极高三个流感流行强度阈值。流行期历史数据几何均数的单侧 50%、90%、95%CI 值的上限分别为中强度阈值、高强度阈值、极高强度阈值。根据开始阈值、结束阈值、中强度阈值、高强度阈值、极高强度阈值这 5 个阈值可以将流感流行强度划分为以下五个等级。

（1）基线水平：周监测指标值低于流行阈值。

（2）低流行水平：周监测指标值高于流行阈值，低于中强度阈值。

（3）中流行水平：周监测指标值高于中强度阈值，低于高强度阈值。

（4）高流行水平：周监测指标值高于高强度阈值，低于极高强度阈值。

（5）极高流行水平：周监测指标值高于极高强度阈值。

通过交叉验证法对 MEM 模型的预警效果进行评价。将纳入模型中的某一流行季作为预警对象（每次取一个流行季，直到完成所有流行季的预警），其余流行季作为历史数据，进行分析，获得灵敏度、特异度、约登指数等指标，通过这些指标验证 MEM 模型的预警效果。

（三）应用实例

本例利用"中国流感监测信息系统"获得 Q 省 2013—2020 年流感监测数据，取其中的流感病毒阳性率数据（以下简称 PR 数据），按周进行整理，再利用 MEM 估计流感流行阈值和分级强度阈值，同时用交叉验证法对 MEM 的预警效果进行验证。

PR 数据的规律性相对较高，每一年都有一个高峰，其余时间段较为平稳，见图 6-19。因此本例采用 *PR* 数据建立 MEM 模型。

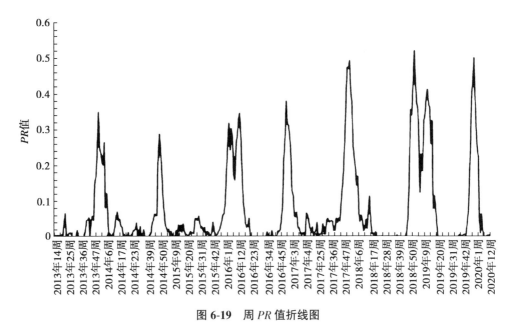

图 6-19　周 *PR* 值折线图

资料来源：徐张懿，赵金华，丁小津，等. 移动流行区间法在青海省流感流行阈值制定中的应用［J］. 中华疾病控制杂志，2021，25（12）：1447-1452.

（1）MEM 中重要参数 δ 的选择：根据关键参数 δ 的取值范围（2.0%~4.0%），可以获得 δ 各取值对应的灵敏度、特异度、约登指数等指标。灵敏度、阴性预测值和约登指数随着 δ 值的不断增大而下降。特异度、阳性预测值、阳性似然比和阴性似然比随着 δ 值的不断增大而不断提高。马修斯相关系数随着 δ 值的不断增大先升高再降低，在 2.7% 处达到最高。上述指标中阳性似然比（真阳性率与假阳性率之比）、阴性似然比（假阴性率和真阴性率之比）的取值范围不为 0~1，而其余指标的取值范围都是 0~1，且均为高优指标，将上述高优指标取和，以 2.0%~4.0% 排列，分别为 5.44、5.44、5.44、5.44、5.43、5.43、5.43、5.49、5.44、5.44、5.37、5.37、5.35、5.33、5.25、5.25、4.66、4.62、4.62、4.62、4.62，当 δ 值为 2.7% 时高优指标之和最大，同时阳性似然比和阴性似然比也相对较优。综上，本例研究 PR 数据的重要参数 δ 设定为 2.7%，见表 6-15。

表 6-15　PR 数据不同 δ 取值下模型的效果评价

δ 值 /%	灵敏度	特异度	阳性预测值	阴性预测值	阳性似然比	阴性似然比	马修斯相关系数	约登指数
2.0	0.94	0.95	0.83	0.98	18.42	0.07	0.85	0.89
2.1	0.94	0.95	0.83	0.98	18.42	0.07	0.85	0.89
2.2	0.94	0.95	0.83	0.98	18.42	0.07	0.85	0.89
2.3	0.94	0.95	0.83	0.98	18.42	0.07	0.85	0.89
2.4	0.93	0.95	0.84	0.98	19.44	0.07	0.85	0.88
2.5	0.93	0.95	0.84	0.98	19.44	0.07	0.85	0.88
2.6	0.93	0.95	0.84	0.98	19.44	0.07	0.85	0.88
2.7	0.93	0.96	0.86	0.98	23.38	0.07	0.87	0.89
2.8	0.90	0.97	0.88	0.97	27.43	0.11	0.86	0.86
2.9	0.90	0.97	0.88	0.97	27.43	0.11	0.86	0.86
3.0	0.87	0.97	0.88	0.97	28.00	0.13	0.84	0.84
3.1	0.87	0.97	0.88	0.97	28.00	0.13	0.84	0.84
3.2	0.86	0.97	0.89	0.96	31.60	0.15	0.84	0.83
3.3	0.83	0.98	0.91	0.96	38.27	0.17	0.84	0.81
3.4	0.81	0.98	0.91	0.95	38.75	0.20	0.82	0.78
3.5	0.81	0.98	0.91	0.95	38.75	0.20	0.82	0.78
3.6	0.60	0.98	0.91	0.90	38.78	0.41	0.69	0.58
3.7	0.58	0.98	0.91	0.90	37.79	0.42	0.68	0.57
3.8	0.58	0.98	0.91	0.90	37.79	0.42	0.68	0.57
3.9	0.58	0.98	0.91	0.90	37.79	0.42	0.68	0.57
4.0	0.58	0.98	0.91	0.90	37.79	0.42	0.68	0.57

资料来源：徐张懿，赵金华，丁小津，等.移动流行区间法在青海省流感流行阈值制定中的应用［J］.中华疾病控制杂志，2021，25（12）：1447-1452.

（2）MEM 模型效果评价：将 2013—2014 年数据作为预警对象，其余 5 个年份（2014—2015 年、2015—2016 年、2016—2017 年、2017—2018 年、2018—2019 年）数据作为历史数据，进行交叉验证，获得相应灵敏度、特异度和约登指数。再利用上述方法，对其余年份进行验证。纳入研究的年度,除 2014—2015 年的灵敏度为 0.68 外,其余年度的灵敏度均在 0.90 以上。除 2016—2017 年度的特异度为 0.91 外,其余年度的特异度均在 0.95 以上。除 2016—2017 年和 2017—2018 年阳性预测值分别为 0.69、0.88 外,其余年度的阳性预测值 和阴性预测值均在 0.90 以上。除 2014—2015 年和 2016—2017 年马修斯相关系数分别为 0.80、0.78 外,其余年度马修斯相关系数都在 0.90 以上。除 2014—2015 年和 2016—2017 年 约登指数分别为 0.68、0.89 外,其余年度约登指数都在 0.90 以上。综上可知,此 PR 数据 MEM 模型的预测效率相对较高,见表 6-16。

表 6-16　各年份 PR 数据所建模型的效果评价

年份	灵敏度	特异度	阳性预测值	阴性预测值	阳性似然比	阴性似然比	马修斯相关系数	约登指数
2013—2014	0.91	0.98	0.94	0.98	55.62	0.09	0.91	0.90
2014—2015	0.68	1.00	1.00	0.94	—	0.32	0.80	0.68
2015—2016	0.95	1.00	1.00	0.90	—	0.05	0.97	0.95
2016—2017	0.98	0.91	0.69	1.00	10.76	0.02	0.78	0.89
2017—2018	1.00	0.96	0.88	1.00	23.8	0	0.92	0.96
2018—2019	0.94	1.00	1.00	0.97	—	0.06	0.96	0.94

资料来源:徐张懿,赵金华,丁小津,等.移动流行区间法在青海省流感流行阈值制定中的应用[J].中华疾病控制杂志,2021,25(12):1447-1452.

（3）PR 数据 MEM 模型的流行阈值、强度阈值:利用 MEM 模型对 PR 数据进行处理,获 得相应的流行阈值和强度阈值。其中流行开始的阈值为 16%,流行结束的阈值为 7%,流感 中强度阈值为 29%,流感高强度阈值为 48%,流感极高强度阈值为 60%,见图 6-20。

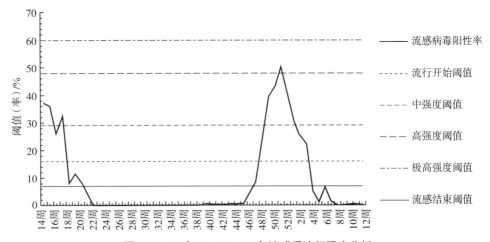

图 6-20　Q 省 2019—2020 年流感季流行强度分析

资料来源:徐张懿,赵金华,丁小津,等.移动流行区间法在青海省流感流行阈值制定中的应用[J].中华疾病控制杂志,2021,25(12):1447-1452.

（4）2019—2020 年流感流行状况评估：本例研究收集了 Q 省 2019—2020 年流感病毒阳性率资料，可以用 MEM 模型得出的流行阈值、强度阈值对其进行评估。在 2019 年第 14 周处于中强度流行，后续 *PR* 值不断下降，进入流感的非流行周。高峰是由于上一年流感流行时间较长造成的，是上一年高峰的一部分。在 2019 年第 47 周，达到流行开始阈值，本年度的流感高峰开始出现，直到 2020 年第 1 周达到高峰，处于高强度流行，见图 6-20。

本例利用 MEM 处理流感 *PR* 数据建立预警模型，试图通过此模型对 Q 省流感流行状况进行预测。选择 6 个流行季构建模型。推荐的关键参数 δ 取值范围一般为 2.0%~4.0%，以 0.1% 为步距进行尝试，选取灵敏度、特异度和约登指数表现最优的为此模型的参数。本例的灵敏度和特异度分别为 93%、96%，拟合效果较好。MEM 建立的阈值在对 2019—2020 年流感流行状况进行评估的过程中，表现出较好的效果，在 *PR* 值达到开始阈值 16% 后，*PR* 值持续上升，流感开始流行，在 *PR* 值降至 7% 时，流感结束流行。这一过程中没有出现异常的流感流行状态，说明在开始阈值时进行人为干预，有机会防止流感大规模流行。利用 PR 数据建立合理的 MEM 模型，对流感流行状况进行预警是一种非常简便易行的方法。

（李傅冬　章涛　谭若云）

参 考 文 献

［1］张洪龙，孙乔，赖圣杰，等 . 移动百分位数法分地区设定预警阈值对传染病预警效果的影响分析［J］. 中华预防医学杂志，2014，48（4）：265-269.

［2］朱闵敏，郭旭君，范玉铮，等 . 基于移动百分位数法的深圳市南山区社区级肺结核疫情预警［J］. 中国社会医学杂志，2017，34（3）：265-267.

［3］袁东方，应莉娅，董长征 . 传染病预警模型研究进展［J］. 浙江预防医学，2012，24（08）：16-20，23.

［4］FRICKER R D，HEGLER B L，DUNFEE D A. Comparing syndromic surveillance detection methods：EARS' versus a CUSUM-based methodology［J］. Stat Med，2008，27（17）：3407-3429.

［5］张代涛，杨鹏，张奕，等 . EARS 在北京市流感大流行预警中的应用［J］. 北京大学学报（医学版），2012，44（3）：412-415.

［6］李晓松，冯子健 . 传染病时空聚集性探测与预测预警方法［M］. 北京：高等教育出版社，2014.

［7］杨富强，潘欢弘，宋孝光，等 . 婺源县肠道症状病例发病趋势预测预警分析［J］. 海峡预防医学杂志，2023，29（2）：92-94.

［8］KULLDORFF M，NAGARWALLA N. Spatial disease clusters：detection and inference［J］. Stat Med，1995，14（8）：799-810.

［9］TANGO T，TAKAHASHI K. A flexibly shaped spatial scan statistic for detecting clusters［J］. Int J Health Geogr，2005（4）：11.

［10］张文增，李长青，冀国强，等 . 空间扫描统计量在手足口病空间聚集性研究中的应用［J］. 中国卫生统计，2012，29（04）：507-509，513.

［11］MORAN P A P. The Interpretation of Statistical Maps［J］. Journal of the Royal Statistical Society：Series B

（Methodological），1948，10（2）：243-251.

［12］GETIS A. Reflections on spatial autocorrelation［J］. Regional Science and Urban Economics，2007，37（4）：491-496.

［13］ANSELIN L. Local Indicators of Spatial Association—LISA［J］. Geographical Analysis，1995，27（2）：93-115.

［14］ORD J K，GETIS A. Local Spatial Autocorrelation Statistics：Distributional Issues and an Application［J］. Geographical Analysis，1995，27（4）：286-306.

［15］陈太好，汪俊华，张江萍，等. 基于空间统计学的贵州省甲型肝炎时空分布模式分析［J］. 疾病监测，2022，37（8）：1021-1025.

［16］胡宇峰. 深圳市梅毒疫情时空分布特征和防治策略研究［D］. 长沙：中南大学，2010.

［17］闫旭，张晓瑞，朱明豪. 基于前瞻性时空重排扫描的蚌埠市新冠肺炎疫情预警模型［J］. 安阳工学院学报，2022，21（2）：57-61.

［18］郑庆鸣，李媛，王铁强，等. WSARE 3.0算法在深圳市流行性腮腺炎暴发早期预警中的应用［J］. 疾病监测，2014，29（5）：399-402.

［19］林静静，张铁威，李秀央. 疾病时空聚集分析的研究与进展［J］. 中华流行病学杂志，2020，41（7）：1165-1170.

［20］张倩，陈旭光，胡建雄，等. 广州市一起新冠肺炎暴发疫情时空聚集性［J］. 中国公共卫生，2022，38（8）：980-984.

［21］DIETZ K，HEESTERBEEK J A. Daniel Bernoulli's epidemiological model revisited［J］. Math Biosci，2002（180）：1-21.

［22］KERMACK O W，MCKENDRICK A G. A contribution to the mathematical theory of epidemics［J］. Proceedings of the Royal Society A，1927，115（772）：700-721.

［23］薛明劲，黄钊慰，胡雨迪，等. 传染病动力学模型研究进展［J］. 预防医学，2022，34（1）：53-57.

［24］祁邦国，于石成，王琦琦，等. 我国早期新型冠状病毒肺炎疫情传染病动力学模型分析［J］. 疾病监测，2022，37（12）：1588-1593.

［25］宋姝娟，丁华，黄春萍，等. 泊松分布在手足口病预警中的应用［J］. 浙江预防医学，2015，27（1）：32-35.

［26］龙遗芳，张萌，陈旭光，等. 移动流行区间法在广东省21个地市手足口病流行强度评估中的应用［J］. 热带医学杂志，2021，21（11）：1477-1479.

［27］谭亚运，曾令佳，秦颖，等. 移动流行区间法在中国7个气候区流感流行阈值制定中的应用效果评价［J］. 中华预防医学杂志，2019，53（10）：5.

［28］VEGA T，LOZANO J E，MEERHOFF T，et al. Influenza surveillance in Europe：comparing intensity levels calculated using the moving epidemic method［J］. Influenza Other Respir Viruses，2015，9（5）：234-246.

［29］徐张懿. 青海高原流感预警技术的研究与应用［D］. 西宁：青海大学，2022.

［30］徐张懿，赵金华，丁小津，等. 移动流行区间法在青海省流感流行阈值制定中的应用［J］. 中华疾病控制杂志，2021，25（12）：1447-1452.

第七章　大数据在传染病监测预警中的应用

在人类社会科技高速发展背景下,大数据技术在各领域都得到了广泛应用。传统的传染病监测基于医院确诊后报告数据,存在滞后性。因此,寻求一种更加及时、灵敏的传染病监测预警方法是当前的迫切需求,大数据技术的发展及应用为传染病早期预警带来了新的可能性。

收集与疫情发生发展相关的多源数据,如传染病病原体、病媒生物与宿主动物、气象等环境因素、行为因素、人口流动、社交媒体、网络搜索等,通过对这些数据的分析和利用,较传统疫情报告数据可以实现关口前移。此外,大数据技术可以帮助快速分析收集的多源数据,并进行数据挖掘分析,寻找各类数据与传染病疫情的关联,从而建立预警模型。

本章详细介绍大数据的基本特征、常见技术及其与传染病的关系,同时结合案例介绍大数据在传染病监测预警中的应用,为传染病疫情早识别早发现提供新的思路和方法。

第一节　大数据基本概念

一、大数据的定义

美国阿姆斯研究中心在数据处理中,因遇到数据量过大无法计算的问题,首次提出了大数据这一名词。大数据自提出至今得到广泛关注,但并无统一的定义,由于大数据是相对概念,因此目前的定义都是对大数据的定性描述,并未明确定量指标。维基百科中指出,大数据是指利用常用软件工具捕获、管理和处理数据所耗时间超过可容忍时间限制的数据集;全球著名的管理咨询公司 McKinsey 则将数据规模超出传统数据库管理软件的获取、存储、管理以及分析能力的数据集称为大数据;研究机构 Gartner 将大数据归纳为需要新处理模式才能增强决策力、洞察发现力和流程优化能力的海量、高增长率和多样化的信息资产;徐宗本院士则在第 462 次香山科学会议的报告中,将大数据定义为"不能够集中存储,并且难以在可接受时间内分析处理,其中个体或部分数据呈现低价值性而数据整体呈现高价值的海量复杂数据集"。虽然以上关于大数据定义的定义方式、角度以及侧重点不同,但所传递的信息基本一致,即大数据本质上是一种数据库或数据集合,其特性通过与传统的数据管理以及处理技术对比来突显,主要区别在于数据集合规模的级别。并且在不同需求下,要求的时间处理范围具有差异性,最重要的一点是大数据的应用价值并非数据本身,而是能够挖掘出隐藏于海量数据中的信息,为各行各业的发展服务。

二、大数据的特征

目前,国内外研究机构以及个人学者在大数据概念的基础上对大数据的基本特征进行了深入探讨和研究。2011 年在大数据研究领域极具权威和领导力的国际数据公司(IDC)发布的报告中,对大数据的定义进行了完善,从中提取了大数据最具代表意义的 4V 特征模型,即数据规模大(volume)、数据种类多(variety)、数据要求处理速度快(velocity)、数据价值密度低(value),即 4V 特性。这些特性使得大数据区别于传统的数据概念。大数据的概念与"海量数据"不同,后者只强调数据的量,而大数据不仅用来描述大量的数据,还更进一步指出数据的复杂形式、数据的快速时间特性以及对数据的分析、处理、解释等专业化处理,最终获得有价值的信息。大数据的特征如下。

(一)volume

大数据的第一个基本特征 volume(规模性),即数据规模巨大。各种意想不到的来源都能产生数据,首先,随着互联网络的广泛应用,使用网络的人、企业、机构增多,数据获取、分享变得相对容易。过去,只有少量的机构可以通过调查、取样的方法获取数据,同时发布数据的机构也很有限,人们难以短期内获取大量数据,而现在用户可以通过网络非常方便地获取数据,同时用户有意或无意的分享和点击、浏览都可以快速提供大量数据。其次,早期的单位化数据,对原始事物进行了一定程度的抽象,数据维度低,数据类型简单,多采用表格的形式来收集、存储、整理,数据的单位、量纲和意义基本统一,存储、处理的只是数值而已,因此数据量有限,增长速度慢,而随着应用的发展,数据维度越来越高,描述相同事物所需的数据量越来越大。以当前最为普遍的网络数据为例,早期网络上的数据以文本和一维的音频为主,维度低,单位数据量小。近年来,图像、视频等二维数据大规模涌现,而随着三维扫描设备以及 Kinect 等动作捕捉设备的普及,数据越来越接近真实的世界,数据的描述能力不断增强,而数据量本身必将以几何级数增长。

此外,数据量大还体现在人们处理数据的方法和理念发生了根本的改变。早期,人们对事物的认知受限于获取、分析数据的能力,一直利用采样的方法,以少量的数据来近似地描述事物的全貌,样本的数量可以根据数据获取、处理能力来设定。无论事物多么复杂,通过采样得到部分样本,数据规模变小,就可以利用当时的技术手段进行数据管理和分析,如何通过正确的采样方法以最小的数据量尽可能分析整体属性成了当时的重要问题。随着技术的发展,样本数目逐渐逼近原始的总体数据,且在某些特定的应用领域,采样数据可能远不能描述整个事物,丢掉大量重要细节,甚至可能得到完全相反的结论,因此,当今有直接处理所有数据而不是只考虑采样数据的趋势。使用所有的数据可以带来更高的精确性,从更多的细节来解释事物属性,同时必然使得要处理数据量显著增多。

因此,随着大数据时代的来临,各领域产生的数据量仍会呈现爆炸式增长。存储单位从过去的 GB 到 TB,直至 PB、EB,在未来甚至达到 ZB 级别。IDC 的一份报告曾预测,到 2020 年全球大数据储量规模大约每两年就会翻一倍,并且这个增长速度会一直持续下去。

(二)variety

数据来源的广泛性,决定了数据形式的多样性。大数据的数据格式从结构层面上区分,可以分为三类。第一类是以文本为主的结构化数据,结构化数据是将事物向便于人类和计算机存储、处理、查询的方向抽象的结果,结构化在抽象的过程中,忽略一些在特定的应用下可以不考虑的细节,抽取了有用的信息,且数据间具有某种关联性,因果关系较强,如财务系统数据、信息管理系统数据、医疗系统数据等。处理此类结构化数据,只需事先分析好数据的意义以及数据间的相关属性,构造表格结构来表示数据的属性,且以表格的形式保存在数据库中,数据格式统一,方便以后的处理、查询。第二类是非结构化的数据,与结构化数据相反,没有关联和因果关系,没有统一的结构属性,难以用表结构来表示,在记录数据数值的同时还需要存储数据的结构,增加了数据存储、处理的难度。如图片、视频、音频等。第三类是半结构化数据,数据间的因果关系弱,如 HTML 文档、邮件、网页等。有统计显示,目前结构化数据占据整个互联网数据量的 75% 以上,而产生价值的数据,往往是那些非结构化数据。

（三）velocity

数据的第三个特征是数据的快速高效性,数据的增长速度和处理速度是数据高速性的重要体现。与以往的报纸、书信等传统数据载体生产传播不同,在数据时代,数据的交换和传播主要通过互联网和云计算等实现,生产和传播数据的速度非常迅速。

另外,数据的快速处理,是大数据区别于传统海量数据处理的重要特性之一。随着各种传感器和互联网络等信息获取、传播技术的飞速发展普及,数据的产生、发布越来越容易,产生数据的途径增多,个人甚至成为数据产生的主体之一,数据呈爆炸式的增长,新数据不断涌现,快速增长的数据量要求数据处理的速度也要相应提升,才能使得大量的数据得到有效利用,否则不断激增的数据不但不能为解决问题带来优势,反而成了快速解决问题的负担。同时,数据不是静止不动的,而是在互联网络中不断流动,且通常此类数据的价值是随着时间的推移而迅速降低,如果数据尚未得到有效处理,就失去了价值,大量的数据就没有意义。

（四）value

大数据的第四个特征,数据的低价值密度,这也是数据的核心特征——数据价值密度的高低和数据总量的大小成反比,即数据价值密度越高数据总量越小。任何有价值信息的提取依托的是海量的基础数据,如何快速高效地从海量的大数据中提取有价值的数据,是目前大数据背景下面临的重大挑战之一。

数据价值密度低是大数据关注的非结构化数据的重要属性。传统的结构化数据,依据特定的应用,对事物进行了相应的抽象,每一条数据都包含该应用需要考虑的信息。而大数据为了获取事物的全部细节,不对事物进行抽象、归纳等处理,直接采用原始数据,保留了数据的原貌,且通常不对数据进行采样,直接采用全体数据。由于减少了采样和抽象,呈现所有数据和全部细节信息,可以分析更多的信息,同时也引入了大量没有意义的信息。但是大数据的数据密度低是指相对于特定的应用,有效的信息相对于数据整体是偏少的,信息有效与否也是相对的,对于某些应用无效的信息对于另外一些应用则成为最关键的信息;数据的价值也是相对的,有时一条微不足道的细节数据可能造成巨大的影响。因此,大数据的潜在价值毋庸置疑,通过不断分析和处理不相关的各种数据,从中挖掘出新的知识和规律,最终运用于各行业领域,进而创造出相应的价值。

三、大数据的发展与应用历史

21 世纪以来,随着互联网的兴起和网络技术的飞速发展,特别是互联网和物联网技术、信息传播技术以及社交网络等技术的突飞猛进,越来越多的人能够接入和使用网络,各领域所产生的数据都呈现出爆炸式增长。交通运输业、服务业、医疗行业等各领域积累的数据已经达到 PB 级别,实现几何级增长。例如,Twitter 每天发布超过 2 亿条信息,数据总量高达 7TB;百度目前的网页数据日处理量以 PB 为单位,数据总量达到 EB 级别;淘宝即将突破 4 亿注册用户,累计的交易量高达 100PB。

2011 年,国际数据公司(IDC)对全球大数据储量规模进行了详细调查。调查结果显示,2013 年全球大数据储量为 4.3ZB(相当于 47.24 亿个 1TB 容量的移动硬盘),2014 年和 2015 年全球大数据储量分别为 6.6ZB 和 8.6ZB。近几年全球大数据储量的增速每年都保持在 40%,2016 年甚至达到了 87.21% 的增长率。2016 年和 2017 年全球大数据储量分别为 16.1ZB 和 21.6ZB。2018 年全球大数据储量达到 33.0ZB,2019 年全球大数据储量达到 41ZB。

在全球数据爆炸式增长的背景下,大数据这一概念逐渐形成,这是信息技术发展的必然产物,更是信息化进程的新阶段,其发展推动了数字经济的形成与繁荣。信息化已经历了两次高速发展的浪潮,第一次始于 20 世纪 80 年代,是以个人计算机普及和应用为主要特征的数字化时代,第二次始于 20 世纪 90 年代中期,是以互联网大规模商业应用为主要特征的网络化时代。当前,我们正在进入以数据的深度挖掘和融合应用为主要特征的大数据时代。大数据时代的到来标志着一场深刻的革命,数据正以生产资料要素的形式参与生产之中,它取之不尽用之不竭,并在不断循环中交互作用,创造出难以估量的价值,这就是信息化发展的"第三次浪潮"。回顾大数据的发展历程,总体上可以划分为以下四个阶段:大数据萌芽期、成长期、爆发期和大规模应用期。

萌芽期(1980—2008 年):大数据术语被提出,相关技术概念得到一定程度的传播,但没有得到实质性发展。同一时期,随着数据挖掘理论和数据库技术的逐步成熟,一批商业智能工具和知识管理技术开始被应用,数据库计算机正是在这样的背景下产生。1980 年,未来学家托夫勒在其所著的《第三次浪潮》一书中,首次提出"大数据"一词,将大数据称赞为"第三次浪潮的华彩乐章"。1986 年美国天睿资讯公司组装了第一个存储容量达到 1TB 规模的并行数据库系统,这也意味着数据的规模从 GB 级别到 TB 级别的突破。

成长期(2009—2012 年):大数据市场迅速成长,互联网数据呈爆发式增长,随着 Web 技术的迅猛发展,半结构化和非结构化网页数据的规模达到惊人的 PB 级别。为了应对 Web 规模的数据存储挑战,Google 在数据库技术的基础上,研发了谷歌文件系统,可以对大量数据进行访问,给大量的用户提供总体性能较高的服务,开启了现代大数据新的系统革命。

爆发期(2013—2015 年):大数据迎来了发展的高潮,无论是技术还是数据规模都出现了飞跃式突破,包括我国在内的世界各个国家纷纷布局大数据战略,以百度、阿里、腾讯为代表的国内互联网公司各显身手,均推出创新性的大数据应用。

大规模应用期(2016年—):大数据应用渗透到各行各业成为重要的生产因素,大数据价值不断凸显,数据驱动决策和社会智能化程度大幅提高,大数据产业迎来快速发展和大规模应用实施。2019年5月,《2018年全球大数据发展分析报告》显示,中国大数据产业发展和技术创新能力有了显著提升。这一时期学术界在大数据技术与应用方面的研究创新也不断取得突破,截至2020年,全球以"big data"为关键词的论文发表量达到64 739篇,全球共申请大数据领域的相关专利136 694项。

大数据技术能够挖掘出隐藏于海量数据中的信息,为人们的日常活动提供依据。未来几年有迫切部署大数据的需求,并且已经从一开始的基础设施建设,逐渐发展为对大数据分析和整体大数据解决方案的需求。大数据将重点应用于以下几大领域:商业智能、政府决策、公共服务、医疗保健等。大数据在公共卫生领域中的应用更是得到了人们的关注,突出体现在以传染病监测数据为基础,运用不同数据处理技术,建立敏感、特异的传染病监测预警体系。

第二节　大数据技术

大数据的出现颠覆了传统数据处理的一系列技术,如大数据获取方式的改变导致数据规模迅速膨胀,相对于传统的数据库系统,其索引、查询以及存储都面临着严峻的考验,而且如何快速完成大数据的分析也是传统数据分析方法无法解决的。为此,针对规模大、速度快、数据多样、价值密度低的大数据,本节将大数据处理技术体系主要涉及的技术总结如下。

一、采集技术

采集是指从传感器和智能设备、在线系统、离线系统、社交网络和互联网平台等获取数据的过程。就是对数据进行ETL操作,通过对数据进行提取、转换、加载,最终挖掘数据的潜在价值。ETL,是英文extract-transform-load的缩写,指数据从数据来源端经过抽取(extract)、转换(transform)、加载(load)到目的端,然后进行处理分析的过程。用户从数据源抽取所需的数据,经过数据清洗,最终按照预先定义好的数据模型,将数据加载到数据仓库中去,最后对数据仓库中的数据进行数据分析和处理。数据采集位于数据分析的关键一环,它通过传感器数据、社交网络数据、移动互联网数据等方式获得各种类型的结构化、半结构化及非结构化的海量数据。其中,结构化数据可用二维表结构来逻辑表达实现,一般采用数据记录存储,而非结构化数据一般采用文件系统存储。

由于采集的数据种类错综复杂,对于不同种类的数据,进行数据分析,必须通过提取技术。将复杂格式的数据进行数据提取,从数据原始格式中提取(extract)出需要的数据。对于提取后的数据,必须进行数据清洗,对不正确的数据进行过滤、剔除。针对不同的应用场景,对数据进行分析的工具或系统不同,还需要对数据进行数据转换(transform)操作,将数据转换成不同的数据格式,最终按照预先定义好的数据仓库模型,将数据加载(load)到数据仓库中去。

在现实生活中,产生的数据种类很多,并且不同种类的数据产生的方式不同,获取不同领域数据所对应的数据采集方法以及工具也不同。大数据采集系统,主要分为以下四类。

(一)系统日志采集系统

系统日志采集系统是收集日志数据提供离线和在线的实时分析使用。高可用性、高可靠性、可扩展性是日志采集系统所具有的基本特征。系统日志采集工具均采用分布式架构,能够满足每秒数百 MB 的日志数据采集和传输需求。在互联网领域中,用于日志采集的大数据获取工具,Hadoop 的 Chukwa、Cloudera 的 Flume、Facebook 的 Scribe 等 Apache Flume 是一个分布式、可靠的、高可用的数据采集、聚合系统,将海量的日志数据从不同的数据源移动到一个中央存储系统中,它具有基于流式数据的简单灵活架构。其可靠性机制和许多故障转移和恢复机制,使 Flume 具有强大的容错能力。Scribe 是 Facebook 开源的日志采集系统,能够从各种日志源上收集日志,存储到一个中央存储系统(可以是 NFS、分布式文件系统等)上,以便于进行集中统计分析处理。

(二)网络数据采集系统

通过网络爬虫和一些网站平台提供的公共 API(应用程序编程接口)等方式从网站上获取数据。这样就可以将非结构化数据和半结构化数据的网页数据从网页中提取出来,并将其提取、清洗、转换成结构化的数据,存储为统一的本地文件数据。它支持图片、音频、视频等文件的采集,且附件与正文可自动关联。对于网络流量的采集则可使用 DPI 或 DFI 等带宽管理技术进行处理;网络爬虫会从一个或若干初始网页的 URL 开始,获得各个网页上的内容,并且在抓取网页的过程中,不断从当前页面抽取新的 URL 放入队列,直到满足设置的停止条件为止。目前常用的网页爬虫系统有 Apache Nutch、Crawler4j、Scrapy 等框架。Apache Nutch 是一个高度可扩展和可伸缩性的分布式爬虫框架。Apache 通过分布式抓取网页数据,并且由 Hadoop 支持,通过提交 MapReduce 任务来抓取网页数据,可以将网页数据存储在 HDFS 分布式文件系统中。Nutch 可以进行分布式多任务爬取数据,存储和索引。由于多个机器并行做爬取任务,Nutch 充分利用机器的计算资源和存储能力,大大提高系统爬取数据能力。Crawler4j、Scrapy 都是一个爬虫框架,为开发人员提供便利的爬虫 API 接口。

(三)数据库采集系统

数据库采集,通常在采集端部署大量数据库,并对如何在这些数据库之间进行负载均衡和分片进行深入思考和设计。传统企业会使用传统的关系型数据库 MySQL 和 Oracle 等来存储数据。随着大数据时代的到来,Redis、MongoDB 和 HBase 等 NoSQL 数据库也常用于数据的采集。企业通过在采集端部署大量数据库,把每时每刻产生的业务数据,以数据库记录形式被直接写入数据库中,并在这些数据库之间进行负载均衡和分片,以完成大数据采集工作,最后由特定的处理分析系统进行系统分析。

(四)感知设备数据采集

感知设备数据采集是指通过传感器、摄像头和其他智能终端自动采集信号、图片或录像来获取数据。在物联网领域中,用于数据感知的 MEMS 传感器、光纤传感器、无线传感器等,大数据智能感知系统需要实现对结构化、半结构化、非结构化的海量数据的智能化识别、定位、跟踪、接入、传输、信号转换、监控、初步处理和管理等。其关键技术包括针对大数据源的智能识别、感知、适配、传输、接入等。

二、存储与管理技术

大数据存储与管理技术是大数据系统的基础,只有做好数据的存储与管理,才能进行后续的高效处理与分析。

(一)分布式文件系统

分布式文件系统(distributed file system,DFS)的整体架构是一种通过网络实现文件在多台主机上进行分布式存储的文件系统。

谷歌开发了分布式文件系统(Google file system,GFS),通过网络实现文件在多台机器上的分布式存储,较好地满足了大规模数据存储的需求。

Hadoop 分布式文件系统 HDFS 是针对 GFS 的开源实现,是 Hadoop 体系中数据存储管理的基础。它是一个高度容错的系统,能检测和应对硬件故障,可在低成本的通用硬件上运行。通过流式数据访问,可为带有大型数据集的应用程序提供高效的海量数据存储服务,提供了在廉价服务器集群中进行大规模分布式文件存储的能力。

(二)分布式数据库系统

分布式数据库是多个互连的数据库,通常位于多个服务器上,彼此通信以实现共同目标。具体说,分布式数据库是分布在计算机网络上的多个相关数据库的集合,通过分布式数据库管理系统(distributed database management system,DDBMS)进行管理,并且具有体系结构灵活、可靠性高、可用性好、可扩展性好、响应速度快等优点,为数据库管理系统提供了分布式计算的优势。

轻型数据库对应于大数据获取环节,当数据量在轻型数据库存储能力范围内,且仅为响应用户简单的查询或处理请求的情况下可将数据存储至轻型数据库内。大数据存储的轻型数据库包括关系型数据库 SQL、非关系型数据库 NoSQL 以及新型数据库 NewSQL,通过轻型数据库可响应简单的大数据查询以及处理需求。关系型数据库 SQL 把所有的数据都通过行和列的形式表示出来,具有非常好的通用性和非常高的性能,但 SQL 并不适宜于以下情况:大量数据的查询、简单查询需要快速返回结果、非结构化数据的应用等,所以用于大数据存储的关系型数据库需要进行不同的改进才能满足大数据的存储及查询要求。

1. 非关系型数据库 NoSQL

(1)含义:NoSQL(not only structured query language),泛指非关系型的数据库。随着互联网网页网站的兴起,传统的关系数据库在处理网页网站,特别是超大规模和高并发的 SNS 社交网络服务(social networking service)类型,纯动态网站已经显得力不从心,出现了很多难以克服的问题,而非关系型的数据库则由于其本身的特点得到了非常迅速的发展。

(2)特征:NoSQL 数据库的产生就是为了解决大规模数据集合多重数据种类带来的挑战,普遍存在以下特征。

1)易扩展:NoSQL 数据库种类繁多,但共同的特点都是去掉关系数据库的关系型特性。对数据拥有很高的吞吐量,拥有高水平的扩展能力。

2）大数据量,高性能:NoSQL 数据库都具有非常高的读写性能,尤其在大数据量下,同样表现优秀。这得益于它的无关系性,数据库的结构简单。

3）灵活的数据模型:NoSQL 无须事先为要存储的数据建立字段,随时可以存储自定义的数据格式。而在关系数据库里,增删字段是一件非常麻烦的事情。

4）高可用:NoSQL 在不太影响性能的情况,就可以方便地实现高可用的架构。同时,能用于低端硬件集群,可以减少开销昂贵的对象关系映射。

（3）分类

1）键值（key-value）存储数据库:这一类数据库主要会使用到一个散列表,该表中有一个特定的键和一个指针指向特定的数据。Key-value 对于 IT 系统来说,其优势在于简单、易部署。但如果数据库管理员（DBA）只对部分值进行查询或更新时,key-value 就显得效率低下了。

2）列存储数据库:这一类数据库通常是用来应对分布式存储的海量数据,键仍然存在,但特点是指向了多个列。这些列是由列家族来安排的。

3）文档型数据库:文档型数据库同第一种键值存储相类似。该类型的数据模型是版本化的文档,半结构化的文档以特定的格式存储。文档型数据库可以看作是键值存储数据库的升级版,允许之间嵌套键值,在处理网页等复杂数据时,文档型数据库比传统键值存储数据库的查询效率更高。

4）图形（graph）数据库:图形结构的数据库同其他行列以及刚性结构的 SQL 数据库不同,它使用灵活的图形模型,并且能够扩展到多个服务器上。NoSQL 数据库没有标准的查询语言（SQL）,因此进行数据库查询需要制定数据模型。许多 NoSQL 数据库都有 REST 式的数据接口或查询 API。

2. 新型数据库 NewSQL

（1）定义:NewSQL 是对各种新的可扩展或高性能数据库的简称,这类数据库不仅具有 NoSQL 对海量数据的存储管理能力,还保持了传统数据库支持 ACID 和 SQL 等特性,是一类新式的关系型数据库管理系统。

（2）分类:NewSQL 系统虽然内部结构变化很大,但有两个显著的共同特点。

1）都支持关系数据模型。

2）都使用 SQL 作为其主要接口。

目前 NewSQL 系统大致分三类:第一类 NewSQL 系统是全新的数据库平台,均采取了不同的设计方法,大概分两类:①数据库工作在一个分布式集群的节点上,其中每个节点拥有一个数据子集。SQL 查询被分成查询片段发送给自己所在的数据节点上执行。这些数据库可以通过添加额外的节点来线性扩展。现有的此类数据库有:Google Spanner、VoltDB、Clustrix、NuoDB。②数据库系统通常有一个单一的主节点数据源。它们有一组节点用来做事务处理,这些节点接到特定的 SQL 查询后,会把所需的所有数据从主节点上取回来后执行 SQL 查询,再返回结果。第二类是高度优化的 SQL 存储引擎。这些系统提供了 MySQL 相同的编程接口,但扩展性比内置的引擎 InnoDB 更好,这类数据库系统有:TokuDB、MemSQL。

（三）云存储和云数据库

1. 云存储 云存储是一种网上在线存储（cloud storage）模式，即把数据存放在通常由第三方托管的多台虚拟服务器，而非专属的服务器上。托管（hosting）公司运营大型的数据中心，需要数据存储托管者，通过向其购买或租赁存储空间的方式，来满足数据存储的需求。数据中心营运商根据客户的需求，在后端准备存储虚拟化的资源，并将其以存储资源池（storage pool）的方式提供，客户便可自行使用此存储资源池来存放文件或对象。实际上，这些资源可能被分布在众多的服务器主机上。

云存储是在云计算（提供计算能力）概念上延伸和衍生发展出来的一个新概念。云存储并非存储数据库的设备，而是一种服务，把数据存储和访问作为一种服务，通过网络提供给用户。

2. 云数据库 云数据库是在云计算的大背景下发展起来的一种新兴的共享基础架构的方法，所有数据库功能都是在云端提供，客户端可以通过网络远程使用云数据库提供的服务。

云数据库极大地增强了数据库的存储能力，是部署在云计算环境中的虚拟化数据库，避免了人员、硬件、软件的重复配置，同时虚化了很多后端的功能。可以实现按需付费、按需扩展、轻松部署、高可用性、低成本以及存储整合等优势。根据数据库类型一般分为关系型数据库和非关系型数据库。

三、处理与查询技术

在存储了大规模的数据之后，就需要对数据进行处理，大数据处理技术主要是分布式计算，其处理的基本流程如图 7-1 所示。

（一）大数据处理模式

大数据的应用类型有很多，主要处理模式可分为流处理和批处理两种。批处理是先存储后处理，而流处理则是直接处理。

1. 流处理 流处理的基本理念是数据的价值会随着时间的流逝而不断减少，因此尽可能快地对最新的数据进行分析并给出结果是所有流数据处理模式的共同目标。需要采用流数据处理的大数据应用场景主要有网页点击数的实时统计、传感器网络、金融中的高频交易等。流处理的处理模式将数据视为流，源源不断的数据组成了数据流。当新的数据到来时就立刻处理并返回所需的结果。数据的实时处理是一个很有挑战性的工作，数据流本身具有持续达到、速度快且规模巨大等特点，因此通常不会对所有数据进行永久化存储，而且数据环境处于不断变化之中，系统很难准确掌握整个数据的全貌。由于响应时间的要求，流处理的过程基本在内存中完成，其处理方式更多地依赖于在内存中设计巧妙的概要数据结构，内存容量是限制流处理模型的一个主要瓶颈。以 PCM（相变存储器）为代表的储存级内存设备的出现或许可以使内存未来不再是流处理模型的制约。数据流的理论及技术研究已有十几年的历史，目前仍是研究热点。与此同时，很多实际系统也已开发和得到广泛的应用，比较有代表性的开源系统，如 Twitter 的 Storm、Yahoo 的 S4 等。

2. 批处理 Google 公司在 2004 年提出的 MapReduce 编程模型是最具代表性的批处理模式。一个完整的 MapReduce 过程：MapReduce 模型首先将用户的原始数据源进行分块，

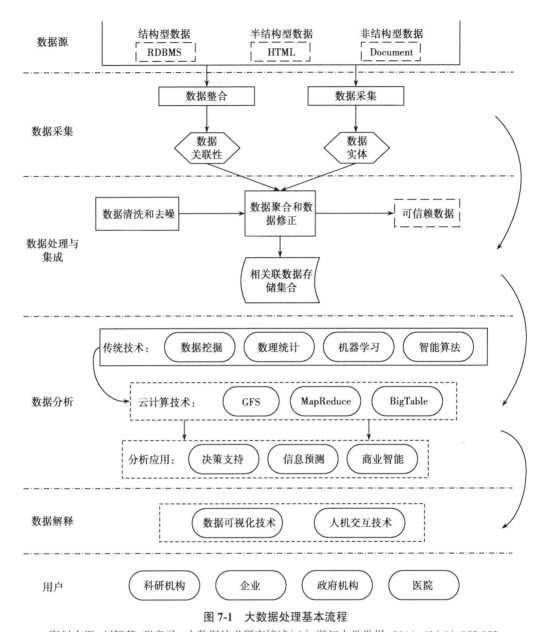

图 7-1   大数据处理基本流程

资料来源:刘智慧,张泉灵.大数据技术研究综述[J].浙江大学学报,2014,48(6):957-972.

然后分别交给不同的 Map 任务区处理,Map 任务从输入中解析出键/值(key/value)对集合,然后对这些集合执行用户自行定义的 Map 函数得到中间结果,并将该结果写入本地硬盘。Reduce 任务从硬盘上读取数据之后会根据 key 值进行排序,将具有相同值的组织在一起,最后用户自定义的 Reduce 函数会作用于这些排好序的结果并输出最终结果。从 MapReduce 的处理过程可以看出,MapReduce 的核心设计思想在于:

(1)将问题分而治之。

(2)把计算推到数据而不是把数据推到计算,有效地避免数据传输过程中产生的大量通信开销。MapReduce 模型简单,且现实中很多问题都可使用 MapReduce 模型来表示,因此该模型公开后立刻受到极大的关注,并在生物信息学、文本挖掘等领域得到广泛应用。

　　无论是流处理还是批处理,都是大数据处理的可行思路。大数据的应用类型很多,由于大数据所属领域不同,其查询及处理需求的分类不同。因此在实际的大数据处理中,常常并不是简单地只使用其中的某一种,而是将二者结合起来。互联网是大数据最重要的来源之一,很多互联网公司根据处理时间的要求将自己的业务划分为在线、近线和离线,这是按处理所耗时间来划分的。其中在线的处理时间一般在秒级甚至毫秒级,因此通常采用前面所说的流处理。离线的处理时间可以以天为基本单位,基本采用批处理方式。近线的处理时间一般在分钟级或小时级,对其处理模型并没有特别的要求,可以根据需求灵活选择,但在实际中多采用批处理模式。按照处理需求划分,大数据的处理需求可面向海量数据的分布式处理、非结构化数据处理以及实时数据处理。按照上述划分方式,总结其核心技术如表 7-1 所示。

表 7-1　大数据处理常用核心技术

划分标准	处理模式	内涵	核心技术
按照处理时间	在线	处理时间在秒级甚至毫秒级	流式处理技术
	近线	处理时间在分钟或小时级	批量数据处理
	离线	处理时间以天为基本单位	批量数据处理
按照处理需求	海量数据分布处理	批处理	Hadoop 生态系统
	非结构化数据处理	特殊数据处理	文本处理、多媒体处理、图处理技术
	实时数据处理	流处理	流式处理技术

资料来源:彭宇,庞景月,刘大同,等.大数据:内涵、技术体系与展望[J].电子测量与仪器学报,2015,29(04):469-482.

(二)索引与查询技术

　　数据查询是数据库最重要的应用之一,而索引则是解决数据查询问题的有效方案。就 Google 自身而言,索引的构建是提供搜索服务的关键部分。Google 最早的索引系统是利用 MapReduce 来更新的。根据更新频率进行层次划分,不同的层次对应不同的更新频率。每次需要批量更新索引,即使有些数据并未改变也需要处理掉。这种索引更新方式效率较低。随后 Google 提出了 Percolator,这是一种增量式的索引更新器,每次更新不需要替换所有的索引数据,效率大大提高。关系数据库也是利用对数据构建索引的方式较好地解决了数据查询问题。不同的索引方案使得关系数据库可以满足不同场景的要求。索引的建立以及更新都会耗费较多的时间,在面对传统数据库的小数据量时,这些时间和所带来的查询便利性相比是可以接受的,但这些复杂的索引方案基本无法直接应用到大数据之上。

四、分析与挖掘技术

　　大数据价值链最重要的阶段就是数据分析和处理,其目标是提取数据中隐藏的数据,提供有意义的建议以及辅助决策制定。本部分首先讨论数据分析目标和分类,然后介绍数据分析中起重要作用的几种常用方法。

（一）数据分析目标和分类

要挖掘大数据的大价值必然要对大数据进行内容上的分析与计算。数据分析处理来自对某一兴趣现象的观察、测量或实验的信息。数据分析目的是从和主题相关的数据中提取尽可能多的信息。主要目标包括：推测或解释数据并确定如何使用数据；检查数据是否合法；为决策制定提供合理建议；诊断或推断错误原因；预测未来将要发生的事情。

由于统计数据的多样性，数据分析的方法大不相同。可以将数据根据下述标准分为几类：根据观察和测量得到的定性或定量数据，根据参数数量得到的一元或多元数据。此外，有些工作对领域相关的算法进行了总结。Blackett 等根据数据分析深度将数据分析分为三个层次：描述性（descriptive）分析、预测性分析和规则性（prescriptive）分析。

1. 描述性分析　基于历史数据描述发生了什么。例如，利用回归技术从数据集中发现简单的趋势，可视化技术用于更有意义地表示数据，数据建模则以更有效的方式收集、存储和删减数据。描述性分析通常应用在商业智能和可见性系统。

2. 预测性分析　用于预测未来的概率和趋势。例如，预测性模型使用线性和对数回归等统计技术发现数据趋势，预测未来的输出结果，并使用数据挖掘技术提取数据模式（pattern）给出预见。

3. 规则性分析　解决决策制定和提高分析效率。例如，仿真用于分析复杂系统以了解系统行为并发现问题，而优化技术则在给定约束条件下给出最优解决方案。

（二）常用分析方法

1. 数据可视化　与信息绘图学和信息可视化相关。数据可视化的目标是以图形方式清晰有效地展示信息。一般来说，图表和地图可以帮助人们快速理解信息。但是，当数据量增大到大数据的级别，传统的电子表格等技术已无法处理海量数据。大数据的可视化已成为一个活跃的研究领域，因为它能够辅助算法设计和软件开发。Tabusvis 是一个轻型的可视化系统，提供对多维数据的灵活、可定制的数据可视化。

2. 统计分析　基于统计理论，是应用数学的一个分支。在统计理论中，随机性和不确定性由概率理论建模。统计分析技术可分为描述性统计和推断性统计。描述性统计对数据集进行摘要或描述，而推断性统计则能够对过程进行推断。更多的多元统计分析包括回归、因子分析、聚类和判别分析等。

3. 数据挖掘　是从大量的、不完全的、有噪声的、模糊的、随机的实际应用数据中，提取隐含在其中的、人们事先不知道的、但又潜在有用的信息和知识的过程。许多数据挖掘算法已经在人工智能、机器学习、模式识别、统计和数据库领域得到了应用。2006 年 ICDM 国际会议上总结了影响力最高的 10 种数据挖掘算法，包括 C4.5（决策树算法）、k-means（k 均值聚类算法）、SVM（支持向量机）、Apriori（频繁项集算法）、EM（最大期望算法）、PageRank、AdaBoost、kNN（近邻算法）、朴素贝叶斯和 CART，覆盖了分类、聚类、回归和统计学习等方向。此外，一些其他先进技术如神经网络和基因算法也被用于不同应用的数据挖掘。有时候，几乎可以认为很多方法间的界线逐渐淡化，例如数据挖掘、机器学习、模式识别、甚至视觉信息处理、媒体信息处理等。深度学习（deep learning, DL）技术是机器学习技术的一个子集,旨在通过级联的多层人工神经网络架构以及受大脑结构和功能启发的算法,让机器能够像人一样具有分析和学习能力,能针对文字、图像、声音等多类型数据,完成目标识别、逻辑推理、内容生成等感知与认知层面的复杂任务。近年来,随着场景的丰富、技术的更新、数据的激活,深度学习的空前普及和应用已经将人工智能带入了全新的发展阶段,凭借其强大的特征表示和学习能力,深度学习已经成为军事智能化转型过程中的重要推动力。

(三)大数据分析分类

以下从数据生命周期的角度,从数据源、数据特性等方面总结比较了主要的数据分析方法,包括结构化数据分析、文本分析、图像数据挖掘、Web 数据分析、多媒体数据分析、社交网络数据分析和移动数据分析。

1. 结构化数据分析　在科学研究和商业领域等产生了大量的结构化数据。结构化数据也称作行数据,是由二维表结构来逻辑表达和实现的数据,严格遵循数据格式与长度规范,主要通过关系型数据库进行存储和管理,因此可以利用成熟的关系数据库管理系统(relational database management system, RDBMS)、数据仓库和联机分析处理(online analytical processin, OLAP)等技术管理,采用前面介绍的数据挖掘和统计分析技术开展进一步分析。近年来,深度学习逐渐成为一个主流的研究热点。许多当前的机器学习算法依赖于用户设计的数据表达和输入特征,这对不同的应用来说是一个复杂的任务。而深度学习则集成了表达学习(representation learning),学习多个级别的复杂性或抽象表达。此外,许多算法已成功用于一些最近的应用,结合到典型场景中,例如,企业 ERP、财务系统,医疗 HIS 数据库,教育一卡通,政府行政审批以及其他核心数据库等。

2. 文本分析　文本数据是信息储存的最常见形式,包括电子邮件、文档、网页和社交媒体内容,因此文本分析比结构化数据具有更高的挖掘潜力。文本分析又称文本挖掘,是指从无结构的文本中提取有用信息或知识的过程。文本挖掘是一个跨学科的领域,涉及信息检索、机器学习、统计、计算语言和数据挖掘。大部分的文本挖掘系统建立在文本表达和自然语言处理(NLP)基础上。

文档表示和查询处理是开发矢量空间模型、布尔检索模型和概率检索模型的基础,这些模型又是搜索引擎的基础。NLP 技术能够增加文本的可用信息,允许计算机分析、理解甚至产生文本。词汇识别、语义释疑、词性标注和概率上下文无关文法(probabilistic context-free grammars)等是常用的方法。基于这些方法提出了一些文本分析技术,如信息提取、主题建模、摘要、分类、聚类、问答系统和观点挖掘。

信息提取技术是指从文本中自动提取具有特定类型的结构化数据。命名实体识别(named-entity recognition, NER)是信息提取的子任务,其目标是从文本中识别实体并将其归类到人、地点和组织等类别中。NER 最近被应用于一些新的分析应用和生物医学中。

主题模型建立在文档包含多个主题的情况。主题是一个基于概率分布的词语,主题模型对文档而言是一个通用的模型,许多主题模型被用于分析文档内容和词语含义。文献引入一个新的主题模型,即主题超图,用于描述长文档的主体结构。文本摘要技术从单个或多个输入的文本文档中产生一个缩减的摘要,分为提取式(extractive)摘要和概括式(abstractive)摘要。提取式摘要从原始文档中选择重要的语句或段落并将它们连接在一起,而概括式摘要则需理解原文并基于语言学方法以较少的语句复述。

文本分类技术用于识别文档主题,并将之归类到预先定义的主题或主题集合中,基于图表示和图挖掘的文本分类在近年来得到了关注。文本聚类技术用于将类似的文档聚合,和文本分类不同的是,文本聚类不是根据预先定义的主题将文档归类。文本聚类中,文档可以表现出多个子主题。一些数据挖掘中的聚类技术可用于计算文档的相似度。有研究证实了结构化的关系信息能够用于增加维基百科的聚类效率。

问答系统主要设计用于如何为给定问题找到最佳答案,涉及问题分析、源检索、答案提取和答案表示等技术。问答系统可以用在教育、网站、健康和答辩等场合。观点挖掘类似于情感分析,是指提取、分类、理解和评估在新闻、评论和其他用户自主创造内容中观点的计算技术,能够为了解公众或客户对社会事件、政治动向、公司策略、市场营销活动和产品偏好看法提供机会。

3. 图像数据挖掘   图像数据挖掘是一种利用计算机科学技术对图像数据进行分析和挖掘的方法,主要包括图像处理、图像分析、图像识别等。图像数据挖掘的主要目标是从大量图像数据中发现有价值的信息和知识,以解决实际问题。图像数据挖掘的核心技术是特征提取与识别,即从图像数据中提取出有意义的特征,并根据这些特征进行图像的分类和识别。

特征提取的主要目标是从图像数据中提取出有意义的特征,以便于图像的分类和识别,常见的特征提取算法如下。

(1)边缘检测:通过计算图像的梯度或者拉普拉斯操作符来检测图像的边缘。

(2)颜色特征:通过计算图像的颜色统计信息来提取颜色特征。

(3)纹理特征:通过计算图像的纹理统计信息来提取纹理特征。

(4)形状特征:通过计算图像的形状统计信息来提取形状特征。具体操作步骤如下。

1)预处理:对图像数据进行预处理,包括缩放、旋转、平移等操作,以便于后续的特征提取。

2)特征提取:根据不同的特征提取算法,对图像数据进行特征提取。

3)特征识别:特征提取后的图像数据进行归一化处理,以便于后续的特征识别。特征识别的主要目标是根据提取出的特征,将图像分类到不同的类别,或识别出特定的目标。常见的特征识别算法有:①基于距离的方法:通过计算特征向量之间的距离,将图像分类到不同的类别;②基于决策树的方法:通过构建决策树,将图像分类到不同的类别;③基于支持向量机的方法:通过构建支持向量机模型,将图像分类到不同的类别;④基于深度学习的方法:通过使用卷积神经网络等深度学习模型,将图像分类到不同的类别。具体操作步骤为:训练模型:根据不同的特征识别算法,训练模型,并将训练数据保存为模型文件;测试模型:将测试数据加载到模型中,并根据模型文件进行特征识别;结果分析:分析特征识别的结果,并进行结果优化。

图像数据挖掘在现实生活中有广泛的应用,如人脸识别、车牌识别、图像分类、目标检测等。随着计算机视觉等技术的发展,图像数据挖掘技术也不断发展和进步,为现实生活和企业发展提供了强大支持。随着深度学习在医学领域的发展,卷积神经网络(convolutional neural networks，CNN）如 ResNet-34 等模型已经被广泛应用于医学图像分析、疾病诊断、医学影像处理等任务中。这些模型具有强大的特征提取和分类能力，可以帮助医生更准确地识别疾病特征，提高诊断的精确性。

4. Web 数据分析　过去十几年间网页数据爆炸式的增长，使得网页数据分析也成为活跃的领域。Web 数据分析的目标是从 Web 文档和服务中自动检索、提取和评估信息以发现知识，涉及数据库、信息检索、NLP 和文本挖掘，可分为 Web 内容挖掘、Web 结构挖掘和 Web 用法挖掘（web usage mining）。

Web 内容挖掘是从网站内容中获取有用的信息或知识。Web 内容包含文本、图像、音频、视频、符号、元数据和超链接等不同类型的数据。由于大部分 Web 数据是无结构的文本数据，因此许多研究都关注文本和超文本的数据挖掘。如前所述，文本挖掘已经比较成熟，而超文本的挖掘需要分析包含超链接的半结构化 HTML 网页。有监督学习（supervised learning）或分类在超文本分析中起到重要作用，例如电子邮件管理、新闻组管理和维护 Web 目录等。Web 内容挖掘通常采用两种方法：信息检索和数据库。信息检索方法主要辅助用户发现信息或完成信息的过滤；数据库方法则是在 Web 上对数据建模并将其集成，这样能处理比基于关键词搜索更为复杂的查询。

Web 结构挖掘是指发现基于 Web 链接结构的模型。链接结构表示站点内或站点之间链接的关系图，模型反映了不同站点之间的相似度和关系，并能用于对网站分类。PageRank 和 Focused Crawling 利用此模型发现网页。Focused Crawling 的目的是根据预先定义的主题有选择地寻找相关网站，它并不收集或索引所有可访问的 Web 文档，而是通过分析 crawler 的爬行边界，发现和爬行最相关的一些链接，避免 Web 中不相关的区域，从而节约硬件和网络资源。Web 用法挖掘则是对 Web 会话或行为产生的次要数据进行分析。与 Web 内容挖掘和结构挖掘不同的是，Web 用法挖掘不是对 Web 上的真实数据进行分析。Web 用法数据包括 Web 服务器的访问日志，代理服务器日志，浏览器日志，用户信息、注册数据，用户会话或事务，cookies，用户查询、书签数据，鼠标点击及滚动数据，以及用户与 Web 交互所产生的其他数据。随着 Web 服务和 Web2.0 系统的日益成熟和普及，Web 用法数据将更加多样化。Web 用法挖掘在个性化空间、电子商务、Web 隐私和安全等方面将起到重要作用。

5. 多媒体数据分析　多媒体数据分析是指从多媒体数据中提取有趣的知识，理解多媒体数据中包含的语义信息。由于多媒体数据在很多领域比文本数据或简单的结构化数据包含更丰富的信息，提取信息需要解决多媒体数据中的语义分歧。多媒体分析研究覆盖范围较广，包括多媒体摘要、多媒体标注、多媒体索引和检索、多媒体推荐和多媒体事件检测。音频摘要可以简单地从原始数据中提取突出的词语或语句，合成新的数据表达；视频摘要则将视频中最重要或最具代表性的序列进行动态或静态合成。静态视频摘要使用连续的一系列关键帧或上下文敏感的关键帧表示原视频，这些方法比较简单，并已被用于 Yahoo 和 Google，但回放体验较差。动态视频摘要技术则使用一系列的视频片段表示原始视频，并利用底层视频特征进行平滑以使最终的摘要显得更自然。

多媒体标注是指给图像和视频分配一些标签，可以在语法或语义级别上描述它们的内容。在标签的帮助下，很容易实现多媒体内容的管理、摘要和检索。由于人工标注非常耗时并且工作量大,没有人工干预的自动多媒体标注得到了极大关注。多媒体自动标注的主要困难是语义分歧,即底层特征和标注之间的差异。尽管取得了一些重要进展,但目前的自动标注方法性能并不能令人满意。一些研究开始同时利用人和计算机对多媒体进行标注。多媒体索引和检索处理多媒体信息的描述、存储和组织,并帮助人们快速方便地发现多媒体资源。

一个通用的视频检索框架包括 4 个步骤:结构分析,特征提取,数据挖掘、分类和标注,查询和检索。结构分析是通过镜头边界检测、关键帧提取和场景分割等技术,将视频分解为大量具有语义内容的结构化元素。结构分析完成后,第 2 步是提取关键帧、对象、文本和运动的特征以待后续挖掘,这是视频索引和检索的基础。根据提取的特征,数据挖掘、分类和标注的目标就是发现视频内容的模式,将视频分配到预先定义的类别,并生成视频索引。

多媒体推荐的目的是根据用户的偏好推荐特定的多媒体内容,已被证明是一个能提供高质量个性化内容的有效方法。现有的推荐系统大部分是基于内容和基于协作过滤的机制。基于内容的方法识别用户兴趣的共同特征,并给用户推荐具有相似特征的多媒体内容。这些方法依赖于内容相似测量机制,容易受有限内容分析的影响。基于协作过滤的方法将具有共同兴趣的人们组成组,根据组中其他成员的行为推荐多媒体内容。混合方法则利用基于内容和基于协作过滤两种方法的优点提高推荐质量。

多媒体事件检测是在事件库视频片段中检测事件是否发生的技术。视频事件检测的研究才刚刚起步,已有的大部分研究都集中在体育或新闻事件,以及重复模式事件(如监控视频中的跑步)或不常见的事件。

6. 社交网络数据分析　　随着在线社交网络的兴起,网络分析从早期的文献计量学分析和社会学网络分析发展到 21 世纪的社交网络分析。显然,社交网络数据的丰富性给数据分析带来了前所未有的挑战和机会。从以数据为中心的角度,社交网络的研究方向主要有两个:基于联系的结构分析和基于内容的分析。基于联系的结构分析关注链接预测、社区发现、社交网络演化和社交影响分析等方向。社交网络可以看成一个图,图中顶点表示人,边表示对应的人之间存在特定的关联。由于社交网络是动态的,新的节点和边会随着时间的推移而加入图中。链接预测对未来两个节点关联的可能性进行预测。

社区是指一个子图结构,其中的顶点具有更高的边密度,但子图之间的顶点具有较低的密度。用于检测社区的方法中,大部分都是基于拓扑的,并且依赖于某个反映社区结构思想的目标函数。Du 等利用真实世界中社区存在重叠的特性,提出了大规模社交网络中的社区发现算法。社交网络演化研究则试图寻找网络演化的规律,并推导演化模型。部分经验研究发现,距离偏好、地理限制和其他一些因素对社交网络演化有重要影响。一些通用的模型也被提出用于辅助网络和系统设计。当社交网络中个体行为受其他人感染时即产生社交影响,社交影响的强度取决于多种因素,包括人与人之间的关系、网络距离、时间效应和网络及个体特性等。定量和定性测量个体施加给他人的影响,会给市场营销、广告和推荐等应用带来极大的好处。

随着 web2.0 技术的发展,用户自主创造内容在社交网络中爆炸性增长。社交媒体是指这些用户自主创造的内容,包括博客、微博、图片和视频分享、社交图书营销、社交网络站点和社交新闻等。社交媒体数据包括文本、多媒体、位置和评论等信息。几乎所有的对结构化数据分析、文本分析和多媒体分析的研究主题都能转移到社交媒体分析中。但社交媒体分析面临着前所未有的挑战。首先,社交媒体数据每天不断增长,应该在一个合理的时间限制范围对数据进行分析;其次,社交媒体数据包含许多干扰数据,例如博客空间存在大量垃圾博客;再次,社交网络是动态、不断变化、迅速更新的,社交媒体数据的分析无疑也受到社交网络动态变化的影响。社交媒体分析即社交网络环境下的文本分析和多媒体分析。社交媒体分析的研究处于起步阶段。社交网络的文本分析应用包括关键词搜索、分类、聚类和异构网络中的迁移学习。关键词搜索利用了内容和链接行为;分类则假设网络中有些节点具有标签,这些被标记的节点可以用来对其他节点分类;聚类则确定具有相似内容的节点集合。由于社交网络中不同类型的对象之间存在大量链接的信息,如标记、图像和视频等,异构网络的迁移学习用于不同链接的信息知识迁移。

在社交网络中,多媒体数据集是结构化的并且具有语义本体、社交互动、社区媒体、地理地图和多媒体内容等丰富的信息。地域社交多媒体信息挖掘的应用,包括移动位置检索、地标识别、场景重构、景点推荐等。社交网络的结构化多媒体又称为多媒体信息网络。多媒体信息网络的链接结构是逻辑上的结构,对网络非常重要。多媒体信息网络中有四种逻辑链接结构:语义本体、社区媒体、个人相册和地理位置。基于逻辑链接结构,可以提高检索系统、推荐系统、协作标记和其他应用的性能。

第三节　传染病与大数据关系

一、传染病传播相关的数据

大数据在公共卫生领域具有广阔的应用前景和诸多优势,不同来源的数据在传染病监测预警的应用有助于新病原体的快速识别、改善对新发传染病监测预警的敏感性、提高传染病监测预警的及时性和灵敏度,并可通过精确地构建针对疾病传播方式和发生概率的预测模型来提高传染病监测预警的能力。近年来,在传染病监测预警领域应用较多、具有重要公共卫生意义的大数据,按照其来源渠道的不同,主要包括传染病症候群等非特异性监测大数据、传染病病原学、互联网媒体舆情、传染病媒介宿主动物和环境以及人群移动等。

（一）传染病症候群等非特异性监测大数据

症候群监测也称症状监测,是指通过连续、系统地采集和分析特定疾病临床症候群发生频率的数据,及时发现疾病在时间和空间上的异常聚集,以便对疾病暴发进行早期探查、预警及快速反应。它是一种新发展起来的主动监测体系。症候群监测采集资料包括:实验室送检记录、急诊科主诉、救护车反应记录、处方及非处方药物销售、学校缺课或工厂缺勤、急诊记录的其他体征与症状信息和医疗相关用品(医用口罩、卫生纸销售量等)等数据资料;可以是新开发的数据源,也可以来自现有的疾病监测系统。

按照监测数据来源,常用症候群监测数据可分为临床数据与非临床数据两类。临床数据主要来自医疗保健机构、实验室等,类型包括被动监测资料、主动监测资料及原本用于其他目的的现成数据,如各类急诊室资料、明确诊断前的症状相关信息。非临床数据主要是一些间接与症状相关的资料,如处方药使用情况、医疗服务热线电话资料、非处方药的销量、学校或单位缺勤率,甚至是橘子汁和纸巾的销售量、猫狗的死亡情况、商场顾客中打喷嚏的人数等。

1. 患者症状和主诉记录　在症状监测中,医疗机构患者症状信息是最重要的数据源,多为患者的症状和主诉记录。主诉是症状监测使用频率很高的一个数据来源,它是急诊或门诊患者阐述所患疾病的征兆和症候群的记录,在患者就诊的当天形成,因此不仅及时,而且应用广泛,不仅应用于症候群监测,在其他公共健康监测领域也被充分利用。但这类数据多为医生记录,会使用一些非正规的缩写或个性化的字符甚至是错误的文字记录,对这种数据的分类比较困难。

2. 药店非处方药(OTC)销量　可作为疾病暴发的早期指示数据,对于处于前驱期的个体,当出现了非特异性症状时,会选择去药店购买常用药物。美国一项健康调查表明,77%的居民在最近 6 个月内,至少有一次自购非处方药物处理健康问题;同一时期内,43% 的居民曾因健康问题向医生咨询;38% 的居民承认使用了非处方药物。因此,非处方药的销售和处方药的开具情况能及时反映某些疾病的发病趋势(如流感)。尤其是非处方药,在人群中应用广泛,其销售信息较其他非临床信息更方便易得;利用其销售信息对流感等症状表现不特异、规模较大的疾病开展监测,具有一定优势。缺点是无法从这些药品的购买数据中得到人口统计学之类的信息。

3. 医护热线电话　1993 年 4 月,美国密尔沃基市发生一起隐孢子虫感染引起的腹泻病流行,流行期间某医疗保健系统的护理热线电话明显增多,高峰期每日电话数达暴发前的17 倍;儿科腹泻咨询电话亦然。分析表明,热线电话增多的信号,较卫生部门报告腹泻病暴发提前了 4~5 天。美国社区疾病流行早期报告电子监测系统的运行结果也表明,护理热线电话监测医院门诊症候群的敏感性和特异度均较高,且热线电话症候群记录早于门诊记录,如胃肠道症状平均提前 4 小时、呼吸道症状平均提前 5 小时。电话数据的优点是比较及时,但需要对电话咨询时提供的有关症候群或疾病信息进行整理和提取。

4. 缺课、缺勤信息　工厂缺勤、学校缺课等信息也是症状监测的重要数据源之一。2001 年,纽约市对某大型企业员工的缺勤情况进行监测,分析发现,工厂缺勤信息与其他数据源相配合,对特定疾病的流行或暴发有一定的指示意义。学校缺课监测与工厂缺勤监测效果类似。有些系统依靠监测学校和工厂的缺勤数据来生成早期预警。此类信息来源方便,学校或工厂的疾病暴发时有发生,因此开展此类监测有一定的必要性和可行性。

5. 其他信息　与疾病发生、流行相关的其他信息均可作为症候群监测的数据来源。如在人兽共患或动物源性新发传染病的监测中,动物发病与死亡信息用于警示人间疫情的发生,如鸟类死亡可能提示西尼罗病毒人间感染;超市纸巾销售量与流感季节到来的关系等。其他的数据来源还包括猫、狗等动物的死亡情况、商场视频监测顾客打喷嚏人数等,2010 年上海世博会召开期间,还将宾馆的当日入住总人数以及出现发热、呕吐和腹泻症状的人次数纳入监测范围。

（二）传染病病原学监测大数据

传染病暴发流行是病原体通过传播途径在易感人群中引发的,病原学监测对于明确疾病的传播过程、追溯传染来源等起到关键作用。涉及医院、科研院所、第三方临床服务实验室等机构的病原学数据和其他与传染病科学研究有关的大数据,包括病原体分离、鉴定分型、分子诊断、血清学检测及其他体内外试验等有关数据。随着科学技术发展、病原体监测及有关研究实践开展和数据积累,病原学监测大数据将愈发有价值。国际上,发达国家尤其重视细菌性传染病监测中的病原分析与预警工作,通过整合病原检测技术、网络实验室、现场调查和数据分析达到提前预警的目的。我国需要继续加强传染病病原学监测体系建设,持续扩大病原监测网络覆盖面,增加完善监测病原种类,不断发展新发传染病实验室检测技术与能力,必将在未来传染病尤其是新发传染病的早期预警中发挥重要作用。

（三）互联网媒体舆情大数据

随着互联网技术的高速发展,网络大数据越来越受到关注,包括基于网络搜索引擎、新闻报道等媒体、公共论坛、邮件、报送网络平台的"异常健康事件"、舆情网络信息和专业期刊文献等。通常而言,信誉良好的媒体所提供信息的真实性及及时性较好,并且具有可及性强的特点,可以为事件监测提供有用的资料。可用于事件监测的网站一般分为两类：专业网站、一般网站。专业网站是针对某一专业领域的信息采集和发布,或本身就是为事件监测而设计的网络信息采集工具,如全球知名的公共卫生信息网站——加拿大全球公共卫生情报网（global public health intelligence network, GPHIN）,该系统自动链接各国的新闻媒体,在2003年的SARS暴发中起到了早期预警的作用,2014年预测了西非埃博拉疫情。该类数据往往具有易获得性的特点,但同时其可靠性与数据质量却无法保证,且大量"噪声"对分析处理技术也提出了更高的要求。除了网络信息本身外,网络检索量也逐渐成为重要的监测信息来源,目前已经有专门针对检索量的信息收集和分析工具。如谷歌于2009年尝试利用公众使用Google查询疾病的关键词频次信息对流感流行趋势进行分析,设计了谷歌流感趋势（google flu trends, GFT）,较准确地预测美国各地区每周流感活动水平,可提前一周以上发布流感预警,在初期取得了较好的应用效果。后期由于"噪声"干扰等问题,导致其应用效果并不理想。

（四）传染病媒介/宿主动物和环境大数据

在我国法定报告的传染病中有1/3属于病媒生物性传染病,如鼠疫、流行性出血热、钩体病、乙脑、疟疾、登革热等；而一些消化道传染病则通过病媒生物的机械性传播在人群中扩散,如痢疾、伤寒等。通过对病媒生物的监测和有效控制,可以减少它们对人群的骚扰和经济损失,更可以预防和控制病媒生物性传染病的发生和传播。因此,掌握有关病媒生物的分布、多样性、生态学、生物学特征和地理传播的最新、最丰富的信息,对于抗击这类疫情至关重要。

病媒生物是指能传播疾病的生物,一般指能传播人类疾病的生物。病媒生物包括脊椎动物和无脊椎动物,脊椎动物媒介主要是鼠类；无脊椎动物媒介主要是昆虫纲的蚊、蝇、蟑螂等和蛛形纲的蜱、螨等。病媒生物不仅可以直接通过叮咬和污染食物,影响或危害人类的正常生活,更可以通过多种途径传播一系列重要传染病。病媒生物监测是传染病危险因素监测的重要内容之一。系统地开展病媒生物监测不仅为病媒生物及相关传染病控制提供依据,还可为病媒生物性传染病的流行趋势提供预测预警信息。2003 年 SARS 疫情后,卫生部先后恢复和建立了 18 种重点传染病的监测系统和全国病媒生物监测系统,以传染病监测为基础的公共卫生管理、科学决策及重大灾害和突发公共卫生事件的应急指挥决策能力大大提高。

此外,环境和气候的改变也能直接或间接影响人类的健康,如气候变暖有利于某些病原体及微生物的繁殖,从而引起生物媒介传染病的分布发生变化,扩大其流行的程度和范围。因此在传染病相关的自然因素监测中,常需要获取气象和地理信息相关的大数据。收集各类气象大数据的监测指标,如气温、湿度、降水量、风速等,以及地理相关的大数据如水体类型、地形、土地利用状况等。利用这些环境气温、降雨量、日照等气象因素大数据,结合机器学习等模型算法开展登革热疫情预警研究,可达到及时预警和控制暴发目的。

（五）人群移动等迁入迁出大数据

在我国,人口流动通常指因工作、学习、旅游、探亲等原因或短期离开原居住地外出活动,而不变更户籍（不改变定居地）,往往意味着地理、文化环境、个体的社会地位以及生活方式的变化,势必会对相关人群健康状况产生影响。从流行病学角度看,一方面,流动人口能扮演病原携带者的角色,将各种病菌、病毒或寄生虫传播到原本不存在这些病原的地方。另一方面,流动人口将暴露于流入地特有的病原,成为新病原传播的受害者。此外,流动人口中传染病高发的危险因素较为复杂,由于流动人口自身构成复杂,不同的流动人口罹患各类传染病的危险因素各不相同。从事服务业、娱乐业的流动人口是性病艾滋病的高危人群;建筑工地等野外施工人员是出血热等血液传染病的高危人群;流动儿童则是流脑、麻疹等计划免疫类疾病的高危人群。因此,人群移动（如旅行等）是各种传染病快速播散的重要影响因素,尤其是境外传染病的输入。定量评估收集人群移动迁入迁出的大数据显得尤为重要,主要有铁路、航空等客运数据,地图数据和手机信令移动定位大数据等。早在 2012 年,国外研究者利用手机等表示人群流动的数据量化了其对疟疾的影响,更好地防控疟疾等传染病的传播。后来有更多研究表明诸如手机的移动定位、通信等人群移动数据在传染病防控方面的潜在应用价值。新冠病毒感染流行期间,Guan 等利用人群移动等数据为以色列不同地理区域开发每日新病例预测模型,发现人群流动数据及有关健康数据有助于预测新冠病毒感染发生时间和地点。基于航空客运、手机信号和通信等人群移动和定位数据,我国开发的手机应用——健康码广泛使用。但如何保护个人隐私安全、部分人群没有手机（如老年人和儿童等）、个人拥有多张手机电话卡以及无法获得比信号塔级空间分辨率更精细空间运动数据等突出问题,是利用这类数据开展传染病传播与个体旅行模式关系研究中的局限性。

二、气象因素与传染病

气象因素对传染病的影响主要通过改变传染病的病原体、宿主、媒介和易感人群,从而改变传染病流行的模式、频率和强度,如导致传染病发病率增加、传染病分布范围扩大、人群对疾病易感性增强。气象因素的直接影响是极端气温、强降雨量和干旱、空气与水质、媒介生态学等一系列问题以及与气候相关的自然灾害直接导致死亡、伤害和疾病。

气象因素的间接影响表现为：热带的边界会扩大到亚热带，温带部分地区会变成亚热带，由于热带是细菌性传染病、寄生虫病、病毒性传染病最主要的发源地，而随着温带地区的变暖，造成这些疾病的扩散；适宜媒介动物、细菌和病毒生长繁殖的环境时空范围也会扩大，从而影响登革热、寨卡病毒病、疟疾等虫媒传染病的传播。刘起勇等研究认为，气候变暖对传染病的影响中，以媒介生物传播的相关传染病最敏感，一方面由于媒介生物的时空分布易受气候因素的影响；另一方面病原体在媒介生物体内的繁殖与扩增也受到气候因素的影响。两方面因素的联合作用，使得媒介生物性传染病的时空分布与气象因素有密不可分的关系。应尽早及时掌握其中的发展规律，才能制定具有针对性的政策和策略，有效应对和适应气候的变化。

（一）疟疾

疟疾是全球流行最严重的虫媒传染病。每年全球约有1亿人有疟疾临床症状，每年死于疟疾的人数超过200万。其中90%的患者在非洲大陆、亚洲东南部。

疟疾的致病源是疟原虫，以蚊作为传病媒介，通过雌蚊叮咬吸血来传播病原体。疟疾的分布和传播与温度、降雨量和湿度等环境因素密切相关。温度的变化被认为是影响疟疾传播的最重要的气象因素，一方面通过支配媒介按蚊的活动从而决定疟疾传播的时空分布，另一方面影响蚊媒的寿命和吸血行为从而改变吸血频率。此外，温度的改变也影响疟原虫在蚊体内的发育，温度升高将可能促进疟原虫的孢子增殖从而使非流行区在变暖的驱动下逐渐变为流行区。在我国，气温与疟疾传播的关系也得到了证实。云南的一项研究指出，温度对间日疟的影响大于对恶性疟的影响，特别是在病例聚集地区，说明间日疟对气候和天气变化更为敏感。类似的，在云南热带雨林也证实了每日最低温度在疟疾传播过程中更为重要，且其作用在冬季较夏季更为显著，从而说明暖冬增加对疟疾发病的潜在风险。在中国北部城市济南，研究者发现每日最高温度每升高1℃，将导致7.7%~12.7%的疟疾发病增加；而最低温度每升高1℃，将引起11.8%~12.7%的病例增加。在我国中部，气温同样被发现是21世纪早期安徽、河南及湖北省疟疾发病最主要的环境因素。

降雨量和湿度同样对疟疾流行起着关键作用，降雨量影响蚊虫孳生地的分布，相对湿度影响媒介的活动和寿命的长短，适宜的湿度有利于蚊虫的生长、繁殖及吸血活动，增加传播疟疾的机会。湿度以及湿润季节的长短同样对蚊媒分布和密度起到决定性作用。相对湿度低将影响蚊虫发育，月平均相对湿度低于60%的地区无法实现疟疾的传播。然而部分研究指出，在湿度常年高于60%的地区，湿度将不再是疟疾传播的主要限制气象因素，例如在我国海南省及云南热带雨林地区湿度与疟疾的传播被发现无关联。降雨量对疟疾的流行和媒介分布的作用较为复杂。在非洲肯尼亚发现，按蚊的密度、分布及其疾病传播能力在不同程度上都与当地降水量和气温密切相关。非洲温暖的半干旱低地，降雨量被发现是疟疾暴发流行早期预警中最简便且敏感的气候指标；而在高原地区则需要同时考虑气温和降水的双重作用。雨季的分布同样也决定了疟疾流行季节性变化。在温带低洼地区，疟疾流行高峰多在雨季过后；而在热带雨林地区，疟疾流行高峰则在雨季到来时同时出现。雨水不仅提供了蚊媒生长发育必需的水分，还与相对湿度息息相关从而促进蚊媒繁殖。研究人员利用贝叶斯模型发现,降雨量对我国中部疟疾流行的影响较其他气象因素更大。

(二)登革热

登革热是一种蚊虫传播的病毒性疾病。登革热主要传播媒介是埃及伊蚊和白纹伊蚊。气象因素对登革热疫情的地理分布和扩散有明显影响,据测算,全球的登革热病例在过去的 50 年增加了 30 倍,目前,全球每年有 25 万~50 万登革热病例。郑学礼等指出气温是影响登革热传播的重要因素,当气温升高时,病毒在蚊虫体内的潜伏期缩短,蚊虫叮咬人群的频率加快,传播登革热病毒的蚊虫分布区域也可能扩大,导致传播风险增加、传播季节延长,以及向高纬度和高海拔地区扩散。登革热病毒在蚊体内繁殖复制的适宜温度为 20℃以上,低于 16℃时不繁殖,登革热流行也随即终止,由于持续寒冷天气会杀死成蚊、过冬的虫卵和幼虫,目前,登革热病毒只在北纬 30 度和南纬 20 度之间的热带地区传播。Jetten 等预测了至 2100 年全球登革热的分布变化和传播强度,发现在温度升高 2℃和 4℃的情况下,登革热会由低海拔地区扩散到高海拔地区,在某些地区的传播强度会升高 10 倍。鲁亮等用时间序列分析了广州市登革热与天气因素直接的关系,发现月最低温度和风速是预测登革热的重要因子,并利用气象因素和登革热发病时间的关系,绘制了我国登革热流行风险地图,提出"由于全球气候变暖,目前真正具有风险的地区可能要大于登革热风险地图给出的范围"。随着气候变化,登革热进入新的流行地后,人群普遍易感,公共卫生防范意识不足,非常容易形成大流行。

(三)流行性乙型脑炎

流行性乙型脑炎(简称乙脑)是由乙脑病毒引起、由蚊虫传播的一种急性传染病。库蚊是乙脑的主要传播媒介,而蚊虫的生存、发育、繁殖受气温、降水量的影响。乙脑病毒在蚊虫体内发育时,气温低于 20℃失去感染能力,26~31℃时体内病毒浓度上升,传染力增强。冬季气温低时,蚊虫停止活动,所以不可能有乙脑传播。平均气温在 25℃以上时,蚊虫密度大,吸血频繁,所以乙脑的流行季节在夏季。如对镇江市常见传染病发病资料和同期的气象资料分析发现,乙脑绝大多数病例集中在夏季 6—8 月,占全年发病数的 98%,另外还有 2%发生在 5 月份,其他月份没有乙脑病例报告。高春廷等通过对灰色关联度模型研究表明,与乙脑发病率关系最密切的气象因素是湿度或温度,证实了乙脑的发生受湿度、温度、水汽压、降水日数等气候因素的影响。在全球气候变化背景下,乙脑传播主要媒介(库蚊)的地理分布区已发生了明显的改变且向非流行区扩散。2009 年,研究人员在西藏采集的三带喙库蚊标本中,成功分离出了乙脑病毒,预示着该病毒已向曾经认为不会造成乙脑流行的高原地区扩散。近年来,这种扩散趋势在其他国家和地区也逐渐被发现。然而,在同时控制疫苗接种和社会经济发展的双重作用后,有关气象因素对乙脑流行的研究在全球范围内都甚少。亚洲部分地区的现有研究已证实,由于气候变化造成的气温和降雨量的改变可能造成未来疫情上升和疫区扩展的情况发生。在中国,研究者发现部分省市地区乙脑发病率和不同气候因素存在正相关关系。

(四)流感

流感发病与气象条件的关系十分密切,其发病与气温、相对湿度、气压等因素都有关系。

其中气温和湿度是影响流感流行最重要的两个因素。气温和湿度越低,流感发生的风险越大,特别是季节性天气变化转折时期。冬季是流感发病的高峰期,夏季为低值期。国外有学者将气温高低作为诱发流感的关键因子,如 Lowe 等通过生物学实验表明流感传播的最适宜湿度为 20%~25%,当湿度上升至 80% 时,流感传播被完全阻断;气温 5℃时流感传播的可能性 >20%,当气温上升至 30℃时,流感传播被完全阻断。与上述国外主流观点不同的是,国内一些学者则认为季节转换时期有关气象要素的突变才是触发流感的关键,其中尤以气温突变为明显。流感等的呼吸道疾病,其发生、蔓延与气象上的冷热变化有很大关系,尤其是在季节转换时出现的冷热变化最易引发此类疾病,至于气温高低本身并非诱发流感的关键因子。流感发病高峰在冬季,主要因为冬季强烈的大气扰动,导致北方寒流南侵造成气温骤降,相应呼吸道疾病患者激增。

(五)细菌性痢疾

许多肠道传染病的发病率都呈现明显的季节性增加。综合目前的研究成果发现,温度和湿度可以直接影响肠道传染病病原体的繁殖及在环境中的生存时间,气温升高有利于细菌性病原体在外界环境中的存活与繁殖,使得适宜存活的区域扩大。气温高、相对湿度高、降水增多等因素与感染性腹泻的发病相关。例如:降雨量每增加 1mm,细菌性痢疾的发病增加 0.22%;洪涝的持续时间每增加 1 天,细菌性痢疾的发病将增加 8%。此外,苍蝇在气温高时繁殖多、发育快,数量增多,如春、夏季气温偏高,苍蝇传播痢疾的作用增强,会造成细菌性痢疾的流行。气温与细菌性痢疾病例数成正相关关系,同时,不同气候地区的结果不尽相同。Checkley 等在秘鲁的一项研究表明,气温每升高 1℃可以导致患严重腹泻的危险增加 5%;Zhang 等发现,济南市细菌性痢疾的流行与最高气温、最低气温、降雨量、相对湿度以及气压相关,其中最高气温每上升 1℃,细菌性痢疾发病数增加超过 10%;汤巧玲等指出,最有利于痢疾发病、传播的气象因子是温度、降水量,北京地区痢疾的发病集中在夏秋之季,痢疾发病与当年和前一年的气温、风速和相对湿度均相关。

三、社会因素与传染病

传染病的发病原因比较复杂,病原体变异、人体免疫力、人们的生活方式和防病意识等都能影响疾病的发生。近年来,社会因素在传染病发生发展中的作用正逐渐被人们所关注,尤其是一些自然疫源性疾病、呼吸道传染病等,更是成为研究的热点。

(一)社会因素对流行过程的影响

社会因素包括社会制度、生产劳动及居住生活条件、风俗习惯、卫生设施、医疗条件、文化水平、防疫工作、经济、宗教等人类活动所形成的一切条件。社会因素作用于传染病的三个环节而影响流行过程。社会因素对流行过程既有促进作用亦有阻碍作用。

1. 社会因素对传染源的影响　我国由于建立了各级卫生防疫机构和传染病医院,保证了重大传染病及时报告、隔离和治疗,极大地控制了传染病的流行。严格执行国境卫生检疫,防止境外传染病传入我国。定期对饮食行业、自来水厂有关工作人员开展肠道传染病的病原体检查,以利于早期发现传染源,减少肠道传染病的流行。对献血人员进行包括乙型肝炎表面抗原在内的常规检查,有助于防止受血者经血液或血液制品感染等。

2. 社会因素对传播途径的影响　在传染病流行过程的三个基本环节中,传播途径受社会因素影响最明显。居民饮用水质量的好坏可影响霍乱、伤寒、痢疾等肠道传染病的传播。人口密度也可影响某些传染病的流行过程,如农村人口密度小,麻疹等呼吸道传染病不经常存在,多在传入后才发生流行;相反在城市,由于人口密度大,呼吸道传染病经常存在,出现周期性流行。

不同生产环境和生产方式对传染病或寄生虫病均有明显影响。农民下水田插秧、收割、捕鱼、摸虾或打湖草而感染血吸虫病;菜农在用未经处理的新鲜人粪施肥的菜地里赤脚、光手劳动可感染钩虫病;牧民接产患布鲁氏菌病母羊所产的羊羔而感染布鲁氏菌病;我国南方冬季兴修水利,民工在野外简易工棚中过夜而感染流行性出血热;我国东北地区伐木工人在林区劳动而感染森林脑炎;医务人员若在防护条件不佳、制度不严的医院工作往往容易发生院内感染等。

人们的居住条件、营养水平、饮食卫生、卫生习惯、生活方式、风俗习惯、宗教信仰、文化素养等也可影响传染病的流行过程。居住拥挤、室内卫生设施不佳可导致呼吸道及肠道传染病的传播;饭前便后洗手、不饮生水、不随地大小便,可减少传染病传播的机会。我国有些地区居民喜欢吃生的或半生的水产食品,如蝲蛄、鱼、肉、蟹、毛蚶等,可引起肺吸虫病、华支睾吸虫病、绦虫病、甲型肝炎等疾病发生。在早期推行全球消灭天花计划及近期实施消灭脊髓灰质炎的计划过程中,某些国家个别地区的宗教势力也有干扰免疫接种计划的事例发生,因而对当地的灭病计划有一定影响。自然灾害、经济贫困、战争或内乱、人口过剩或人口大规模迁移、城市衰败等因素均可导致疾病流行。发展经济、改善人民物质生活条件,有助于传染病发病率及死亡率的降低。

3. 社会因素对易感人群的影响　预防接种及其质量是社会因素影响人群易感性最明显的一个方面。通过预防接种可提高人群免疫力,以控制传染病的传播和流行,最后消灭传染病。如实行计划免疫,可有效地防制麻疹、白喉、百日咳、破伤风、脊髓灰质炎和结核病等。

（二）社会因素影响传染病流行的表现形式

1. 社会经济对传染病的影响　社会经济既是人类社会发展的主体形式,又是人类赖以生存和保持健康的基本条件,它是一把双刃剑,对传染病防制起着双向作用。社会经济的发展大大提高了社会要素的水平,直接为公共卫生事业提供了物质保障,因此,政府应该在这方面的物质投入上承担相应的责任,增强居民抵御传染病的能力。传染病流行的控制依赖于对传染病流行三个环节的干预。其中,对易感人群接种有效疫苗是控制传染病流行的关键措施,研制新型疫苗需要大量人力和物力,没有科技和经济作后盾是办不到的。实践证明,社会经济和科技的发展对预防传染病最直接有效的结果是产生用于防制传染病的新疫苗;而切断传播途径、消除传染源也有赖于社会经济的发展。发展公共卫生基础设施依赖于政府投入,随着现代社会经济的进步和发展,人类的生活质量和健康水平有了很大提高,也将大大增强人类抗病能力。经济发展在促进人类健康水平提高的同时,也对人类防制传染病和人类的健康问题提出了新的挑战,主要表现在以下几个方面。

（1）环境污染和生态破坏:现代工业给人类的生活、生产环境造成严重的污染和破坏,由此产生的公共卫生问题及潜在的危害广泛存在。

（2）生活方式的改变：社会经济的发展、行为模式的改变和不良生活方式也成为传染病发生的重要因素。对于有些发达国家，居民不良的生活方式，如吸毒等可引发艾滋病的流行。2003 年，SARS 在我国暴发流行，首先发生在经济相对发达的广东省。

（3）大量合成化学物质进入人类生活：为改善人类生活条件不断使用一些新的化学物质，使人类在吃、穿、住、行方面无时无刻不与化学物质接触，这些化学物质可能对人类的健康产生负面影响，降低人群抵抗传染病的能力。

（4）社会流动人口增加：经济的发展必然伴随流动人口的增加，也将给传染病防制增加难度。

2. 科学技术对传染病防制的影响　科学技术对传染病的控制发挥着关键性作用。现代科学飞速发展使得人类在与传染病较量过程中的力量对比发生了根本变化。人类对传染病从病原到发病，再到人体如何抵抗它，有了更深入的了解。科学技术的进步发展带来了高新医药生物技术领域的革命，控制重大传染病的基因工程药物、基因工程疫苗相继问世，大大缩短了人类与传染病斗争的历程。

3. 人口因素与传染病　人口的过快增长对人类传染病预防工作提出了空前的挑战，主要表现在以下方面。

（1）加重社会负担，影响卫生资源投入：在世界很多地区由于人口的增长速度超过了经济增长速度，致使大批居民营养不良，社会卫生状况恶化，大量失业人口存在和生活条件下降对居民的身心健康造成了严重损害，最终使得预防传染病的系统出现漏洞。

（2）加重环境破坏，造成新旧传染病的肆虐：人类不仅需要维持生活的物质条件，而且需要生活和生产空间，导致人类对自然界的干预和破坏达到空前规模。人类社会工业化过程造成的污染，改变了生态平衡，使得很多生物死亡，对生态系统中生物链产生很大影响。药物滥用、血液制品的污染和捕食野生动物也造成了传染病的发生。

（3）人口流动和经济全球化，加剧了传染病的传播：人口流动和经济全球化是现代社会普遍存在的现象。联合国人口统计局最近的统计表明，如今城市人口已占全球人口的一半，而且这一比例还在不断增加。人口集中化和爆炸性增长最大的危险就是传染病的大流行，城市的密集人口是传染病大流行的温床，人口的高度密集容易导致传染病通过空气、饮水和直接接触传播。

第四节　大数据在传染病预警中的应用

一、人口流动与移动信号

对流行性传染病的实证数据进行建模分析，有助于深入研究传染病的传播规律，发现传染病的传播弱点和趋势，为采取有效的疫情防控手段、保持疫情防控成果提供重要科学支持。新冠病毒感染（COVID-19）作为新型流行性传染病，由于人群的流动和互相接触，大家缺乏对其传播规律和特性的了解,迅速在各地区迅速蔓延。在 COVID-19 流行期间,关于 COVID-19 传播的研究有很多,为国家管理疫情提供了科学支持。除了预测 COVID-19 持续时间、估算高峰时期感染人数等,研究工作还包括基于实时的疫情感染数据,利用经典传染病 SI 和 SEIR 等模型分析 COVID-19 的传播机制等。本例构建考虑人群流动情况下,分析易感人群和潜伏人群的变化对确诊人群影响的疫情传播 D-SEIR 模型,并以实证数据进行验证拟合,利用传播模型更加准确分析 COVID-19 的传播规律。

(一)数据简介

考虑到地区感染情况的代表性和疫情期间人群流动的特点,首先以市级地区为例,本例选取人群流动多、传播情况复杂的一线城市深圳市为研究对象;然后以省份地区为例,选取沿海省份疫情感染程度在全国居中的山东省为研究对象。最终,本例以这两个地区的 COVID-19 感染情况进行分析。其中,深圳市 419 名病例,山东省 558 名病例,数据包括每日病例报告时间、发病时间、发病原因、居住地、活动区域和治愈时间,数据统计时段为 2020 年 1 月 19 日—3 月 6 日。通过病例的居住地和活动区域,区分感染患者的地理区域,整理成省市流入人群和省市本地人群两大类,代入 D-SEIR 模型中。其中,流入人群感染数是居住于外省市或于外省市旅游,并在 2020 年 1 月 19 日—3 月 6 日来到统计地区的确诊人群总数。本地人群感染数是本地居住人群,并且未离开过本地区的被感染人群总数,本地人群主要通过与其他潜伏或者确诊人群接触而患病。详细数据如表 7-2 所示。

表 7-2 实验统计数据

区域	统计时间	流入人群感染数	本地人群感染数
深圳	2020-01-19—2020-03-06	161	242
山东	2020-01-21—2020-03-01	266	292

资料来源:邓春燕,郭强,傅家旗.考虑人群流动数据的 COVID-19 传播模型[J].上海理工大学学报,2021,43(01):59-67,92.

(二)考虑人群流动的 D-SEIR 模型

本例将各地区构建为一个半封闭系统。半封闭系统是指该地区在特殊时期内没有人员流出,只有人员流入。因为疫情恰逢春节,有很多出门旅游和在外长期务工的人员回到家乡,各地区有大量的人员流入,而后疫情暴发,政府采取隔离措施,所以将行政区域构建为一个半封闭系统。这部分回到自身所属地区的人群可能是易感状态也可能是潜伏状态,他们对自己的感染情况并不知晓。基于此绘制出各地区人群流动的 D-SEIR 模型示意图,如图 7-2 所示。图中,下标 q 表示本地区,p 表示其他地区;S_p、E_p 分别表示从其他地区 p 流入的易感人群和潜伏人群;λ 表示不同人群之间转化的调节参数;ε 表示不同人群之间转化的误差常数。

从图 7-2 可以看出,易感人群 S_p 和潜伏人群 E_p 流入 q 地区,q 地区原本的易感人群和潜伏人群数量增多,潜伏人群增多后转化为确诊人群,确诊人群的数量也会发生变化。基于此,定义 q 地区 t 时刻的易感人群数为 $S_q(t)$,潜伏人群数为 $E_q(t)$,确诊人群数为 $I_q(t)$,治

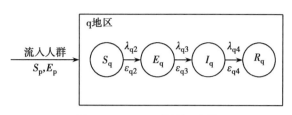

图 7-2 D-SEIR 模型示意图

资料来源:邓春燕,郭强,傅家旗.考虑人群流动数据的 COVID-19 传播模型[J].上海理工大学学报,2021,43(01):59-67,92.

愈人群数为 $R_q(t)$;流入 q 地区的易感人群数为 $S_p(t)$,潜伏人群数为 $E_p(t)$,构建考虑人口流动的 D-SEIR 模型,模型动力学方程见式 7-1 至式 7-4。

由于 COVID-19 在疫情期间不断传播扩散,通过把病毒传染给易感人群,易感人群的数量减少并转化为潜伏人群,影响潜伏人群时刻变化量。然后,潜伏人群一旦发病出现症状,经过确诊变为确诊人群,影响确诊人群时刻变化量;而确诊人群经过隔离治疗会转变为治愈人群,影响治愈人群时刻变化量。因此,本例根据式 7-5 至式 7-8 来确定易感人群的时刻变化量、潜伏人群的时刻变化量、确诊人群的时刻变化量和治愈人群的时刻变化量。式中:$\Delta S_q(t)$ 为 t 时刻易感人群数量相较于 $t-1$ 时刻的变化量;$\Delta E_q(t)$ 为 t 时刻潜伏人群数量相较于 $t-1$ 时刻的变化量;$\Delta I_q(t)$ 为 t 时刻确诊人群数量相较于 $t-1$ 时刻的变化量;$\Delta R_q(t)$ 则为 t 时刻治愈人群数量相较于 $t-1$ 时刻的变化量;λ_q 为调节常数;ε_q 为误差常数。

$$S_q(t)=S_p(t-1)+[S_q(t-1)-\Delta E_q(t)]+\Delta S_q(t) \qquad (式7-1)$$

$$E_q(t)=E_p(t-1)+[E_q(t-1)-\Delta I_q(t)]+\Delta E_q(t) \qquad (式7-2)$$

$$I_q(t)=I_q(t-1)+\Delta R_q(t)+\Delta I_q(t) \qquad (式7-3)$$

$$R_q(t)=R_q(t-1)+\Delta R_q(t) \qquad (式7-4)$$

$$\Delta S_q(t)=\lambda_{q1}S_q(t-1)+\varepsilon_{q1} \qquad (式7-5)$$

$$\Delta E_q(t)=\lambda_{q21}S_q(t-1)^2+\lambda_{q22}S_q(t-1)+\varepsilon_{q2} \qquad (式7-6)$$

$$\Delta I_q(t)=\lambda_{q3}E_q(t-1)+\varepsilon_{q3} \qquad (式7-7)$$

$$\Delta R_q(t)=\lambda_{q4}I_q(t-1)+\varepsilon_{q4} \qquad (式7-8)$$

(三)疫情稳定后的 D-SEIR 模型调整

疫情稳定后的感染人数传播效力、健康人员管控力度、治愈效果和前期相比都发生了变化,用构建的初始 D-SEIR 模型求解结果直接预测稳定后的感染情况会有偏差。因此,将 D-SEIR 模型中加入调节参数,使模型对疫情后期的预测拟合更加符合实际情况。

在加入调节参数过程中,考虑到疫情后期的易感人群、潜伏人群、确诊人群、治愈人群变化趋势逐渐稳定,感染人数减少,治愈人数增多,疫情整体呈现好转趋势,将调节参数 γ 针对易感人群、潜伏人群、确诊人群、治愈人群的不同时刻总数进行调整,通过对易感人群、潜伏人群、确诊人群、治愈人群的二次影响反映疫情稳定后的 $\Delta S_q(t)$、$\Delta E_q(t)$、$\Delta I_q(t)$ 和 $\Delta R_q(t)$

变化趋势。结合式 7-5 至式 7-8 对 D-SEIR 模型进行参数修正,将参数修正指标依次加入式 7-5 至式 7-8 中,修正后的 D-SEIR 预测模型如式 7-9 至式 7-12 所示。根据调整后的 D-SEIR 模型,可计算出疫情稳定后的确诊人群变化情况和易感人群变化情况,以此分析模型调整后对于各地区疫情描绘的结果,并将预测趋势与实证数据的变化趋势进行对比,分析 COVID-19 传染病在疫情稳定后的传播特性。

$$\Delta S_q(t) = (\lambda_{q1} + \gamma_{q1}) S_q(t-1) + \varepsilon_{q1} \qquad (式 7-9)$$

$$\Delta E_q(t) = (\lambda_{q21} + \gamma_{q2}) S_q(t-1)^2 + (\lambda_{q22} + \gamma_{q2}) S_q(t-1) + \varepsilon_{q2} \qquad (式 7-10)$$

$$\Delta I_q(t) = (\lambda_{q3} + \gamma_{q3}) E_q(t-1) + \varepsilon_{q3} \qquad (式 7-11)$$

$$\Delta R_q(t) = (\lambda_{q4} + \gamma_{q4}) I_q(t-1) + \varepsilon_{q4} \qquad (式 7-12)$$

为了判断 D-SEIR 模型对新冠病毒肺炎 S、E、I、R 人群时刻变化量的拟合准确度,本例以拟合优度 r^2 为评价标准。

(四)D-SEIR 模型拟合结果

以深圳市为例,将统计得到的时刻 S、E、I、R 数量和时刻变化量代入式 7-4~ 式 7-8,进行 COVID-19 传播的 D-SEIR 传播模型拟合。拟合结果如图 7-3 所示,可看出 $\Delta S_q(t)$、$\Delta E_q(t)$、

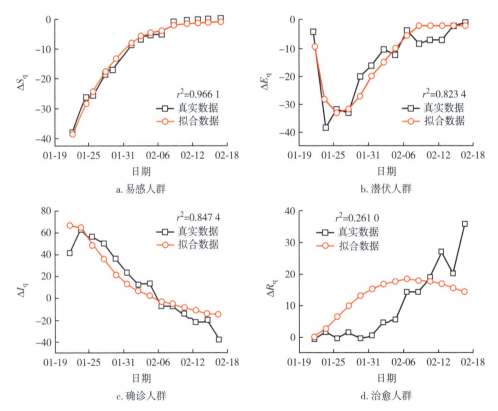

图 7-3   深圳市 D-SEIR 模型拟合图

资料来源:邓春燕,郭强,傅家旗.考虑人群流动数据的 COVID-19 传播模型[J].上海理工大学学报,2021,43(01):59-67,92.

$\Delta I_q(t)$ 的拟合结果（红色圆圈曲线）和实际数据（黑色方块曲线）贴合很近。在图 7-3（a）中，从黑色方块曲线呈现的变化趋势来看，可以将 ΔS_q 的变化分为两个阶段。第 1 阶段为 1 月 21 日—2 月 10 日，曲线由负值开始上升直至 0，对应于图中 2 月 10 日这个节点。此时易感人群不断被感染，所以第 1 阶段为负值。第 2 阶段为 2 月 10 日—2 月 17 日，ΔS_q 的值始终为 0。因为 419 名人员中易感人群已经被全部感染，没有健康人员的存在。从红色圆圈曲线来看，拟合结果对应了的两阶段变化趋势，r^2 的拟合优度值达到 0.966 1，与 1 很相近，表明拟合效果优。图 7-3（b）和图 7-3（c）中模型效果均较准确。但从图 7-3（d）来看，ΔR_q 的红色圆圈拟合结果曲线则是先上升后下降的趋势，与实际数据贴合的结果不是很好，拟合优度值为 0.261 0，结果与 1 较远。分析原因可能是治疗强度的外在因素，影响了感染者单靠自身治愈的结果，使得不能单由 $I_q(t-1)$ 准确拟合，因此结果与 1 相差较远。

　　再以 COVID-19 在山东省的传播为例分析其传播规律，将详细数据处理得到的 S、E、I、R 人群时刻变化量，代入式 7-4~ 式 7-8，进行 D-SEIR 传播模型拟合。由图 7-4 可看出 ΔS_q、ΔE_q、ΔI_q、ΔR_q 的拟趋势（红色圆圈曲线）和实际数据（黑色方块曲线）贴合都较近。图 7-4（b）和图 7-4（d）虽然趋势得到复现，但与实际数据贴合的结果不是很好，拟合优度较低。

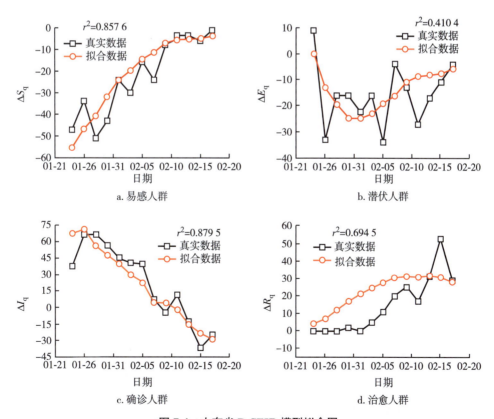

图 7-4　山东省 D-SEIR 模型拟合图

资料来源：邓春燕，郭强，傅家旗.考虑人群流动数据的 COVID-19 传播模型［J］.上海理工大学学报，2021，43（01）：59-67，92.

（五）疫情稳定后 D-SEIR 模型调整结果

基于疫情严重时期建立的 D-SEIR 传播模型和调整模型,本例将其运用于疫情稳定后 COVID-19 传播拟合预测。由于疫情各个时间段的感染人数不同,传播效力也不一样,尤其是在疫情后期感染人数迅速减少,因此通过调节参数的求解使模型更加符合 COVID-19 的整体传播趋势。从图 7-5 和图 7-6 中可以发现,调整后的模型对于深圳市和山东省的 I_q、ΔS_q、ΔI_q 描绘曲线趋势都很贴合,真实数据(黑色方块曲线)与拟合数据(红色圆圈曲线)的变化趋势一致,对确诊人群变化情况刻画得更为准确。

本例根据不同阶段 COVID-19 的感染情况,提出考虑地区之间人口流动和地区内部人口流动状态的疫情传播 D-SEIR 模型。通过综合考虑人群流动情况,构建 D-SEIR 模型利用易感人群被感染的变化量和潜伏人群的变化量,拟合预测疫情不同阶段的易感人群和确诊人群演变趋势。经过深圳市和山东省的实证数据结果表明,D-SEIR 模型能够准确预测 COVID-19 传播过程中的易感人群和确诊人群演化趋势。根据疫情未转变稳定前的传播情况,深圳市对易感人群变化趋势和确诊人群变化趋势拟合优度 r^2 可达 0.966 1 和 0.847 4,山东省的拟合优度 r^2 可达 0.857 6 和 0.879 5。当疫情转变稳定后,深圳市对疫情整体期间

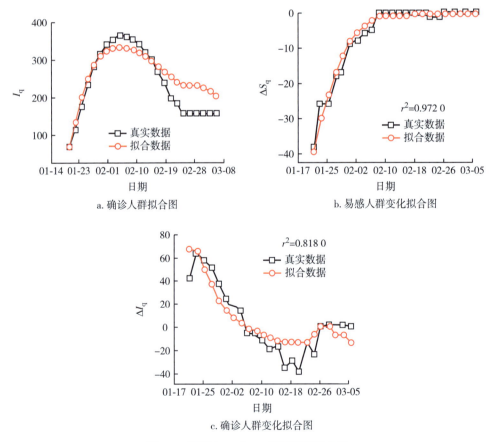

a. 确诊人群拟合图　　　　　　　　b. 易感人群变化拟合图

c. 确诊人群变化拟合图

图 7-5　深圳市 D-SEIR 修正模型拟合图

资料来源:邓春燕,郭强,傅家旗. 考虑人群流动数据的 COVID-19 传播模型[J]. 上海理工大学学报,2021,43(01):59-67,92.

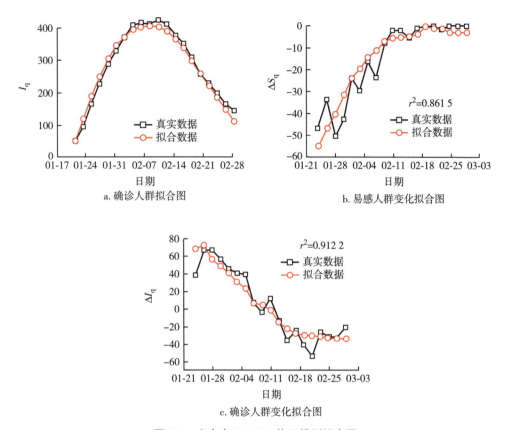

a. 确诊人群拟合图

b. 易感人群变化拟合图

c. 确诊人群变化拟合图

图 7-6　山东省 D-SEIR 修正模型拟合图

资料来源：邓春燕,郭强,傅家旗.考虑人群流动数据的 COVID-19 传播模型［J］.上海理工大学学报,2021,43（01）:59-67,92.

的易感人群变化趋势和确诊人群变化趋势拟合优度可达 0.972 0 和 0.818 0,山东省的拟合优度则可达 0.861 5 和 0.912 2。由结果可发现,本例模型对于 COVID-19 在人群流动下的传播规律刻画准确,可为不同城市和地区的风险预警提供决策依据。

二、气候条件

气候的异常变化可引起传染病发病率及其地理分布的重大变化,可对人类健康造成非常严重的负面影响。肺结核是一种具有明显季节性发病特征的呼吸道传染病,多种气象因素在肺结核发病和传播过程中发挥重要作用,且对肺结核发病存在不同程度的影响。因此,本例在探讨气象因素对青海省肺结核发病影响的同时,将气象因素纳入时间序列中,建立适用于青海省肺结核发病预测的多元时间序列模型,为肺结核防控监测和预警提供科学依据。

（一）资料与方法

本例的肺结核病例数据来源于全国结核病管理信息系统中各级结核病诊疗单位上报且已经审核通过的居住地为青海省的肺结核患者,经核查获得 22 677 例有效患者信息;人口数据来源于中国疾病预防控制中心全民健康保障疾控信息系统；气象数据来自中国气象数据网。

（二）方法

1. 空间自相关分析 空间自相关是指同一变量在不同空间位置上的相关性，是空间单元属性值聚集程度的一种度量，通过 $Moran's\ I$ 指数和 P 值判断空间聚集特征。$Moran's\ I$ 指数介于 $-1\sim1$ 之间，>0 为正相关，<0 为负相关，=0 表示不存在空间相关性，且 $P<0.05$ 有统计学意义，说明事件发生存在空间聚集性。

2. 地理加权回归 基本原理是借助局部回归的统计思想，遵循"地理学第一定律"，即空间位置越近的数据对目标对象的影响越大，其应用条件是所研究对象具有空间相关性。地理加权回归在一定程度上弥补了线性回归的不足。在进行线性回归分析时需要数据满足独立性、正态性和方差齐性，但空间数据往往因为地理空间分布差异，从而缺乏同质性，所以方差不齐，同时各地理空间位置之间的流动性使得数据不满足独立性。因此，在进行空间数据回归分析时，地理加权回归优于线性回归。

3. 多元时间序列模型 ARIMAX（autoregressive integrated moving average model-XX）模型是进行多元时间序列分析的主要模型之一，它将多元线性回归和时间序列相结合，同时引用响应序列（因变量）和输入序列（自变量）的概念，使所构建的模型更加稳定。其建模过程如下。

（1）首先利用 2014—2018 年青海省肺结核月发病数构建时间序列模型，通过偏自相关和自相关函数图确立模型阶数，根据赤池信息准则（Akaike information criterion，AIC）与贝叶斯信息准则（Bayesian information criterion，BIC）的最小值、参数具有统计学意义和白噪声检验确定肺结核发病的 ARIMAX 最优模型，并获得其残差序列为响应序列。

（2）与第一步相同，对每个气象因素分别构建 ARIMAX 最优模型，并获得各气象因素最优模型的残差序列为输入序列。

（3）绘制响应序列和输入序列的互相关函数（cross-correlation function，CCF）图，确定与肺结核发病相关的气象因素。

（4）将与肺结核发病相关的气象因素纳入 ARIMAX 模型中，通过 AIC 和 BIC 最小值、参数具有统计学意义和白噪声检验确定 ARIMAX 最优模型，并对最优模型进行拟合和预测。

（三）结果

1. 空间自相关分析 对 2014—2019 年青海省肺结核发病率进行空间自相关分析可知：$Moran's\ I$ 值均 >0，分别为 0.107 8、0.071 7、0.130 3、0.193 0、0.149 4 和 0.298 3（均有 $P<0.05$），提示存在空间正相关，且相关具有统计学意义（表 7-3）。

表 7-3 2014—2019 年青海省肺结核空间自相关分析

年份	$Moran's\ I$ 值	Z 值	P 值
2014	0.107 8	4.012 7	<0.001
2015	0.071 7	2.894 7	0.003

续表

年份	*Moran's I* 值	*Z* 值	*P* 值
2016	0.130 3	4.704 2	<0.001
2017	0.193 0	6.565 4	<0.001
2018	0.149 4	5.302 1	<0.001
2019	0.298 3	9.741 8	<0.001

资料来源：梁达，商越，王兆芬，等. 青海省肺结核发病与气象因素的时间序列分析[J]. 中华疾病控制杂志，2021，25（10）：1186-1193.

2. 地理加权回归分析　2014—2019 年青海省肺结核发病存在空间正相关。因此，以 2014—2019 年青海省各县、区肺结核年平均报告发病率为因变量，各气象因素为自变量，经过地理加权回归分析得出每个气象因素对肺结核年平均报告发病率影响的回归系数，然后利用 ArcGIS 软件将回归系数在地图上展现出来。结果显示，降水量和相对湿度对青海省肺结核发病率存在正向影响，即降水量或相对湿度的增大或减小会使肺结核发病率升高或降低；气压、气温和日照时数存在负向影响，即气压、气温、日照时数的增大或减小会使肺结核发病率降低或升高，其影响程度在空间上均呈现出由东向西逐渐增大的趋势。而风速对青海省肺结核发病率既存在正向影响，也存在负向影响，其影响程度自青海省中部地区分别向西和向东逐渐增大。

3. ARIMAX 模型的建立

（1）肺结核病例 ARIMA 模型：首先利用 2014—2018 年青海省肺结核月发病数构建时间序列，经过单位根和白噪声检验发现为非平稳（$P=0.094$）、非白噪声（$P<0.001$）序列，差分后经过单位根检验（$P=0.012$）为平稳序列，则可确定 $\text{ARIMA}(p,d,q) \times (P,D,Q)_s$ 中的参数 $d=1$，$D=1$。然后，通过观察自相关和偏自相关函数图确定 $p=0$，$q=0$ 或 2，而 P 和 Q 主要通过尝试和比较的方法确定，但一般不超过 2。最后，通过对 p、q、P 和 Q 交叉组合，并根据 AIC、BIC 最小准则和参数具有统计学意义原则，以及对模型残差进行检验为白噪声序列（$P=0.661$），最终确立最优模型 $\text{ARIMA}(0,1,2) \times (0,1,0)_{12}$。

（2）气象因素的选择：由于 ARIMA 模型建立的前提条件为平稳非白噪声序列，首先对各气象因素序列分别进行单位根和白噪声检验，发现日照时数为白噪声序列。因此，将日照时数这一气象因素剔除，分别对其他 5 项气象因素建立最优的 ARIMA 模型，并获得各气象因素最优模型的残差序列。最后，利用 R 软件中的互相关函数（CCF）绘制响应序列和输入序列的互相关函数图。如图 7-7 所示，认为仅有平均气温和平均风速与肺结核发病存在关联，并将其作为自变量纳入 ARIMAX 模型中。

（3）确立最优 ARIMAX 模型和拟合、预测：将气温和风速不同滞后阶数独立及交叉组合建模可知，同时纳入平均气温（3 阶滞后）和平均风速（2 阶滞后）的 ARIMAX 模型 AIC（634.29）和 BIC（644.59）值同时最小，并且其参数具有统计学意义（$P=0.005$），残差为白噪声序列（$P=0.807$）。因此，最终确立最优模型为纳入 2 个协变量（平均气温 3 阶滞后和平均风速 2 阶滞后）的 $\text{ARIMAX}(0,1,2) \times (0,1,0)_{12}$。经过回代拟合和预测并与实际

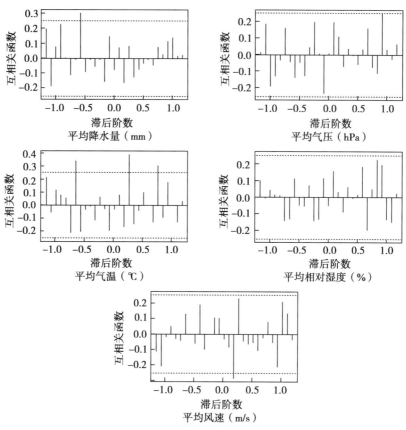

图 7-7   2014—2019 年青海省各气象因素与肺结核发病互相关函数图

资料来源：梁达,商越,王兆芬,等.青海省肺结核发病与气象因素的时间序列
分析[J].中华疾病控制杂志,2021,25(10):1186-1193.

发病数比较发现,拟合值和预测值均与实际值变化趋势大体相同,2019 年 3 月和 4 月预测值与实际值相差较大。经计算模型拟合优度 R^2=0.71,平均绝对百分比误差（mean absolute percentage error,*MAPE*）为 24.91%（表 7-4、图 7-8）。

表 7-4   ARIMAX 模型参数估计、检验和模型诊断

模型	气象因素		β 值	S_x 值	t 值	P 值	AIC 值	BIC 值	残差序列白噪声检验（P 值）
	变量	滞后阶数（lag）							
ARIMA（0,1,2）× （0,1,0）$_{12}$	平均气温	3	2.791	0.959	2.912	0.003	636.92	645.16	0.788
ARIMA（0,1,2）× （0,1,0）$_{12}$	平均气温	9	2.736	1.011	2.707	0.004	637.9	646.14	0.804
ARIMA（0,1,2）× （0,1,0）$_{12}$	平均风速	2	74.647	30.146	2.476	0.008	638.52	646.76	0.802

续表

模型	气象因素		β 值	S_x 值	t 值	P 值	AIC 值	BIC 值	残差序列白噪声检验（P 值）
	变量	滞后阶数（lag）							
ARIMA（0,1,2）×（0,1,0）$_{12}$	平均气温	3	2.26	0.844	2.679	0.005	634.29	644.59	0.807
ARIMA（0,1,2）×（0,1,0）$_{12}$	平均风速	2	72.383	27.074	2.674	0.005	634.29	644.59	0.807
ARIMA（0,1,2）×（0,1,0）$_{12}$	平均气温	9	2.237	0.841	2.659	0.005	634.47	644.77	0.826
ARIMA（0,1,2）×（0,1,0）$_{12}$	平均风速	2	74.854	26.928	2.78	0.004	634.47	644.77	0.826

资料来源：梁达，商越，王兆芬，等．青海省肺结核发病与气象因素的时间序列分析［J］．中华疾病控制杂志，2021，25（10）：1186-1193.

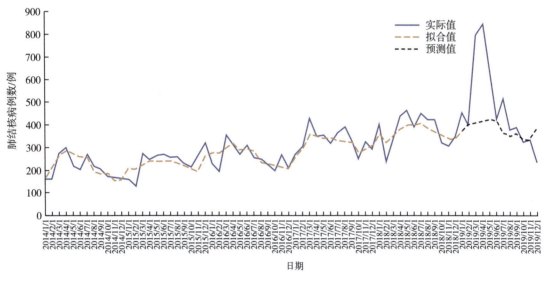

图 7-8 最优 ARIMAX 模型拟合和预测图

资料来源：梁达，商越，王兆芬，等．青海省肺结核发病与气象因素的时间序列分析［J］．中华疾病控制杂志，2021，25（10）：1186-1193.

综上所述，青海省肺结核发病与气象因素之间存在关联，建立纳入 3 阶滞后平均气温和 2 阶滞后平均风速的 ARIMAX（0,1,2）×（0,1,0）$_{12}$ 最优模型。因此，可根据本研究结果制定更加完善的肺结核防控措施，使防控资源分配更加合理，因时制宜、因地制宜加强肺结核防控，从而减轻青海省肺结核发病情况。

三、百度指数

肺结核是由结核分枝杆菌引起的肺部感染性疾病，在我国法定报告传染病中，肺结核的发病率和死亡率一直居高不下,严重威胁人民的生命健康安全。因此,相关部门需要不断完善传染病监测预警机制,积极运用大数据、人工智能等技术在疫情监测分析、防控救治等方面更好地发挥支撑作用。

本例通过分析 2011—2020 年江苏省肺结核数据与搜索词之间的相关性时序变化特征,融合肺结核官方通报数据,拟合并比较多元线性回归和人工神经网络对肺结核的预测效果,进而为构建更加及时高效的肺结核预测模型提供依据和参考,为肺结核监测提供新的思路和手段。

（一）资料与方法

1. 资料来源

（1）肺结核发病数据:肺结核实际发病数据来源于江苏省卫生健康委员会官网发布的全省法定报告传染病疫情数据。以月为单位,收集 2011 年 1 月—2020 年 12 月的月新增确诊肺结核的发病数据。

（2）百度指数数据:范围选词法能够较大程度地降低研究人员对信息技术的依赖性,减少因主观因素导致的选词误差偏移。因此本例采用范围选词法,将肺结核相关搜索词划分为预防、症状、治疗和常用词 4 类,共计 46 个搜索词,详见表 7-5。使用 Python 3.6 软件爬虫获取 2011 年 1 月—2020 年 12 月相关搜索词的百度指数并进行分类汇总,地区设置为"江苏省所有城市",地区代码为"916",包括 PC 端和移动端。

表 7-5　肺结核相关搜索词及编号一览表

类型	关键词（编号）	扩展词（编号）
预防阶段	预防肺结核（F1）	如何预防肺结核（F10）,怎样预防肺结核（F11）,肺结核的预防措施（F12）
	肺结核疫苗（F2）	卡介苗（F20）,卡介苗的副作用（F21）
症状阶段	发热（F3）	低热（F30）,午后发热（F31）,持续低热（F32）,发热（F33）,寒战（F34）,盗汗（F35）
	咳嗽（F4）	咯血（F40）,痰中带血（F41）,咳痰（F42）,干咳（F43）,咽喉痛（F44）,胸痛（F45）,胸闷（F46）,呼吸困难（F47）
	消瘦（F5）	体重下降（F50）,食欲不振（F51）,乏力（F52）
	肺结核的早期症状（F6）	结核病的早期症状（F60）
治疗阶段	肺结核治疗（F7）	结核病怎么治（F70）
	肺结核治疗药物（F8）	肺结核吃什么药（F80）,异烟肼（F81）,利福平（F82）,乙胺丁醇（F83）,吡嗪酰胺（F84）,止咳的药物（F85）
常用词	肺结核（F9）	肺痨（F90）,痨病（F91） 肺痨的早期症状（F92）,肺痨怎么治（F93）
	PPD（FB1）	PPD 是什么（FB11）,PPD 阳性是什么意思（FB12）

注:PPD,结核菌素试验。

资料来源:王玥,周海涛,岳婷雨,等.基于百度指数的 2011—2020 年江苏省肺结核预测模型研究［J］.疾病监测,2023,38（1）:95-100.

2. 方法

（1）相关性分析：本例采用 Pearson 相关系数来判断肺结核数据与搜索词之间的相关关系，并计算备选指标和基准指标的时间序列之间移动时间单位后的相关系数。

（2）多元线性回归分析：多元线性回归用于分析单个因变量与多个自变量之间的线性关系，根据容差和方差膨胀因子判断因变量和自变量之间的多重共线性关系。

（3）人工神经网络：人工神经网络模型能应对复杂的大规模数据而被广泛应用于传染病的预测，同时人工神经网络能够处理含有非线性复杂的数据问题，具有较好的拟合优度。在人工神经网络中，变量通过输入层输入模型，通过隐藏层处理后由输出层输出。

（4）拟合优度和预测结果评价：通过多元线性回归和人工神经网络两种方法建立预测模型，分别预测 2020 年 1—12 月的肺结核发病数据。使用 R^2 评价模型的拟合程度，R^2 越大表示模型拟合程度越好；使用平均绝对值（average absolute value，MAE）和平均绝对百分比误差（mean absolute percentage error，MAPE）评价模型的误差，表示预测值之间绝对误差的平均值，MAE 和 MAPE 越小说明预测效果越好。

（二）结果

1. 搜索词选择

（1）相关性分析（初步筛选）：按照相关指数（$|r| \geqslant 0.5$）的标准对所划定的 46 个搜索词进行初步筛选，其中删除未被百度指数收录和频次过低的搜索词，最终得到 16 个与实际发病数据存在中度及以上相关性的搜索词。其中，有 5 个搜索词，包括"低热""盗汗""PPD（结核菌素试验）""肺结核""咳嗽"，与实际发病数据存在强相关（$|r|>0.7$）；其他 11 个搜索词与实际发病数据存在中度相关关系（$0.5 \leqslant |r| \leqslant 0.7$），$P$ 值均 <0.05，差异有统计学意义。

（2）相关性时序变化特征分析：由于肺结核发病的潜伏期为 4~8 周，所以本例将搜索词与实际发病数据相关性变化的时间节点按照潜伏期进行划分，分别计算初步筛选得到的 16 个搜索词提前 2 个月（$d=2$）和提前 1 个月（$d=1$）的相关系数。通过比较同一搜索词在不同提前周期的时序变化特征，最终得到 11 个具有领先特征的搜索词，见表 7-6。随着时间的提前，与实际发病人数的相关性的绝对值递增，即在提前 2 个月的情况下相关系数绝对值最高的搜索词定义为早期搜索词，包括"持续低烧（F32）""盗汗（F35）""咳嗽（F4）""喉咙痛（F44）""食欲不振（F51）""肺结核的早期症状（F6）"，早期搜索词的百度指数与实际发病人数的相关性具有统计学意义（$|r|>0.5$，$P<0.05$）。此类词一般为肺结核早期且不典型的症状，是因为当出现身体不适或者怀疑自身是否患有肺结核时便会产生"求医问诊"行为。第二种进展类搜索词主要包含"肺结核（F9）""卡介苗（F20）""呼吸困难（F47）""乏力（F52）""肺结核（F9）""PPD（FB1）"，此类搜索词主要为肺结核发展进程中由早期潜伏期症状逐步演化为进展性的症状特征，故而进展类搜索词在提前 1 个月中的表现最好。纵横比较搜索词整体相关性及时序变化特征两个方面，首先根据整体相关性筛选出相关性较高的搜索词共 16 个（$|r| \geqslant 0.5$）；其次根据搜索词在不同领先周期中相关性的表现情况对搜索词进一步划分，具体分为两种领先特征搜索词，包括早期搜索词（领先 2 个月）和进展搜索词（领先 1 个月），从而进行下一步预测模型的建立与比较（表 7-6）。

表 7-6　搜索词筛选结果及编号（相关系数）

搜索词类型	搜索词（编号）	同步（r）	提前 1 个月（r）	提前 2 个月（r）
早期搜索词	持续低烧（F32）	−0.53	−0.56	−0.58
	盗汗（F35）	−0.72	−0.78	−0.79
	咳嗽（F4）	−0.70	−0.70	−0.71
	咽喉痛（F44）	−0.55	−0.61	−0.63
	食欲不振（F51）	−0.60	−0.60	−0.61
进展搜索词	肺结核的早期症状（F6）	−0.50	−0.54	−0.56
	卡介苗（F20）	−0.61	−0.65	−0.61
	呼吸困难（F47）	−0.59	−0.60	−0.59
	乏力（F52）	−0.59	−0.60	−0.59
	肺结核（F9）	−0.70	−0.71	−0.69
	PPD（FB1）	−0.72	−0.74	−0.71

注：PPD，结核菌素试验。

资料来源：王玥,周海涛,岳婷雨,等.基于百度指数的 2011—2020 年江苏省肺结核预测模型研究［J］.疾病监测, 2023, 38（1）: 95-100.

2. 肺结核预测模型　首先根据领先周期的不同划分成领先 2 个月预测模型、领先 1 个月预测模型；本例选择多元线性回归和人工神经网络两种方法建立预测模型,根据方法将所划分的两种模型进一步细分,最终建立 4 个预测模型,包括领先 2 个月线性回归模型、领先 2 个月神经网络模型、领先 1 个月线性回归模型和领先 1 个月神经网络模型。在多元线性回归模型中,各搜索词根据其与实际发病数的相关性对预测结果产生不同的影响进而生成决定系数；同样在人工神经网络模型中,各搜索词的相关系数不同则产生不同的权重系数输入模型。

（1）领先 2 个月预测模型建立：对于领先 2 个月的预测模型,输入和输出之间需要有 2 个月的时间差,因此输入变量选择 2011 年 1 月—2020 年 10 月的早期搜索词数据,包括持续低烧（$|r|$=0.58）、盗汗（$|r|$=0.79）、咳嗽（$|r|$=0.71）、喉咙痛（$|r|$=0.63）、食欲不振（$|r|$=0.61）、肺结核的早期症状（$|r|$=0.56）的百度指数,各搜索词间相互独立,差异具有统计学差异（P<0.05）。输出变量为 2011 年 3 月—2020 年 12 月的肺结核预测发病数据。

（2）领先 2 个月模型预测能力：从预测值整体性来看,领先 2 个月的多元线性回归和人工神经网络两种模型的拟合和预测效果都比较理想,预测值和实际值差别不大,但人工神经网络预测模型的拟合优度（R^2=0.750）较多元线性回归（R^2=0.672）更佳,说明人工神经网络能较好地解释和预测肺结核的发病情况,更具一般性和外推性；同时,人工神经网络的拟合效果优于多元线性回归,预测结果与实际发病情况的流行趋势基本相同,预测的波峰与实际值出现的时间节点基本一致,说明人工神经网络具有良好的预测能力和外推性；领先 2 个月预测模型所使用的数据为网络实时数据,而预测模型的输出变量为预测 2 个月后实际发病数,即使用 1 月份的早期搜索词百度指数来预测 3 月份的发病人数和流行趋势,这与传统的预测模型有所不同,本例使用的输入数据和输出变量之间具有 2 个月的时间差,能够有效地将预测关口前移,即在早期就捕捉到具有潜在感染危险或已感染的人群,有效利用潜伏期人群从已感染到确诊前的这一空窗期数据,因此基于早期搜索词所建立的预测模型能够及时有效地预测肺结核的下一波流行趋势(图 7-9)。

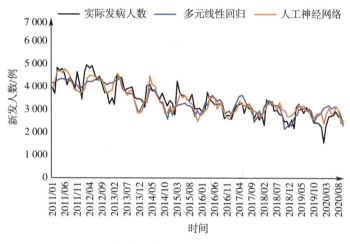

图 7-9　领先 2 个月预测模型结果可视化

资料来源:王玥,周海涛,岳婷雨,等 . 基于百度指数的 2011—2020 年江苏省肺结核预测模型研究[J]. 疾病监测,2023,38(1):95-100.

从预测模型的评价指标来看,通过比较两种模型的预测值与实际数据之间的相对误差发现,人工神经网络的 MAE 和 MAPE 均小于多元线性回归,说明人工神经网络的预测准确性较好,其中人工神经网络的绝对误差(MAPE)仅为 8.86%,所以采用人工神经网络构建的预测模型能较好地拟合实际发病情况,提前 2 个月预测肺结核下一波流行的趋势(表 7-7)。

表 7-7　领先 2 个月预测模型评价指标

变量	|r|	模型系数	*MAE*	*MAPE*	R^2
多元线性回归模型			318.06	10.23%	0.67
持续低烧	0.58	0.18			
盗汗	0.79	−0.80			
咳嗽	0.71	−1.90			
喉咙痛	0.63	0.27			
食欲不振	0.61	−0.12			
肺结核的早期症状	0.56	−0.18			

续表

变量	|r|	模型系数	*MAE*	*MAPE*	R^2
人工神经网络模型			273.75	8.86%	0.75
持续低烧	0.58	0.05			
盗汗	0.79	0.41			
咳嗽	0.71	0.10			
喉咙痛	0.63	0.24			
食欲不振	0.61	0.17			
肺结核的早期症状	0.56	0.04			

注：MAE，平均绝对值；MAPE，平均绝对百分比误差。

资料来源：王玥,周海涛,岳婷雨,等.基于百度指数的 2011—2020 年江苏省肺结核预测模型研究［J］.疾病监测, 2023, 38（1）: 95-100.

（3）领先 1 个月预测模型建立：领先 1 个月预测模型的输入和输出变量之间需要 1 个月的时间差，因此输入变量选择 2011 年 1 月—2020 年 11 月的进展搜索词百度指数，包括"卡介苗"（|r|=0.65）、"呼吸困难"（|r|=0.60）、"乏力"（|r|=0.60）、"肺结核"（|r|=0.71）和"PPD"（|r|=0.74）的百度指数，各变量间相互独立且差异具有统计学意义（P<0.05）；输出变量为 2011 年 2 月—2020 年 12 月的肺结核预测数据。

（4）领先 1 个月模型预测能力：领先 1 个月多元线性回归和人工神经网络两种模型的拟合优度差别不大，预测值与实际值之间有一定的差异，两种模型的预测流行趋势和实际值一致性不高，在预测的准确性方面有所欠缺；但是两种预测模型均具有一定的及时性，预测的肺结核流行波峰出现时间较实际发病数据有所提前，能够提前捕捉到肺结核新发病例的指数型上升；同时，模型输入变量与输出变量之间存在 1 个月的时间差，所以基于进展搜索词建立的预测模型对预测下一轮肺结核的流行趋势有一定的预见性和及时性，能够提前预测肺结核大流行出现的时间节点，提前采取相应防控措施避免出现疫情进一步扩散和暴发（图 7-10）。

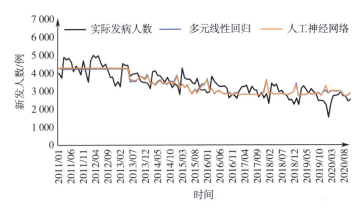

图 7-10　领先 1 个月预测模型结果可视化

资料来源：王玥,周海涛,岳婷雨,等.基于百度指数的 2011—2020 年江苏省肺结核预测模型研究［J］.疾病监测, 2023, 38（1）: 95-100.

从预测模型的评价指标来看,神经网络的 MAE 和 MAPE 均小于多元线性回归,表示人工神经网络预测的精确性要优于多元线性回归模型,基于进展类搜索词建立的肺结核预测模型能够提前 1~4 个月预测肺结核的流行情况（表 7-8 ）。

表 7-8　领先 1 个月预测模型评价指标

变量	$|r|$	系数	*MAE*	*MAPE*	R^2
多元线性回归模型			382.31	12.14%	0.57
卡介苗	0.65	−0.13			
呼吸困难	0.60	−0.12			
乏力	0.60	0.04			
肺结核	0.71	−0.19			
PPD	0.74	−0.42			
人工神经网络模型			357.99	11.53%	0.60
卡介苗	0.65	0.02			
呼吸困难	0.60	0.23			
乏力	0.60	0.09			
肺结核	0.71	0.17			
PPD	0.74	0.49			

注：PPD,结核菌素试验；MAE,平均绝对值；MAPE,平均绝对百分比误差。

资料来源：王玥,周海涛,岳婷雨,等.基于百度指数的 2011—2020 年江苏省肺结核预测模型研究［J］.疾病监测,2023,38（1）：95-100.

目前基于网络大数据对网络搜索词的研究仅停留在相关性方面,没有对相关性的时序变化特征进行深入研究。本例重点针对搜索词的时序变化特征进行分析研究发现,搜索词与实际发病数据之间不是简单的线性相关关系,两者之间还存在一定的先行滞后关系。同时,在预测效果方面,基于互联网数据建立的预测模型一般需要对于大量、复杂且无序的数据进行处理和分析,本例使用的人工神经网络模型的预测结果与实际发病情况的流行趋势基本相同,预测的波峰与实际值出现的时间节点基本一致,说明人工神经网络具有良好的预测能力和外推性。本例的不足之处为基于百度指数建立的预测模型干扰因素过多,导致模型的准确性有待提高。首先我国人口众多且认知水平存在差异,个体对于肺结核搜索词的选择受主观因素和舆论关注的干扰；其次在新冠病毒感染疫情的大背景下,经呼吸道传播疾病的相关搜索词明显高于以往一般水平,存在一定的信息偏移。今后的研究方向应有效地利用和整合传统监测数据和互联网大数据,实现传染病预测预警数据的多元化；同时,应积极融合传统的统计学分析方法和机器学习算法,构建更加高效及时的肺结核预测模型,进而为肺结核的监测防控提供一定的理论参考。

四、疫情检测数据

关于传染病疫情发展趋势的预测研究大多是研究者基于确诊病例数据,采用时间序列模型预测确诊病例未来的变化趋势。现有研究虽然可以不同程度地预测疫情发展趋势,但由于没有考虑防控措施的变化情况,预测模型在实际应用时存在局限性。现实生活中,除了确诊病例数据,还可以获得检测数据。检测是一种典型的疫情防控措施,每天的检测数据在一定程度上可以代表整体防控措施的变化。

基于以上考虑,本例提出了一种基于机器学习的疫情趋势预测方法。该方法利用检测数据预测疫情的发展趋势,能够隐式考虑防控措施的影响;还可以预测未来的确诊病例数,同时估计疫情的实际感染规模。

(一)基于机器学习的疫情三步预测模型

为了能够同时预测疫情的确诊人数和实际感染规模,本例提出了基于机器学习的三步预测模型(three-step prediction model based on machine learning, TSPM-ML),如图 7-11 所示。

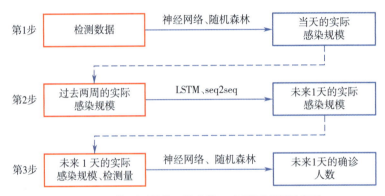

图 7-11 基于机器学习的疫情三步预测模型示意图

资料来源:任建强,崔亚鹏,倪顺江.基于机器学习的新冠肺炎疫情趋势
预测方法[J].清华大学学报(自然科学版),2023,63(06):1003-1011.

TSPM-M 包含 3 个步骤:第 1 步,基于检测数据,采用神经网络和随机森林模型,预测当天的实际感染规模。第 2 步,将实际感染规模看作一个时间序列,在第 1 步预测的基础上,采用时间序列预测方法预测实际感染规模未来的发展趋势。第 3 步,基于第 2 步得到的未来实际感染规模以及检测量,利用神经网络和随机森林模型预测未来的确诊人数。

在 TSPM-ML 构建完成之后,首先要训练机器学习模型。由图 7-11 可知,为了训练模型,除了需要检测数据和确诊病例数之外,还需要实际感染规模。为了得到实际感染规模用于训练机器学习模型,利用考虑检测隔离机制的传染病传播模型生成一系列模拟数据,这些数据能较好地刻画现实生活中防控措施干预下的传染病传播过程。假设检测阳性人员都会转为确诊病例,基于考虑检测隔离机制的传染病传播模型,可以得到检测数据、确诊病例数据和实际感染规模。将模型产生的模拟数据分成训练集和测试集,然后利用训练集的数据对 TSPM-ML 进行训练,并在测试集上验证模型的预测效果。TSPM-ML 的输入和输出分别是检测数据和确诊病例数,这两部分可以从现实中获取实际数据,最后使用实际数据对训练之后的 TSPM-ML 进行验证。

(二)第 1 步:实际感染规模预测

1. 数据获取 TSPM-ML 的第 1 步是预测传染病的实际感染规模,所依据的数据是检测数据,包括每天的检测量、检测方式和检测结果为阳性的人数。其中:检测量指每天检测的人数,检测方式指是否对密切接触者优先检测。检测过程可以看作对人群的一个抽样过程,虽然不是简单随机抽样,但检测数据在一定程度上可以反映人群中疫情的实际态势。图 7-12 是一次传染病传播模拟中实际感染规模、每天检测阳性率和确诊规模的比较,其中检测阳性率是指每天检测的所有人中检测结果阳性人员所占的比例。由图 7-12 可以看出,确诊规模大大低于实际感染规模,但每天检测阳性率的分布与实际感染规模比较接近。基于以上考虑,在预测实际感染规模时,使用的数据主要是每天检测阳性率。

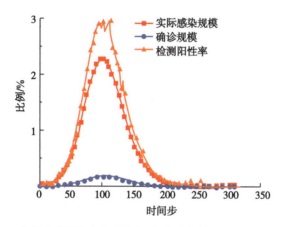

图 7-12 传染病模拟中实际感染规模、确诊规模与检测阳性率的比较

资料来源:任建强,崔亚鹏,倪顺江.基于机器学习的新冠肺炎疫情趋势预测方法[J].清华大学学报(自然科学版),2023,63(06):1003-1011.

在第 1 步预测实际感染规模的模型中,输入数据和输出数据如表 7-9 所示。

表 7-9 预测实际感染规模的输入和输出数据

参数名称	参数含义	参数类别
preference	检测方式(对密切接触者优先检测的偏好)	输入数据
pos	当天的检测阳性率	输入数据
pos1~pos7	前 1~7 天的检测阳性率	输入数据
real	当天的实际感染规模	输出数据

资料来源:任建强,崔亚鹏,倪顺江.基于机器学习的新冠肺炎疫情趋势预测方法[J].清华大学学报(自然科学版),2023,63(06):1003-1011.

训练模型时,为了消除不同种类数据的范围产生的不同影响,需要对数据进行预处理。本例使用的数据预处理方法是最大最小值归一化算法。数据预处理的过程如式 7-13 所示,处理后的数据介于 0~1 之间。

$$X_{scaled} = \frac{X - X_{min}}{X_{max} - X_{min}} (max - min) + min \qquad （式 7-13）$$

其中，X_{scaled} 表示数据归一化之后的值；X_{max} 和 X_{min} 分别表示数据的最大值和最小值；max 和 min 分别表示数据归一化之后的最大值和最小值，一般取 $max=1$、$min=0$，即将数据归一化为 0~1。

2. 模型构建　在预测传染病实际感染规模时，采用两种经典的机器学习模型：神经网络模型和随机森林模型。

本例比较不同结构神经网络模型的训练结果后，同时考虑模型运行速度及预测准确性，确定神经网络模型的结构。使用深度学习 Keras 库构建神经网络模型，包含 2 个隐藏层，分别有 128 个和 64 个神经元。本例构建随机森林模型时，考虑到运行速度和预测效果，选取 50 棵决策树，并基于 Scikit-learn 机器学习库构建最终的随机森林模型。

3. 预测结果　使用模拟产生的数据，对构建的神经网络模型和随机森林模型进行训练，并在测试集上验证模型的预测效果。不同模型预测实际感染规模的误差见表 7-10。神经网络模型相对误差为 3.91%，$R^2=0.996\,8$，随机森林模型相对误差为 3.32%，$R^2=0.997\,4$。

表 7-10　不同模型预测实际感染规模的误差

预测模型	绝对值误差	相对误差 /%	R^2
神经网络模型	0.000 277	3.91	0.996 8
随机森林模型	0.000 236	3.32	0.997 4

资料来源：任建强，崔亚鹏，倪顺江. 基于机器学习的新冠肺炎疫情趋势预测方法［J］. 清华大学学报（自然科学版），2023，63（06）：1003-1011.

图 7-13 展示了使用神经网络模型和随机森林模型预测某次传染病传播过程中实际感染规模的结果。可以看出，两个模型的预测结果都略偏大，整体预测误差较小。与神经网络

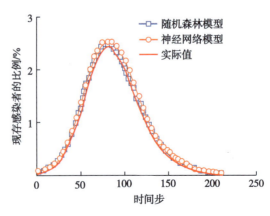

图 7-13　不同模型预测实际感染规模的结果

资料来源：任建强，崔亚鹏，倪顺江. 基于机器学习的新冠肺炎疫情趋势预测方法［J］. 清华大学学报（自然科学版），2023，63（06）：1003-1011.

模型相比,随机森林模型的误差更小。比较两种模型的预测结果发现,在预测疫情的实际感染规模时,随机森林模型的预测效果更好。

随机森林模型预测实际感染规模时,还可以计算每个输入数据在预测过程中的权重,如表 7-11 所示。预测实际感染规模时,每天的检测阳性率(pos)起到决定性作用,当天的检测阳性率在预测中的权重接近 40%,最近 3 天的检测阳性率在预测中的权重接近 80%,即检测阳性率能在很大程度上衡量疫情的实际感染规模。

表 7-11　随机森林模型中每个输入数据的预测权重

变量名称	变量含义	预测权重 /%
pos	当天的检测阳性率	39.86
pos1	前 1 天的检测阳性率	20.93
pos2	前 2 天的检测阳性率	18.30
pos3	前 3 天的检测阳性率	9.79
pos4	前 4 天的检测阳性率	7.46
preference	检测方式	1.66
pos7	前 7 天的检测阳性率	0.83
pos6	前 6 天的检测阳性率	0.60
pos5	前 5 天的检测阳性率	0.55

资料来源:任建强,崔亚鹏,倪顺江.基于机器学习的新冠肺炎疫情趋势预测方法[J].清华大学学报(自然科学版),2023,63(06):1003-1011.

(三)第 2 步:实际感染规模未来发展趋势预测

1. **数据获取**　时间序列预测针对随时间变化的物理量,该物理量的未来发展趋势和自身过去的取值有关。时间序列预测模型可以根据该物理量过去的历史数据预测其未来的发展趋势。考虑到实际感染规模会随着疫情的发展过程不断变化,而且由于传染病传播的内在规律,实际感染规模的未来发展趋势和其过去的取值密切相关,因此可以将实际感染规模看作一个时间序列。本例利用第 1 步中预测的每日实际感染规模数据,构成一个时间序列,如果可以获得过去一段时间的实际感染规模,再利用该时间序列就可以预测实际感染规模未来的发展趋势。

本例使用模拟产生的数据训练时间序列预测模型。输入数据为当天的实际感染规模以及过去两周每天的实际感染规模,输出数据为未来 1 天的实际感染规模,如表 7-12 所示。本例只考虑预测未来 1 天的实际感染规模,需要预测未来多天的发展趋势时将该模型多次迭代即可。同样,采用最大最小值归一化算法对数据进行预处理,用归一化后的数据对时间序列预测模型进行训练。

表 7-12　预测实际感染规模未来发展趋势的输入和输出数据

参数名称	参数含义	参数类别
real	当天的实际感染规模	输入数据
real1~real14	前 1~14 天的实际感染规模	输入数据
real1	未来 1 天的实际感染规模	输出数据

资料来源:任建强,崔亚鹏,倪顺江.基于机器学习的新冠肺炎疫情趋势预测方法[J].清华大学学报(自然科学版),2023,63(06):1003-1011.

2. 模型构建　本例采用两种时间序列预测领域广泛应用的机器学习模型:长短期记忆(long short-term memory,LSTM)人工神经网络模型和序列到序列(sequence to sequence,seq2seq)模型。

LSTM 模型是一种包含反馈机制的特殊神经网络,该模型在某一时刻的输出能够反馈到下一时刻的输入,对时间序列的预测有较好的效果。2014 年谷歌团队提出了 seq2seq 模型,其结构包含两部分:编码器和解码器。编码器会将输入数据编码为一个中间向量 C,该向量包含了输入序列的所有信息;解码器接收中间向量 C,并将其解码为输出序列。由于中间向量 C 包含了时间维度的信息,因此在对时间序列进行预测时,seq2seq 模型有较好的效果。

本例基于深度学习的 Keras 库构建 LSTM 模型,模型中每层网络的参数见表 7-13。在输入层和输出层之间有两个 LSTM 层,其输出维度分别为 128 和 64。两个 LSTM 层之间添加了 Dropout 层,可以在训练模型时丢弃一部分数据,防止模型过拟合。构建 seq2seq 模型时,使用 Keras 库中的门控循环单元(gate recurrent unit,GRU)作为编码器和解码器的结构,其中 GRU 的输出维度为 64。

表 7-13　LSTM 模型中每层网络的参数

模型包含的层	每层网络的参数
输入层	输入数据的维度(15,1)
LSTM 层	输出维度为 128
Dropout 层	丢弃率为 0.2
LSTM 层	输出维度为 64
输出层	输出数据的维度为 1

资料来源:任建强,崔亚鹏,倪顺江.基于机器学习的新冠肺炎疫情趋势预测方法[J].清华大学学报(自然科学版),2023,63(06):1003-1011.

3. 预测结果　使用模型生成的模拟数据训练 LSTM 和 seq2seq 模型,并在测试集上评估模型的预测效果。不同模型预测实际感染规模未来发展趋势的误差见表 7-14。LSTM 模型在测试集上的预测误差为 4.09%,$R^2=0.997\,1$;seq2seq 模型在测试集上的预测效果非常好,预测误差只有 0.74%,$R^2=0.999\,9$。

表 7-14　不同模型预测实际感染规模未来发展趋势的误差

预测模型	绝对值误差	相对误差 /%	R^2
LSTM 模型	0.000 290	4.09	0.997 1
seq2seq 模型	0.000 053	0.74	0.999 9

资料来源：任建强,崔亚鹏,倪顺江.基于机器学习的新冠肺炎疫情趋势预测方法［J］.清华大学学报（自然科学版）,2023,63（06）:1003-1011.

比较两个模型预测某次传染病传播过程中实际感染规模未来发展趋势的结果见图 7-14。可以看出,在整个传染病传播过程中,使用 seq2seq 模型的预测结果与实际值几乎完全一致,而 LSTM 模型在感染峰值附近的预测结果偏低,其他位置的预测误差较小。整体来看,与 LSTM 模型相比,在预测实际感染规模的未来发展趋势时,seq2seq 模型的预测效果更好。

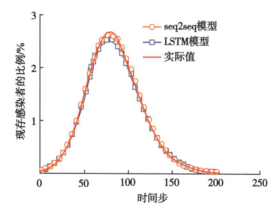

图 7-14　不同模型预测实际感染规模未来发展趋势的结果
资料来源：任建强,崔亚鹏,倪顺江.基于机器学习的新冠肺炎疫情趋势预测方法［J］.清华大学学报（自然科学版）,2023,63（06）:1003-1011.

（四）第 3 步：未来确诊人数预测

1. 数据获取　由于确诊人数与检测过程密切相关,而现实生活中的确诊病例都是通过检测发现的,因此预测未来确诊人数时,除了需要疫情的实际感染规模还需要每天的检测量。疫情的实际感染规模对未来确诊人数有很大影响,实际感染规模越大,相同检测条件下确诊人数越多。在实际感染规模一定时,每天的检测量越大,确诊人数越多。因此,在预测未来确诊人数时,考虑的数据包括未来的实际感染规模、未来的检测量和检测方式。

表 7-15 展示了预测未来确诊人数时模型的输入数据和输出数据。在实际应用过程中,可能无法预知未来 1 天的检测量,考虑到短时间内检测量并不会大幅度增加,可以认为未来 1 天的检测量和当天的检测量相当或略有增加,实际感染规模可以通过第 1 步和第 2 步的

预测得到。采用最大最小值归一化算法对数据进行预处理,然后使用归一化之后的数据训练模型。

表 7-15   预测未来确诊人数的输入数据和输出数据

参数名称	参数含义	参数类别
preference	检测方式(对密切接触者优先检测的偏好)	输入数据
volume1	未来 1 天的检测量	输入数据
real1	未来 1 天的实际感染规模	输入数据
real	当天的实际感染规模	输入数据
real1~real7	前 1~7 天的实际感染规模	输入数据
new1	未来 1 天的确诊人数	输出数据

资料来源:任建强,崔亚鹏,倪顺江.基于机器学习的新冠肺炎疫情趋势预测方法[J].清华大学学报(自然科学版),2023,63(06):1003-1011.

2. 模型构建   在预测未来确诊人数时,采用神经网络模型和随机森林模型,模型的整体架构和参数设置与上一部分相同。

3. 预测结果   使用模拟数据对神经网络模型和随机森林模型进行训练,并在测试集上评估模型的预测效果。不同模型预测未来确诊人数的误差见表 7-16。神经网络模型在测试集上预测未来确诊人数的相对误差为 3.39%,R^2=0.998 8;随机森林模型在测试集上预测未来确诊人数的相对误差为 3.45%,比神经网络模型的预测误差略大。

表 7-16   不同模型预测未来确诊人数的误差

预测模型	绝对值误差	相对误差 /%	R^2
神经网络模型	0.027	3.39	0.998 8
随机森林模型	0.028	3.45	0.995 8

资料来源:任建强,崔亚鹏,倪顺江.基于机器学习的新冠肺炎疫情趋势预测方法[J].清华大学学报(自然科学版),2023,63(06):1003-1011.

图 7-15 展示了使用上述两个模型预测某次传染病传播过程中未来确诊人数的结果。可以看出,在确诊人数的峰值附近,随机森林模型的预测结果误差较大。整体来看,在预测未来确诊人数时,神经网络模型的预测效果更好。

本例建立的基于机器学习的疫情三步预测模型 TSPM-ML 包含 3 个步骤:第 1 步基于检测数据预测疫情的实际感染规模;第 2 步在第 1 步预测结果的基础上,预测实际感染规模的未来发展趋势;第 3 步基于第 2 步得到的未来实际感染规模,预测未来确诊人数。本例提出的 TSPM-ML 输入检测数据,最终可以预测未来确诊人数和实际感染规模,且预测结果与实际数据基本一致,模型的可靠性得到了验证。

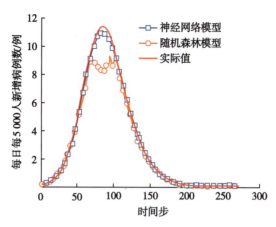

图 7-15　不同模型预测未来确诊人数的结果
资料来源：任建强，崔亚鹏，倪顺江 . 基于机器学习的新冠肺炎疫情趋势预测方法［J］. 清华大学学报（自然科学版），2023，63（06）：1003-1011.

（林君芬　李傅冬　呼美玉　王晓雯）

参 考 文 献

［1］徐宗本，张维，刘雷，等 . "数据科学与大数据的科学原理及发展前景"——香山科学会议第 462 次学术讨论会专家发言摘登［J］. 科技促进发展，2014（1）：66-75.

［2］马建光，姜巍 . 大数据的概念、特征及其应用［J］. 国防科技，2013，34（2）：10-17.

［3］李学龙，龚海刚 . 大数据系统综述［J］. 中国科学：信息科学，2015，45（1）：1-44.

［4］祝丙华，王立贵，孙岩松，等 . 基于大数据传染病监测预警研究进展［J］. 中国公共卫生，2016，32（9）：1276-1279.

［5］彭宇，庞景月，刘大同，等 . 大数据：内涵、技术体系与展望［J］. 电子测量与仪器学报，2015，29（4）：469-482.

［6］孟小峰，慈祥 . 大数据管理：概念、技术与挑战［J］. 计算机研究与发展，2013，50（1）：146-169.

［7］BLACK W C T, BENNETT K E, GORROCHÓTEGUI-ESCALANTE N, et al. Flavivirus susceptibility in Aedes aegypti［J］. Arch Med Res, 2002, 33（4）：379-388.

［8］NGUYEN Q V, QIAN Y, HUANG M L, et al. TabuVis：A tool for visual analytics multidimensional datasets［J］. Science China Information Sciences, 2013（56）：1-12.

［9］LECUN Y, BENGIO Y, HINTON G. Deep learning［J］. Nature, 2015, 521（7553）：436-444.

［10］SHARIFANI K, AMINI M. Machine learning and deep learning：a review of methods and applications［J］. World Information Technology and Engineering Journal, 2023, 10（7）：3897-3904.

［11］王亚珅，葛悦涛，鞠卓亚，等 . 2023 年深度学习技术主要发展动向分析［J］. 无人系统技术，2024，7（1）：50-58.

［12］冀俊忠，张梦隆，宋晓，等.基于多尺度超像素融合网络的脑CT图像分类方法［J］.中国科技论文，2022，17（11）：1173-1180，1187.

［13］朱玲，郑婉婷，张竹绿，等.基于卷积神经网络的溃疡性结肠炎证候预测模型研究［J］.中国数字医学，2022，17（4）：49-55.

［14］DU N，WU B，PEI X，et al. Community detection in large-scale social networks［M］. San Jose：Association for Computing Machinery，2007：16-25.

［15］丛黎明.公共卫生监测概论［M］.北京：人民卫生出版社，2014.

［16］任飞斐，傅鸿鹏，刘民，等.人口流动的分类及其对传染病传播的影响［J］.卫生软科学，2010，24（3）：272-276.

［17］WESOLOWSKI A，EAGLE N，TATEM A J，et al. Quantifying the impact of human mobility on malaria［J］. Science，2012，338（6104）：267-270.

［18］GUAN G，DERY Y，YECHEZKEL M，et al. Early detection of COVID-19 outbreaks using human mobility data［J］. PLoS One，2021，16（7）：e0253865.

［19］邓源，任翔，黄硕，等.大数据在传染病监测预警中的主要研究与应用进展［J］.疾病监测，2022，37（8）：1003-1009.

［20］李国栋，张俊华，焦耿军，等.气候变化对传染病暴发流行的影响研究进展［J］.生态学报，2013，33（21）：6762-6273.

［21］刘起勇.气候变化对媒介生物性传染病的影响［J］.中华卫生杀虫药械，2013，19（01）：1-7，12.

［22］容祖华，曾韦霖，刘涛.气象因素对人群健康影响的研究进展［J］.健康教育与健康促进，2019，14（06）：479-482，502.

［23］LOWEN A C，MUBAREKA S，STEEL J，et al. Influenza virus transmission is dependent on relative humidity and temperature［J］. PLoS Pathog，2007，3（10）：1470-1476.

［24］CHECKLEY W，EPSTEIN L D，GILMAN R H，et al. Effect of El Niño and ambient temperature on hospital admissions for diarrhoeal diseases in Peruvian children［J］. Lancet，2000，355（9202）：442-450.

［25］ZHANG Y，BI P，HILLER J E. Weather and the transmission of bacillary dysentery in Jinan，northern China：a time-series analysis［J］. Public Health Rep，2008，123（1）：61-66.

［26］汤巧玲，刘宏伟，高思华，等.从六气角度探讨北京市痢疾发病与气象变动的关联性［J］.中华中医药杂志，2012，27（4）：938-942.

［27］李星明，王建立，张玉珍.传染病流行的社会因素及社会控制策略刍议［J］.医学与社会，2004，17（2）：5-8.

［28］邓春燕，郭强，傅家旗.考虑人群流动数据的COVID-19传播模型［J］.上海理工大学学报，2021，43（1）：59-67，92.

［29］梁达，商越，王兆芬，等.青海省肺结核发病与气象因素的时间序列分析［J］.中华疾病控制杂志，2021，25（10）：1186-1193.

［30］王玥，周海涛，岳婷雨，等.基于百度指数的2011—2020年江苏省肺结核预测模型研究［J］.疾病监测，2023，38（1）：95-100.

［31］任建强，崔亚鹏，倪顺江.基于机器学习的新冠肺炎疫情趋势预测方法［J］.清华大学学报（自然科学版），2023，63（6）：1003-1011.

［32］HOCHREITER S，SCHMIDHUBER J. Long Short-Term Memory［J］. Neural Comp-utation，1997，9（8）：1735-1780.

［33］OLAH C. Understanding LSTM networks［Z/OL］.（2015-08-27）［2024-02-17］. http：//colah.github.io/posts/2015-08-Understanding-LSTMs/.

［34］CHO K，VAN MERRIENBOER B，GULCEHRE C，et al. Learning phraserepresentations using RNN encoder-decoder for statistical machine trans-lation［C］//Proceedings of the 2014 Conference on Empirical Methods in Natural Language Processing（EMNLP），2014：1724-1734.

［35］SUTSKEVER I，VINYALS O，LE Q V. Sequence to sequence learning with neural networks［C］//Proceedings of the 27th International Conference on Neural Information Processing Systems，2014：3104-3112.

第八章 国际传染病监测预警实践

国际传染病监测预警是全球范围内针对传染病疫情进行监测、预警和应对的重要机制，各国根据本国实际情况，探索建立传染病监测预警系统。通过监测对不同传染病的发生、发展和传播进行长期、连续观察和分析，及时发现传染病流行趋势。建立各类监测系统包括常规报告传染病数据，收集特定病例信息，以及突发公共卫生事件相关信息等。本章对各国主要监测系统进行介绍，分享传染病监测预警的实践案例。传染病监测预警是一项复杂而重要的工作，需要全球各国和相关机构的共同努力和合作，通过全面的监测预警体系和机制，才能及时发现和应对传染病疫情，保障全球公共卫生安全。

第一节 欧洲传染病监测预警实践

过去，欧洲各国的监测系统和方法非常多样化，各国收集的监测数据质量各不相同，这种多样性不仅体现在不同的数据收集、验证和报告系统，用于诊断的设施/设备的可用性方面也存在差异，甚至各国对病例定义的标准也不同，因此所产生的数据通常不具有可比性。此外，由于对威胁的看法不同以及负责安全的政府机构内部的能力水平不一致，各国对同一个健康威胁的响应方式也存在差异，导致整个欧洲面临传染病疫情相当大的挑战。SARS 的出现使欧洲各国意识到在各国间实现信息和资源共享，通过团结协作来共同应对重大健康威胁的急迫需要，促使欧洲于 2005 年 5 月成立了欧洲疾病预防控制中心（欧洲 CDC）（实际于 2005 年 3 月开始工作），旨在确保欧盟对与传染病有关的事件（包括紧急情况）作出快速有效的反应。欧洲 CDC 的任务是确定、评估和通报当前或新出现的对人类健康造成威胁的传染病，除了连接至早期预警和响应系统（early warning and response system, EWRS）外，欧洲 CDC 逐渐开发出一系列用于传染病监测预警的系统。

一、欧洲主要监测系统

（一）早期预警和响应系统

早期预警和响应系统（early warning and response system, EWRS）是欧盟确认威胁的主要来源，于 1998 年通过欧洲议会和理事会的第 2119/98/EC 号决议后建立，自 2005 年 4 月起与欧洲 CDC 连接并由其管理和维护。这是一个仅供内部访问和发布信息的专门用于警报和响应的受限网络，该系统连接欧盟委员会、25 个成员国、保加利亚和罗马尼亚以及冰岛、列支敦士登和挪威等欧洲经济区（EEA）国家。各个国家可通过该网络提供有关监测数据、发布可能会造成严重健康威胁的事件警报,目标是确保这些国家对传染病事件作出迅速有效的反应。该系统分为三个操作模块:一是用于报告对公众造成特定威胁的预警和响应系统;二是成员国认可的机构和卫生当局之间关于公共卫生问题的信息交流平台;三是用于流行病学监测的其他特定网络。自 2007 年《WHO 国际卫生条例》和 2013 年欧盟层面的新法律框架起效以来,EWRS 的运作也日益与 WHO 的同类机构相结合。多年来,EWRS 的范围已逐渐从传染病扩展到所谓的全危害,第 1082/2013/EU 号决议要求成员国在 EWRS 上通知任何生物来源(例如生物毒素或特定的抗生素耐药性菌株)、化学来源(例如有意或意外释放有毒化学品)、环境来源(例如极端天气事件)的潜在威胁,甚至扩大范围至"来源不明的威胁"。此外,EWRS 还链接到其他系统,如欧洲监测系统(TESSy)、医疗信息系统(MediSys)等作为补充信息来源来更好地实现其监测预警任务。

在 EWRS 上通知的内容会在欧洲 CDC 的监测和响应部门及其流行病情报小组的每日"圆桌会议"会议上进行审查,风险评估结果会传回 EWRS,以便成员国利用该结果进行本国风险管理并向 EWRS 报告国家层面采取的控制措施。因此,EWRS 既是风险评估的信息来源,也是可共享风险评估结果和国家控制措施的网络工具。在某些情况下,欧洲 CDC 还可以对如疫苗接种等措施有效性进行科学评估,并将评估结果分享给成员国。

(二)流行病情报信息系统

流行病情报信息系统(Epidemic Intelligence Information System, EPIS)是一个由欧洲 CDC 管理的基于网络的交流平台,在各国公共卫生机构之间承担监测和控制工作,允许指定的公共卫生专家交流技术信息,以评估当前正面临的或新出现的公共卫生威胁是否会对成员国产生潜在影响。在应对公共卫生危机时,它允许各成员国的卫生机构之间进行流行病学讨论以及政治协调。EPIS 包括抗生素耐药性和医院获得性感染(EPIS AMR-HAI)、性传播感染(EPIS STI)、食物和水传播疾病(EPIS FWD)、军团菌感染(EPIS ELDSNet)和疫苗可预防疾病(EPIS VPD)五个模块。

(三)欧洲监测系统

欧洲监测系统(The European Surveillance System, TESSy)是欧洲 CDC 于 2008 年推出的一个"基于指标"的数据库,遵循欧盟范围内的报告标准、共同合作原则以及关于数据交换、获取和发布的协议,收集有关欧盟成员国和欧洲经济区国家/地区所有法定传染病的详细信息,以支持暴发检测、风险评估、疫情调查和控制措施的制定。根据 TESSy 形成的欧洲 CDC 年度流行病学报告自 2007 年开始发布,每年概述欧盟成员国和欧洲经济区国家/地区的法定传染病概况,并提供发病趋势和季节性、病例年龄和性别分布等相关信息。

(四)威胁追踪工具

威胁追踪工具(Threat Tracking Tool, TTT)是欧洲 CDC 开发的一个综合信息系统,用于开展"基于事件"的监测,通过该数据库跟踪已知或可能对公共健康产生影响的已被验证的事件。数据以非结构化的方式收集,并通过系统过滤和专家人工审核等流程对事件进行研究和验证,从而检测新出现的威胁。TTT 的数据来源非常广泛,包括媒体、网络〔新发疾病监测计划(ProMed)、全球公共卫生情报网络(GPHIN)、医疗信息系统(MediSys)等〕、特定网站(世界卫生组织、世界动物卫生组织、粮农组织、各国政府、疾病预防控制中心、公共卫生研究所等）和各国政府或卫生机构传染病公告［欧洲监测（Eurosurveillance）、北欧传染病控制（EpiNorth）、发病率和死亡率周报告（MMWR）等］，该系统还借助 MediSys 实现了多语言监测。系统的工作人员会将汇总后的信息及相关干预措施和建议一起整理成威胁事件列表，供有权限的人员审阅、交流和修改，某起事件除非经欧洲 CDC 的每日"圆桌会议"认为已结束或威胁已消除，否则将持续被列在该列表中并及时更新有关信息，保证 TTT 系统上的信息可以得到及时的分析和利用。

（五）欧洲传染病监测门户网站

2021 年 6 月 22 日，欧洲 CDC 启动了欧洲传染病监测门户网站（European surveillance portal for infectious diseases，EpiPulse），这是欧洲公共卫生当局和全球合作伙伴收集、分析、共享传染病数据的在线门户网站。该网站集成了多个以前独立的监控系统的数据，包括 TESSy、EPIS 和 TTT 等，充当数据的单一访问点，无缝连接信息并提供新的功能，促进来自不同部门的用户之间进行跨学科协作，用于威胁检测、监测、风险评估和疫情应对。欧洲 CDC 合作框架内的欧盟成员国和欧洲经济区国家 / 地区、非欧盟国家的指定专家、欧洲 CDC 工作人员以及欧洲当局和国际组织的代表都可以向该门户网站提供数据，包括全球流行病情报、全基因组测序和健康决定因素等。

（六）欧洲环境和流行病学（E3）网络

受到全球环境、社会和人口变化以及全球空中交通发展的影响，疟疾、基孔肯雅热、登革热等热带蚊媒传染病给欧洲带来了威胁，为此，欧洲 CDC 开发了欧洲环境和流行病学（E3）网络［The European Environment and Epidemiology（E3）Network，（E3）Network］，旨在监测与传染病威胁相关的环境和气候条件，并作为数据汇总、处理、分析以及风险评估的综合平台。该网络由一个数据存储库、一个用于数据可视化和传播的地理门户，以及支持分析传染病的环境、气候和社会驱动因素的在线工具组成。数据库中环境和气候的地理空间数据由公共卫生机构、研究组织及其他各种相关机构提供。2013 年推出的 E3 网络地理门户作为一个空间数据传播平台，促进了（E3）网络资源的搜索和发现，并支持上传、下载和交换数据。借助（E3）网络，气候、天气和环境数据可以与健康数据集成并进行分析，预测和绘制与环境和气候变化相关的传染病发病风险图，以便为决策者提供支持工具。目前（E3）网络的数据已用于许多案例研究。

（七）欧洲流感监测网络

欧洲地区的流感监测系统比较复杂，除了各国自己的流感监测系统外，还有两个相对独立又彼此合作的跨国流感监测系统：欧洲流感网络（EuroFlu）和欧洲流感监测网络（European Influenza Surveillance Network，EISN），以及以 Influenzanet 为代表的一些新发展出来的监测系统。

EuroFlu 由 WHO/Europe 管理，覆盖 WHO 欧洲办事处的 53 个国家，由这些国家的临床医务人员、流行病学家、病毒学家组成，其网络实验室包括 WHO 认可的各国国家流感中心、1 个供流感基准和研究服务的 WHO 合作中心、2 个 WHO H5 基准实验室。WHO/Europe 每周用英文和俄文发布疫情周报，通过及时收集、交换信息和提供信息服务，指导年度疫苗制备、应对流感流行等活动，以降低地区流感发病率和死亡率。

EISN 是由欧洲流感监测计划（EISS）发展而来，从 2008 年开始由欧洲 CDC 负责管理，通过 TESSy 收集流感流行病学和病毒学的监测数据，包括疫情强度、地域分布和趋势；病毒类型、遗传和抗原特征；病例年龄分布、疫苗接种状况、基础疾病等信息。欧洲 CDC 在数据基础上发布流感疫情周报，旨在为欧盟 / 欧洲经济区成员国的决策者和公共卫生专家提供更好的评估欧洲流感活动和采取适当行动所需的信息。2010 年 TESSy 建立后，为了避免这两个平台的公告内容存在差异，欧洲 CDC 和 WHO/Europe 利用 TESSy 的数据以英语和俄语发布联合每周公告。

Influenzanet 是 2009 年建立的一个欧洲流感样病例（ILI）症状监测系统，覆盖了 1/3 以上的欧盟国家，对参与国的所有居民开放，以自愿和匿名形式进行注册。注册信息包括人口统计学特征（家庭构成、职业、教育）和风险因素数据（疫苗接种、饮食、怀孕、吸烟和基础医疗），且可在整个监测季内进行更新。参与者在监测季（通常从每年 10 月 /11 月持续到次年 4 月 /5 月）的每个星期通过标准化的在线调查提供他们自上次访问该网站以来所出现的 ILI 症状，以及出现症状后的健康相关行为（例如药物摄入、就诊等）。Influenzanet 还被用于实时估计疫苗有效性、特定亚群体的疫苗覆盖率和个人对疫苗接种的看法，并通过考虑社会接触模式和寻求健康行为的变化来纠正对流感大流行负担的估计。

（八）动物疾病信息系统

动物疾病信息系统（Animal Disease Information System，ADIS）是由欧盟（EU）开发的一个创新数字平台，为欧盟的动物卫生数据管理中心，用于监测传染性动物疾病的暴发并实现早期预警，使相关部门能够及时采取有效控制措施。欧盟成员国向 ADIS 报告两种类型的暴发，初次疫情需在疫情确认后 24 小时内发送通知，二次疫情必须至少在每周的第一个工作日发送通知。通过整合欧盟通知和报告，该系统简化了动物卫生数据的收集和分析，提高数据质量和准确性，并方便主管部门用户输入数据。ADIS 和世界动物健康信息系统（WAHIS）之间可实现协同工作，两个系统通过应用程序编程接口（API）交换数据，使 ADIS可以及时发布 WAHIS 中的传染性动物疾病暴发信息。

二、欧洲传染病监测预警案例

（一）疟疾传播风险预测

希腊曾于 1974 年宣布消除了疟疾，但此后疟疾输入仍有发生，并伴有散在的本地传播。2009—2012 年，希腊卫生当局共记录了 267 例疟疾病例，其间间日疟原虫在环境和气候条件适宜区域的持续传播预示着希腊可能再次面临疟疾暴发的风险，而划定适合传播的特定区域范围可以指导和集中疟疾控制工作。

从 E3 网络检索希腊的环境和气候信息，开发了一个包含许多环境变量的空间预测模型，模型变量包括白天和夜间地表温度（LST）、植被季节变化（归一化差异植被指数，NDVI）、海拔高度、土地覆盖类别和人口指标等，绘制可能发生疟疾持续传播的风险地图。分析结果表明，适宜疟疾持续传播的地区特点包括温度较高、低海拔、全年灌溉农业且种植模式复杂。该地图与希腊疟疾疫情的历史分布情况相吻合，特别是在伯罗奔尼撒半岛、希腊中部和伊庇鲁斯岛的西海岸以及希腊中部的东部。希腊负责疟疾综合防范和应对活动的公共卫生从业人员根据风险地图,在环境适宜传播的地区通过采取有针对性的流行病学和昆虫学监测、病媒控制活动以及提高普通民众和卫生工作者的认识等综合措施,最终于2013年阻断了疟疾的本地传播。

（二）西尼罗河热暴发疫情预测

西尼罗河病毒的传播取决于环境、气候和生物驱动因素,温度升高会加快蚊媒繁殖,缩短其吸血间隔的时间,并加快病毒复制速度,从而加速病毒的传播,因此有利的气候条件是造成西尼罗河病毒持续局部传播的重要原因。欧洲历史上数次西尼罗河热暴发都与环境温度升高有关,如东南欧在2010年7月底至8月中旬遭受热浪袭击后暴发了西尼罗河热病例;俄罗斯、罗马尼亚、土耳其和希腊在经历了超过30年平均气温后均报告了大量病例。

利用2002—2011年温度、湿地、鸟类迁徙路线等监测数据与西尼罗河热病例数据等作为自变量,人口感染情况作为因变量,建立回归模型并用2012—2013年数据进行验证,筛选出温度、修正归一化差异水体指数(MNDWI)、前一年暴发情况、人口规模、湿地和鸟类迁徙路线的类型作为因变量。利用该模型生成欧洲各地区的传播风险预测图。与实际情况对比结果显示,除乌克兰和土耳其外,所有预测的高风险地区都通报了西尼罗河热病例,突尼斯、意大利北部、希腊北部、中欧和俄罗斯南部的预测值最高,与2013年的主要传播区域一致,显示出良好的预测水平。目前可利用该模型生成西尼罗河病毒感染概率的短期甚至长期预测图。

（三）登革热输入风险预测

登革热在欧洲范围内的传播发生在其传播媒介伊蚊存在地区,受感染的旅行者可通过国际航空旅行在病毒血症期间抵达欧洲,通过被当地的伊蚊叮咬导致疫情传播和暴发。2010年,法国南部发现了2例近期无旅行史及输血史的登革热病例,克罗地亚发现了另外2例登革热病例,这是几十年来首次在欧洲出现了本地传播。2012年,在葡萄牙马德拉地区暴发了一起超过2 000多例的登革热疫情。

为了量化在可能发生本地传播地区的登革热输入风险,从国际航空运输协会(IATA)获得匿名航班行程数据,计算出2010年按月从全球登革热活跃机场出发、最终目的地为欧洲的国际旅客数量(即考虑所有转机航班)作为自变量建立模型,预测每月登革热病例输入数量。该模型可用于预测存在登革热传播风险的机场以及可能发生传播的时间。

第二节   美国传染病监测预警实践

目前,美国的传染病监测预警工作在州和联邦层面均有布局。在州一级,州卫生部门收集和分析传染病病例的数据,这些数据需要由医疗保健提供者和其他人向联邦报告。法定报告传染病因州而异。州公共卫生部门核实报告的传染病病例,监测传染病发生率,确定本州可能暴发的疫情,并将这些信息报告给美国CDC。在联邦一级,各机构和部门收集和分析疾病监测数据,并维护疾病监测系统。美国食品药品监督管理局分析源自该机构监管的食品中传染病暴发信息。一些联邦机构和部门也使用其运营或资助的疾病监测系统进行监测。作为国家疾病监测工作的一部分，一些联邦机构和部门还通过不同的方式，如公共网站或基于安全网络的通信系统，与地方、州和国际合作伙伴共享信息。

美国针对传染病传播流行相关影响因素，相继建立了 ProMED、BioSense、eLEXNET、ESSENCE、Epi-X、FoodNet、HAN、IDSA-EIN、NAHRS、NEDSS、PulseNet 等十多类监测系统，通过对各类监测数据的分析，开展疾病预警预测。

一、美国主要监测系统

（一）国家症候群监测项目

国家症候群监测项目（The National Syndromic Surveillance Program, NSSP）是 CDC、联邦合作伙伴、地方和州卫生部门以及学术界和私营部门合作伙伴之间的合作项目。该项目收集、分析和共享从急诊科、紧急和非住院护理中心、住院医疗机构和实验室获得的患者就诊电子数据，数据包括患者主诉、诊断代码、患者特征和地点在内的脱敏数据。目前有来自 50个州和地区和 6 500 余家医疗卫生机构，其中包含全美 78% 的急诊机构，每天报告 800 余万条电子健康信息。电子健康数据通过共享平台——BioSense 平台进行整合。公共卫生工作者使用该平台上的分析工具，对参与机构患者就诊后 24h 内收到的数据进行分析。该项目可用于识别疾病、伤害和灾后卫生保健需求，早期发现识别疫情暴发苗头，及时响应处置食源性疾病暴发等。

（二）电子实验室交换网络

电子实验室交换网络（Electronic Laboratory Exchange Network, eLEXNET）是一个实现联邦、州和地方政府机构之间食品安全实验室数据的实时共享的基于 Web 的信息系统。该系统通过提供安全的平台，使从事食品安全工作的公共卫生官员能够比较和协调实验室分析结果。eLEXNET 的目标是促进食品安全领域的合作与沟通。通过该系统，各级政府机构可以共享食品安全实验室数据，包括食品样品的检测结果和分析报告。这种实时数据共享可以帮助公共卫生官员评估食品风险、分析趋势，并提供早期预警系统的基础，以识别潜在的有害食品。

（三）社区疫情早期监测报告系统

社区疫情早期监测报告系统（Electronic Surveillance System for the Early Notification of Community-based Epidemics, ESSENCE）是美国国防部（DOD）部署的一种症状监测系统，其通过收集和分析医疗数据，提供早期监测传染病暴发的能力，并支持流行病学调查和决策制定。该系统每天从医院和诊所收集数据，包括患者的症状、诊断、就诊时间等信息。流行病学家可以通过实时获取的数据，追踪特定地区报告的综合征情况，并识别可能的传染病暴发。系统使用历史数据作为基准进行比较，并使用时空统计报警、地理映射等分析工具来帮助确定异常健康事件的时空聚集。ESSENCE 系统的目标是提供及时、准确的流行病学数据，帮助军队和公共卫生机构识别、监测和应对疾病威胁。它可以帮助决策者作出基于实时数据和分析的决策，以保护军队人员和公众的健康。

（四）流行病信息交换

流行病信息交换（Epidemic Information Exchange, Epi-X）是美国 CDC 部署的流行病信

息交换系统,它是一个安全的、基于 Web 的网络,供公共卫生专业人员参与识别、调查和应对公共卫生威胁之用。该系统提供快速报告、即时通知、编辑支持和协调功能,用于公共卫生调查中的专业人员之间的信息交流。参与 Epi-X 的机构包括 CDC、州和地方卫生部门、毒物控制中心、联邦机构以及其他公共卫生组织。目前,Epi-X 拥有约 6 000 名用户。Epi-X 编辑人员全年无休,提供帮助、编辑和发布报告。对于常规公共卫生事件,Epi-X 通过立即的电子邮件通知用户,而对于紧急报告,则通过电话和电子邮件通知用户。向 Epi-X 提交报告的用户可以请求在 24h 或 48h 内发布(对于紧急报告可以更快),其中大多数报告在提交后的 2h 内发布。用户可以在报告发布后立即开始发表评论和进行讨论。该网络的主要目标是向卫生官员提供重要的公共卫生事件信息,帮助他们应对公共卫生紧急情况,并促进专业成长和信息交流。在 Epi-X 上共享的内容包括疾病暴发、新型疾病、特殊人群暴发以及可能影响多个地区的潜在公共卫生事件的报告。自创立以来,已经发布了超过 60 000 份报告,包括一些重要事件的发现,如 2002 年的西尼罗河病毒暴发,2006 年的真菌性角膜炎暴发,2009 年的 H1N1 流感暴发,2014 年的埃博拉疫情,2016 年的寨卡病毒暴发等。

(五)健康警报网络

健康警报网络(Health Alert Network,HAN)是美国 CDC 部署的,是与公共信息官员、联邦、州、地区、部落和地方公共卫生从业人员、临床医生以及公共卫生实验室分享紧急公共卫生事件的清晰信息的主要方式。该计划覆盖了超过 90% 的人口。HAN 的信息传递系统直接和间接地向超过一百万的接收者发送健康警报、建议、更新和信息服务。其在紧急公共卫生事件中起到了关键的作用。通过 HAN,CDC 能够迅速向各级政府和卫生机构、临床医生以及公共卫生实验室传达重要的健康信息。

(六)用于生物威胁的实验室响应网络

用于生物威胁的实验室响应网络(The Laboratory Response Network Partners in Preparedness for Biological Threats,LRN-B)是美国 CDC、联邦调查局和公共卫生实验室协会的合作伙伴。LRN-B 的目标是通过改善国家公共卫生实验室基础设施,确保有效应对化学和生物恐怖、新发传染病以及其他公共卫生威胁和紧急情况。LRN-B 实验室提供针对如氰化物、有毒金属、神经毒剂等各种化学威胁和如炭疽、鼠疫、兔热病等生物威胁的及时、准确的实验室检测结果,为公共卫生决策提供信息。LRN-B 由哨点实验室、参考级实验室和国家级实验室组成。哨点实验室包括数千个私人和商业实验室,它们提供常规诊断测试服务,并具备按照标准化协议执行步骤来识别传染病病原体的能力。当哨点实验室无法识别样本中的病原体并需要进行额外测试时,样本可能会被送到 LRN-B 参考实验室。LRN-B 参考实验室包括联邦、州和地方的公共卫生、兽医、军事和食品检测设施,它们能够检测和确认生物威胁因子的存在。当 LRN-B 参考实验室检测到不寻常或独特的细菌或病毒时,它们将病原体转交给国家级实验室。自成立以来,LRN-B 的角色已从测试生物恐怖扩展到包括测试 MERS-CoV、埃博拉病毒和寨卡病毒等新发传染病。LRN-B 在保障公共卫生安全方面发挥着重要作用,并为应对各类化学和生物威胁提供了关键的实验室支持。

(七)国家动物健康报告系统

国家动物健康报告系统(National Animal Health Reporting System,NAHRS)是由美国农

业部（USDA）与州级动物卫生机构和其他合作伙伴共同管理的一个全面的监测系统,旨在监测和报告美国动物群体的健康状况。该系统的主要目标是收集、分析和传播有关动物疾病、暴发事件和其他与健康相关的信息。通过监测动物的健康状况,保护和改善动物健康,增强食品安全,并保障公共健康。NAHRS 从多个来源收集数据,来源包括兽医从业者、诊断实验室、畜牧生产者和其他与动物健康相关的利益相关者。该系统涵盖了广泛的动物疾病,包括传染病、人畜共患病（能够在动物和人类之间传播的疾病）和其他健康状况。收集的数据经过分析,用于识别疾病趋势、评估疾病控制措施,并为与动物健康相关的决策过程提供信息。NAHRS 还促进联邦和州级机构之间以及国际合作伙伴之间的协调与合作,以应对动物健康紧急情况,并实施有效的疾病控制策略。

（八）国家电子疾病监测系统

国家电子疾病监测系统（National Electronic Disease Surveillance System, NEDSS）是由美国 CDC 与州级和地方卫生部门合作管理一个全面的电子监测系统,旨在监测和追踪美国境内传染性疾病的发生和传播情况。该系统的主要目标是收集、分析和共享有关可报告疾病和病况的及时准确数据。通过采用电子数据收集和报告方法,NEDSS 旨在提高疾病监测、早期检测和应对的速度和效率。NEDSS 使医疗服务提供者、实验室和公共卫生官员能够电子化报告和共享传染病病例信息。它实现了数据的快速交流,实时监测疾病趋势和识别潜在暴发事件。这一电子平台还能够整合各种数据来源,如实验室检测结果、临床诊断和人口统计信息。NEDSS 内收集的数据被分析以识别模式、趋势和潜在的公共卫生威胁。它支持决策过程、资源分配和实施有针对性的干预措施,以预防和控制传染性疾病的传播。此外,NEDSS 促进了不同层级公共卫生当局之间的合作和信息共享,实现对疾病暴发的协调应对和有效公共卫生措施的实施。国家电子疾病监测系统在美国的传染病监测、检测和应对中发挥着至关重要的作用。通过采用电子数据收集和报告,它提高了疾病监测的速度、准确性和效率,为公共卫生决策和及时干预提供了支持。

（九）国家零售数据监测

国家零售数据监测（National Retail Data Monitor, NRDM）是匹兹堡大学与美国 CDC 和其他机构合作开发的一种症状监测系统,由州公共卫生官员使用。NRDM 从包括药店在内的 19 000 家商店收集药品销售数据,以监测非处方药等商品的销售模式,发现传染病暴发的早期迹象。该系统会识别异常的销售模式,例如在特定城市或区域购买的非处方药数量激增,这可能表明当地发生传染病暴发。该系统每天自动监控数据,并使用时间表和地图生成销售模式摘要。高度的零售销售数据自动化使监控器能够近乎实时地收集数千个商店位置的信息,用于公共卫生监控。

（十）PulseNet

PulseNet 是由美国 CDC 部署的一个国家级的实验室网络。该网络将食源性疾病、水传播疾病和"同一健康"相关疾病病例连接起来,以检测疾病的暴发。PulseNet 利用全基因测序的方法将各地的疫情致病细菌的 DNA 指纹检测匹配以识别传播来源和途径。自 1996 年开始使用该网络以来,PulseNet 已通过及早发现疫情改善了食品安全系统。这使调查人员能够找到源头,更快地向公众发出警报,并发现食品安全系统中存在的漏洞,否则这些漏洞将无法被发现。PulseNet International 在全球食源性疾病方面发挥着类似的作用。PulseNet 国际组织在全球范围内执行类似的食源性疾病监测任务。目前全球有 80 余个国家和美国的 83 个实验室参与了这个项目。

（十一）实时疫情和疾病监测

实时疫情和疾病监测（Real-time Outbreak and Disease Surveillance，RODS）是由美国 CDC 运行管理，匹兹堡大学开发的一种症状监测系统，供州公共卫生官员使用。RODS 通过与各种健康机构和实验室建立联系，收集相关的疾病监测数据。这些数据包括患者的症状报告、实验室检测结果、就诊记录等。该系统采用算法和统计模型实时处理和分析收集的数据。通过将当前数据与历史模式和已设定的阈值进行比较，RODS 能够迅速识别疾病发生的异常偏离或突然增加，实现早期检测和及时应对。

二、美国传染病监测预警案例

（一）中东呼吸综合征冠状病毒早期发现

中东呼吸综合征冠状病毒（Middle East respiratory syndrome coronavirus，MERS-CoV）是一种新型冠状病毒，感染 MERS-CoV 会导致严重的急性呼吸道疾病，伴有发热、咳嗽和呼吸急促等症状。迄今为止，所有感染 MERS-CoV 的病例都与居住在阿拉伯半岛或前往阿拉伯半岛旅行有关。2012 年发现该病毒时，尚无已知的医疗对策。美国需要一种诊断方法来检测来自阿拉伯半岛的旅行者的疑似感染情况。LRN-B 哨点实验室将疑似病例的呼吸道标本转交给 LRN-B 参考实验室进行检测。2014 年 5 月，美国 CDC 与 LRN-B 参考实验室密切合作，在美国确认了 2 例与旅行相关的 MERS-CoV 病例。这 2 例感染者都是在沙特阿拉伯生活和工作过的医疗工作者，但他们之间并无关联。尽管自 2014 年以来美国没有出现 MERS-CoV 病例，但 66 个 LRN-B 参考实验室仍在继续检测疑似感染 MERS-CoV 患者的临床标本。自 2013 年部署检测以来，LRN-B 实验室已向美国 CDC 报告了 2 500 多项 MERS-CoV 检测结果，证明其可以在几天或几周内采用新的诊断测试，创建新的生物安全程序来管理高风险标本，及时报告测试结果以影响公共卫生行动，并与公共卫生当局合作检测新出现的病原体。

（二）李斯特菌病暴发溯源调查

李斯特菌病（Listeriosis）主要通过食用受污染食物而感染人类。感染会引起一系列疾病，从发热性胃肠炎到侵袭性疾病，包括败血症和脑膜脑炎。侵袭性李斯特菌病主要发生在老年人和免疫系统功能受损的人群。2011 年 9 月 2 日，科罗拉多州公共卫生与环境部（CDPHE）通知美国 CDC，自 8 月 28 日以来已报告 7 例李斯特菌病病例。既往监测发现，科罗拉多州每年 8 月最多报告 2 例李斯特菌病。到 9 月 6 日，所有 7 名科罗拉多州病例称发病前一个月内均食用了香瓜，其中 3 人报告食用了 "Rocky Ford" 品牌香瓜。根据李斯特菌检测数据，将 2011 年首次发现的 19 个暴发相关病例与 2004 年至 2010 年 8 月发现的 85 例 60 岁及以上散发性李斯特菌病病例进行关联分析，发现食用香瓜与暴发毒株引起的疾病高度相关。通过对病例购买的香瓜进行溯源调查，发现 Jensen Farms 是高危的。在香瓜被怀疑为病因后，美国国家食源性细菌疾病分子亚型网络（PulseNet）检测到一个具有第四种

PFGE 图谱组合的多州集群,从涉及农场采集的香瓜样品中分离出具有该图谱的李斯特菌,且大多数患者都食用了这些香瓜。截至 2011 年 9 月 29 日,已从 19 个州监测到了 84 例具有四种暴发 PFGE 图谱组合之一的病例。通过流行病学调查,发现病例年龄在 35~96 岁,其中 88% 的病例年龄在 60 岁以上;55% 为女性,其中 2 人怀孕。报告了 15 例死亡病例。病例的食物消费信息记录中有 92%(57/62)报告在发病前一个月内食用了香瓜。从病例家中的整个和切开的香瓜样品以及从杂货店和农场采集的 Jensen Farms 香瓜样品中均分离出所有四种暴发毒株的李斯特菌。同年 9 月 14 日,该农场主动召回了香瓜。

据此,美国 CDC 建议不要食用 Jensen Farms 香瓜。该建议对患有李斯特菌病风险较高的人群尤为重要,包括老年人、免疫系统受损人群和孕妇。并非所有被召回的香瓜都有标签标明是 Jensen Farms 生产的,建议消费者应咨询零售商或丢弃任何来源不明的香瓜。

(三)新型甲型 H1N1 流感聚集性疫情预警

2009 年 4 月 26 日,美国退伍军人管理局发生新型甲型 H1N1 流感(novel influenza A,H1N1)暴发,在第一例确诊病例后,感染病例数增加并超过预测阈值,ESSENCE 出现红色警报。自 H1N1 流感大流行开始后,ESSENCE 中 31 个代码中的 17 个代码频率发生了显著变化,确诊的新型甲型 H1N1 流感病例在 ESSENCE 中的 ILI 综合征组中有 90.7%(136/150)被捕捉到。从 ESSENCE 系统获得的信息在强大的数据共享架构支持下,在新型甲型 H1N1 流感疫情监测中发挥着关键作用。通过 ESSENCE 系统,公共卫生从业者了解不同 ILI 疫情的规模和特征的能力有所提高,这一能力的提高提供了关键的社区层面信息,为应对和控制 H1N1 流感疫情打下了基础。

(四)乙型流感影响因素分析

1976—1977 年冬季,洛杉矶的流感活动高峰出现在 3 月中旬至 4 月初。在这段时间里,所有接收的标本检测结果发现,有 33% 的人感染了乙型流感(influenza B)。12 月下旬和 1 月上旬,呼吸道疾病和发热性呼吸道疾病患者人数增加了 5%~10%,而在流感活动高峰期,门诊统计数据几乎没有变化。收集和分析全国 15 000 多家零售店的非处方保健产品的每日销售数据是 NRDM 系统的日常工作。在此期间,普通感冒药的计算销售额显然受到乙型流感活动的影响,销售高峰(增长 345%)出现在流感活动高峰的前 1 周(没有任何特别的特价商品或广告活动)。监测数据表明,观察到的销售异常数量信号比门诊报告提前两周以上。NRDM 在传染病暴发检测中显示出独特的补充作用。

第三节 澳大利亚传染病监测预警实践

澳大利亚拥有较健全的传染病监测系统,包括从医疗机构、实验室和病例调查中收集数据的 NNDSS、ASPREN、APSU、NAMAC、OzFoodNet 等监测系统。这些系统提供了实时传染病数据,帮助监测疫情和趋势。澳大利亚的传染病监测预警工作涉及多个层级的合作,从国家级到州/地区级,以及与医疗机构和实验室的合作。但澳大利亚的各州/地区和机构的数据收集和报告方式也存在一定差异,标准化数据收集和报告的一致性仍是一个挑战。新发传染病和变异病原体的出现给澳大利亚传染病监测和预警带来了新的挑战。澳大利亚传染病监测预警工作,仍在改善数据整合和标准化、提高数据质量和时效性、及时应对新威胁、加强社区参与和沟通等方面不断完善,进一步提升澳大利亚的传染病监测和预警能力。

一、澳大利亚主要监测系统

（一）澳大利亚国家法定疾病监测系统

澳大利亚国家法定疾病监测系统（National Notifiable Diseases Surveillance System, NNDSS）是一个收集传染病信息的被动监测系统,其目的是监测全国疾病发病率趋势,以帮助了解澳大利亚传染病的流行病学,具有可接受性、稳定性和简单性的优点。各个州和直辖区的卫生机构每天通过该系统报告法定传染病病例,监测部门的流行病学家每两周对从辖区收到的监测数据进行一次分析。列出了每个管辖区和每种疾病在过去两周和今年迄今为止收到的报告数量的表格,还计算每种疾病年初至今报告的全国五年平均值。该系统可以研判疾病发病趋势、识别暴发疫情、为检疫工作提供支持、跟踪疾病控制的进展、向 WHO 等国际机构提供报告数据分析等。NNDSS 的数据每月定期发送至国家艾滋病流行病学和临床研究中心以及国家免疫研究和监测中心。每季度向澳大利亚政府农业、渔业和林业部发送人畜共患疾病的监测数据。其数据会以数据可视化工具、双周报告、在传染病信息杂志刊发年度报告、建立和维护历史数据库的形式发布和利用。

（二）澳大利亚哨兵监测实践研究网络

澳大利亚哨兵监测实践研究网络（The Australian Sentinel Practices Research Network, ASPREN）最初由澳大利亚皇家全科医师协会（RACGP）于 1991 年开发,目前由澳大利亚联邦卫生部资助并由阿德莱德大学全科医学学科指导。监测人员由一群自愿参与的执业全科医生和护士组成,他们散布在澳大利亚各个地区提供基本的医疗服务。参与的全科医生可以通过参与综合征数据收集和病毒学监测获得澳大利亚皇家全科医师协会或澳大利亚全科医学研究学会（ACRRM）的继续专业发展积分。个人和诊所都可以加入 ASPREN,该网络的目标是通过监测病例数据,特别是呼吸道疾病和 ILI 的数据,提供对澳大利亚传染病流行情况的实时监测和预警。ASPREN 的成员医生会定期报告日常诊疗中遇到的特定疾病病例和症状,包括流感、肺炎等呼吸道疾病。这些数据被汇总和分析,以评估传染病的流行趋势、季节性变化和区域差异。其监测数据会每两周以可视化简报的形式在该项目网站主页上公布。ASPREN 数据用于州和联邦卫生部的传染病监测和一般实践研究,包括向全球流感疫苗有效性运动提供年度疫苗有效性估计,并向 WHO 流感参考和研究合作中心提供数据。ASPREN 已成为澳大利亚应对疾病大流行的重要组成部分。

（三）澳大利亚国家克雅氏病登记项目

澳大利亚国家克雅氏病登记项目（The Australian National Creutzfeldt-Jakob Disease Registry, ANCJDR）是由南半球最大的脑科研究中心——弗洛里研究所（The Florey）运营的监测项目,主要用于监测澳大利亚的克雅氏病（CJD）。CJD 在澳大利亚被列为法定传染病。ANCJDR 负责澳大利亚临床疑似和诊断的人类朊病毒病的诊断服务和国家监测。除了监测澳大利亚更多与尸体垂体激素治疗不孕症或身材矮小以及硬脑膜移植物污染相关的 CJD 病例外,

ANCJDR 的活动已发展到涵盖所有类型的 CJD 监测,包括散发性、遗传性和变异性。大多数初始病例发现都是通过向 ANCJDR 提出诊断测试请求而产生的。对转介病例进行初步审查后,真正被认为是疑似人类朊病毒病的病例将接受进一步的详细评估并添加到国家监测登记册中,以确定是否可以根据 CJD 国际监测网络认可的诊断标准,将其归类为"确证"或"疑似"朊病毒病病例,并确定疾病的病因。

(四)澳大利亚儿科监测项目

澳大利亚儿科监测项目(Australian Paediatric Surveillance Unit, APSU)对儿童罕见疾病进行全国主动监测,包括传染病和疫苗可预防疾病、遗传性疾病、儿童伤害和心理健康状况。迄今为止,APSU 已经研究了一系列传染病、疫苗可预防疾病、心理健康、先天性和遗传性疾病以及儿童期损伤。对于许多儿童健康问题,APSU 是唯一的国家数据收集项目。APSU 通过收集流行病学和临床数据,旨在估计儿童健康专家发现的传染病频率,并提供代表澳大利亚人口的信息,最大限度和公正的病例发现是重中之重。多报而不是少报病例将有助于实现这一目标,并鼓励重复报告。根据临床医生在研究问卷中提供的唯一标识符来识别重复报告,并从最终计数中排除重复报告。为了确认病例,使用调查问卷中报告的临床信息。APSU 鼓励调查人员尽可能使用多种来源进行病例发现。因此,通过 APSU 确定的疾病报告率代表了对相关澳大利亚人群中这些疾病的最低估计。

(五)国家虫媒病毒和疟疾咨询项目

国家虫媒病毒和疟疾咨询项目(National Arbovirus and Malaria Advisory Committee, NAMAC)是澳大利亚传染病网络的下属委员会。NAMAC 提供有关虫媒病毒和疟疾监测、虫媒病毒和疟疾疾病战略管理以及病媒控制的建议。NAMAC 还提供有关虫媒病毒和疟疾的专家技术建议,并协助检测、管理和控制虫媒病毒和疟疾疾病的实际或潜在暴发。

(六)OzFoodNet

OzFoodNet 旨在加强对食源性疾病的监测、调查、溯源和防控能力,由 7 个站点组成,覆盖澳大利亚 68% 的人口。OzFoodNet 站点定期会准备一份所有肠道疾病病例的聚集性发病报告,该报告在全国范围内进行汇总,并通过电子邮件发送给超过 100 个利益相关者。每个辖区的 OzFoodNet 流行病学家针对各种疾病用国家统一的调查问卷开展调查随访并共享有关病例随访的当地病例信息,加强对食源性疾病散发病例的监测和疫情调查。此外,OzFoodNet 还与州、地区和联邦政府机构合作,记录调查国家层面、跨区域的疫情。

(七)Flutracking

Flutracking 是一个由澳大利亚国家大学(Australian National University)开发和运营的流感监测系统,通过在线问卷调查的方式,收集公众自愿报告的流感样症状数据,以便追踪和监测流感的传播和活动。任何澳大利亚居民都可以自愿参与 Flutracking 监测系统。参与者需要在每周一次的问卷调查中报告自己的健康状况和是否出现流感样症状。这些数据将被匿名收集和分析,以提供流感活动的实时监测和预警。其数据对了解流感的传播趋势、确定高风险地区和指导公共卫生干预措施具有重要价值。此外,数据还被用于研究流感的流行病学特征和疫苗效果等。目前项目数据被广泛用于流感研究和公共卫生政策制定,为流感疫苗的监测和效果评估提供了宝贵信息,并在流感流行季帮助卫生部门预测和应对流感活动;还用于研究流感与其他健康指标、气象条件和社区特征之间的关联。通过公众的参与,Flutracking 提供了一个实时、全面的流感监测平台,为流感预防和控制提供了有价值的信息,同时也促进了公众对流感问题的认识和参与。

二、澳大利亚传染病监测预警案例

(一)急性无力肢体麻痹综合征监测

脊髓灰质炎是由脊髓灰质炎病毒引起的严重危害儿童健康的急性传染病,俗称小儿麻痹症。急性无力肢体麻痹(acute flaccid paralysis, AFP)综合征监测作为脊髓灰质炎的鉴别诊断,对澳大利亚政府致力于全球根除野生脊髓灰质炎病毒和监测 WHO 在西太平洋地区对澳大利亚的无脊髓灰质炎认证至关重要。澳大利亚卫生部于 1995 年要求 APSU 进行 AFP 监测,该监测之后在 2007 年扩大到通过儿科疾病监测(Paediatric Active Enhanced Disease Surveillance, PAEDS)网络进行监测。2021 年,APSU 系统共收到 86 份 AFP 通知,其中 63 例确诊为非脊髓灰质炎 AFP。APSU 的 AFP 综合征监测再次帮助澳大利亚实现了每 100 000 名 15 岁以下儿童中 1 例 AFP 病例的最低目标发病率,达到了 WHO 对澳大利亚无脊髓灰质炎状况的年度监测目标。自 AFP 监测开始以来,共报告了 1 246 例确诊的非脊髓灰质炎 AFP 病例,澳大利亚在过去 14 年中每年都达到了 WHO 的 AFP 监测目标。

(二)乙型肝炎病毒

乙型肝炎是一个重大的全球健康问题,也是澳大利亚最流行的血源性病毒性疾病之一。乙型肝炎病毒(HBV)通过血液或受感染的体液传播,例如通过母婴传播、性接触等传播。在澳大利亚,受 HBV 影响的高风险人群包括出生在海外(特别是亚太地区)流行区者、托雷斯海峡岛民、注射吸毒者以及男男性行为者,这些群体占 HBV 感染者的四分之三以上。在维多利亚州,通过 NNDSS,乙型肝炎报告病例数与医院数据集的联系将土著居民报告的完整性从 38% 提高到 99% 以上,并导致维多利亚土著居民的报告发病率增加了 2~4 倍。

(三)新冠病毒感染

COVID-19 是由新型冠状病毒(SARS-CoV-2)引起的传染病。COVID-19 的症状多种多样,但通常包括发热、咳嗽、头痛、疲劳、呼吸困难、嗅觉丧失和味觉丧失。当澳大利亚出现新型冠状病毒时,Flutracking 及时部署了流感追踪调查来监测 COVID-19。仅 2020 年 4 月,就有超过 23 000 名新"flutrackers"注册,齐心协力帮助遏制病毒。随着全国各地的人们团结起来为澳大利亚控制 COVID-19 作出贡献,Flutracking 调查的参与者人数激增。疫情前期的调查结果记录了 48 人接受 COVID-19 检测呈阳性,其中 13 人(27%)报告其味觉或嗅觉发生了变化。Flutracking 流感追踪能够获得有关病毒传播的实时数据,可以填补医院和卫生服务机构未捕获的信息空白。通过 Flutracking,可以衡量这些疾病对社区层面的影响,监测到出现症状但未咨询医生或未参加新冠病毒检测者的信息。

(四)鼠伤寒沙门菌感染暴发溯源

鼠伤寒沙门菌是感染人类和动物的主要肠道病原体。感染始于摄入受污染的食物或水,使沙门菌到达肠上皮并引发胃肠道疾病。一些病例中,感染在侵入肠上皮、吞噬细胞内化以及随后传播后扩散。2001 年，维多利亚州暴发了多重耐药鼠伤寒沙门菌 104 感染，影响了墨尔本土耳其社区的 23 人，疫情源头一直不明。OzFoodNet 通过国内和国际的定期联网和信息共享，加强了疫情的识别，直到昆士兰 OzFoodNet 的一位流行病学家向维多利亚网站通报了欧洲监测中心的一篇文章，该文章涉及在瑞典暴发的类似疫情（其中涉及土耳其 helva 病毒 ）。进一步调查确定 helva 病毒是食源性传播，澳大利亚食品安全机构回收约 87% 受 helva 病毒污染的货物，避免了社区中 1 185 例可能病例，并节省了 130 万澳元损失生产力和医疗保健成本。

第四节　搜索引擎监测预警实践

一、主流搜索引擎发展

中国互联网络信息中心（CNNIC）第 51 次《中国互联网络发展状况统计报告》发布，截至 2022 年 12 月，我国网民规模达 10.67 亿，较 2021 年 12 月增长 3 549 万，互联网普及率达 75.6%。其中，城镇网民规模为 7.59 亿，农村网民规模为 3.08 亿，50 岁及以上网民群体占比提升至 30.8%；全年移动互联网接入流量达 2 618 亿 GB。

目前国内外搜索引擎的种类多样，常用的有以下几种。

（一）谷歌

谷歌是互联网公司主要产品，被公认为全球最大的搜索引擎。曾有媒体报道谷歌每天提供超过 30 亿次查询服务。

（二）百度

百度于 1999 年底成立，是目前全球最大的中文信息检索与传递技术供应商，搜索范围涵盖了中国大陆、香港、台湾、澳门等地区，在中国的市场覆盖率已高达 89.10%。

（三）雅虎

雅虎是时间最长的 "分类目录" 搜索数据库，在全部互联网搜索应用中所占份额一度达 36%。其他比较常用的搜索引擎还包括 360、搜狗和微软 bing 等。上述搜索引擎的发展为基于搜索引擎的传染病监测预警提供了支撑。

随着互联网技术的高速发展，实时网络信息处理技术可以获得海量网络数据，进而通过筛选、辨别真伪、统计分析等得出相应结论，其获取信息更加可靠、全面而快速。目前已经有大量基于互联网及搜索引擎进行疾病监测的研究。尽管这些研究的数据源不同，但都基于一个共同的前提：人们患病之后会通过互联网查询相关信息，并通过跟踪查询关键词的频率预测疾病的发生率。通过网络数据进行监测预警，应用最多的是流感与登革热。

二、利用 Google 搜索引擎查询数据预测流感流行

季节性流感流行是一个重大的公共卫生问题，每年在全世界造成数千万例呼吸道疾病和 25 万 ~50 万人死亡。除季节性流感外，一种存在人际传播的新型流感病毒株可能导致数

百万人死亡的大流行。早期发现疾病活动,迅速作出反应,可以减少季节性流感和流感大流行的影响。改善早期监测的一种方法是以查询在线搜索引擎的形式监测预警,这些查询每天由全球数百万用户提交。本部分介绍一种分析大量 Google 搜索查询以跟踪人群中流感样病例(ILI)的方法。由于某些查询的相对频率与患者出现流感样症状的就诊百分比高度相关,因此可以准确估计美国每个地区每周流感活动的当前水平,报告滞后约为一天。这种方法可以使用搜索查询来检测具有大量网络搜索用户地区的流感流行。

这里提出的系统建立在早期工作的基础上,使用一种自动方法来发现与流感相关的搜索查询。通过处理来自 5 年 Google 网络搜索日志的数千亿次个人搜索,系统生成了用于流感监测的更全面的模型,并对美国 ILI 活动进行了区域和州级估计。在线搜索引擎在全球的广泛使用可能使模型能够在国际环境中应用。

通过汇总 2003—2008 年提交的在线 Web 搜索查询的历史日志,计算美国 50 万个最常见搜索查询的每周计数时间序列。为每个州的每个查询保留单独的每周聚合计数。没有保留任何用户身份信息。通过将特定周内每个查询的计数除以该周在该位置提交的在线搜索查询总数来规范化每个时间序列,从而得到查询分数。

研究者使用一个简单的模型来估计特定区域的随机医生就诊与 ILI 相关的概率,这相当于与 ILI 相关的医生就诊百分比。使用了单个解释变量:从同一区域提交的随机搜索查询与 ILI 相关的概率,由自动化方法确定。通过对 ILI 医生就诊的对数概率和 ILI 相关搜索查询的对数概率拟合线性模型:$logit(I(t))=\alpha logit(Q(t))+\varepsilon$,其中 $I(t)$ 是 ILI 医生就诊的百分比,$Q(t)$ 是时间 t 处与 ILI 相关的查询分数,α 是乘法系数,ε 是误差项。$logit(p)$ 就是 $ln(p/(1-p))$。

用美国流感哨点提供的公开历史数据来建立模型。对美国九个监测区域,CDC 每周报告与 ILI 相关的哨点提供者的所有门诊就诊的平均百分比。在年度流感季节之外的几周内没有提供任何数据,研究者从模型拟合中排除了这些日期,该模型用于生成这几周未经验证的 ILI 估计值。

另外,研究设计了一种自动选择与 ILI 相关的搜索查询方法,不需要事先了解流感。如果仅使用单个查询作为解释变量 $Q(t)$,测量模型在每个区域中拟合疾控中心 ILI 数据的效率。数据库中 50 万个候选查询中的每一个都以这种方式单独测试,以确定可以最准确地模拟每个地区疾控中心 ILI 访问百分比的搜索查询。此方法显示与疾控中心提供 ILI 数据中的区域差异相似的区域查询:随机搜索查询可以适应所有九个地区的 ILI 百分比的概率远低于随机搜索查询可以适应单个区域的概率。

自动查询选择过程产生了一个得分最高的搜索查询列表,根据横跨 9 个区域的平均 z 转换相关性进行排序。为了决定哪些查询将包含在与 ILI 相关的查询分数 $Q(t)$ 中,考虑了不同的 n 组得分最高的查询。根据每个集合中查询的总和来测量这些模型的性能,并选择了 n 个,以便获得对 9 个区域的样本外 ILI 数据的最佳拟合(图 8-1)。

将 $n=45$ 个得分最高的查询组合在一起,可以获得最佳拟合。这 45 个检索查询虽然是自动选择的,但似乎始终与 ILI 相关。前 100 名中的其他搜索查询(不包括在上述建立的模型中)包括"高中篮球"等主题,这些主题往往与美国的流感季节相吻合。

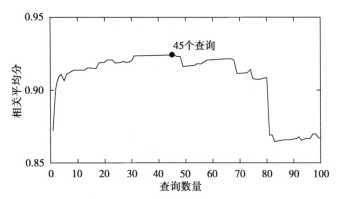

图 8-1　评估在 ILI 相关查询分数中包含多少个得分最高的查询

资料来源：Ginsberg J, Mohebbi M H, Patel R S, et al. Detecting influenza epidemics using search engine query data［J］. Nature, 2009, 457（7232）: 1012-1014.

使用与 ILI 相关的查询分数作为解释变量，将最终线性模型拟合到 2003—2007 年九个区域的每周 ILI 百分比，从而获得一个与区域无关的系数。该模型能够与 CDC 报告的 ILI 百分比获得良好的拟合，平均相关性为 0.90（$min=0.80$，$max=0.96$，$n=9$ 个区域），见图 8-2。

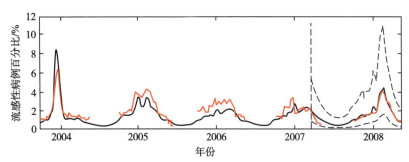

图 8-2　大西洋中部地区（黑色）的模型估计值与 CDC 报告的 ILI 百分比（红色）的比较（包括模型拟合和验证的点）

资料来源：Ginsberg J, Mohebbi M H, Patel R S, et al. Detecting influenza epidemics using search engine query data［J］. Nature, 2009, 457（7232）: 1012-1014.

2007—2008 年，最终未测试的数据在每个区域的 42 点上进行了验证，这些数据被排除在之前所有步骤之外。这 42 个点生成的估计值与 CDC 观察到的 ILI 百分比的平均相关性为 0.97。

2007—2008 年整个流感季节，使用模型的初步版生成 ILI 估计值，并每周与 CDC 流感流行病学和预防措施分享的结果对比，评估及时性和准确性。图 8-3 显示了整个流感季节不同时间点的可用数据。在九个地区，能够在美国流感哨点提供者监测网络发布报告前 1~2 周一致地估计当前的 ILI 百分比。

谷歌网络搜索查询可用于准确估计美国九个公共卫生地区的 ILI 百分比。由于搜索查询可以快速处理，因此得到的 ILI 估计值始终比 CDC 的 ILI 监测报告早 1~2 周。这种方法所提供的早期发现可成为美国抵御未来流感流行的一条重要防线，并可能最终在全球实现。

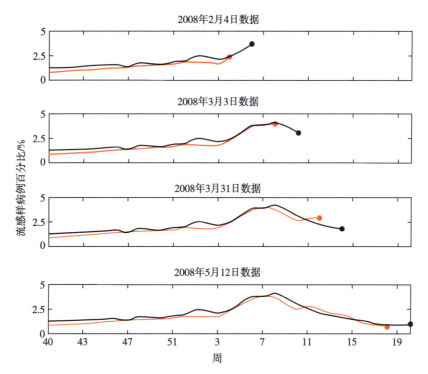

图 8-3　模型（黑色）估计并由 CDC 提供的大西洋中部地区 ILI 百分比（红色）

资料来源: Ginsberg J, Mohebbi M H, Patel R S, et al. Detecting influenza epidemics using search engine query data[J]. Nature, 2009, 457（7232）: 1012-1014.

　　最新的流感估计数可以使卫生专业人员更好地应对季节性流感。如果一个地区的 ILI 医生就诊人数早期急剧增加,则有可能将额外资源集中在该地区,以确定疫情的病因,提供必要的疫苗能力或在必要时提高当地媒体的认识。

　　该系统的目的并非替代传统的监测网络,也不能取代基于实验室的诊断和监测需求。与 ILI 相关搜索活动的显著增加可能表明需要进行公共卫生调查,以确定所涉及的病原体。人口统计数据通常由传统监控提供,无法通过搜索查询获得。

　　如果出现引起大流行的流感毒株,准确和早期发现 ILI 百分比可以使公共卫生相关人员采取更有效的早期应对措施。虽然无法确定搜索引擎用户在这种情况下的行为方式,但受影响的个人可能会提交与模型中使用的 ILI 相关搜索查询。或者,健康个体的恐慌和担忧可能会导致与 ILI 相关的查询分数激增,并夸大了 ILI 百分比。

　　利用数百万用户的集体智慧,谷歌网络搜索日志可以提供当今最及时、最广泛的流感监测系统之一。传统的监测系统需要 1~2 周的时间来收集和处理监控数据,而搜索引擎的估计每天都是最新的。与其他综合征监测系统一样,这些数据作为刺激进一步调查和收集流感活动直接测量值的手段最有用。

三、使用 Google 搜索查询预测登革热发病率

　　从 Google 搜索分别下载 2011 年 2 月 18 日新加坡数据和 2011 年 3 月 2 日曼谷数据进

行分析。通过集思广益搜索登革热常见相关用词,检索包含新加坡官方语言单词的术语。新加坡和曼谷的术语分为 3 类:命名法,体征 / 症状和治疗。"完整模型"的搜索词如图 8-4 所示。

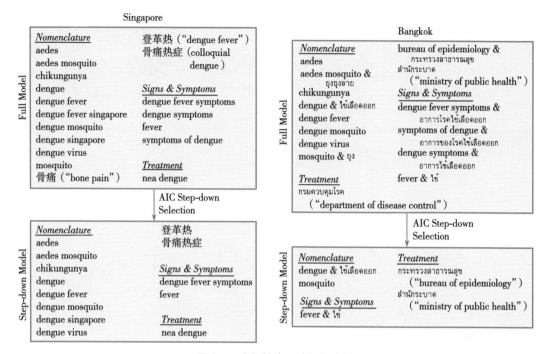

图 8-4　降级搜索词选择示意图

资料来源: Althouse B M, Ng Y Y, Cummings D A. Prediction of dengue incidence using search query surveillance[J]. PLoS Negl Trop Dis, 2011, 5(8): e1258.

通常,Google Insight 引擎只会返回按月汇总的数据,因为搜索量低的每周估算值存在不确定性。对于这些项,使用三次样条将数据分解为每周响应(使用 R 的样条),样条产生的负值设置为 0。使用月度汇总数据进行回归,并获得了类似的结果。重要的是,Google Insight 返回实际搜索量的样本,因此无法精确复制模型协变量的估计值。为了纠正季节变化和时间混淆,数据包括一年中的所有月份(数字编码为 1 表示 1 月,2 表示 2 月等)。

流行病学监测数据来自新加坡卫生部网站,该网站通过政府综合诊所、公立医院、临床实验室以及强制性传染病报告程序进行常规流行病学数据收集,自 1977 年以来向卫生部报告临床和实验室确诊的登革热病例,数据按周汇总。泰国登革热月发病率数据来自泰国流行病学网站。由于 Google 仅提供自 2004 年以来的互联网搜索数据,因此只考虑 2004 年的登革热发病率数据。新加坡和曼谷的发病率数据以黑线表示(图 8-5)。

考虑两个结局,登革热病例和二元结局,在高发病率期间定义为 1,否则定义为 0。使用互联网搜索词采用多元线性回归、负二项式回归和广义增强回归(GBR)对登革热的每周发病率进行建模。使用向后和向前步骤过程来查找最大化赤池信息准则(AIC)的线性回归模型。由于搜索词数据的过度离散,选择与每个位置中完整搜索词集的负二项式回归拟合而不是泊松回归。

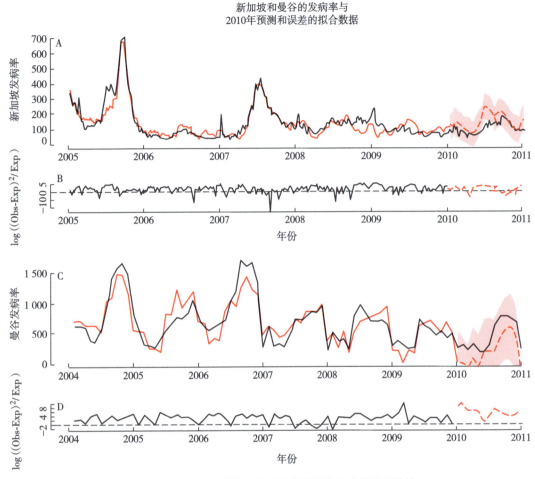

图 8-5　观察到的登革热发病率与模型拟合度之间的相关性

资料来源：Althouse B M，Ng Y Y，Cummings D A. Prediction of dengue incidence using search query surveillance［J］. PLoS Negl Trop Dis，2011，5（8）：e1258.

　　候选模型使用 2005—2010 年数据进行训练，并用于预测 2011 年的发病率。纳入来自新加坡的 2004 年数据降低了模型的预测准确性。由于预测没有质的不同，并且在 2004 年时包括一组几乎重叠的协变量，因此通过从模型中删除 2004 年的协变量，来优化对之后几年发病率的预测。在多元线性回归、负二项式回归和 GBR 模型之间进行选择，确定 2010 年预测与滞后发生率之间相关性最大的模型。然后对该模型进行交叉验证以评估预测性能。

　　采用支持向量机（SVM）模型预测高发病率的周期，建立了三个不同的高发病率阈值模型，分别定义为 2005—2011 年病例数的第 50、第 75 和第 90 百分位数。利用受试者工作特征曲线下面积（AUC）进行预测，评估模型的性能。

　　对于新加坡和曼谷，逻辑回归和 SVM 模型都适合预测高于或低于阈值的发病率的二元结果。图 8-6 总结了新加坡 SVM 模型的预测，表 8-1 列出了三个截止点中每个临界值的逻辑和 SVM 模型的 AUC 以及最佳灵敏度和特异性。可以看到对中位数和第 75 百分位数截止值的良好预测。

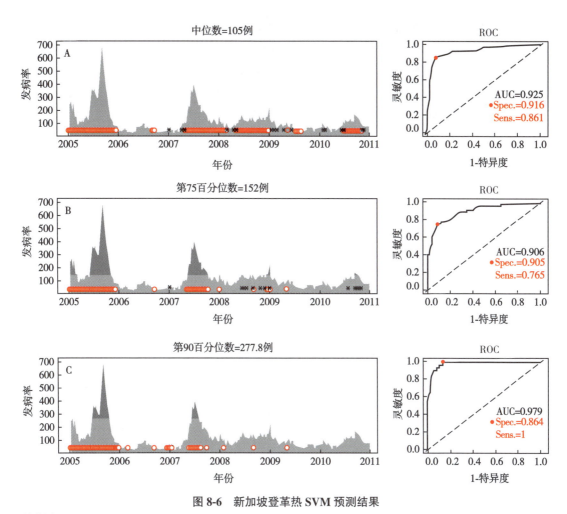

图 8-6 新加坡登革热 SVM 预测结果

资料来源：Althouse B M，Ng Y Y，Cummings D A. Prediction of dengue incidence using search query surveillance［J］. PLoS Negl Trop Dis，2011，5（8）：e1258.

表 8-1 阈值预测模型诊断数据

百分位数	新加坡			曼谷		
	50	75	90	50	75	90
案例编号	105	152	277.8	607	770.75	1 134
SVM AUC	0.925	0.906	0.979	0.940	0.960	0.988
SVM 灵敏度	0.861	0.765	1.000	0.952	1.000	1.000
SVM 特异性	0.916	0.905	0.864	0.829	0.839	0.986

资料来源：Althouse B M，Ng Y Y，Cummings D A. Prediction of dengue incidence using search query surveillance［J］. PLoS Negl Trop Dis，2011，5（8）：e1258.

　　红色圆圈表示从右侧 ROC 曲线中找到的最佳概率的高发病率预测。黑色星号表示观察到的高发病率，模型未预测。图 8-6A 和右侧相应的 ROC 曲线表示中位数截止值，图 8-6B

为第 75 百分位数截止值,图 8-6C 为第 90 百分位数截止值。

新加坡纳入的 16 个术语与观察到的登革热发病率的相关性为 0.931,r^2=0.948。曼谷的 8 项模型表现同样良好,相关性为 0.869,r^2=0.943。对登革热发病率较高时间段的预测非常准确,对每个地点的多个阈值的灵敏度和特异性分别为 0.861~1.00 和 0.765~1.00。综上,这些结果表明这一数据流在支持登革热监测方面的可行性。

（仝振东　傅天颖　金启韬）

参 考 文 献

［1］BENGTSSON L, BORG S, RHINARD M. European security and early warning systems: from risks to threats in the European Union's health security sector［J］. Eur Secur, 2018, 27（1）: 20-40.

［2］CIOTTI M. Health security and disease detection in the European Union［C］//Biopreparedness and Public Health: Exploring Synergies. Springer Netherlands, 2013, 55-73.

［3］NICHOLS G L, ANDERSSON Y, LINDGREN E, et al. European monitoring systems and data for assessing environmental and climate impacts on human infectious diseases［J］. Int J Environ Res Public Health, 2014, 11（4）: 3894-3936.

［4］SEMENZA J C. Prototype early warning systems for vector-borne diseases in Europe［J］. Int J Environ Res Public Health, 2015, 12（6）: 6333-6351.

［5］ZELLER H, MARRAMA L, SUDRE B, et al. Mosquito-borne disease surveillance by the European Centre for Disease Prevention and Control［J］. Clin Microbiol Infect, 2013, 19（8）: 693-698.

［6］SUDRE B, ROSSI M, VAN BORTEL W, et al. Mapping environmental suitability for malaria transmission, Greece［J］. Emerg Infect Dis, 2013, 19（5）: 784.

［7］TRAN A, SUDRE B, PAZ S, et al. Environmental predictors of West Nile fever risk in Europe［J］. Int J Health Geogr, 2014（13）: 26.

［8］SEMENZA J C, SUDRE B, MINIOTA J, et al. International dispersal of dengue through air travel: importation risk for Europe［J］. PLoS Negl Trop Dis, 2014, 8（12）: e3278.

［9］National Syndromic Surveillance Program. About the National Syndromic SurveillanceProgram［EB/OL］.（2023-09-20）. https://www.cdc.gov/nssp/overview.html.

［10］Office, General Accounting. Emerging Infectious Diseases. Review of State and Federal Disease Surveillance Efforts［R］. United States Government Accountability Office, 2004.

［11］VILLANUEVA J, SCHWEITZER B, ODLE M, et al. Detecting emerging infectious diseases: an overview of the laboratory response network for biological threats［J］. Public Health Rep, 2019, 134（2_suppl）: 16S-21S.

［12］SCHIRMER P, LUCERO C, ODA G, et al. Effective detection of the 2009 H1N1 influenza pandemic in US Veterans Affairs medical centers using a national electronic biosurveillance system［J］. PloS One, 2010, 5（3）: e9533.

［13］WELLIVER R C, CHERRY J D, BOYER K M, et al. Sales of nonprescription cold remedies: a unique method of influenza surveillance [J]. Pediatr Res, 1979, 13 (9): 1015-1017.

[14] Centers for Disease Control and Prevention. Multistate outbreak of listeriosis associated with jensen farms cantaloupe—united states, august-september 2011 [J]. MMWR Morb Mortal Wkly Rep, 2011, 60 (39): 1357-1358.

[15] BURKOM H, LOSCHEN W, WOJCIK R, et al. Electronic Surveillance System for the Early Notification of Community-Based Epidemics (ESSENCE): overview, components, and public health applications [J]. JMIR Public Health Surveill, 2021, 7 (6): e26303.

[16] HOLTRY R S, HUNG L M, LEWIS S H. Utility of the ESSENCE surveillance system in monitoring the H1N1 outbreak [J]. Online J Public Health Inform, 2010, 2 (3): 3028.

[17] TEUTSCH S M, NUNEZ C A, MORRIS A, et al. Australian Paediatric Surveillance Unit (APSU) Annual Surveillance Report 2020 [J]. Commun Dis Intell, 2021 (28): 45.

[18] KIRK M D, MCKAY I, HALL G V, et al. Food safety: foodborne disease in Australia: the OzFoodNet experience [J]. Clin Infect Dis, 2008, 47 (3): 392-400.

[19] 黄思超, 刘魁, 蒋健敏, 等. 基于互联网搜索引擎的传染病监测预警研究进展 [J]. 疾病监测, 2018, 33 (11): 945-949.

[20] 祝丙华, 王立贵, 孙岩松, 等. 基于大数据传染病监测预警研究进展 [J]. 中国公共卫生, 2016, 32 (9): 1276-1279.

[21] GINSBERG J, MOHEBBI M H, PATEL R S, et al. Detecting influenza epidemics using search engine query data [J]. Nature, 2009, 457 (7232): 1012-1014.

[22] ALTHOUSE B M, NG Y Y, CUMMINGS D A. Prediction of dengue incidence using search query surveillance [J]. PLoS Negl Trop Dis, 2011, 5 (8): e1258.

第九章　国内传染病监测预警实践

传染病监测预警是现代化公共卫生管理的重要组成部分,传染病监测是传染病有效预警的前提。本章主要介绍国内关于传染病监测预警的具体实践,包括传染病自动预警、症状监测预警、行为监测预警、大数据监测预警,以及常用预警模型的实践应用等。

第一节　传染病自动预警系统

一、传染病自动预警系统概述

互联网技术、通信与计算机技术、地理信息技术的发展及应用,实现了传染病病例个案信息的实时网络报告、监测数据的电子保存和自动化分析。为实现传染病的早期发现能力,中国疾病预防控制中心开发建立了一个覆盖全国范围的国家传染病自动预警系统(China Infectious Diseases Automated-alert and Response System,CIDARS),并于 2008 年在全国省、市、县级疾病预防控制机构推广应用。

传染病自动预警系统依托国家传染病监测报告管理系统(简称大疫情网),针对不同疾病的流行水平,采用不同的预警方法,持续地对大疫情网的传染病监测数据进行自动分析计算,并通过手机短信平台将探测到的传染病异常信号以手机短信的方式及时发送给所在县(区)疾病预防控制机构传染病疫情管理人员。该系统实现的传染病监测预警以现有的历史数据为基础,发出的预警信号仅仅是向疾病预防控制机构及卫生行政部门的疫情管理人员发出提醒,及时调查核实。

经过不断应用实践和探索研究,2022 年中国疾病预防控制中心对传染病自动预警系统进行技术升级和功能完善,目前该系统包括预警信号分析、预警模型参数设置、预警信号推送、预警分析结果展示、预警信号核实及调查管理、统计分析预警工作质量分析和监测信息反馈等功能。

传染病自动预警系统是国家疾病预防控制信息系统的子系统,各级疫情管理员可登录网站(https://10.249.6.18:8906),输入账号和密码进行预警信号的响应与反馈。

二、传染病自动预警系统内容与功能

(一)预警模型与病种
目前,传染病自动预警系统采用固定阈值法、时间模型和时空模型三种预警方法,其中

固定阈值法和时间模型已在全国范围内应用,时空模型仅在全国 20 个省的 200 余个县区开展试点运行。

1. 固定阈值法　将《中华人民共和国传染病防治法》规定为甲类或按照甲类管理的疾病、较为罕见及我国疾病防控形势与疾病消除实际需要的病种纳入,采用固定阈值法进行实时探测。当大疫情网报告病例数达到某固定阈值时,预警系统即生成 1 条预警信号;该系统中固定阈值法设定的阈值为 1 例,即单病例预警。截至 2022 年,国家传染病自动预警系统可实现单病例预警的病种包括:鼠疫、霍乱、传染性非典型肺炎、脊髓灰质炎、人感染高致病性禽流感、肺炭疽、白喉、丝虫病、不明原因肺炎、手足口病(重症和死亡病例)、麻疹、疟疾、急性血吸虫病、人感染 H7N9 禽流感、埃博拉出血热、寨卡病毒病、学校肺结核病例、新型冠状病毒感染等。各县(区)可根据当地传染病防控工作需要,将重点关注的其他传染病病种纳入单病例预警。

2. 时间模型　传染病自动预警系统现有的时间模型预警算法主要包括移动百分位数法、累积和控制图法和聚集性疫情法。三种方法均以县(区)为空间探测范围,每日运算 1 次。目前,采用移动百分位数法的疾病包括甲型肝炎、戊型肝炎、流行性出血热、流行性乙型脑炎、登革热、痢疾、伤寒/副伤寒、流行性脑脊髓膜炎、猩红热、钩端螺旋体病、流行性感冒、流行性腮腺炎、风疹、急性出血性结膜炎、流行性和地方性斑疹伤寒、其他感染性腹泻病;对手足口病采用累积和控制图法;对疟疾采用聚集性疫情预警方法。

传染病自动预警系统在实际运行过程中,根据相关病种防控工作需要,可适时作出调整。2010 年 12 月 10 日起,丙型肝炎不再被纳入时间模型;2017 年 9 月 26 日起,其又重新被纳入时间模型,预警方法由原先的移动百分位数法改为周数据的平均移动,以县(区)为单位,每周一运算 1 次,将每周报告数分别与最近 3 年周平均报告数及上周报告数进行比较,当达到阈值时,预警系统即发出预警信号。

(1)移动百分位数法:移动百分位数法是将当前观察周期病例数(C)与基线数据的某个百分位数进行比较,若前者高于后者,则提示为异常。为消除周末效应,并增加数据稳定性,采用 7 天为一个观察期,前观察期的病例数为最近 7 天的病例数之和。基线数据采用过去 5 年历史同期,以及前后各摆动两个 7 天的病例数,根据 25 个基线数据计算出的百分位数值(P)作为预警阈值。若当前 7 天病例数的发病水平超过预警阈值时($C \geq P$),预警系统将发出 1 条预警信号。该方法每日运算一次,逐日连续滚动以上计算和判断过程。

在传染病自动预警系统运行初期,根据大疫情网数据库实际情况,为最大可能探测到传染病"苗头"事件,移动百分位数法的基线回溯历史同期年数是 3 年,预警阈值统一设定为 P_{50}。经过阶段性运行后,于 2010 年 12 月 10 日起对基线回溯的历史同期年数调整为 5 年,并对部分病种进行了预警阈值的调整。目前,移动百分位数法的预警阈值详见表 9-1。

(2)累积和控制图法:是一种统计过程控制图方法,不受历史数据时间长度的限制,相比移动平均法和指数加权移动平均控制图等方法,在发现监测数据的异常增加或减少方面具有较好效果。手足口病于 2008 年 5 月被纳入法定传染病报告,至 2010 年初被纳入

表 9-1　传染病自动预警系统移动百分位数法预警阈值情况

疾病名称	系统默认阈值	可调阈值范围
其他感染性腹泻病	P_{80}	$P_{60} \sim P_{80}$
流行性腮腺炎	P_{80}	$P_{60} \sim P_{80}$
痢疾	P_{80}	$P_{60} \sim P_{80}$
流行性感冒	P_{80}	$P_{60} \sim P_{80}$
猩红热	P_{80}	$P_{60} \sim P_{80}$
伤寒 / 副伤寒	P_{80}	$P_{60} \sim P_{80}$
戊型肝炎	P_{80}	$P_{60} \sim P_{80}$
急性出血性结膜炎	P_{80}	$P_{60} \sim P_{80}$
流行性乙型脑炎	P_{80}	$P_{60} \sim P_{80}$
流行性出血热	P_{80}	$P_{60} \sim P_{80}$
风疹	P_{80}	$P_{60} \sim P_{80}$
甲型肝炎	P_{70}	$P_{60} \sim P_{70}$
斑疹伤寒	P_{50}	P_{50}
流行性脑脊髓膜炎	P_{50}	P_{50}
钩端螺旋体病	P_{50}	P_{50}
登革热	P_{50}	P_{50}

预警系统时报告病例数据不足 2 年,不满足移动百分位数法基线数据的年数长度,故选用 EARS-C3 方法进行手足口病疫情的预警。根据我国手足口病监测数据的特点,经过数据测试分析,确定 C3 阈值为 1.3。当 C3 值大于 1.3 时,发出预警;同时重新设置前 3 天的 C2 值均为 0,避免下一日累加,重复发出预警。

（3）聚集性疫情预警方法:2012 年 8 月 15 日起,疟疾预警由移动百分位数法调整为固定阈值法（单病例预警）;为进一步发现可能的疟疾本地传播,预警系统在单病例预警的基础上,每日还以乡镇为单位进行聚集性疫情探测。聚集性疫情预警是根据病例的现住址和报告日期,以乡镇为单位,若当日有病例报告且近 30 天内疟疾病例数达到 2 例及以上时,预警系统将于次日上午 8 时发出提示聚集性疫情的预警信号。

3. 时空模型　时空模型是将移动百分位数法与空间探测方法进行组合,先采用移动百分位数法探测全县（区）当前病例数在时间上是否存在异常变化,然后根据传染病流行水平的不同,16 种采用移动百分位数法的传染病分为两类,采用不同的技术路线,用空间探测模型在全县（区）范围内探索可能的病例聚集性区域,剔除重复预警信号后,预警系统将向该地区发出预警信号。空间探测模型是根据 Kulldorff 空间扫描统计量的原理,以县（区）为探测范围,乡镇 / 街道为搜索单元,筛选存在病例空间聚集的乡镇（上限 6 个）。时空探测模型根据发病水平将 16 种传染病分为两类,分别采取不同技术路线。Ⅰ类疾病,若 $P_{50} \leqslant C < P_{80}$,必须进行空间探测;若 $C \geqslant P_{80}$,则不经过空间探测,直接发出预警。Ⅱ类疾病,只要病例

数$\geq P_{50}$时,全部进行空间探测,再判断是否发出预警(Ⅰ类疾病指病例较少、发病水平较低的传染病,包括流行性脑脊髓膜炎、流行性乙型脑炎、流行性出血热、登革热、流行性和地方性斑疹伤寒、钩端螺旋体病6种。Ⅱ类疾病指病例数较多,发病水平较高的常见传染病,包括甲型肝炎、戊型肝炎、痢疾、伤寒/副伤寒、其他感染性腹泻病、流行性腮腺炎、流行性感冒、猩红热、风疹、急性出血性结膜炎10种)。

为避免时间模型和时空模型在病例数非常少的情况下,产生大量预警信号,两种模型均要求流行性乙型脑炎和流行性脑脊髓膜炎病例数≥ 2例,除流行性乙型脑炎和流行性脑脊髓膜炎之外的14种疾病病例数≥ 3例,才进行运算。

(二)预警系统响应流程

预警响应工作流程分为预警信号发送、预警信号初步核实和现场调查确认3个步骤。县级疾病预防机构需要通过登录传染病自动预警系统填写预警信号的初步核实结果和现场调查结果。

1. 预警信号发送　对采用固定阈值法的病种,预警系统进行实时探测;即一旦医疗卫生机构在大疫情网报告1例病例,预警系统就会发出1条预警信号。对于时间模型和时空模型预警的病种,预警系统每晚24时开始对当日报告的相关传染病进行自动运算,将探测到的异常结果于次日早上8时以手机短信的方式向相应的县级疾控机构疫情监测人员发出预警信号。

2. 预警信号响应　响应流程主要分为信号初步核实和现场调查两个阶段(图9-1)。

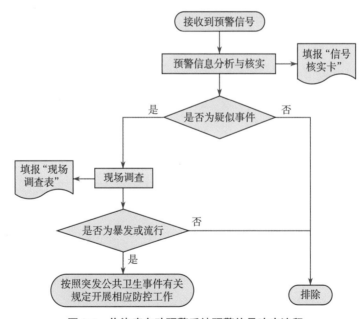

图 9-1　传染病自动预警系统预警信号响应流程

(1)信号初步核实:预警信号由县级疾控机构负责响应,县级负责传染病预警的工作人员收到预警系统发出的预警信号后,应在24小时内对相关信息进行分析和核实。核实方式包括登录大疫情网查看病例个案信息、与报告机构或者患者进行电话核实、与其他来源的监测数据进行综合分析判别等。若病例可能存在空间、时间和/或人群聚集性,或发生当地罕见（少见）病种，或疫情有扩散趋势，或属于固定阈值法的特定病种，则判定为疑似事件，否则信号被排除。信号初步核实后，登录预警系统填写"信号核实卡"，市、省及国家级疾控机构可通过预警系统查看每条预警信号的初步核实结果。

（2）现场调查：若预警信号经初步核实被判定为疑似事件，当地县级疾控机构应立即组织相关专业技术人员对疑似事件进行现场流行病学调查。若疑似事件被确认为传染病暴发疫情时，按照国家有关法律法规实施相应的处置；若疑似事件被排除，则该预警信号响应结束。现场调查结束后24小时内，登录预警系统填报"现场调查表"，同时以附件形式上传现场调查报告；根据事件进展，可随时更新调查表的内容。调查报告应包括背景（基本情况、出现场原因、注明预警事件编号）、调查内容及方法（对象、时间、具体方式如访谈/电话调查、现场测量、采样等）、调查结果（三间分布）、结论、判断依据及处理措施等。

（三）预警系统管理功能

1. 预警信号查看　预警用户可查看本辖区范围内各预警病种预警信号发送一览表，内容包括信号产生的地区、预警编号、预警病种、信号相关病例数、信号发出时间、同期历史数据的百分位数、热点产生区域及病例观测数、热点区域覆盖发病的乡镇数等。

2. 时间序列图　预警系统可显示当前观察周期累计报告的病例数，以及同期历史数据的 P_{50}、P_{60}、P_{70}、P_{80}、P_{90}，以便疫情监测人员判断最近的发病趋势以及超过历史百分位数的水平（图9-2）。

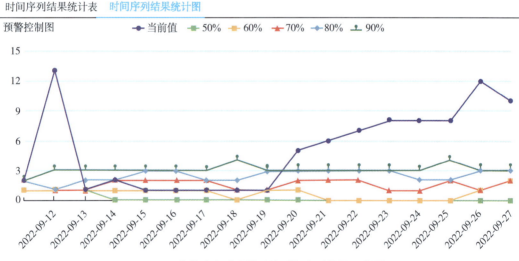

图9-2　传染病自动预警系统时间序列结果示意图

3. 热点区域　预警用户根据预警信号查看辖区内相应传染病的空间热点乡镇（街道）位置及当前观察周期病例数，如图9-3所示。

4. 信号核实卡填报与查询　县级疾控疫情监测人员对预警信号进行核实后，可登录预警系统填写"信号核实卡"，预警信息编码、预警病种由系统自动生成。内容包括预警地区、预警病种、预警病例数、填报地区/单位、初步核实时间与方式、是否涉及学校/幼托机构等集体单位、初步核实结果（疑似事件或排除）、判断依据、填报日期、报告人和联系电话等。

空间聚集结果

热点产生区域	疾病种类	热点等级	热点区域内病例观测数	热点区域覆盖发病乡点数	热点似然比
浙江省**市**区	猩红热	1	5	3	52.531 4
浙江省**市**市	痢疾	1	4	2	156.444 1
浙江省**市**市	流行性感冒		51	4	93 979.067 3
浙江省**市**区	流行性感冒	2	5	2	8.050 5
浙江省**市**市	流行性感冒	3	23	1	45 713.199 9
浙江省**市**市	流行性感冒	2	38	1	0
浙江省**市**市	流行性腮腺炎	1	6	3	116.011 9
浙江省**市**区	其他感染性腹泻病	2	23	2	44 027.914 4
浙江省**市**区	其他感染性腹泻病	1	31	2	0
浙江省**市**市	急性出血性结膜炎	1	4	1	818.523 8

图 9-3　传染病自动预警系统时空聚集结果示意图

5. 现场调查表填报与查询　预警信号经过初步核实判断为疑似事件后,应立即开展现场调查,并在调查结束后的 24 小时内登录预警系统填写"现场调查表",预警信息编码、疑似事件编号系统自动生成。内容包括填报地区/单位、核实后病种、事件波及乡镇、累计病例数、累计死亡数、是否波及学校或托幼机构、首发病例发病时间、调查结论(暴发/流行、继续关注、排除或死亡结案)、判断依据、参与判断单位的级别、现场调查起止时间、报告人及联系电话等。该调查表的内容可根据事件的进展进行更新,直到最后一次调查结束。

国家、省、市级疾控机构可登录系统查询"信号核实卡"和"现场调查表",了解信号响应的进展与结果。

6. 信号统计与汇总　预警系统可自动生成每条信号响应状况的统计表,包括预警信号响应情况分析一览表、分地区统计表、分病种统计表、按病种排序统计表、热点地区统计分析表。此外,预警用户还可将信号相关数据导出,自行进行更深入的分析与评价。

7. 预警工作质量分析　预警系统可自动生成每条信号响应结果的统计表,包括分地区统计表和分病种统计表。可查看国家、省、市和县级被纳入预警病种的预警信号数、响应数(率)、及时响应数(率)、疑似事件数(率)等分析数据。

三、传染病自动预警系统应用与效果分析

国家传染病自动预警系统已运行十余年,覆盖全国县级及以上所有疾控机构,系统用户主要为各级疾控机构承担传染病防控工作人员。自 2008 年 4 月起,预警系统(时间)模型在全国范围内全面启用,同时在全国 20 个省选取了 221 个试点县区开展预警系统(时空模型)的试点。截至 2022 年,浙江省传染病自动预警系统用户共 758 个。编者选取传染病自动预警系统在浙江省 2009—2012 年和 2014—2016 年的应用效果进行介绍。

(一)固定阈值法

2014—2016 年,浙江省固定阈值法共发出 9 175 条预警信号,涵盖 90 个县(区);预警

信号响应率 100%,响应时间的中位数依次为 0.19(0.07~0.63)小时、0.17(0.08~0.47)小时、0.13(0.04~0.42)小时。其中,麻疹和疟疾的预警信号居多,分别为 7 472 条和 975 条,两者合计占 92.07%。固定阈值法最终确认了霍乱、麻疹、疟疾、人感染 H7N9 禽流感和手足口病(重症和死亡病例)共 5 种疾病的 3 868 例个案,占预警信号数的 42.16%,其中确认的麻疹和疟疾病例数居多(3 368 例),占全部确诊病例数的 87.07%。经核实确认,其余 10 种罕见疾病(鼠疫、传染性非典型肺炎、人感染高致病性禽流感、肺炭疽、脊髓灰质炎、白喉、丝虫病、急性血吸虫病、不明原因肺炎和埃博拉出血热)在传染病监测系统均已被排除并删除个案信息,导致产生预警信号的可能原因是医疗机构在大疫情网填报病例的疾病诊断时误选了相邻的特定预警病种(如鼠疫与霍乱、传染性非典型肺炎与艾滋病、白喉与百日咳、丝虫病与其他感染性腹泻病等疾病的选项相邻),或在临床诊断时,起初填报为固定阈值法的病种,后期被订正为其他疾病。固定阈值法在实践中发挥了及时提醒的预警功能。

(二)时间模型——以移动百分位数法为例

2009—2012 年预警系统时间模型(移动百分位数法)在浙江省共发出 18 种传染病 39 304 条预警信号。预警信号的响应率为 99.97%,响应时间中位数为 1.03(0.46~4.77)小时,89.80% 的信号在 24 小时内响应。基层疾控机构对预警信号的响应率和及时响应率均较高,说明预警系统目前采用的运行机制操作性较强。

时间模型(移动百分位数法)涉及全省涉及 90 个县(区),全省平均每天发出预警 26.92 条,平均每周每县发出预警信号 2.10 条,相当于县级疾控机构平均 3~4 天响应 1 条预警信号,并不会加重基层疾控的工作负担。传染病报告病例数与其相应的预警信号数呈正相关变化趋势($r=0.91$, $P<0.01$),即报告病数越多,预警信号越多。

预警信号经初步核实后,大部分被排除,共 13 种传染病的 309 条预警信号被判断为与疑似事件相关,占全部预警信号的 0.79%。通过对疑似事件的现场调查,最终核实确认 8 种传染病 78 起暴发,其中流行性腮腺炎最多(31 起),其次为流行性感冒(23 起),详见表 9-2。

表 9-2　2009—2012 年浙江省各类传染病自动预警系统的响应结果

传染病种	报告发病数	预警响应			报告发病数:预警信号数
		预警信号数	疑似事件信号数	现场调查确认暴发起数	
肠道传染病					
甲型肝炎	3 184	236	1(0.42%)	0	13.49:1
戊型肝炎	8 797	1 255	0	0	7.01:1
细菌性和阿米巴性痢疾	23 550	2 806	1(0.04%)	1	8.39:1
伤寒/副伤寒	2 841	298	1(0.34%)	1	9.53:1
其他感染性腹泻病[a]	396 056	14 822	21(0.14%)	11	26.72:1
小计	434 428	19 417	24(0.12%)	13	22.37:1

续表

传染病种	报告发病数	预警响应			报告发病数：预警信号数
		预警信号数	疑似事件信号数	现场调查确认暴发起数	
呼吸道传染病					
麻疹	2 756	2 130	10（0.47%）	4	1.29：1
风疹	17 764	2 497	41（1.64%）	6	7.11：1
流行性腮腺炎	82 952	9 833	132（1.34%）	31	8.44：1
流行性感冒	15 447	2 021	72（3.56%）	23	7.64：1
猩红热	4 740	708	1（0.14%）	0	6.69：1
流行性脑脊髓膜炎	50	6	1（16.67%）	1	8.33：1
小计	123 709	17 195	257（1.49%）	65	7.19：1
虫媒及自然疫源性传染病					
疟疾	643	33	0	0	19.48：1
流行性出血热	1 950	179	0	0	10.89：1
流行性乙型脑炎	270	111	2（1.80%）	0	2.43：1
流行性和地方性斑疹伤寒	18	0	0	0	—
钩端螺旋体病	32	2	0	0	16.00：1
登革热	228	7	5（71.43%）	0	32.57：1
小计	3 141	332	7（2.11%）	0	9.46：1
其他传染病					
丙型肝炎	4 280	665	0	0	6.44：1
急性出血性结膜炎	31 690	1 695	21（1.24%）	0	18.70：1
小计	35 970	2 360	21（0.89%）	0	15.24：1
合计	597 248	39 304	309（0.79%）	78	15.20：1

注：a. 除霍乱、细菌性和阿米巴性痢疾、伤寒/副伤寒以外的感染性腹泻病；"—"表示分母为零。

资料来源：鲁琴宝，徐旭卿，林君芬，等. 2009—2012年浙江省传染病自动预警系统预警结果分析［J］. 中国预防医学杂志，2014，15（7）：654-658.

2010年12月10日对各病种的预警参数进行调整，调整后平均每日预警信号数为20.18条，较调整前减少了40.73%，极大地降低了基层疾控工作人员的工作量。调整阈值的病种中，信号数减少较多的为痢疾、流行性乙型脑炎、风疹、流行性腮腺炎等，而戊肝、出血热、猩红热等疾病由于2011年报告病例数增多，预警信号数反而有所增加。预警参数调整后，预警阳性率较调整前有所提高（χ^2=4.46，P<0.05），见表9-3。

表 9-3 2009—2012 年浙江省自动预警系统预警参数调整前后效果比较

病种	调整前[a]			调整后[a]			合计		
	每日信号数	暴发/流行数	阳性率/%	每日信号数	暴发/流行数	阳性率/%	每日信号数	暴发/流行数	阳性率/%
阈值调整为 P_{80}，基线调整为 5 年的病种									
戊型肝炎	0.69	0	0	1.01	0	0	0.86	0	0
痢疾	2.70	1	0.05	1.18	0	0	1.92	1	0.04
伤寒/副伤寒	0.26	0	0	0.15	1	0.90	0.20	1	0.34
其他感染性腹泻病[b]	11.40	8	0.10	9.01	3	0.04	10.15	11	0.07
风疹	2.42	2	0.12	1.04	4	0.51	1.71	6	0.24
流行性腮腺炎	9.14	9	0.14	4.46	22	0.65	6.73	31	0.32
流行性感冒	1.68	16	1.35	1.11	7	0.84	1.38	23	1.14
猩红热	0.12	0	0	0.82	0	0	0.48	0	0
疟疾	0.03	0	0	0.02	0	0	0.02	0	0
流行性出血热	0.09	0	0	0.16	0	0	0.12	0	0
流行性乙型脑炎	0.11	0	0	0.04	0	0	0.08	0	0
急性出血性结膜炎	1.28	0	0	1.04	0	0	1.16	0	0
阈值调整为 P_{70}，基线调整为 5 年的病种									
甲型肝炎	0.20	0	0	0.12	0	0	0.16	0	0
阈值调整为 P_{50}，基线调整为 5 年的病种									
斑疹伤寒	0	0	—	0	0	—	0	0	—
钩端螺旋体病	0.003	0	0	0	0	0	0.001	0	0
登革热	0.01	0	0	0	0	0	0.005	0	0
流行性脑脊髓膜炎	0.01	1	20.00	0	0	0	0.004	1	16.67
不再纳入时间模型									
麻疹	3.01	4	0.19	/	/	/	1.46	4	0.19
丙型肝炎	0.94	0	0	/	/	/	0.46	0	0
合计	34.05	41	0.17	20.18	37	0.24	26.92	78	0.20

注：a. 2009 年 1 月 1 日—2010 年 12 月 9 日为调整前,2010 年 12 月 10 日—2012 年 12 月 31 日为调整后；b. 除霍乱、细菌性和阿米巴性痢疾、伤寒/副伤寒以外的感染性腹泻病；"—" 表示分母为零；"/" 表示无数据。

资料来源：鲁琴宝,林君芬,徐校平,等. 浙江省 2014—2016 年传染病自动预警系统监测数据分析及质量评价[J].国际流行病学传染病学杂志,2018,45（2）:93-97.

第二节　症状监测预警实践

一、基本概念

（一）症状监测的定义

症状监测指持续、系统地收集患者临床确诊前出现的症候群信息，并对这些信息进行分析。美国加州大学的 Reingold 博士将症状监测定义为"不依赖于特定的诊断，而对指定人群中特定临床症状（如发热、呼吸道症状、腹泻等）的发生频率进行监测"。也有学者和机构提出了内涵更广的定义。Mandl 等认为症状监测是"依赖临床病例特征，在确诊前对疾病进行识别的一种方法"，尤其指在实验室确诊前，依据病例可能表现出的行为、症状、体征或实验室结果的异常对某种公共卫生事件进行监测。Sosin 认为症状监测是"系统持续地收集、分析和诠释临床确诊前的相关数据（如实验室检测结果、急诊科主诉、救护车应答日记、处方药和非处方药销售、学校缺课或工厂缺勤和紧急医护记录的症状体征等），并根据这些数据开展公共卫生事件暴发的调查"。美国疾控中心将症状监测概括为"对临床确诊前的健康相关数据和疾病可能暴发的信号进行监测，以利于进一步公共卫生反应"。无论哪种定义，都体现了症状监测是以诊断前非特异性的症状或现象为监测基础。

（二）症状监测的发展

症状监测的理念可以追溯到很早。20 世纪 60 年代已有文献对基于信息系统进行疾病监测与流行病学分析的可行性进行研究。监测脊髓灰质炎疫情时纳入急性弛缓性麻痹这一特殊症状即属于症状监测范畴。20 世纪 90 年代末，症状监测在美国开始施行。1999年，美国疾控中心在西雅图举办世界贸易组织会议时实施过门诊就诊情况的症状监测。同年，美国匹兹堡大学建立了实时暴发与疾病监测（real-time outbreak and disease surveillance，RODS）系统，梳理呼吸道症候群、消化道症候群、皮疹症候群、全身症候群、出血症候群、神经症候群、肉毒杆菌症候群 7 种症候群，用于及时发现疾病异常和可疑事件，提高大范围隐匿投放炭疽杆菌的检测能力。但 2001 年之前鲜有关于症状监测设计、实施和发展的文献。2001 年纽约世贸中心发生恐怖袭击，该事件及之后的炭疽"白色粉末"事件推动了症状监测快速发展和完善。症状监测逐渐由最初的及早发现生物恐怖袭击扩展到公共卫生监测领域。

二、症状监测预警的原理和内容

（一）基本原理

症状监测的工作原理是在"噪声"（在暴发探测过程中，基线病例被当作"噪声"）背景下检测公共卫生事件发生的信号。通过系统收集历年的健康相关数据，计算出某个单元时间内（如 24 小时内）健康相关事件发生率的预期值作为基线。当某一事件的发生率超出基线达到一定阈值，监测系统发出警报。触发报警系统的阈值可以根据不同时期警戒状态的高低进行调节,且可以针对不同的症状群而变化。

(二)监测预警内容

1. 症状监测的范围　症状监测首先要明确需要监测的目标疾病并据此确定相应的症状、时间、区域和人群,即确定症状监测的范围。症状监测是为了及时捕捉到疾病或事件的早期征兆,这些征兆可能高度集中在某一类症候群、某一地理区域、时间或人群中。比如,流感或吸入性炭疽暴发初期,某一人群在某一区域会出现发热及呼吸道症状的增加。因此要先确定监测范围,才能有的放矢地进行数据收集和发出警报,从而启动更深入的流行病学调查。

2. 数据收集　症状监测的数据源非常广泛,主要包括以下几种:①患者主诉、症状体征;②急诊部门就诊情况;③实验室检测结果;④健康咨询热线;⑤缺课、缺勤人数;⑥药品销售;⑦互联网搜索记录;⑧动物疫情;⑨零售业销售情况等。

症状监测数据的选定根据症状监测范围而定。在开展数据收集的过程中,需要对不同来源的数据进行整合和标准化,并注意保密性问题。

3. 预警方式　症状监测预警方式主要包括阈值法、时序分析法、时空分析、传染病动力学模型等。另外,随着大数据在公共卫生领域的应用与发展,也有学者对机器学习方法展开了实践。

(三)监测预警特点和瓶颈

症状监测预警的特点非常鲜明,主要包括:①监测数据非特异性:症状监测以非特异性的症状或现象为监测基础,而不是来自非常准确的监测信息。②监测预警及时性:症状监测对于传染病疫情和突发公共卫生事件的识别更及时、更敏感。这不仅体现在常见传染病,也已成功应用在新发传染病的早期识别。比如,2013年上海市和江西省基于不明原因肺炎监测系统先后发现了全球首例人感染 H7N9 禽流感病例和首例人感染 H10N8 禽流感病例。③监测数据来源广泛:症状监测数据来源各种各样,所有与健康事件相关的数据都可以纳入监测分析。

症状监测预警的瓶颈问题主要有:①症状监测预警理论尚不成熟:在何种情况下可以进行有效预警仍未形成定论。另外症状监测系统的评价标准也有待进一步探讨。②数据共享机制尚未建立:症状监测预警的特点之一是数据来源广泛,但目前缺乏跨部门的数据共享机制,难以实现信息有效共享。③数据实时获取和处理存在难度:目前数据的自动抓取、存储、标准化等环节均存在瓶颈。④推广应用成本高:症状监测系统因其本身特点,开发构建的成本昂贵,因此一定程度限制了应用发展。目前多停留在症状监测工作,未能建立覆盖面广的数字化实时预警系统。

三、症状监测预警的研究应用

(一)学校流感样病例症状监测预警实践

2012年9月1日—2014年12月31日,天津市疾控中心在天津滨海区选取4所县级学校开展学校流感样病例症状监测研究,并开展了早期干预评价。

1. 监测点选取和信息收　在天津滨海区某县6所小学中选取3所,2所高中中选取1

所。4 所学校学生总数约 6 000 人。老师每日收集缺勤信息,包括缺勤日期、学生基本信息、缺勤原因、疾病或症状(发热、咳嗽和 / 或咽痛)以及发病日期,并报至校医。校医将信息发送至天津市疾控中心。流感样病例(ILI)定义为发热(≥38℃)伴咳嗽或咽痛。

2. 数据分析和预警　疾控中心工作人员基于每日症状监测数据,使用累积和控制图法(CUSUM)来判断是否发生流感样暴发疫情。基于短期基线数据的 CUSUM 有 C1、C2 和 C3 三种算法,其中 C3 预警灵敏度最高。采用 C3 算法,设置 C3 累积和阈值为 2。当 C3 超过 2 时,提示数据异常,控制图中将呈现一个 C3 信号。基于每所学校的症状监测数据分别绘制 ILI 曲线图,当同一学校一周内连续出现 2 个 C3 信号时认为发生了 ILI 暴发疫情。暴发疫情经确认后,采集流感样病例咽拭子进行病毒检测。

研究期间共发现 10 起流感疫情,其中 2012 年 3 起、2014 年 7 起(图 9-4)。病毒分型为甲型 H3N2 流感 2 起、甲型 H1N1 流感 3 起。疾控中心工作人员根据疫情规模采取了隔离 3 天、环境消毒、开窗通风等措施。

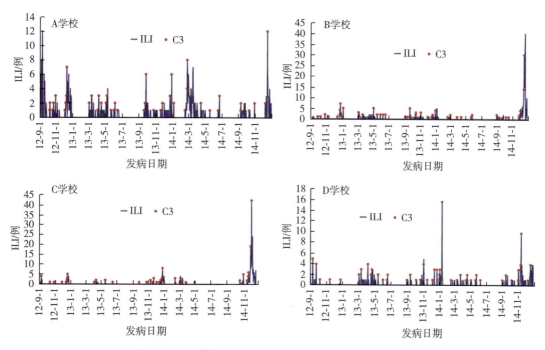

图 9-4　四所学校 10 起流感样暴发疫情的累计和控制图

资料来源:Xu W, Chen T, Dong X, et al. Outbreak detection and evaluation of a school-based influenza-like-illness syndromic surveillance in Tianjin, China[J]. PLoS One. 2017, 12(9): e0184527.

3. 早期干预评价　采用易感 - 暴露 - 感染 - 无症状 - 恢复(SEIAR)模型评价基于症状监测的早期干预措施的有效性。没有干预措施的情况下,10 起暴发疫情的再生指数($R_{无干预}$)中位数为 4.62,采取干预措施后每起疫情的再生指数($R_{干预}$)均接近 0,说明干预措施效果显著。

该研究表明学校 ILI 症状监测可在学校流感暴发疫情控制中起到重要作用。学校人群密集、学生互动频繁,基于学校的 ILI 症状监测相比于药品销售等监测途径可以更及时地发现流感传播。同时,因为学生、学校与社区的紧密关联,学校的 ILI 症状监测可作为社区流感疫情监测的重要一环。

（二）上海世博会期间浦东新区传染病症状监测预警系统

浦东新区传染病症状监测预警系统是基于社区的症状监测系统,包括对医疗机构、学校、药店和宾馆四种不同人群建立数据源,探索早期预警技术,旨在及时发现 2011 年世博会期间世博会园区及周边可能发生的传染病暴发疫情风险。

1. 监测点和症候群选择　中科院地理所运用 Trinity 空间推断技术,选取了 21 家医疗机构、586 所中小学及幼托机构、11 家连锁药店和 38 家世博会相关宾馆四种监测点。

浦东新区疾控中心基于文献法和德尔菲法,并参考雅典奥运会的经验,确定了发热呼吸道症候群、胃肠道腹泻症候群、发热伴出疹症候群、发热伴出血症候群、脑炎脑膜炎症候群、急性病毒性肝炎症候群、肉毒杆菌中毒症候群七大类需要监测的症候群。

2. 数据源和监测目标症状　医疗机构、学校 / 托幼机构、连锁药店和宾馆的信息收集分别为: ①医疗机构:患者症状信息、基本信息、检验信息、配药信息。②宾馆:每日客流量、房客症状信息。③学校 / 托幼机构:缺课信息、症状信息。④连锁药店:相关药品销售量。四种监测点收集的监测目标症状亦各有不同,见表 9-4。

表 9-4　浦东新区世博会期间传染病症状监测目标症状

数据源	目标症状
医疗机构	发热、头痛、喷射性呕吐、休克、意识改变、咽痛、咳嗽、胸痛、呼吸困难、咯血、呕吐、腹泻、脓血便、黏液便、便血、急性黄疸、疱疹、斑丘疹、皮肤黏膜瘀点瘀斑、出血点、结膜出血、全身疼痛、突发视物模糊、吞咽困难、淋巴结肿大、肝脾肿大
宾馆	发热、呕吐、腹泻
学校 / 托幼机构	发热、腹泻、出疹
药店	呼吸系统和消化系统药品每日销售量

资料来源:朱渭萍,孙乔,薛曹怡,等.上海世博会期间浦东新区传染病症状监测预警系统的建立与分析[J].上海预防医学,2011,23(12):630-633.

3. 信息采集　医疗机构患者信息和药房药品信息通过医院 HIS 系统实时采集,每日传输至浦东新区卫生信息平台。宾馆和连锁药店信息每日由专人采集整合,基于症状监测系统的宾馆专用监测界面进行登录填报。学校和幼托机构信息由浦东新区教育信息网采集,每日由专人将数据推送至症状监测系统。

4. 预警响应　采用累积和预警模型、绝对值预警模型进行分析。对于疫情水平一般的症候群通过时间序列模型产生预警信号,对于疫情水平很低的症候群采取单病例预警方式。信号响应和处理见图 9-5。

研究期间,医疗机构监测点记录到发热呼吸道症候群 56 333 条,胃肠道腹泻症候群 44 648 条,脑炎脑膜炎症候群 5 795 条,发热伴出疹症候群 1 727 条,急性病毒性肝炎症候群 817 条,发热伴出血症候群 102 条。发出 1 680 个预警信号,预警信号位居前三位的症候群依次为胃肠道腹泻症候群（408 条）,发热呼吸道症候群（363 条）和脑炎脑膜炎症候群

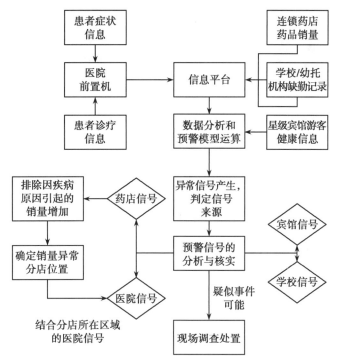

图 9-5　传染病症状监测预警信号响应和处理流程图

资料来源：朱渭萍,孙乔,薛曹怡,等 . 上海世博会期间浦东新区传染病症状监测预警系统的建立与分析[J]. 上海预防医学 . 2011, 23（12）: 630-633.

（285 条）。学校和托幼机构监测点缺课登记中共监测到发热呼吸道症候群 11 907 人次,发热伴出疹症候群 1 402 人次,胃肠道腹泻症候群 808 人次。发出预警信号 524 条,其中发热呼吸道预警信号 457 条、发热伴出疹预警信号 49 条、胃肠道腹泻预警信号 18 条。药店监测点记录呼吸系统药品销售量 171 838 条,消化系统药品销售量 23 918 条。发出呼吸系统预警信号 44 条,消化系统预警信号 13 条。宾馆监测点共记录发热症状 42 人次,呕吐症状 15 人次,腹泻症状 33 人次。发出 1 条发热症状预警信号,呕吐和腹泻症状无预警。世博会期间,专业人员每日查看预警信号并进行核实,在 2 000 余条预警信号中发现 11 起可疑学校 / 托幼机构传染病聚集性事件并进行了调查处置。

该症状监测预警系统基于上海世博会的举办背景对四种数据进行了实时症状监测,是综合不同数据源识别大型活动传染病暴发风险的一次有益实践。但在系统运行时,为了提高预警敏感性而降低阈值会导致出现较多假阳性预警信号,使得症状监测预警工作的成本效益降低。如何确定恰当的预警阈值至关重要,也一直是症状监测预警存有争论的难题,需要在实践中不断摸索并积累经验。

（三）农村地区传染病流行和暴发症状监测预警研究

2010 年,"中国农村地区传染病综合监测系统"（Integrated Surveillance System for infectious diseases in rural China, ISSC）项目在湖北省和江西省 4 个县启动,目的在于开展症状监测并与原有法定传染病监测进行整合。复旦大学基于该系统开展了江西农村地区医疗机构传染病症状监测系统预警及时性和影响因素研究。本部分主要对其中的症状监测预警探测传染病流行和暴发的研究进行介绍。

1. 研究现场　该研究选择 ISSC 项目中的江西省 A 县和 B 县作为研究现场，纳入三级医疗卫生服务网作为监测点，其中 A 县和 B 县最大综合性医院各 1 家，A 县 6 个乡镇和 B 县 9 个乡镇的所有乡镇卫生院共 15 家，15 个监测乡镇中每个行政村各一家村卫生所共 144 家。

2. 症状选择和信息采集　选择 ISSC 系统的 10 种症状或体征作为监测症状，包括发热、咳嗽、咽痛、头痛、恶心 / 呕吐、腹泻、皮疹、皮肤黏膜出血、抽搐 / 惊厥、意识障碍。临床医生每日通过统一的纸质门诊日志收集所有门诊患者的 10 种症状或体征，以及病例的发病日期、就诊日期、性别、年龄、家庭地址、初 / 复诊和初步诊断。县医院、乡镇卫生院、村卫生所的指定人员在第二天 12 时之前将信息录入 ISSC 系统。

3. 传染病流行预警的探索性研究　研究选择 2012 年第 18 周 ~2013 年第 52 周期间的症状监测数据作为数据源，以流感、其他感染性腹泻病、水痘和流行性腮腺炎 4 种农村主要传染病作为研究病种，其中流感由流感哨点监测的每周流感病毒阳性率（PVR）作为指标，其他三种疾病由上报至中国国家传染病报告系统的病例数作为指标。基于县、病例年龄、症状、初 / 复诊等字段进行症状组分组，见表 9-5。

表 9-5　症状组名称和定义

症状组名称	症状纳入标准
发热	发热病例数
流感样	流感样病例数（发热≥38℃，伴咳嗽或咽痛）
流感样（初诊）	同上
流感样（复诊）	同上
流感样（村卫生室）	同上
流感样（县医院）	同上
流感样（乡镇卫生院）	同上
流感样（0~2 岁）	同上
流感样（3~4 岁）	同上
流感样（5~10 岁）	同上
流感样（11~17 岁）	同上
流感样（18~39 岁）	同上
流感样（40~64 岁）	同上
流感样（>64 岁）	同上
流感样病例构成	流感样病例占总症状病例的比例
上呼吸道感染症状	有发热、咳嗽或咽痛 3 种症状之一
上呼吸道感染症状（初诊）	同上

续表

症状组名称	症状纳入标准
上呼吸道感染症状（复诊）	同上
发热伴头痛	发热伴头痛病例
发热伴头痛（初诊）	同上
发热伴头痛（复诊）	同上

资料来源：陶韬.江西农村地区基于医疗机构的传染病症状监测系统预警及时性和影响因素研究［D］.上海：复旦大学公共卫生学院,2014.

研究期间出现了 3 个流感流行期。参考全国流感分型数据,第 1 个流感流行期主要为甲型 H3N2 流感流行,第 2 个主要为甲型 H1N1 流感流行,第 3 个为甲型 H1N1、甲型 H3N2和乙型流感共同流行。在第 1 个流感流行期（2012 年第 18 周~2013 年第 6 周）中,基于交叉相关分析对比 ISSC 系统中不同症状组与 PVR 的相关性,大部分症状组与 VPR 前移 0~5周的数据存在相关性,其中流感样病例（ILI）症状组的及时性高于发热伴头痛症状组和单纯发热症状组,最适用于预警流感的流行。ILI 症状年龄亚组中 11~17 岁人群 ILI 预警及时性最高,乡镇卫生院和县医院及时性高于村卫生所。第 2 个流行期（2013 年第 7 周 ~ 第 47周）中,ISSC 症状组预警及时性出现较大变化,部分症状组出现预警滞后的现象,ILI 症状年龄亚组 40~64 岁人群及时性最高,村卫生所及时性高于乡镇卫生院和县医院。该现象可能和不同流行季优势流行株导致临床症状不同以及患者就诊医院选择不同有关。

从腹泻相关症状组看,ISSC 就诊人次与传染病报告系统中的其他感染性腹泻病数据存在明显相关性。交叉相关分析结果显示,A 县的"腹泻""腹泻伴发热""腹泻伴恶心 / 呕吐"较其他感染性腹泻病有 1 周的预警及时性。B 县仅"腹泻伴发热"有 0 周的预警及时性。ISSC 发热症状组对于水痘和腮腺炎未观察到预警及时性,可能由于 2 个病种报告病例较少所致。

该研究表明症状监测对于流感和其他感染性腹泻病有一定的预警价值,但症状组的纳入需要谨慎,并且在不同流行时期和地区存在差异。

4. 传染病暴发探测的前瞻性研究　2013 年 3 月 18 日—11 月 18 日期间,根据不同症状（发热、腹泻、皮疹、皮肤黏膜出血、抽搐 / 惊厥、意识障碍）、不同来源（医疗机构、行政村）,选用不同预警算法（休哈特算法和固定值）和参数建立自动预警器。每日中午 12 时计算前 1 天或前 7 天某症的人数,若超过阈值则发出一条自动预警信号,由复旦大学项目组专人初步排查并选出高度可疑的信号发送至县疾控中心工作人员。该时间段内 ISSC 监测点共发出 35 条预警信号,经过疾控中心人员核实后,其中 4 条为阳性信号,均为发热、呼吸道症状组信号,分别为甲型 H1N1 流感和柯萨奇 A16 型肠道病毒感染信号各 1 条、甲型H3N2 流感信号 2 条。基于 4 条信号共发现 3 起传染病聚集性疫情,包括 1 起甲型 H1N1 流感聚集性疫情、1 起手足口病聚集性疫情和 1 起甲型 H3N2 流感聚集性疫情。该期间未探测到的突发公共卫生事件及相关信息,有 1 起工厂职业中毒、1 起小学流感和 1 起中学隐翅虫皮炎暴发疫情。

根据上述信息计算 ISSC 暴发疫情的探测灵敏度为 50%（3/6），阳性预测值为 11.4%（4/35）。村庄甲型 H1N1 流感聚集性疫情的探测及时性为 4 天，幼儿园甲型 H3N2 流感聚集性的及时性为 1 天。手足口病聚集性疫情因暴发时间不明确不纳入计算。同期，国家传染病自动预警系统（CIDARS）探测到的疫情仅为 1 起幼儿园甲型 H3N2 流感聚集性，探测及时性为 4 天。该研究说明 ISSC 在农村常见传染病聚集性疫情尤其是流感疫情的早期探测预警具备实用价值，可作为 CIDARS 的补充，但灵敏度和阳性预测值有待提高。

第三节   行为监测预警实践

一、行为监测预警定义

传染病行为监测预警是一种针对传染病传播的监测和预警系统，通过收集和分析有关传染病的数据，以便在疫情初期及时识别和预测疫情的发展趋势，从而采取相应的措施来防止疫情扩大。它包括对病例报告、流行病学数据、实验室检测结果、环境因素、人口流动等多种信息的综合分析。行为监测预警也通常被作为症状监测的一部分，作为"以综合征为基础的监测"的一种。在传染病行为监测预警中，行为是指与传染病有关的各种行为活动，例如，居民购买口罩和消毒用品的数量、医院急诊科发热门诊的人数、公共交通工具上戴口罩的人数、超市或者商场维生素 C 泡腾片的销量、在公共场所通过摄像机监测咳嗽的发生率等，而并非仅依赖传统的公共卫生部门合作者如医院急诊部门或实验室。这些行为数据可以为疾控部门提供及时、精确的信息，帮助预测和预防传染病的暴发和扩散，保障公众健康安全。

二、行为监测预警目的

及早发现、预测和预警传染病的发生和流行趋势，为及时采取预防和控制措施提供科学依据是行为监测预警的主要目的。通过对人群行为和环境变化的监测，可以识别潜在风险，预测疾病流行趋势，并及时发出预警，从而避免疫情的扩散和暴发。此外，传染病行为监测预警也有助于优化公共卫生资源的配置，提高公共卫生应急反应能力，保障人民群众的健康和生命安全。具体而言，行为监测预警可实现以下目标。

（1）及时发现疫情：提前发现和预测传染病的暴发和流行趋势，及时采取应对措施，减少疫情造成的损失和风险。

（2）监测公众行为和症状：了解疫情在不同人群和地区的传播情况，及时做好疫情防控工作。

（3）提高预警能力：收集、整合和分析公众行为和症状数据，提高疫情监测和预测的准确性和及时性。

（4）提供公众建议：为公众提供预防传染病的科学指导和建议，提高公众的健康素养和自我保护能力。

（5）制定防控策略：为公共卫生部门提供疫情监测数据和科学依据，指导制定和实施传染病防控措施，保障公众健康安全。

三、行为监测预警方法和技术

传染病行为监测预警系统对全球公共卫生安全具有重要意义。提前预测和应对疫情，有助于降低传染病对人类健康和经济的影响，提高应对突发公共卫生事件的能力。

（1）信息收集：通过各种渠道收集与传染病相关的行为数据，包括社交媒体、新闻报道、医疗记录等。

（2）数据分析：对收集到的数据进行整理、分析和评估，找出疫情暴发的风险因素和关键行为模式。

（3）预警模型：根据分析结果，建立预测模型，评估疫情风险水平，为政府和卫生部门提供参考。

（4）预防措施：根据预警信息，制定有效的预防策略和干预措施，降低疫情风险。

（5）反馈机制：通过持续监测和评估预防措施的效果，调整预警模型和预防策略。

通过以上方法和技术，可对传染病进行行为监测预警，具体步骤如下。

（1）识别行为：识别可能增加传播或感染传染病风险的特定行为，例如手部卫生习惯、使用个人防护设备或遵守隔离措施。

（2）开发监控系统：包括确定将收集哪些数据、如何收集（例如调查、访谈、观察）以及收集数据的人员。

（3）收集数据：数据收集可涉及多种方法，例如调查、访谈、焦点小组或观察。

（4）分析数据：一旦收集到数据，就需要进行分析，以确定被监控行为的趋势和模式。

（5）提供调查结果：监测结果应与政府、疾控系统等分享，以便为决策和规划提供信息。

（6）利用调查结果进行干预：行为监测的结果可以帮助确定需要采取干预措施以防止传染病传播的领域。

上述步骤可能根据所监测传染病的具体情况而有所不同。此外，行为监测通常与其他类型的监测结合进行，例如症状监测或基于实验室的监测，以更全面地了解疾病传播模式。

四、行为监测预警关注的主要行为

行为监测预警关注的主要行为包括：传播途径、病原体特性、感染者行为、公众对政策的遵循、传播媒介、社会因素和舆论等。对这些行为的监测和预警有助于及早发现潜在的疫情风险，提前做好预防和控制工作，减少疾病的发生和流行。同时，这些行为也为制定针对性的公共卫生政策和措施提供了科学依据。

传染病的传播途径是了解疫情流行的重要因素之一。不同的传染病有不同的传播途径，例如空气传播、飞沫传播、接触传播、消化道传播等。因此，对不同传染病的传播途径进行详细的了解和研究，可以帮助制定针对性的防控措施。例如，在疫情暴发初期，针对飞沫传播的病毒,建议佩戴口罩、保持社交距离等措施,以减少病毒在人群之间的传播。

　　了解病原体的特性,可以帮助更好地控制传染病的传播。例如,对于一些高变异性的病原体,如流感病毒,需要关注它们的变异情况,及时调整疫苗的免疫策略以提高疫苗的覆盖率和效力。另外,研究病原体的传播力和致病力等特性,可以帮助更好地了解传染病的疾病特征和流行趋势,进而采取更加有效地控制措施。

　　了解感染者的行为习惯和行动范围,可以帮助评估病例在社区内的传播潜力,以及确定疫情高风险地区和活动。例如,在流感流行期间,对感染者的出行、聚集、就医等行为进行监测和控制,可以减少疫情的传播。此外,对于疫情防控中的重点人群,如医护人员、高龄老年人等,需要加强监测和管理,防止疫情在特定人群中的传播和扩散。

　　关注公众对预防措施的遵循程度,如佩戴口罩、保持社交距离、接种疫苗等,可以帮助评估这些行为对疫情控制的影响。预防措施是控制传染病传播的关键手段,而公众的行为和态度对这些措施的执行效果具有重要影响。具体的防护行为包括:①佩戴口罩:在公共场所佩戴口罩可以降低病毒传播的风险,监测公众在不同场所佩戴口罩的情况,评估口罩佩戴率对疫情控制的贡献。②保持社交距离:遵循社交距离原则,减少密切接触,有助于降低感染风险,监测人们在日常生活和工作场所的社交距离情况,以评估其对疫情控制的影响。③接种疫苗:疫苗接种是预防传染病的重要手段,了解公众的疫苗接种意愿和实际接种率,评估疫苗覆盖对疫情控制的贡献。④勤洗手:养成勤洗手的习惯可以降低病毒通过接触传播的风险,关注公众的洗手习惯和使用洗手液的频率,以评估其对疫情控制的影响。⑤遵循居家隔离和检疫规定:对于确诊病例和密切接触者,遵循居家隔离和检疫规定至关重要,监测这些人群对隔离和检疫要求的遵守情况,以确保疫情得到有效控制。⑥公共卫生宣传和教育:了解公众对传染病的认知水平,以及对防控措施的理解和态度,通过宣传和教育活动,提高公众的防病意识和自我保护能力。传染病行为监测预警系统通过关注这些防护行为,评估预防措施在实际执行中的效果,从而为政府和卫生部门提供有针对性的建议,帮助优化防疫策略。

　　了解病原体在动物宿主、水源、食品等传播媒介中的存活和传播能力,以便采取针对性的控制措施。主要是针对与人类有接触并可能传播病原体的动物、水源和食品等,研究病原体在这些传播媒介中的存活和传播能力,有助于制定针对性的控制措施,降低人类感染的风险。许多疾病都是由动物传染给人类的,因此需要对动物进行监测,以便及时发现可能携带病原体的动物。例如,禽流感等疾病是由禽类传染给人类的,因此需要对家禽市场、养殖场等地进行监测,以发现携带病原体的动物,及时采取隔离、消毒等措施。另外,一些野生动物也可能成为潜在的病原体携带者,需要对其进行监测。

　　关注人口流动、居民密度、卫生条件等社会因素,分析其对疫情传播的影响。社会因素对传染病的传播和控制有很大影响:①人口流动:人口流动可能加速病毒在不同地区的传播。通过监测人口流动数据,如交通工具客流、城市迁徙等,可以评估疫情在不同地区的传播风险。②居民密度:高人口密度的区域可能加大病毒传播的风险。关注这些区域的疫情情况,有助于制定针对性的防控措施。③卫生条件:良好的卫生条件有助于防止病毒传播。关注不同地区的卫生状况,如水质、垃圾处理、公共卫生设施等,以评估其对疫情传播的影响。④医疗资源：充足的医疗资源有助于及时发现和控制疫情。监测不同地区的医疗资源状况，如医院、诊所、医护人员等，以评估其对疫情应对的影响。通过关注这些社会因素，传染病行为监测预警系统可以更好地了解疫情在不同地区的传播风险，从而制定有效的预防策略。

关注公众对疫情的态度和观点，评估其对预防措施执行的影响。例如，了解疫苗接种意愿和抗疫措施的信任度。①疫苗接种意愿：了解公众对疫苗的态度和接种意愿，评估可能影响疫苗覆盖率的因素，如疫苗安全性、有效性等。②抗疫措施信任度：评估公众对政府和卫生部门发布的抗疫措施的信任度。信任度高的抗疫措施更容易得到广泛执行，从而有效控制疫情。③谣言和错误信息：关注网络上关于疫情和防控措施的谣言和错误信息，及时进行辟谣和澄清，以维护公众对抗疫措施的信任。④民众相关情绪：关注民众对疫情和防控措施的情绪反应，如恐慌、反对等。通过对这些行为的监测和分析，传染病行为监测预警系统可以识别疫情高风险区域、预测疫情趋势，为政府和卫生部门提供科学依据，制定有效的预防策略和干预措施。

五、行为监测预警的应用

行为监测预警可运用于传染病的日常监测中。在新冠疫情期间，各地疾控系统采用行为监测预警，监测人群的流动情况、聚集情况、就诊情况等，及时发现和控制疫情，如校园内可通过监测学生和教职工的出行史和接触史、测量体温、鼓励勤洗手和佩戴口罩等，还可以根据学生和教职工的疫苗接种情况来制定相应的防疫措施，这些措施有助于早期发现和控制病例，防止疫情在学校内扩散。类似的，通过监测医疗机构的流感就诊人数、疫苗接种率、流感病毒株的变化等指标，进行流感疫情监测预警，及时制定针对性的防控措施。也可通过对餐饮场所的卫生管理、食品安全生产情况等进行行为监测预警，预防和控制食源性疾病的发生。

可对 HIV 高危人群进行行为监测和预警，以及对 HIV 感染者进行病情监测和预警。例如对青年男男性行为者（young men who have sex with men，YMSM）的行为监测，YMSM 处于性活跃期，受身心发展限制，与年龄较大的 MSM 相比，更易发生危险性行为，导致 YMSM 艾滋病流行形势日趋严峻。通过对 YMSM 以互联网为结识性伴主要场所发生率，近 6 个月艾滋病相关行为发生率，性伴关系的时间、数量、更换频率等特点进行分析，可根据该亚群特点及早提供针对性干预措施。

行为监测预警可用于大型活动中。例如 2010 年上海世博会期间开展的监测网络覆盖辖区内的医疗机构、学校、宾馆和药店，以发热呼吸道症候群、胃肠道腹泻症候群、发热伴出疹症候群、发热伴出血症候群、脑炎脑膜炎症候群、急性病毒性肝炎症候群和肉毒杆菌中毒症候群七大症候群为主要监测目标群。对不同数据源进行实时症状监测，同时开发了"中国 2010 年上海世博会园区内就诊异常情况报告和预警系统"，不仅满足了传统意义上基于医院开展的症状监测，同时考虑了大型活动的特点，将人群中可能发生的其他健康相关行为，比如居民购药行为、学生缺勤缺课、游客健康状况都纳入监测范围，这些都可能成为某些传染病暴发初期的异常现象。上海世博会期间通过这些方法，科学地建立了针对此次国际性大型活动公共卫生安全保障的监测预警系统,实现了"监测 - 预警 - 处置"公共卫生应急保障策略的有机结合,是国际性大型活动公共卫生安全保障的一次成功案例。

第四节　人群流动大数据监测预警实践

人群流动大数据指利用卫星定位、无线通信和移动互联网等技术获取海量人群长时间的流动数据。随着智能手机的全面普及,运营商基于手机信令能够有效定位用户的手机位置,互联网企业也可以通过 App 授权调用用户手机位置数据。此外,地图、打车等 App 提供的移动出行服务,电商、外卖平台等 App 内的送货地址数据,以及移动支付位置数据等,也可以作为人群流动数据的有效补充。

传统人群流动数据通常指对流动性的统计估计(例如,航空、铁路、公路、轮渡等交通部门的统计估计)或历史迁移数据(例如,前几年的春运迁移)。然而,统计估计不能反映实际的人口流动数量、速度和人类活动,而历史数据也可能因防疫政策的执行失去参考价值,从而导致预测的准确度较低。

与传统人群流动数据相比,人群流动大数据具有数据样本量大、数据源多、准确性高、更新速度快且预测性强等优点。早在 2010 年,国内已有学者关注到人群流动对传染病防控的重要性,并构建人群流动模型;另有学者借助腾讯位置大数据与百度迁徙大数据对我国人口日常流动的网络特征进行探究。

传染病疫情往往是通过人群的流动与接触来进行传播的。有专家对此做过相关研究,对 2015—2019 年温州市孕妇艾滋病感染情况研究显示,流动人口孕产妇 HIV 感染率高于户籍孕产妇;我国 31 个省(自治区、直辖市)人口流动对传染病传播的影响研究发现,在固定效应模型下人口流动对法定报告传染病发病率有正向影响。因此,采用人群流动大数据,结合当下越来越强大的计算能力,可以对传染病的传播速度以及范围等进行监测预警,从而作出更科学的防控决策并执行更有效的防控措施。Shaman 与 Karspeck 结合机器学习的算法,能够实时预报美国市区、州府乃至国家水平的流感感染风险,从而帮助疫苗与抗病毒药物的合理分配。

一、疫情防控健康码系统

2020 年 2 月 11 日,浙江省杭州市率先推出健康码模式,即市民和返工返岗人员自行进行网上申报,经后台审核后即可生成属于个人的二维码。该二维码作为个人在杭州出入通行的一个电子凭证。健康码实行三色动态管理,三色分别代表个人病毒携带的风险等级:绿色为低风险人群,可顺利通行;黄色为中风险人群,需进行一定时间的隔离后方可转化为绿色;红色为高风险人群,一般需进行更长时间的隔离或完成相应治疗后方可转化为绿色。健康码一般可通过支付宝 App 等渠道进行在线申领,并与钉钉企业复工申请平台打通。据平台统计显示,上线首日支付宝内申领健康码访问量达 1 000 万人次,两周后累计发放健康码超过 5 047 万张。

（一）平台架构与数据采集

疫情防控健康码系统中的个人健康信息依托全国一体化在线政务服务平台（以下简称"一体化平台"）数据共享服务受理系统,整合各地区个人健康信息目录,经国务院有关部门提供防疫相关信息服务和接口进行数据比对分析,再利用各类软件联通个人和组织,获得防疫健康信息服务。一体化平台下的防疫健康信息服务系统共分为三个部分:用户层、应用层和服务层(图 9-6)。其中,服务层作为系统的数据层,承担数据的收集和分析工作。服务层数据来源共分为三大部分:①作为人群流动大数据的电信、交通、出入境等数据或接口;②就诊、诊断、病历等健康数据或接口;③全民健康信息平台居民健康信息接口。来源数据经国家平台防疫健康信息服务与省级平台健康码系统、地方或集团健康码系统整合和分析后,分别反馈于健康码应用的"亮码端"和"扫码端",以实现个人与地方或集团的疫情监测预警功能。人群流动大数据主要分为客观移动数据和主观移动数据。客观移动数据为:①个人移动通信终端停留超过系统规定的一定时长的漫游地区风险等级信息(等级为相关部门公布的地区风险等级信息);②海关提供的出入境数据。主观移动数据包含:①疫情社区及重点活动场所数据;②社区调查形成的家庭、居住、旅行入住等数据;③各核查点上报的测温和场所出入记录数据;④用户自行申报的个人或家庭健康与轨迹数据。

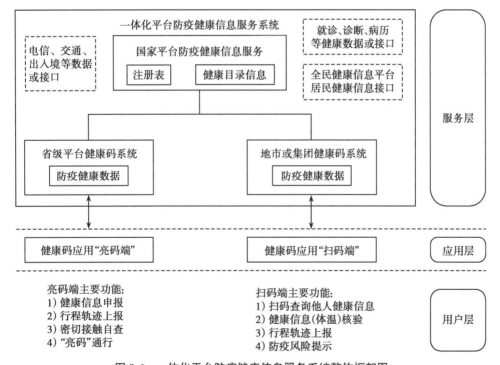

图 9-6　一体化平台防疫健康信息服务系统整体框架图

资料来源:全国信息技术标准化技术委员会(SAC/TC 28).个人健康信息码参考模型:GB/T 38961—2020［S/OL］.(2020-04-29)［2024-06-13］.https://std.samr.gov.cn/gb/search/gbDetailed?id=A47DBECBF3D7EAFEE05397BE0A0A2ED1.

（二）应用效果

健康码作为疫情防控期间的重要工具,在全国各地均进行了推行。全国许多城市联合不同供应商推出了各自的城市健康码,做到了"千地千面""一城一码",例如北京的健康宝、重庆的渝康码、广东的粤康码、海南的健康一码通等。2020 年 12 月,国家卫健委、国家医保局、国家中医药管理局联合发布《关于深入推进"互联网 + 医疗健康""五个一"服务行动的通知》,明确各地落实健康码全国互认、一码通行。2021 年 2 月,中国互联网信息中心发布的第 47 次《中国互联网络发展状况统计报告》显示,疫情防控期间,健康码累计申领近 9 亿人,使用次数超过 400 亿人次。同年 9 月的第 48 次《中国互联网络发展状况统计报告》显示,健康码普及也进一步推动了 50 岁以上群体互联网普及率的快速增长。

二、海港船舶疫情风险防控平台

2020 年 3 月 2 日,为贯彻落实党中央、国务院疫情防控要求,经交通运输部批准,交通运输部海事局正式发布《船舶船员新冠肺炎疫情防控操作指南（V1.0）》,指导船舶和船员做好疫情防控工作,以保护在船船员和乘客的生命安全和身体安全,以及维护正常船舶运输生产秩序。同年 4 月,交通运输部颁布《交通运输部关于印发〈港口及其一线人员新冠肺炎疫情防控工作指南〉的通知》,进一步强化港口高风险岗位人员管控措施,严格防范疫情通过水路传播和扩散。因此,为了积极应对疫情形势的新变化,满足海港疫情防控的需求,海港船舶疫情风险防控平台应运而生（以下简称"海港防控平台"）。平台基于大数据技术,致力于实现海港船舶疫情防控数据互联共享,将疫情防控可视化、防疫追溯全程化,提高海港船舶疫情信息传递效率和疫情事件处置的响应速度,提升海港的精准防控能力。

（一）平台架构设计

海港防控平台整合全球港口信息、靠港船舶信息、船舶自动识别系统（automatic identification system, AIS）信息、货物信息、船员健康信息、国内外疫情动态信息、船员换班信息、核酸检测信息等各种多源异构数据,结合深度学习、机器学习等技术,构建海港船舶疫情风险评估模型,对在船船员和乘客进行疫情监测预警。海港防控平台采用多层架构设计,由下到上分别为基础支撑层、数据源层、数据服务层、系统应用层和系统用户层（图 9-7）。海港防控平台共包含 4 个子系统:海港船舶疫情管理系统、疫情数据接入管理系统、海港船舶疫情分析预警系统与海港船舶疫情风险防控可视化系统。其中,海港船舶疫情管理系统与疫情数据接入管理系统主要负责数据的收集、清理与存储。在两个子系统中,海港船舶疫情管理系统主要负责人员与船舶的流动信息上报,包括船舶 14 天内靠港国家及港口信息、船舶航行途中情况信息、上/下船员与乘客的 14 天活动轨迹等;疫情数据接入管理系统则通过实时采集、离线采集、API 接口、网络爬虫等数据采集方式,获取国内外港口的疫情信息。海港船舶疫情分析预警系统通过大数据分析,构建船舶与船员关系网络、位置轨迹、疫情趋势预测等模型,对港口、船舶与船员进行风险评估。海港船舶疫情风险防控可视化系统将分析结果进行可视化,用于海港船舶疫情快速开展风险研判、评估、预警和防控。

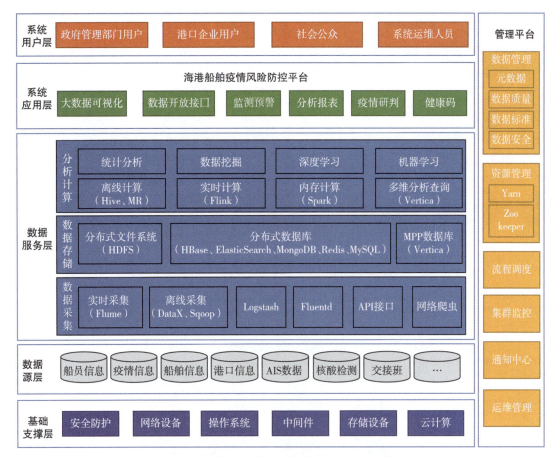

图 9-7　海港船舶疫情风险防控平台技术架构图

资料来源：王瑞玺，尚东方，鲍可馨 . 基于大数据的海港船舶疫情风险防控平台设计与实现［J］. 中国水运，2022（8）：42-44.

（二）平台使用情况

海港防控平台具备"事前风险可控""事中作业可视""事后全程可溯"三大优点，使得海港疫情防控工作"疫"览无余。海港防控平台及其类似平台应用于全国各港口城市的疫情防控工作。张忆文和戴烨辰在《港口数字化疫情防控工作实践》一文中的统计显示，浙江的海港防控平台已布防至浙江嘉兴港、宁波舟山港、台州港、温州港等港口以及一些内河港，覆盖重点区域内船舶 4 000 余艘、职工 3.4 万人，日均信息交换次数达 40 万次。

三、江苏省疫情分析平台

人群流动大数据具有很强的空间特性。基于人群流动大数据的疫情分析平台，必须借助统一的位置框架以及翔实的基础地图、地理数据集。"天地图·江苏"地理信息公共服务平台作为江苏省"十年磨一图"的成果，汇聚了江苏省内道路交通、建筑物、山川河流、绿地植被等地理信息数据，是搭建疫情分析平台得天独厚的空间底板。整合人群流动大数据、疫情信息数据与天地图数据，江苏省疫情分析平台应运而生。

（一）平台基础框架

江苏省疫情分析平台由数据层、数据中心平台以及业务层（平台功能界面）三部分组成（图9-8）。数据层通过数据接口汇总了电信大数据、疫情数据以及天地图数据等数据。其中，电信大数据为平台的核心数据，能够全面反映人群动态流动的实时情况。结合天地图数据与疫情数据，电信大数据可较为准确地统计分析江苏省内人员流入流出情况，并精确范围至县级水平。此外，平台利用三大关键技术实现对传染病的监测预警以及帮助防控决策制定。基于Solr地数据检索技术，可较迅速地检索以及处理庞大且类型多样的数据；空间数据关联分析技术，可计算和统计重要场所与交通出入口的人群流动规模和强度，并根据疫情数据辅助区域风险等级的划定并预警；时空数据可视化技术，将疫情时空信息以及分析结果进行可视化展示，以便清晰地分析疫情形势。因此，借助江苏省疫情分析平台，江苏省疫情防控工作可迅速分析预测确诊、疑似患者及密切接触者等重点人群的动态流动情况，实现精准防控。

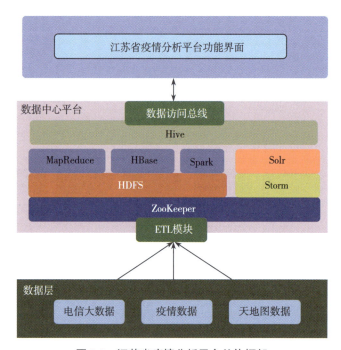

图9-8　江苏省疫情分析平台总体框架

资料来源：张浩，韦芹余，石善球，等．基于"天地图"和大数据技术的江苏省疫情分析平台建设［J］．现代测绘，2020，43（3）：39-41.

（二）平台应用效果

江苏省疫情分析平台具备全省疫情态势分析、人员流动分析、重点区域疫情预警、流行病学调查辅助等功能，实现了全省疫情信息的溯源和精准监测，为江苏省疫情防控提供了坚实的信息支撑。

四、宁波市疫情防控大数据平台

疫情期间，各地官方平台对本区域内患者的行程轨迹及感染来源等信息进行详细汇报。

但是,各家平台发布的信息重合度大,并且信息以文字为主,缺乏直观的空间分布图像。此外,民众关心的疫情分布情况、风险区域划分、人口迁徙图等信息,通过网络一一检索,存在一定的烦琐性与困难度。因此,宁波市作为人口密集、流动性较大的副省级城市、计划单列市,有待整合一个官方平台,将疫情数据进行梳理分析并可视化,方便广大群众和政府部门快捷了解疫情现状。

(一)平台总体框架

宁波市疫情防控大数据平台(以下简称"宁波防控平台")主要由两部分组成,分别为微信端的"疫情动态监控系统"与电脑端的"疫情防控平台"。平台通过疫情动态数据、基础地理数据、人口数据与其他专题数据,结合数据可视化技术,对疫情信息进行展示分析。宁波防控平台搭建从下到上分为五个层次,依次为基础设施层、数据资源层、平台服务层、应用层与用户层,同时平台使用数据信息管理机制、组织保障与安全体系保障系统的有效运行(图9-9)。

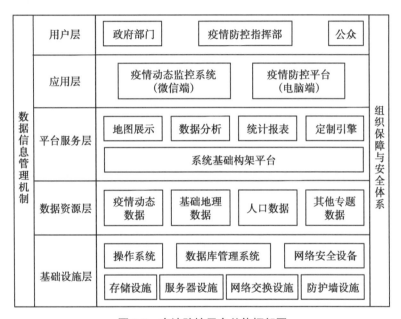

图9-9 宁波防控平台总体框架图

资料来源:蔡赞吉,卢学兵,李宇,等.宁波市新冠肺炎疫情防控大数据平台建设研究[C]//中国城市规划学会,成都市人民政府.面向高质量发展的空间治理——2020中国城市规划年会论文集(05城市规划新技术应用).成都:中国建筑工业出版社,2020,244-252.

(二)人群流动大数据应用

宁波防控平台基于GIS技术,将宁波市疫情数据与基础地理数据结合,根据确诊患者的地理位置和百度人口大数据,生成患者分布与患者周边影响人口热力图。结合百度人口迁徙大数据与百度地图定位可视化大数据,可视化展示疫情期间迁入宁波的人口迁徙轨迹与特征。此外,宁波防控平台与百度慧眼联合,利用人群流动大数据开展宁波疫情时空大数据研究,能及时总结疫情时空特征及其影响。在疫情期间,实时监测迁入宁波的人口情况,并绘制人口迁徙图,以图表的方式展示来源地迁入人口数量比例和确诊人口的数量、迁徙规模指数等,评估迁入人口对宁波本市疫情防控形势的影响,用于疫情防控的科学决策。

(三)应用效果

据后台统计显示,宁波防控平台市民利用率较高,访问量最高达 20 万次/天。平台的相关分析报告与每日疫情最新数据联动更新,且被送至宁波市政府以供参考,以用于政府的精准防控。

第五节　常用预警模型在传染病预警中的应用实践

一、疫源、疫兆、疫情三阶段预警在登革热防控中的应用

根据登革热由输入到本地传播的不同疫情阶段以及预警的不同时期,综合考虑数据的来源及可获得性后,大致可将登革热预警分为 3 个阶段,分别命名为疫源预警、疫兆预警和疫情预警,见图 9-10。

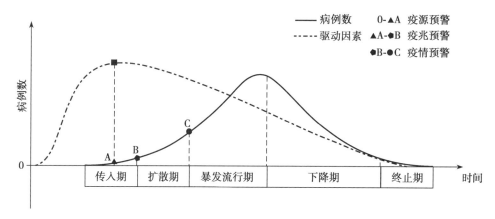

图 9-10　登革热疫情分阶段预警示意图

资料来源:谭若云,林君芬,李傅冬,等.基于疫情不同发展阶段的蚊媒传染病预警技术研究进展[J].中国媒介生物学及控制杂志,2022,33(6):912-918.

疫源预警(0~A 段):指登革热疫情本地传播前的预警,通过结合输入病例以及与本地疫情发生密切相关的危险因素进行监测并发出预警。在此时期,输入风险存在,同时蚊媒传播条件适宜,利于疫情本地传播,存在被感染可能,发生预警后应对危险因素进行针对性的干预,包括减少传播媒介、加强易感人群个人防护等。

疫兆预警(A~B 段):通常发生在出现本地病例并有扩散征兆的初期,即传入期至扩散初期。在该时期已有本地病例出现,但由于发病至确诊之间存在一定的时间间隔,传染病尚未被医疗机构发现,但已有一些非特异性的症状或现象出现,如药品购买量增加、两系下降(白细胞下降 + 血小板下降)伴发热皮疹人数增多、登革热相关关键词汇搜索上升等。此时的预警主要通过监测传染病症候群及人群异常行为,预警疾病暴发或流行的可能。

疫情预警(B~C 段):通过病例监测,对即将到来或已经在暴发初期的疫情进行预测预

警,通常发生在扩散期及暴发流行初期。我国目前采用的依托于医院病例数据的国家传染病自动预警系统(CIDARS)即疫情预警的一种,该系统对登革热预警采用的是单病例预警以及移动百分位数法与空间探测法相组合的时空模型,筛选出病例空间聚集区域发出预警,另外还采用动力学模型对暴发疫情的走势进行预测。疫情预警通常包括对病例出现的警示、时间与空间上聚集的探测以及疫情发展趋势的预测,主要目的是控制疫情的发展,将社会、经济损失减小到最少。

(一)Poisson 回归等模型在登革热疫源预警中的应用

以登革热日、周、月本地病例为因变量,以气温、气压等环境特征为自变量,分别建立 Poisson 回归模型、支持向量机模型和随机森林模型。

对三个时间维度、三种方法建成的 9 个模型的疫源预警效果进行比较。从表9-6 可见,以月为时间维度的 Poisson 回归模型和随机森林模型的灵敏度较高。由表9-7 可见,大多数模型的特异度都能达到 0.90 以上。据表9-8 显示,以月为时间维度的 Poisson 回归模型受试者工作特征曲线下面积(AUC)值最高,此外,以周为时间维度的 Poisson 回归模型和以周、月为时间维度的随机森林模型也有较高的 AUC 值(大于 0.8)。表9-9 表示大多数模型的符合率较高。由表9-10 可知,以月为时间维度的 Poisson 回归模型约登指数最高,以周、月为时间维度的随机森林模型次之。综合整体来看,以日为单位的预警模型预警效果较差,以周为单位的预警模型中随机森林模型效果较好,以月为单位的预警模型中 Poisson 回归模型效果较好。

表 9-6　不同疫源预警模型的灵敏度比较

模型	Poisson 回归模型	支持向量机(SVM)	随机森林模型
日预警模型	0.62	0.50	0.50
周预警模型	0.77	0.62	0.77
月预警模型	1.00	0.80	1.00

资料来源:谭若云.杭州市登革热发病分阶段预警模型研究[D].杭州:杭州师范大学,2023.

表 9-7　不同疫源预警模型的特异度比较

模型	Poisson 回归模型	支持向量机(SVM)	随机森林模型
日预警模型	0.87	0.91	0.90
周预警模型	0.92	0.95	0.95
月预警模型	1.00	0.71	0.71

资料来源:谭若云.杭州市登革热发病分阶段预警模型研究[D].杭州:杭州师范大学,2023.

表 9-8　不同疫源预警模型的 AUC 值比较

模型	Poisson 回归模型	支持向量机(SVM)	随机森林模型
日预警模型	0.745	0.706	0.700
周预警模型	0.846	0.706	0.860
月预警模型	1.000	0.757	0.857

资料来源:谭若云.杭州市登革热发病分阶段预警模型研究[D].杭州:杭州师范大学,2023.

表 9-9   不同疫源预警模型的符合率比较

模型	Poisson 回归模型	支持向量机（SVM）	随机森林模型
日预警模型	84.93%	87.40%	86.30%
周预警模型	88.46%	86.54%	90.38%
月预警模型	100.00%	75.00%	83.33%

资料来源：谭若云．杭州市登革热发病分阶段预警模型研究［D］．杭州：杭州师范大学，2023．

表 9-10   不同疫源预警模型的约登指数比较

模型	Poisson 回归模型	支持向量机（SVM）	随机森林模型
日预警模型	0.49	0.41	0.40
周预警模型	0.69	0.57	0.72
月预警模型	1.00	0.51	0.71

资料来源：谭若云．杭州市登革热发病分阶段预警模型研究［D］．杭州：杭州师范大学，2023．

（二）支持向量机等模型在登革热疫兆预警中的应用

以登革热日、周、月本地病例为因变量，以关键词百度指数为自变量，其他各环境特征为协变量，分别建立 Poisson 回归模型、支持向量机模型和随机森林模型。

对三个时间维度、三种方法建成的 9 个模型的疫兆预警效果进行比较。从表 9-11 可见，以周和月为时间维度的 Poisson 回归模型和以月为时间维度的随机森林模型的灵敏度较高，以周为单位的随机森林模型和以月为单位的支持向量机模型次之。由表 9-12 可见，大多数模型的特异度都能达到 0.80 以上，以月为时间维度的随机森林模型最高，以日为单位的 Poisson 回归模型和以周为时间维度的随机森林模型次之。由表 9-13 可见，以月为时间维度的随机森林模型的 AUC 值最高，此外，以周为时间维度的三种模型和以月为时间维度的支持向量机模型也有较高的 AUC 值。表 9-14 表示大多数模型的符合率较高，其中以周和月为时间维度的随机森林模型符合率最高。由表 9-15 可知，以月为时间维度的随机森林模型约登指数最高，以周为时间维度的 Poisson 回归模型和随机森林模型次之。综合整体来看，以日为单位的预警模型预警效果较差，以周和月为单位的预警模型中随机森林模型效果较好。

表 9-11   不同疫兆预警模型的灵敏度比较

模型	Poisson 回归模型	支持向量机（SVM）	随机森林模型
日预警模型	0.15	0.53	0.65
周预警模型	0.92	0.77	0.85
月预警模型	1.00	0.80	1.00

资料来源：谭若云．杭州市登革热发病分阶段预警模型研究［D］．杭州：杭州师范大学，2023．

表 9-12　不同疫兆预警模型的特异度比较

模型	Poisson 回归模型	支持向量机（SVM）	随机森林模型
日预警模型	0.97	0.89	0.86
周预警模型	0.82	0.87	0.92
月预警模型	0.43	0.86	1.00

资料来源：谭若云.杭州市登革热发病分阶段预警模型研究［D］.杭州：杭州师范大学,2023.

表 9-13　不同疫兆预警模型的 AUC 值比较

模型	Poisson 回归模型	支持向量机（SVM）	随机森林模型
日预警模型	0.558	0.709	0.753
周预警模型	0.872	0.821	0.885
月预警模型	0.714	0.829	1.000

资料来源：谭若云.杭州市登革热发病分阶段预警模型研究［D］.杭州：杭州师范大学,2023.

表 9-14　不同疫兆预警模型的符合率比较

模型	Poisson 回归模型	支持向量机（SVM）	随机森林模型
日预警模型	89.32%	85.48%	83.84%
周预警模型	84.62%	84.62%	90.38%
月预警模型	66.67%	83.33%	100.00%

资料来源：谭若云.杭州市登革热发病分阶段预警模型研究［D］.杭州：杭州师范大学,2023.

表 9-15　不同疫兆预警模型的约登指数比较

模型	Poisson 回归模型	支持向量机（SVM）	随机森林模型
日预警模型	0.12	0.42	0.51
周预警模型	0.74	0.64	0.77
月预警模型	0.43	0.66	1.00

资料来源：谭若云.杭州市登革热发病分阶段预警模型研究［D］.杭州：杭州师范大学,2023.

（三）动力学模型在登革热疫情预警预测中的应用

1. 应用背景　登革热是由伊蚊传播的病毒性疾病,可引起从轻度发热到登革出血热（dengue hemorrhagic fever, DHF）的多种临床症状,严重者可导致登革热休克综合征（dengue shock syndrome, DSS）和死亡。近几十年来登革热的发病率增加了 30 倍以上,已经成为主要的公共卫生问题。最近对登革热疾病负担的估计表明,全世界每年有 3.9 亿登革热感染和 9 600 万症状性感染,其中 200 万是严重病例,死亡 21 000 例。此外,由该疾病引起的直接和间接成本每年已达 89 亿美元。尽管登革热在中国大陆被认为是输入性疾病,但近年来登革热病例和登革热暴发数量有所增加。浙江位于中国东南部的长江三角洲地区,属典型的亚热带气候,有利于伊蚊的生长。2004 年以来,浙江发生了多次登革热暴发（如慈溪市、义乌市、杭州市等）。暴发期间,通常采取的控制措施包括加强领导、风险评估、监测成蚊密度和布雷图指数、清除病媒以及提升登革热病例的诊断、报告和治疗过程。但是,尚不清楚这些强化的控制措施是否有效以及它们如何影响登革热疫情的发展。为了定量评估这些措施的有效性,采用数学模型来测算浙江登革热暴发中采取的控制措施所达到的量化效果。数学模型有助于增进对登革热传播动力学和登革热控制策略的理解,特别是,传染病动力学模型已被广泛应用于评估许多传染病控制措施的有效性,包括基孔肯雅热、埃博拉病毒、出血性结膜炎、志贺氏菌病、流感病毒和诺如病毒等。

　　研究人员已使用传播模型研究了气候在驱动媒介动力学和登革热病毒传播中的作用,但是,尚未考虑将登革热与隐性感染合并到传播模型中,这可能会极大地低估暴发中的登革热传播。根据研究,没有症状或症状发作之前的登革热感染比有症状感染者对蚊子的感染性明显更高。隐性感染病例可能有助于登革病毒的持续传播,并可能在推动疾病的流行中发挥重要作用。因此,有必要考虑隐性感染在登革热流行中的作用。这项研究的目的有三方面:首先,研究评估了病媒控制和病例隔离的有效性;其次,它基于不同程度的控制措施,模拟了疫情的发展趋势,并考虑了隐性感染;最后,估计了隐性感染的比例。

　　2. 材料和方法

　　（1）数据采集:在医院诊断的登革热病例必须由医务人员通过中国疾病预防控制信息网络系统进行报告。从该网络系统获取 2017 年浙江省杭州市登革热病例的数据,包括发病日期、住址、诊断时间等个案信息。报告病例的定义参考了《登革热诊断标准》（WS 216—2008）。

　　（2）杭州市暴发流行基本特征:2017 年,浙江省杭州市暴发了登革热疫情。杭州市报告了 1 137 例本地登革热病例,其中 951 例确诊病例和 186 例临床病例。第一例病例发病日期为 7 月 15 日,最后一例病例发病日期为 11 月 2 日。8 月 22 日诊断并报告了指示病例,病例数从 8 月 20 日开始迅速增加,在 8 月 26 日和 9 月 11 日达到高峰。然后在两周内下降到每天少于 10 例。性别比例为 1.01∶1,报告男性 572 例,女性 565 例;中位年龄为 51岁,近 52% 的患者年龄超过 50 岁;39% 的患者是工人。

　　（3）基础模型:采用易感者 - 潜伏期病例 - 显性病例 / 隐性病例 - 恢复期病例的 SEIAR模型,模型公式见式 9-1 至式 9-8,模型参数说明见表 9-16。

$$\frac{\mathrm{d}S_h}{\mathrm{d}t} = -\beta_{vh}\frac{I_V}{N_h}S_h \qquad\qquad（式 9-1）$$

$$\frac{\mathrm{d}E_h}{\mathrm{d}t} = \beta_{vh}\frac{I_V}{N_h}S_h - \alpha_{h1}pE_h - \alpha_{h2}(1-p)E_h \qquad\qquad（式 9-2）$$

$$\frac{\mathrm{d}I_h}{\mathrm{d}t} = \alpha_{h1}pE_h - \gamma_{h1}I \qquad\qquad（式 9-3）$$

$$\frac{\mathrm{d}A_h}{\mathrm{d}t} = \alpha_{h2}(1-p)E_h - \gamma_{h2}A \qquad\qquad（式 9-4）$$

$$\frac{\mathrm{d}R_h}{\mathrm{d}t} = \gamma_{h1}I + \gamma_{h2}A \qquad\qquad（式 9-5）$$

$$\frac{\mathrm{d}S_v}{\mathrm{d}t} = r_v\left(1 - \frac{N_c}{K}\right)N_v - \beta_{hv}\frac{(1-Q)I_h + A_h}{N_h}S_v - (\mu_v + \delta)S_v \qquad (\text{式 } 9\text{-}6)$$

$$\frac{\mathrm{d}E_v}{\mathrm{d}t} = \beta_{hv}\frac{(1-Q)I_h + A_h}{N_h}S_v - (\alpha_V + \mu_v + \delta)S_v \qquad (\text{式 } 9\text{-}7)$$

$$\frac{\mathrm{d}I_v}{\mathrm{d}t} = \alpha_v E_v - (\mu_v + \delta)I_v \qquad (\text{式 } 9\text{-}8)$$

表 9-16 SEIAR 模型参数说明

变量	说明	单位	数值	来源
S_h	易感者	例	—	—
E_h	潜伏期病例	例	—	—
I_h	显性病例	例	—	—
A_h	隐性病例	例	—	—
R_h	恢复期患者	例	—	—
S_v	易感蚊子	只	—	—
E_v	潜伏期蚊子	只	—	—
I_v	感染期蚊子	只	—	—
N_h	人口总数	人	611 209	报告系统
N_v	蚊子总数	只	—	—
β_{hv}	人到蚊子的传染力系数	1	0.312	模型拟合
β_{vh}	蚊子到人的传染力系数	1	0.584	模型拟合
α_{h1}	潜伏期系数（显性病例）	天$^{-1}$	1/5	参考文献
α_{h2}	潜伏期系数（隐性病例）	天$^{-1}$	0.377	模型拟合
α_v	潜伏期系数（蚊子）	天$^{-1}$	1/10	参考文献
γ_{h1}	显性病例恢复系数	天$^{-1}$	1/6	参考文献
γ_{h2}	隐性病例恢复系数	天$^{-1}$	0.274	模型拟合
μ_v	蚊子自然死亡速率	天$^{-1}$	1/21	参考文献
p	显性病例比例	1	0.156	模型拟合
δ	灭蚊措施下蚊子减少速率	天$^{-1}$	—	假定值
K	蚊媒承载系数	—	805 355	模型拟合
Q	病例隔离比例	1	100%	假定值
r_v	蚊媒自然增长率	天$^{-1}$	0.002	模型拟合
S_{v0}	初始蚊媒数量	只	3 489 860	模型拟合
E_{v0}	初始潜伏期蚊媒数量	只	1	模型拟合
I_{v0}	初始感染期蚊媒数量	只	1	模型拟合

注：h. 人（human）; v. 蚊子（mosquitoes）; hv. 人传蚊（transmission from human to mosquitoes）; vh. 蚊传人（transmission from mosquitoes to human）。

（4）模拟步骤：将杭州发生的暴发疫情分为两个时期，截止日期定为2017年8月29日。8月29日之前的时期视为没有干预措施，而综合措施则在该日期之后实施。首先，根据第一阶段的数据模拟了没有任何控制措施的流行病，并获得了未知参数。然后，计算平均绝对百分比误差（MAPE），通过比较报告的病例数与第一阶段的估计发病率来检查模型的准确性。第三，模拟一个没有任何控制措施的模型来估计可能的总病例数和隐性感染率，并且同时计算隐性病例与有症状病例（I∶S）比例。第四，估计每天不同的灭蚊力度和不同的开始采取措施时间情况下疫情控制的有效性。由于防控资源有限，还模拟了在间歇性实施灭蚊控制措施的效果。最后，在不同的初始时间评估病例隔离的有效性。

3. 结果

（1）空间自相关：根据全局自相关分析，本次暴发疫情中登革热病例的分布呈现空间自相关。*Moran's I*指数为0.209 7（*Z*得分=2.736 6，*P*值<0.001）。另外，在半变异函数图中显示，半变异函数的值在近距离内相对较低。随着采样点之间的距离增加，该值逐渐增加，当距离增加到特定值，稳定在极值附近波动，偏基台值（*C1*）为1.053，基台值（*C0*）为0.205 5，*C1/C0+C1*比率为83.67%，该比率表明，空间自相关通常相对较强（图9-11）。

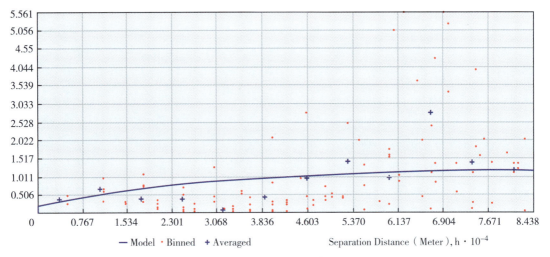

图9-11　杭州登革热暴发半变异函数图

资料来源：Wu H, Wu C, Lu Q, et al. Evaluating the effects of control interventions and estimating the inapparent infections for dengue outbreak in Hangzhou, China[J]. PLoS ONE, 2019, 14（8）: e0220391.

（2）未经干预的趋势模拟：估计未知模型参数后，对不实施任何干预措施情况下的疫情发展趋势进行模拟，如图9-12所示，估计的累积发生率显著高于报告的累积发生率。结果表明，*MAPE*为30.72%。最低*MAPE*为0.46%，估计值和实际数据基本匹配。

根据模拟结果，在没有任何干预的情况下，到2017年11月2日，将会发生6 090例本地登革热病例；10月8日—11日出现流行高峰。相比之下，实际报告的病例总数减少了81.33%。同时隐性感染发病率也进行拟合，从8月初开始，隐性病例数迅速增加，到10月9日达到每天1 214例高峰，到11月2日共有62 005例隐性感染发生（图9-13）。

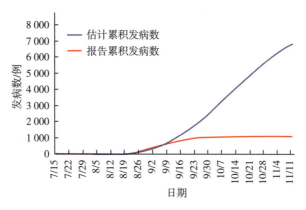

图 9-12　登革热暴发预测及实际发病图

资料来源：Wu H，Wu C，Lu Q，et al. Evaluating the effects of control interventions and estimating the inapparent infections for dengue outbreak in Hangzhou，China ［J］. PLoS ONE，2019，14（8）：e0220391.

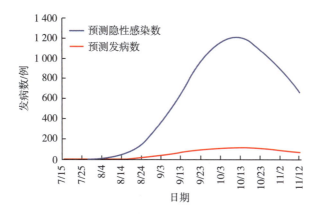

图 9-13　登革热暴发预测及隐性感染发病图

资料来源：Wu H，Wu C，Lu Q，et al. Evaluating the effects of control interventions and estimating the inapparent infections for dengue outbreak in Hangzhou，China ［J］. PLoS ONE，2019，14（8）：e0220391.

（3）不同干预措施情况下的疫情趋势模拟：以下将评估具有不同模式的防控措施的有效性。研究表明，蚊虫密度的降低可以减少疫情规模并缩短流行时间（图 9-14a）。此外，图 9-14a 表明，蚊虫密度的日减少量越大，登革热流行程度越低。进一步模拟，发现蚊子密度每天按 5% 的速度下降时，病例为 1 400 例；每天为 7.5% 的速度下降时，病例为 980 例；蚊子密度每天降低 10% 时，病例数下降到 773 例。这三种情况下登革热流行的持续时间分别为 114 天、97 天和 86 天。疫情的高峰期也前移到了 9 月 7 日、9 月 2 日和 8 月 31 日。

接下来，估算实施媒介控制的不同初始时间的有效性，将蚊子密度的每日减少量设置为 5%。图 9-14b 表明，早期的病媒控制可以大大降低疫情规模并缩短流行时期。采取蚊媒控制措施开始时间分别为 8 月 14 日、8 月 29 日和 9 月 8 日时，截至 11 月 2 日，累计病例分别为 509 例、1 400 例和 2 279 例，流行持续时间分别为 95 天、114 天和 125 天。与未进行干预的估计发病率相比,不同初始时间的病例数分别减少了 91.64%、77.01% 和 62.58%。

实施脉冲时段控制措施也获得了类似的结果。在每天、每隔两天和每三天实施病媒控制,到 11 月 2 日疫情结束时,分别发生了 1 400 例、2 050 例和 3 874 例本地登革热病例(图 9-14c)。值得注意的是,即使每三天实施病媒控制,与没有干预措施的估计发病率相比,流行幅度仍减少 36.39%。此外,还估计了在 10 天、20 天和 1 个月内实施病媒控制的有效性(图 9-14d)。有趣的是,连续控制 1 个月的有效性类似于每天控制的有效性,截至 11 月 2 日,预计累积病例总数为 1 574 例,略高于每天实施媒介控制的病例数(1 400 例);媒介控制分别为 10 天和 20 天时,本地登革热感染病例分别为 2 937 例和 1 931 例,提示超过 20 天的蚊媒控制措施有效性令人满意,而连续进行蚊媒控制超过 20 天比每隔几天执行一次控制措施要好。

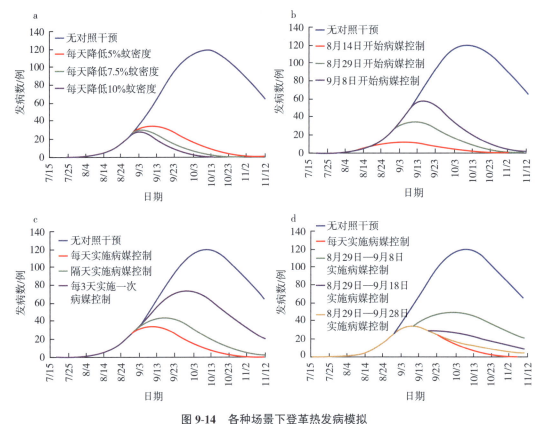

图 9-14　各种场景下登革热发病模拟

资料来源:Wu H, Wu C, Lu Q, et al. Evaluating the effects of control interventions and estimating the inapparent infections for dengue outbreak in Hangzhou, China[J]. PLoS ONE, 2019, 14(8): e0220391.

尽管登革热是一种由蚊子传播的病毒性疾病,并且隐性感染也可以传播,本研究仍估计了对有症状病例进行隔离的有效性,以评价这种控制措施是否必要。图 9-15 表明,病例隔离对于控制流行病的发展效果并不令人满意。到 11 月 2 日疫情结束,总共有 3 770 例、5 031 例和 5 261 例本地登革热病例,病例隔离开始时间分别为 7 月 22 日、8 月 22 日和 8 月 29 日。与没有干预措施的估计发病率相比,登革热发病仅减少了 38.10%,与隔离有症状的病例相比,即使在第一例病例发病后 7 天开始隔离,其控制效果也明显不如连续 10 天实施媒介控制措施。

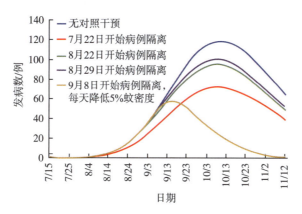

图 9-15　不同措施情况下登革热发病模拟

资料来源: Wu H, Wu C, Lu Q, et al. Evaluating the effects of control interventions and estimating the inapparent infections for dengue outbreak in Hangzhou, China [J]. PLoS ONE, 2019, 14(8): e0220391.

4. 讨论　杭州发生的登革热暴发疫情是浙江省历史上最严重的一次,流行持续了近四个月。全球化的迅速发展、适当的气象条件、人口易感性和输入性登革热病例的延迟诊断共同作用,导致了这次暴发。

通过研究发现,在实施蚊媒控制干预措施下,病例数量大大减少。该结果与先前的研究一致,并提供了证据表明该暴发中的实际控制措施非常有效。

另一个重要发现是隐性感染的病例数远远超过有症状的病例数。如此高的显性病例与隐性感染者比率与在广州黄埔区进行的研究结果几乎相同。此外,先前在古巴、哥伦比亚和新加坡进行的登革热暴发研究也发现了类似的结果。

本研究还发现,高效的病媒控制措施可以显著减少病例数,这与之前的研究一致。但是,干预措施可能会受到控制资源的限制。建议如果有足够的控制资源,应采取有效的病媒控制措施。早期诊断的延迟是控制流行病及时传播的重要危险因素。因此,实施及时的病媒控制措施前提是尽早诊断和报告病例。在流行季中,有必要在所有医疗机构的所有可疑病例中对 NS1 抗原进行筛查。

此外,该研究发现有必要进行持续的媒介控制干预,这与该领域以前的研究一致。与每天灭蚊相比,每隔几天实施病媒控制措施的效果并不满意。研究还表明,在流行季结束之前,连续实施 30 天病媒控制措施可以获得类似的效果。

该研究中,由于存在大量隐性感染者,隔离有症状的病例并不是控制登革热流行的有效方法。当显性病例与隐性感染者比率保持在较低水平时,效果可能会更好。

综上所述,杭州市登革热暴发的实际控制措施非常有效,可以预防大多数感染。隐性感染的比例很高,在类似疾病流行期间,隐性感染在疾病传播中起着重要作用。高效和早期病媒控制措施可以大大减少病例数。相较于每隔几天实施一次,必须进行持续的病媒控制干预。有症状病例隔离措施的有效性不如病媒控制措施。由于隐性感染者会导致登革热在全球的传播，并增加继发感染中出现严重不良健康结局的可能性，因此必须进行早期、持续和高效的病媒控制干预措施，以限制登革热流行并降低未来发生严重不良健康结局的风险，同时及时的诊断和病例报告对于流行病的早期干预很重要。

二、ARIMA 模型在传染病疫情防控中的应用

（一）应用背景

新冠疫情期间，浙江全省社会总动员，严格落实各项传染病防控措施，不仅对新冠病毒感染防控起到了重要的作用，也对其他传染病的发病产生了影响。本研究对浙江省重大突发公共卫生事件一级、二级响应期间除新冠病毒感染外的法定传染病发病情况进行分析，了解新冠疫情防控对其他传染病的影响。

（二）材料与方法

1. 资料来源　"中国疾病预防控制信息系统"中 2015 年以来浙江省法定传染病数据。

2. 方法　在"中国疾病预防控制信息系统"的"传染病监测系统"中，按照发病日期收集浙江省法定传染病不同时间、地区和病种的发病情况。法定传染病指《中华人民共和国传染病防治法》规定的必须依法报告的传染病，目前包括甲、乙、丙类三大类共 40 种传染病。一级响应期指 2020 年 1 月 23 日—3 月 1 日（2020 年第 4 周中期至第 9 周），二级响应期指 2020 年 3 月 2 日—3 月 23 日（2020 年第 10 周至第 12 周）。用 ARIMA 模型对单病种 2015 年第 1 周至 2020 年第 3 周发病时间序列建模，预测 2020 年第 4~12 周的发病数。采用乘积季节模型，即 $ARIMA(p,d,q) \times (P,D,Q)_s$，其中 p、d、q 分别表示时间序列的自回归阶数、差分阶数和移动平均阶数，P、D、Q 分别表示季节自回归阶数、季节差分阶数和季节移动平均阶数，s 为季节周期，本研究选 52 周。具体步骤为：①序列平稳化：根据序列图判断数据平稳性，对非平稳性序列进行非季节差分或季节差分；②模型识别：根据差分后序列的自相关函数（ACF）图和偏自相关函数（PACF）图初步识别模型；③参数估计与模型诊断：根据赤池信息准则（Akaike information criterion，AIC）选取最优模型，对残差序列做白噪声检验，判定模型是否适合；④预测：根据最终模型预测 2020 年第 4~12 周的发病数。

（三）结果

1. 一级、二级响应期间法定传染病发病概况　一级、二级响应期间，除新冠病毒感染外，全省共报告 21 种法定传染病，包括 15 种乙类传染病（艾滋病、病毒性肝炎、麻疹、流行性出血热、狂犬病、登革热、痢疾、肺结核、伤寒/副伤寒、百日咳、猩红热、布鲁氏菌病、淋病、梅毒、疟疾）和 6 种丙类传染病（流感、流行性腮腺炎、风疹、急性出血性结膜炎、其他感染性腹泻病、手足口病）。其中，一级响应期间分别报告乙类（除新冠病毒感染外）、丙类传染病 4 764 例、40 590 例，较 2019 年同期分别下降 47.5%、67.7%；二级响应期间，分别报告乙类（除新冠病毒感染外）、丙类传染病 4 095 例、3 353 例，较 2019 年同期分别下降 29.6%、95.0%。除急性出血性结膜炎在一级响应期间、布鲁氏菌病在二级响应期间报告发病数较 2019 年同期上升外，其余法定传染病报告发病数均较 2019 年同期下降。下降较多的病种为百日咳、猩红热、流感、其他感染性腹泻病和手足口病。

2. 时间分布　应急响应之前,乙类传染病报告发病趋势较为平稳,一级响应开始后,乙类传染病报告发病数下降明显,在一级响应中期(第7周)降到最低点后开始上升,随后一直保持上升趋势,到第14周基本恢复至响应前平均水平。丙类传染病报告发病数波动较大,主要受流感报告发病数的影响。启动一级响应后,丙类传染病报告发病数下降较为明显,在一级响应中期(第7周)之后一直保持低发病水平(图9-16)。

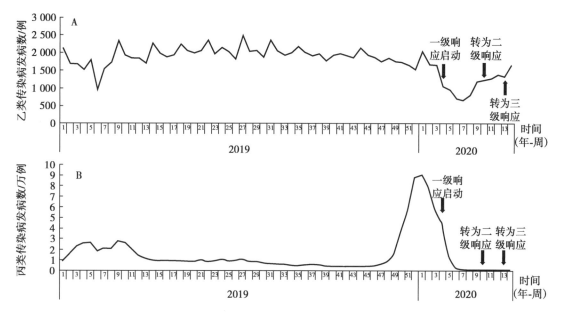

图9-16　2019年第1周至2020年第14周浙江省乙类(A)、丙类(B)传染病发病情况

资料来源:丁哲渊,吴昊澄,吴晨,等.浙江省新型冠状病毒肺炎疫情应急响应期间其他法定传染病监测分析[J].疾病监测,2020,35(8):746-752.

3. 地区分布　响应期间,全省11个市报告乙类传染病发病数均较2019年同期下降,下降幅度在29.3%~50.6%之间,其中温州市下降最为明显。与二级响应期间相比,一级响应期间各市的乙类传染病发病数下降幅度均较大。一级、二级响应期间,全省11个市报告丙类传染病发病数均较2019年同期下降,下降幅度在50.7%~87.4%之间,其中台州市下降最为明显。二级响应期间各市的丙类传染病发病数下降幅度比一级响应期间更大(表9-17)。

表9-17　浙江省一级、二级响应期间各市其他法定传染病发病数较2019年同期增减情况

地区(市)	乙类传染病			丙类传染病		
	响应 期间/%	一级响应 期间/%	二级响应 期间/%	响应 期间/%	一级响应 期间/%	二级响应 期间/%
杭州	−33.4	−41.5	−22.2	−75.9	−65.0	−97.8
宁波	−46.3	−50.6	−39.4	−82.4	−75.3	−95.6
温州	−50.6	−62.7	−31.9	−80.6	−65.7	−97.6

续表

地区（市）	乙类传染病			丙类传染病		
	响应 期间 /%	一级响应 期间 /%	二级响应 期间 /%	响应 期间 /%	一级响应 期间 /%	二级响应 期间 /%
湖州	−36.7	−45.1	−22.8	−50.7	−35.8	−79.6
嘉兴	−39.5	−43.5	−33.3	−79.0	−72.7	−92.6
绍兴	−38.9	−42.4	−33.4	−75.1	−68.8	−88.3
金华	−39.4	−46.5	−28.2	−67.4	−53.8	−94.1
衢州	−29.3	−31.1	−25.9	−54.1	−26.6	−90.1
舟山	−39.0	−43.9	−31.6	−81.7	−75.7	−96.4
台州	−39.6	−45.8	−29.8	−87.4	−84.4	−93.7
丽水	−36.6	−48.3	−15.7	−77.2	−67.8	−93.0

注：计算方法：(该期发病数-2019 年同期发病数)/2019 年同期发病数 ×100%。

资料来源：丁哲渊,吴昊澄,吴晨,等.浙江省新型冠状病毒肺炎疫情应急响应期间其他法定传染病监测分析[J].疾病监测,2020,35(8):746-752.

4. 常见呼吸道和肠道传染病分析

（1）肺结核：一级响应和二级响应期间,全省分别报告肺结核 1 701 例和 1 232 例,较 2019 年同期分别下降 40.9% 和 29.5%。响应之前,肺结核发病趋势较为平稳,一级响应期间发病数略有下降,二级响应启动后基本恢复至响应前水平,见图 9-17A。肺结核 ARIMA 最优模型为 $(3,1,2)(0,1,0)_{52}$,平均绝对百分比误差（MAPE）为 10.4%,一级、二级响应期间发病数比预期发病数约下降 31.3%。

（2）流感：一级响应和二级响应期间,全省分别报告流感 34 896 例和 861 例,较 2019 年同期分别下降 65.2% 和 98.5%。2019 年 11 月中下旬起,流感发病呈现上升趋势,形成发病高峰,到 2020 年年初,流感发病开始呈现下降趋势,在一级响应启动后 3 周内下降迅速,之后一直保持较低发病水平,见图 9-17B。流感 ARIMA 最优模型为 $(3,1,3)(0,1,1)_{52}$,MAPE 为 3.0%,一级、二级响应期间发病数比预期发病数约下降 48.9%。

（3）流行性腮腺炎：一级响应和二级响应期间,全省分别报告流行性腮腺炎 174 例和 132 例,较 2019 年同期分别下降 46.3% 和 63.5%。响应期间,流行性腮腺炎发病水平较之前降低,在每周 40 例左右波动,见图 9-17C。流行性腮腺炎 ARIMA 最优模型为 $(3,0,0)(0,1,1)_{52}$,MAPE 为 10.4%,一级、二级响应期间发病数比预期发病数约下降 48.2%。

（4）猩红热：一级响应和二级响应期间,全省分别报告猩红热 33 例和 20 例,较 2019 年同期分别下降 78.3% 和 81.0%。猩红热发病数在一级响应启动后两周内下降明显,之后一直维持在每周 10 例及以下低发病水平,见图 9-17D。猩红热 ARIMA 最优模型为 $(2,0,0)(0,1,1)_{52}$,MAPE 为 4.4%,一级、二级响应期间发病数比预期发病数约下降 75.0%。

（5）手足口病：一级响应和二级响应期间，全省分别报告手足口病 321 例和 110 例，较 2019 年同期分别下降 90.0% 和 95.0%。2019 年年底和 2020 年年初，手足口病发病一直呈现缓慢下降趋势。一级响应启动后，手足口病发病继续下降，在一级响应中期（第 6 周）之后一直保持在较低水平，见图 9-17E。手足口病 ARIMA 最优模型为（2,1,2）（0,1,1）$_{52}$，*MAPE* 为 1.6%，一级、二级响应期间发病数比预期发病数约下降 72.3%。

（6）其他感染性腹泻病：一级响应和二级响应期间，全省分别报告其他感染性腹泻病 5 094 例和 2 234 例，较 2019 年同期分别下降 76.8% 和 75.1%。一级响应启动后 3 周内，其他感染性腹泻病发病迅速下降，在一级响应中期（第 7 周）达到低点，随后缓慢上升，但一直维持在较低水平，见图 9-17F。其他感染性腹泻病 ARIMA 最优模型为（2,0,3）（1,1,1）$_{52}$，*MAPE* 为 7.6%，一级、二级响应期间发病数比预期发病数约下降 66.0%。

（四）讨论

本例研究显示，新冠病毒感染应急响应期间，几种常见的呼吸道传染病和肠道传染病发病数均较常态下的预期有一定程度降低。除肺结核外，流感、流行性腮腺炎、手足口病、其他感染性腹泻病的发病特征均较往年有所变化。12 月至次年 3 月一般为流感的冬春季发病高峰，应急响应期间，浙江省冬春季流感发病高峰较往年提前进入下降阶段。往年 2—3 月流行性腮腺炎发病逐渐上升，在 4—7 月进入发病高峰，应急响应期间，浙江省流行性腮腺炎发病水平较之前降低，上升趋势较平缓。我国南部地区每年 5 月会出现猩红热和手足口病发病高峰，而 2020 年到 4 月初浙江省猩红热和手足口病发病仍未见上升趋势。其他感染性腹泻病的发病高峰一般在 11 月至次年 3 月，2020 年浙江省其他感染性腹泻病冬春季发病高峰明显低于往年。

儿童和青少年处于生长发育阶段，相比成人，他们对传染病的易感性更高，而且学校和幼托机构人员密集，容易造成传染病的传播。近年来，我国学校突发公共卫生事件的病种主要为水痘、手足口病、流感、流行性腮腺炎和其他感染性腹泻病等，浙江省学校突发公共卫生事件约占所有突发公共卫生事件的 70%，可见学校和幼托机构是呼吸道传染病和肠道传染病传播的重要场所。学校停课措施不仅减少了学龄儿童和青少年之间的传染病传播，还降低了成人的发病率，在传染病防控中起到了重要作用。

浙江省新型冠状病毒感染应急响应期间，公众聚集活动取消、交通运营管控、学校开学延迟等措施在一定程度上降低了部分传染病的传播，尤其是对猩红热、流感、其他感染性腹泻病和手足口病等呼吸道、肠道传染病的防控效果较好。一级响应中后期起防控措施逐步调整，依旧对丙类传染病保持了较长久的抑制效果，表明后期的一些措施如公共场所人流量控制、学校停课、提倡居民佩戴口罩出行等发挥了一定作用，为今后常态下的传染病防控工作提供了一定的借鉴。

本研究存在以下局限性：首先，本研究的数据来源于被动监测系统，数据不可避免存在偏倚；其次，由于交通运营和居民出行管控，部分症状轻微的患者可能不会去医院就诊，应急响应期间传染病的实际发病数可能被低估；再次，传染病发病受多种因素影响，季节性 ARIMA 模型只能做时间因素分析，对发病趋势的预测并不十分准确。

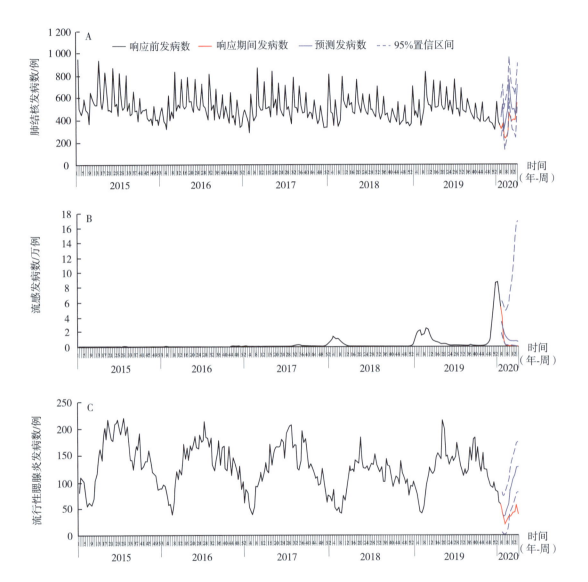

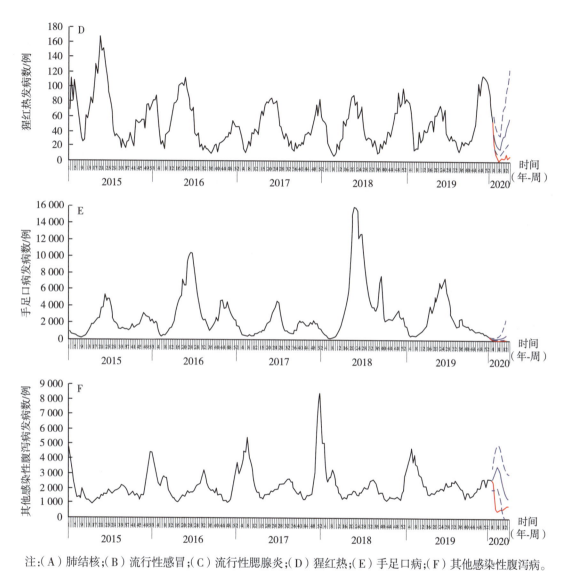

注:(A) 肺结核;(B) 流行性感冒;(C) 流行性腮腺炎;(D) 猩红热;(E) 手足口病;(F) 其他感染性腹泻病。

图 9-17　2015 年第 1 周至 2020 年第 14 周浙江省常见呼吸道、消化道传染病发病情况

资料来源:丁哲渊,吴昊澄,吴晨,等.浙江省新型冠状病毒肺炎疫情应急响应期间其他法定传染病监测分析[J].疾病监测,2020,35(8):746-752.

三、X-12-ARIMA 方法在伤寒疫情异常探测的应用

（一）应用背景

传染病发病受多种因素影响,除诊断、报告等人为因素外,更重要的是受到季节因素、卫生条件和行为、暴发事件等因素的影响,获得的报告发病数也是这些因素综合作用的结果。通常的流行病学分析是用原始的数据进行同比或环比分析来判断流行趋势,弱化了对数据中隐含的长期发病趋势、季节周期、随机因素的分析,也难以估计上述各种因素的影响特点和方式,因此有可能导致对疫情发展趋势的错误判断。X-12-ARIMA 方法是由美国普查局于 20 世纪 90 年代提出的,以 X-11 方法为基础的季节调整方法,它除了具备 X-11 传统的季节、趋势和不规则因素的分析特点,还增加了对交易日、假日、异常值的调整修正功能,并具有更广泛的时间序列建模能力。目前该方法广泛应用于经济学领域,能更加敏锐地发现经济数据的变化规律和拐点。本例应用该方法对浙江省伤寒 / 副伤寒的发病趋势进行分析,以期为伤寒 / 副伤寒的防控提供科学依据。

（二）材料和方法

1. 资料来源　浙江省伤寒 / 副伤寒月发病数据来源于"中国疾病预防控制信息系统",资料收集统计时间段为 2005 年 1 月—2013 年 10 月,所有数据按"传染病报告信息管理系统"中规定的"发病日期"定义进行统计。

2. X-12-ARIMA 方法的基本原理　X-12-ARIMA 方法是由 ARIMA 方法及 X-12 方法组合而形成的季节调整方法,X-12 是 X-11 方法的增强版本,其基本思路为:假设时间序列 Y_t 由趋势 T_t、循环 C_t、季节 S_t 和不规则项 I_t 四部分元素组成,X-12 首先通过预调整程序来检测和修正不同类型的异常值和估计日历的影响,再采用移动平均方法,从 Y_t 中分离出趋势项及剔除不规则因素,然后再采用加权平均的方法调整季节构成因素。ARIMA 方法的基本思路为:对于非平稳时间序列,首先用若干次差分使其成为平稳序列,再对差分序列进行建模,表示成关于前期值的自回归和关于白噪声移动平均的组合,记为 ARIMA(p,d,q),其中,d 为差分的阶数,p、q 分别为自回归和移动平均的阶数。为解决 X-12 方法中存在的对称权重在序列尾部无法使用问题,先使用 ARIMA 模型对序列 Y_t 的两端进行延伸,再采用 X-12 方法进行分析,即为 X-12-ARIMA 方法。

3. 分析方法　先使用 ARIMA 模型对伤寒 / 副伤寒的月度发病数据进行分析,找到合适的差分方式以及对应的自回归和移动平均阶数(p 和 q);再使用 X-12 方法进行季节调整分析;全部分析均使用 SAS 9.1 完成。

（三）结果

1. ARIMA 模型和 X-12 季节调整参数选择　伤寒 / 副伤寒的月发病率有明显的周期趋势,较明显地以 12 个月为周期,这提示该序列是非平稳序列;对原序列作 1 次周期为 12 的季节差分提取周期信息来实现序列平稳化,再对差分后序列进行单位根检验($\tau=-7.07$,$P<0.000\ 1$),表明差分后序列具有平稳性;对 12 步差分后的序列进行白噪声检验,结果显示延迟 6 阶时,$\chi^2=65.82$,$P<0.000\ 1$,提示差分后的序列为非随机序列(检验水准取 $\alpha=0.01$),表明差分后序列蕴含有相关信息,不能视为白噪声序列,可以对差分后序列进一步拟合 ARIMA 模型;根据 BIC 准则,差分后序列选择 $p=4$、$q=1$ 时,该模型的 BIC 为最小,由此认定

差分后序列选取 $p=4$、$q=1$ 是较为适合的模型参数。

另外,根据 SAS 中的 Transform 和 Regression 语句判断是否需要进行变量变换以及交易日、闰年因素的显著水平,结果显示本次 X-12 分析无须对序列进行变换,季节调整分解模式应选用加法模型,闰年和交易日效应影响不显著。

2. X-12-ARIMA 方法的输出结果　从 2005—2013 年浙江省伤寒 / 副伤寒的月发病数来看,伤寒 / 副伤寒发病呈现明显的季节波动特点,2007 年以后发病水平下降明显,至 2013 年,伤寒 / 副伤寒的发病水平保持在相对较低的状态,见图 9-18。

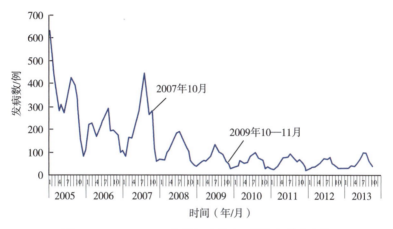

图 9-18　2005—2013 年浙江省伤寒 / 副伤寒月发病数

资料来源:吴昊澄,林君芬,吴晨,等 . X-12-ARIMA 方法在伤寒发病趋势分析中的应用[J]. 浙江预防医学,2015,27(8):761-763.

从原始数据中分离的长期趋势来看,除去疾病的周期性和随机波动等因素后,发病趋势曲线明显平滑。2005 年 1 月—2006 年 8 月,伤寒 / 副伤寒的发病水平呈连续下降趋势;2006 年 10 月—2007 年 8 月,发病水平有一个上升明显的高峰;之后至 2013 年 10 月,部分时期略有波动,但发病水平总体呈下降趋势,见图 9-19。

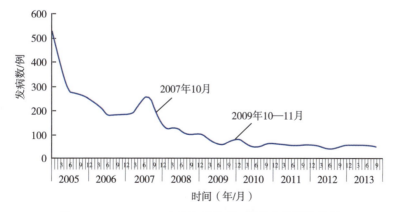

图 9-19　2005—2013 年浙江省伤寒 / 副伤寒长期趋势项

资料来源:吴昊澄,林君芬,吴晨,等 . X-12-ARIMA 方法在伤寒发病趋势分析中的应用[J]. 浙江预防医学,2015,27(8):761-763.

从提取的季节因子来看,伤寒／副伤寒疫情季节性明显,其中 2005—2007 年,每年的 8 月份为全年的发病高峰,2008 年后,发病高峰提前为每年的 7 月份;2005—2008 年,每年的 3 月份有一个小高峰出现,2005 年和 2006 年的 10 月也有一个小的波动高峰。自 2005 年以来,伤寒／副伤寒的季节因子波动幅度呈逐渐缩小的趋势,见图 9-20。

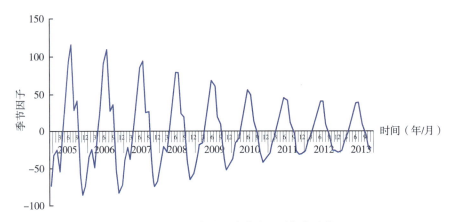

图 9-20　2005—2013 年浙江省伤寒／副伤寒季节因子项

资料来源:吴昊澄,林君芬,吴晨,等. X-12-ARIMA 方法在伤寒发病趋势分析中的应用 [J].浙江预防医学,2015,27(8):761-763.

从不规则波动项来看,伤寒／副伤寒疫情分别在 2005 年 1 月、2 月、9 月,2006 年 2 月、3 月、11 月,2007 年 8 月、10 月各有一个异常的高峰,其中除 2007 年 10 月的峰以箭头标示外,其余均以白色三角符号标示,见图 9-21。

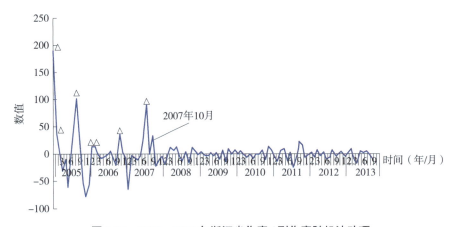

图 9-21　2005—2013 年浙江省伤寒／副伤寒随机波动项

资料来源:吴昊澄,林君芬,吴晨,等. X-12-ARIMA 方法在伤寒发病趋势分析中的应用 [J].浙江预防医学,2015,27(8):761-763.

(四)讨论

"传染病报告管理信息系统"中收集的发病数是一种相对粗糙的数据,既包含了某种传染病的长期发展趋势,也体现了传染病发病随着季节变动的特征,同时当目前疫情整体水平较低的情况下,局部的暴发疫情会使全省发病数总和产生较大的波动;另外,由于目前的数据主要以医疗机构被动报告为主,而报告数据则有明显的工作日效应,在传染病报告上体现为双休日或节假日时期,报告发病数往往较工作日低,这与医疗机构出具诊断报告延迟和集中报卡都有一定的关联。因此,由于以上这些因素的影响,特别是因为节假日在各月份中分布的不平衡,会在一定程度上掩盖或夸大真实的疫情水平,使不同时期的数据存在不可比性,从而导致对疫情判断的偏差。使用 X-12-ARIMA 方法对原始发病数进行分解分析,就可以控制调整这些因素,从而更准确地判断疫情发展。

在剔除了季节波动和不规则项等因素的影响后,伤寒/副伤寒的长期发病趋势曲线更为平滑,2006 年 10 月—2007 年 8 月有一段持续上升期,之后整体呈下降趋势;对比原始发病数可以发现,在原始发病数序列中,2007 年 10 月因局部暴发疫情(不规则变动序列中提取了相应的高峰)导致了当期的上升,但从长期趋势看,整体疫情呈下降趋势;另外,2009 年 10 月—2010 年 1 月,由于季节波动,原始发病数较前期呈下降趋势,但实际上,剔除季节因素影响后,疫情的长期趋势较前期有小幅的上升;由此可以发现,使用原始发病数据和经过调整的数据进行分析有可能产生截然相反的结论,单纯使用原始发病数据分析可导致对疫情发展趋势的不准确判断。

伤寒/副伤寒疫情季节性明显。其中,2005—2007 年,每年的 8 月份为全年的发病高峰,2008 年后,发病高峰提前为每年的 7 月份,这提示影响疾病流行的某些因素可能发生了改变;2005—2013 年,季节因子的波动幅度逐年缩小,特别是传统的肠道传染病高发季节的季节指数减小,提示季节因素对伤寒/副伤寒发病的影响在减小,也说明卫生条件(如饮水、排污设施)、卫生行为的改善对伤寒/副伤寒发病起到了控制作用,使得夏秋季高发期的发病水平得到明显遏制;此外,2005—2008 年,每年的 3 月份有一个小高峰出现,这可能与我国传统的春节假期有关,春节假期过后,往往迎来返工、返校的高峰,可能导致节后传染病的异常增高,但近几年来,随着发病水平的整体降低,这种影响也在逐渐减弱。

在 X-12-ARIMA 方法中,不规则变动也有重要内涵,而并非无意义的白噪声序列。通过分析,浙江省伤寒/副伤寒疫情分别在 2005 年 1 月、2 月、9 月,2006 年 2 月、3 月、11 月,2007 年 8 月、10 月各有一个异常的高峰,回顾查找历史疫情,以上时间段内均有暴发疫情发生,且疫情发病人数一般超过 30 人;此外,2005—2007 年的一些小疫情(发病小于 20 人)不能从全省的疫情数据中提取出来;2007 年后,不规则变动序列波动小,而此时间段确无伤寒/副伤寒聚集性疫情发生。因此,不规则变动序列能较好地反映原始发病数中的暴发疫情信息,并且使得这部分暴发疫情信息从原始序列中提取出来,从而避免了局部疫情对整体发病数的影响,能更客观地反映全省疫情的发展趋势。

X-12-ARIMA 季节调整方法也存在一定缺陷,其中重要的一点就是经过调整的分析数据相比原始的观测数据难以理解;另外,目前相关的技术方法和软件都源自国外,调整方法也是根据国外的移动假日规则来计算,而我国传统的春节、国庆等长假因素并没有针对性地调整,该方法在分析我国数据上存在不足,可能在一定程度上对分析产生不利的影响,因而需要进一步改进以符合我国的数据特点,更好地为疫情研判服务。

四、空间插值模型在发热伴血小板减少综合征热点发病区域探测中的应用

（一）应用背景

发热伴血小板减少综合征（Severe fever with thrombocytopenia syndrome, SFTS）是中国首次报道的一种新发出血热。浙江省自 2011 年首次发现病例以来，报告发病的区域不断扩大，但由于该病并非法定报告传染病，存在地区报告偏倚，且作为一种新发传染病，临床医生对其缺乏认识，易误诊和漏诊。此外，多项研究也发现，健康人群中可能存在隐性感染或轻症病例，因此目前的报告发病情况不能真实反映实际的流行情况，本部分拟采用空间统计方法分析浙江省 SFTS 的流行特征，并进行病例发生范围和强度以及聚集性疫情发生概率的预测，以期为疾病防控提供有益的参考。

（二）资料和方法

1. 资料来源　SFTS 报告发病个案数据来源于"中国疾病预防控制信息系统"，资料收集时间段为 2011—2015 年，个案按"现住址"和"发病日期"导出，统计地区为浙江省。

2. 空间自相关分析　空间自相关是指空间位置上越靠近的事物或现象就越相似；空间自相关分析包括全局空间自相关分析和局部空间自相关分析。全局空间自相关分析用来分析在整个研究范围内指定的属性是否具有自相关性；局部空间自相关分析用来分析在特定的局部地点指定的属性是否具有自相关性。目前，在空间流行病学中，常用统计量有 Moran's I、Geary's C 和 G 统计量。其中，Moran's I 可用于进行全局或局部空间自相关分析，其值介于 $-1\sim+1$，取值为正，数据呈正相关，越接近 $+1$，表示观察变量的正空间相关性越强，聚集性越高，反之亦然；取值接近 0，则数据越可能是随机分布。G 统计量用于进行局部空间自相关分析，识别具有统计显著性的高值（热点）和低值（冷点）的空间聚类，如果单位区域的 GiZScore 高且 $P\leqslant0.05$，则表示有一个高值的空间聚类；如果 GiZScore 低并为负数且 $P\leqslant0.05$，则表示有一个低值的空间聚类，值越高，聚类程度越大；如果 GiZScore 接近 0，则表示不存在明显的空间聚类。

3. Kriging 插值分析　空间插值分析是以区域变量理论为前提，以半方差变异函数为工具，以插值地图为表现形式，研究在空间分布既有随机性又有结构性的现象，通过有限的样本点数据对地图平面上所有点位置的值进行估计，采用这些估计值可以制作疾病地图。其中，Kriging 插值分析是空间插值分析中常用方法之一，Kriging 插值在数学上被证明是最优、线性、无偏估计技术。最优是指估计的方差最小，无偏是指平均预测误差的数学期望等于 0，线性是指估计值是样本的线性组合。Kriging 通过计算半方差进而根据邻近样本值估计未测点值，拟合的半方差函数模型通常包括线性模型、指数模型、球状模型、高斯模型和圆形模型等。模型中，偏基台值（R1）与基台值（R0+R1）的比值反映了空间相关性的强弱，值越大，则空间相关性越强；块金值（R0）与基台值（R0+R1）的比值则反映随机因素引起样本变异作用的大小，值越大，说明空间变异更多是随机效应；变程则反映了空间相关性的范围。

Kriging 插值分析中，有多种半方差函数模型可以选择，常用的模型有球状模型、指数模型、高斯模型、圆形模型等，半方差函数模型及参数设置是否合理，一般通过以下指标进行综合比较：预测误差均值（mean）和标化预测误差均值（mean standardized）越接近 0 越好，预

测误差均方根（root-mean-square）和平均标准误（average standard error）越小且越接近越好，标化预测误差均方根（root-mean-square standardized）越接近 1 越好。

4. 统计分析　描述 SFTS 发病的基本三间分布特点，使用 ArcGIS 10.0 软件进行空间分析和地图绘制；计算全局 Moran's I 探索 SFTS 的全局自相关性；用局部 Moran's I 和 G 统计量探索空间热点区域；用趋势面分析了解大尺度范围内的发病趋势；用析取 Kriging（disjunctive Kriging）进行发病数预测，用指标 Kriging（indicator Kriging）预测聚集性疫情出现的概率，检验水准取 0.05。

（三）结果

1. 流行概况　2011—2015 年，浙江省共报告 SFTS 确诊病例 194 例，其中，各年份分别报告 9 例、25 例、31 例、57 例和 72 例，病例数呈逐年上升趋势；报告发病的地区也在扩大，从 2011 年的 4 个县，到目前共有 21 个县（23.33%）发现病例，另外有 69 个县暂无病例发现；SFTS 发病具有明显的季节性特征，其中 4—8 月为病例的高发季节，占全年总病例数的 85.05%；报告病例以 50 岁以上人群为主，占病例总数的 86.08%，20 岁以下病例共 3 例，占 1.55%；病例以女性居多，男女病例比为 1∶1.43；人群分类以农民（57.73%）、家务及待业（29.90%）居多。

2. 空间自相关分析

（1）全局自相关分析：对 2011—2015 年浙江省 SFTS 全部病例进行全局空间自相关分析，全局自相关不具有显著性（Moran's I=0.043 6，Z=1.34，P=0.18），进一步用局部自相关分析探索发病空间异质性。

（2）局部自相关分析：局部自相关 Moran's I 分析显示，仅天台县为高发聚集性区（Z=2.45，P=0.014），其余区域无统计学意义；而热点分析显示，SFTS 发病的主要热点区域为岱山县（GiZ=5.23，P<0.001）、定海区（GiZ=3.53，P<0.001）和嵊泗县（GiZ=6.30，P<0.001）；其次为天台县（GiZ=1.73，P=0.084）和三门县（GiZ=1.93，P=0.053），其 P 值略高于检验水准。上述结果说明，SFTS 发病具有地区聚集性，上述五县（区）为疾病高发聚集区。热点分析 G 统计量显示的高发聚集性区域较局部自相关 Moran's I 统计量显示的区域更广泛。

3. Kriging 插值分析

（1）数据正态性检验：对原始数据进行正态性检验，数据峰度为 44.88，偏度为 6.53，数据不符合正态分布（W=0.23，P<0.001），对数据进行对数转换后，偏度仍大于 0，转换后数据仍不符合正态性分布（W=0.43，P<0.001）。

（2）全局趋势面分析：经趋势面分析显示，SFTS 发病自东北向西南方向呈下降趋势，而在西北-东南方向上趋势不明显（图 9-22）。

（3）发病预测模型筛选：因数据非正态，选择析取 Kriging 插值分析，选择常用

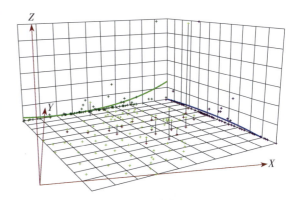

图 9-22　SFTS 发病趋势面分析图

资料来源：吴昊澄，徐校平，吴晨，等 . 浙江省 2011—2015 年发热伴血小板减少综合征发病空间预测［J］. 中华流行病学杂志，2016, 37（11）：1485-1490.

的圆形半方差函数、球状半方差函数、指数半方差函数和高斯半方差函数进行交叉验证,其中圆形模型和指数模型精度相对较高,预测误差均值和标化预测误差均值相对较低,标化预测误差均方根更接近1,圆形模型和指数模型差异不大。因趋势面分析显示发病在东北-西南方向上有递减趋势,故而进行趋势消除,其中二阶趋势消除模型精度最高(标化预测误差均值:一阶为 -0.080 4,二阶为 0.000 1,三阶为 -0.007 9),进一步对比各类模型二阶趋势消除后的诊断指标,选择标化预测误差均值最小的圆形模型。模型块金值为 0.142 8,偏基台值为 0.507 8,变程为 150 229.1,偏基台值与基台值的比例为 78.05%,说明数据空间相关性较强(表9-18,表9-19)。

表 9-18   析取 Kriging 法不同模型诊断指标比较

指标	圆形	球状	指数	高斯
预测误差均值	-0.632 1	-0.681 8	-0.669 4	-0.864 9
预测误差均方根	9.472 7	9.453 4	9.417 5	9.363 1
标化预测误差均值	-0.142 2	-0.158 7	-0.138 6	-0.229 6
标化预测误差均方根	2.178 5	2.245 0	2.003	2.510 0
平均标准误	4.148 0	3.978 5	4.254 4	3.513 7

资料来源:吴昊澄,徐校平,吴晨,等.浙江省2011—2015年发热伴血小板减少综合征发病空间预测[J].中华流行病学杂志,2016,37(11):1485-1490.

表 9-19   二阶趋势消除后诊断指标比较

指标	圆形	球状	指数	高斯
预测误差均值	0.040 8	0.031 1	-0.040 6	0.059 3
预测误差均方根	10.666 1	10.700 0	10.247 5	10.487 6
标化预测误差均值	0.000 1	-0.001 2	-0.006 2	0.002 0
标化预测误差均方根	1.317 3	1.295 3	1.186 5	1.382 2
平均标准误	6.969 8	7.117 8	7.738 6	6.549 5

资料来源:吴昊澄,徐校平,吴晨,等.浙江省2011—2015年发热伴血小板减少综合征发病空间预测[J].中华流行病学杂志,2016,37(11):1485-1490.

(4)发病预测:通过对预测图和实际发病地图进行对比,预测发病区域更广泛,主要的高发区为岱山县、定海区、临海市、安吉县,此外在尚无病例报告的温州市、嘉兴市、衢州市和丽水市的部分县(区)可能存在散发病例。从预测误差图可以看出,误差较大的一般为地图边缘地区。

(5)聚集性概率预测模型筛选:选用指标 Kriging 进行预测,由于分析采用的为5年合计数据,同时目前仍以散发病例为主,本例拟以年均不少于1例病例为聚集性疫情易发生的标准,因此阈值设定为超过4例,仍选择常用的圆形半方差函数、球状半方差函数、指数半方差函数和高斯半方差函数进行交叉验证。其中,指数模型预测误差均值和标化预测误差均值最小,标化预测误差均方根最接近1,因此选用指数模型(表9-20)。

(6)聚集性概率预测:通过指标 Kriging 预测发现,浙江省安吉县、岱山县、宁海县、天台县、三门县、临海市发生聚集性病例的概率相对更高,其次为义乌市及其周边区域,其余区域发生概率相对较低;地图边缘区域预测误差相对较大。

表 9-20　指标 Kriging 不同模型诊断指标比较

指标	圆形	球状	指数	高斯
预测误差均值	0.012 1	0.009 3	0.000 6	0.030 2
预测误差均方根	0.256 1	0.252 5	0.245 5	0.275 4
标化预测误差均值	0.062 9	0.050 5	0.009 9	0.343 0
标化预测误差均方根	1.293 0	1.270 0	1.092 7	2.686 4
平均标准误	0.174 2	0.175 7	0.201 4	0.114 9

资料来源：吴昊澄，徐校平，吴晨，等．浙江省 2011—2015 年发热伴血小板减少综合征发病空间预测［J］．中华流行病学杂志，2016，37（11）：1485-1490．

（四）讨论

与既往研究结果类似，2011 年以来，浙江省 SFTS 病例总体以 50 岁以上农村人群为主，女性略多于男性，高发季节主要为春夏季，与蜱虫活动时间一致，疫情发生的流行病学特点未发生明显改变，因此，将 5 年的合计发病数据纳入统一分析是相对恰当的。

数据在空间分布上是否具有相关性，是能否进行插值分析的关键前提：大多数疾病受地理环境、社会经济条件、生活习惯、气候条件的影响，在空间分布上表现出一定的规律性，近几年相关研究也显示，SFTS 的发病与气候、行为等因素有密切关系，提示 SFTS 发病可能存在空间分布关联。进一步通过空间自相关分析和半变异函数的结果来看，SFTS 发病在局部空间上具有自相关性，同时，由于偏基台值与基台值的比例为 78.05%，变程在 150km 范围左右，说明由空间自相关引起的变异占总变异的 78.05%，数据空间相关性较强。另外，近年 SFTS 病毒学研究也发现，浙江省内病毒 S 基因具有高度同源性，而与其他省病毒具有一定差异，形成相对独立的一个分支，因此，可认为浙江省 SFTS 发病数据在空间分布上具有相关性，适合进行插值分析。

选择合适的方法，对插值预测的准确性至关重要。首先，由于本例数据不满足正态及对数正态分布，根据文献，析取 Kriging 可以不考虑数据的分布类型，更适合用于疾病的空间特征分析；另外，指标 Kriging 插值法作为非线性插值方法的一种，不需要了解每一点的具体值，只需了解其值是否超过某一阈值，并进行超出概率的计算，因此，上述两种方法均适合进行 SFTS 数据的发病预测。其次，通过趋势面分析，了解了在大尺度范围内 SFTS 的变化规律，也提示在插值分析时应消除趋势影响，通过对比消除趋势后标化预测误差均值和标化误差均方根有较明显减小，模型精度有改善，证明消除趋势模型更合适。

近年来，越来越多的研究发现，人群中存在 SFTS 的隐性感染者和轻症病例，实际病例发生水平应高于目前的报告水平。从发病预测图来看，浙江省 SFTS 预测发病比实际发病的区域更为广泛，其中，尚无病例报告的青田县、莲都区、景宁县、缙云县、泰顺县、平阳县、苍南县、永嘉县、平湖市、磐安县等地可能有散在病例发生，部分预测区域与孙继民等的血清阳性率调查结果吻合，也在一定程度上验证了预测的准确性。此外，插值分析是对所有点的预测形成连续的表面，突破了行政区划的界限，更符合疾病的实际分布情况。由于 SFTS 存在直接接触传播的案例和暴发疫情，聚集性疫情的发生也是疾病防控的重点关注之一，通过预测显示，既往报告病例数较多的岱山县、天台县、安吉县等县区及其周边地区发生聚集性疫情的可能性更高,提示应在以后的疾病监测和防控工作中予以重点关注。

通过预测,一定程度上达到了在节约监测成本的基础上了解疾病地区分布及风险区域的目的,为今后 SFTS 病例及蜱虫防控相关工作的开展提供了参考,但本研究仍然存在一些不足之处。其一,与相关研究类似,两种预测的误差均表现出"边缘效应偏倚",即边缘地区误差较大的现象,这一方面提示对误差较大的边缘地区预测结果应保持慎重态度,另一方面也提示在今后的研究中,如适当引入周边省份的数据,将有助于提高预测的精度。其二,本研究对聚集性疫情定义的标准较为宽泛,一定程度上可导致预测特异度下降、预测区域不够精确的问题。同时,本例仅研究了空间特性,而没有引入疾病发生的时间特性,这也需要在今后的研究中加以考虑,以提高预测精准度。

五、时空扫描模型在感染性腹泻病聚集性疫情探测中的应用

(一)应用背景

感染性腹泻是一组严重危害人群健康的常见病。在中国,除霍乱、痢疾、伤寒、副伤寒以外的其他感染性腹泻病为《中华人民共和国传染病防治法》规定的丙类传染病,主要包括细菌、病毒、原虫等病原体引起的肠道感染。近年来,浙江省因其他感染性腹泻病导致的突发公共卫生事件数占突发公共卫生事件总数的近 30%,并且感染的病原体主要为诺如病毒。同时,这些疫情大多发生在学校,是重要的公共卫生问题之一。由于其他感染性腹泻病疫情,特别是诺如病毒感染导致的疫情具有起病急、传播快、暴发多的特点,一旦疫情未能及时控制,极易引起大范围、多人数的传播发病,并成为媒体关注的焦点,从而在社会中造成较大的负面影响。因此,尽早发现疫情并采取控制措施,对避免疫情的扩大蔓延有重要意义。本例拟通过时空扫描统计方法,探测学生人群中可能存在的腹泻聚集性疫情,分析学生其他感染性腹泻病疫情的时空特点,为疫情的早期发现和防控提供有益参考。

(二)资料和方法

利用 2015 年 1 月 1 日—12 月 31 日人群分类为"学生"的其他感染性腹泻病病例个案信息和 2015 年各县区人口数,收集 2015 年发生在学生中的分类为"其他感染性腹泻病"和由诺如病毒感染导致的分类为"其他"的突发公共卫生事件及相关信息。个案数据、各县区人口数和突发公共卫生事件及相关信息数据均来源于"中国疾病预防控制信息系统",地理坐标由 Arcgis 10.0 导出。

采用 Kulldorff 等提出的时空扫描统计量,其基本思想是设定一个扫描窗口,该窗口可在时间和空间移动,窗口的大小和位置均处于动态变化之中。时空扫描统计量的扫描窗口为圆柱形,圆柱的底对应地理区域,圆柱的高对应时间。对每一个扫描窗口,根据实际发病数和人口数可计算出理论发病数,然后利用扫描窗口内外的实际发病数和理论发病数构造检验统计量:对数似然比(Log Likelihood Ratio,*LLR*),用 *LLR* 来评价扫描窗口内发病数的异常程度。其中首先扫描探测到并具有最大 *LLR* 值的地区,为一级聚集区,其他扫描探测出的具有统计学意义的地区为二级聚集区。

假设其他感染性腹泻病发病在时间和空间上均呈 Poisson 分布,参数选择分别按照最大扫描半径为总人口的 50%、最大扫描时间跨度为总研究时间的 50%(系统默认)和最大扫描

半径为 35km、最大扫描时间跨度为 15 天进行设置,模型均选用离散 Poisson 模型分析,当 *LLR* 的 *P* 值小于 0.05,扫描窗口发病数异常程度有统计学意义,认为该区域可能存在聚集性疫情。

（三）结果

1. 基本情况　2015 年报告学生人群中其他感染性腹泻病共 6 172 例;报告学生病例数较多的市分别为宁波市（1 572 例,25.47%）、杭州市（1 327 例,21.50%）、绍兴市（955 例, 15.47%）等;学生其他感染性腹泻病发病以 1 月份居多（1 074 例,17.40%）,其余月份发病水平接近（图 9-23）。2015 年报告其他感染性腹泻病突发公共卫生事件及诺如病毒感染疫情事件共 11 起,其中 10 起发生在学校,1 起发生在医院,详见表 9-21。

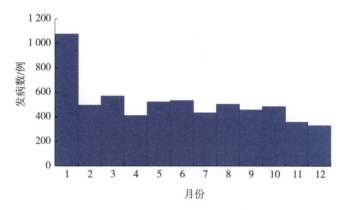

图 9-23　2015 年学生其他感染性腹泻病发病的时间分布

资料来源:薛鸣,吴昊澄,金铨,等.浙江省学生其他感染性腹泻的时空聚集性分析［J］.国际流行病学传染病学杂志,2017,44（3）:178-182.

表 9-21　浙江省 2015 年学校腹泻/诺如病毒感染的突发公共卫生事件

地区	事件发生时间	发病数/例	腹泻病例数/例	事件类型	病原诊断	学校类型
吴兴区	4.17	28	1	其他	诺如病毒	城市小学
玉环县	1.23	51	51	其他感染性腹泻病	诺如病毒	农村初中
义乌市	1.22	72	14	其他感染性腹泻病	诺如病毒	农村初中
缙云县	1.21	48	31	其他感染性腹泻病	诺如病毒	县镇初中
象山县	1.21	92	1	其他	诺如病毒	县镇小学
金华市	1.15	44	2	其他	诺如病毒	城市高中
桐庐县	1.14	161	161	其他感染性腹泻病	诺如病毒	农村小学
义乌市	1.12	93	8	其他感染性腹泻病	诺如病毒	城市小学
宁海县	1.12	47	6	其他	诺如病毒	农村小学
鹿城区	1.9	56	56	其他感染性腹泻病	诺如病毒	城市小学

注:因诺如病毒感染后症状的多样性,一些疫情中较多病例有腹泻症状,并达到其他感染性腹泻病的诊断标准（≥20 例）,因而事件类型归为"其他感染性腹泻病";而一些疫情中较多病例为呕吐症状,达到其他感染性腹泻病诊断标准的病例少（<20 例）,因而事件类型归为"其他"。

资料来源:薛鸣,吴昊澄,金铨,等.浙江省学生其他感染性腹泻的时空聚集性分析［J］.国际流行病学传染病学杂志,2017,44（3）:178-182.

2. 时空聚集性分析　　按照系统默认的最大扫描半径为总人口的 50%、最大扫描时间跨度为总研究时间的 50% 进行扫描分析,共发现阳性区域 4 个,其中一级聚集区 1 个,二级聚集区 3 个。桐庐县、玉环县和鹿城区阳性信号为实际发生的疫情,并通过突发公共卫生事件管理信息系统进行报告;另外一个阳性信号为假阳性,见表 9-22。

表 9-22　系统默认参数下时空聚集区域及其统计指标

区域(时间段)	聚集类型	RR	LLR	P 值	假阳性
桐庐县 [a](1.11—1.15)	一级	264.94	726.67	<0.01	否
玉环县 [a](1.21—1.25)	二级	58.02	169.05	<0.01	否
鹿城区 [a](1.6—1.10)	二级	27.58	129.21	<0.01	否
新昌县、嵊州市、诸暨市、上虞区、天台县、三门县、临海市、宁海县、奉化市、鄞州区、东阳市、磐安县(1.1—6.29)	二级	2.74	406.52	<0.01	是

注:LLR,对数似然比;[a] 已报告的突发公共卫生事件;一级聚集区:首先扫描探测到并且具有最大 LLR 值的地区;二级聚集区:其他扫描探测出的具有统计学意义的地区。

资料来源:薛鸣,吴昊澄,金铨,等.浙江省学生其他感染性腹泻的时空聚集性分析[J].国际流行病学传染病学杂志,2017,44(3):178-182.

按照最大扫描半径为 35km、最大扫描时间跨度为 15 天进行扫描分析,共发现阳性区域 14 个(表 9-23),其中一级聚集区 1 个,二级聚集区 13 个。桐庐县、玉环县、鹿城区、缙云县、淳安县、宁海县、诸暨市、庆元县和义乌市的阳性信号为实际发生的疫情,其中 5 起疫情通过网络报告了突发公共卫生事件,另外 4 起为小规模的聚集性疫情;其余 5 个信号为假阳性。Fisher 确切概率分析显示,两种模型的假阳性信号率差别无统计学意义(P>0.05)。

表 9-23　自定义参数下时空聚集性区域及其统计指标

区域(时间段)	聚集类型	RR	LLR	P 值	假阳性
桐庐县 [a](1.11—1.15)	一级	264.94	726.67	<0.01	否
玉环县 [a](1.21—1.25)	二级	58.02	169.05	<0.01	否
鹿城区 [a](1.6—1.10)	二级	27.58	129.21	<0.01	否
缙云县 [a](1.16—1.20)	二级	39.75	59.53	<0.01	否
淳安县(1.16—1.20)	二级	35.36	46.67	<0.01	否
宁海县(3.2—3.6)	二级	20.94	43.84	<0.01	否
诸暨市(2.25—3.1)	二级	13.83	42.44	<0.01	否
余姚市(8.19—8.23)	二级	14.02	37.63	<0.01	是
庆元县(5.21—5.25)	二级	31.41	17.35	<0.01	否
风景名胜区、西湖区、上城区(5.6—5.10)	二级	7.95	16.77	<0.01	是
义乌市 [a](1.21—1.25)	二级	7.32	15.77	<0.01	否
长兴县(1.31—2.4)	二级	10.04	14.06	<0.01	是
临海市、椒江区、三门县(1.6—1.10)	二级	5.08	13.15	<0.01	是
南湖区(1.6—1.10)	二级	9.37	12.09	<0.01	是

注:LLR,对数似然比;[a] 已报告的突发公共卫生事件;一级聚集区:首先扫描探测到并且具有最大 LLR 值的地区;二级聚集区:其他扫描探测出的具有统计学意义的地区。

资料来源:薛鸣,吴昊澄,金铨,等.浙江省学生其他感染性腹泻的时空聚集性分析[J].国际流行病学传染病学杂志,2017,44(3):178-182.

（四）讨论

近年来,时空聚集性扫描统计方法用于各种传染病聚集性疫情探测和早期预警的研究日益增多,并取得了良好的探测效果,成为分析传染病疫情时空特性和实现早期预警的重要手段之一。其他感染性腹泻病与其他疾病不同,它是一类感染性腹泻性疾病的总称,发病率高、感染病原谱繁多,不同人群的感染发病模式也不尽相同。同时,目前感染性腹泻病突发公共卫生事件仍然较多,感染病原多为诸如病毒,且绝大多数疫情发生在学校中。若直接使用其他感染性腹泻病全人群数据进行分析,根据研究显示,当研究区域整体发病水平较高时,将很难探测到小范围、局部区域或独立单位的暴发存在。因此,有必要将学生人群从全人群中独立出来进行分析,有助于探测灵敏度提升的同时,也兼顾了聚集性疫情发生的主体人群。

目前众多研究中,研究者通常采用 SaTScan 的默认参数设置进行分析,并一定程度上达到了暴发识别的目的。但有研究者认为,不同传染病的最优预警暴发探测空间窗口应有不同的范围,根据其流行特点的不同,应选择不同大小的扫描窗口;同时,相关研究也显示,减小最大探测空间窗口范围,能探测到更多的相对危险度较高的聚集区域,以及较小的聚集区域。因此,本例也尝试在缩小最大扫描窗口的基础上,分析参数改变后对模型扫描效果的影响。从整体上看,按照默认参数分析,共发现桐庐县、玉环县和鹿城区 3 个真实疫情发生区域。而调整参数后,共发现桐庐县、玉环县、鹿城区、缙云县、淳安县、宁海县、诸暨市、庆元县和义乌市 9 个真实疫情发生区域,其中桐庐县、玉环县和鹿城区 3 个区域两个模型均探测发现,而参数调整后模型能识别更多的聚集疫。从疫情规模上看,桐庐县、玉环县和鹿城区 3 个区域疫情规模较大,腹泻病例数均在 50 例以上,更容易被识别,因此两种模型均能发现。但在小规模疫情的发现方面,参数调整后模型的发现效果明显优于默认参数模型,它探测发现了更多的突发公共卫生事件和未达到突发标准的小聚集疫情。同时,两种模型的假阳性信号率差异无统计学意义。因此,在适当缩小最大扫描窗口后,扫描预警效果要优于默认参数设置下的模型。此外,在 2015 年报告的学校事件中,有 5 起事件两种模型均未能发现。究其原因,这 5 起事件为诸如病毒感染疫情,但这些疫情的病例中,符合其他感染性腹泻病诊断的病例均较少,在个位数水平,疫情中大部分病例以呕吐等非腹泻症状为主,也没有通过网络进行报告,故未能发现。

通过本例研究发现,时空扫描统计用于感染性腹泻病暴发疫情的探测能取得较好的效果,特别是在缩小最大扫描窗口的情况下,能更为灵敏地发现小规模疫情。但本例将研究对象设定为学生人群,必然损失了其他职业人群的信息,一些学校外人群的疫情将不能被发现。同时,根据既往疫情特点,学校疫情中也有教师发病的情况出现。因此,纳入人群分类为"教师""幼托儿童"等人群信息可能会在保证灵敏度的基础上发现更多的疫情。此外,经初步分析显示,时空扫描分析中最大扫描窗口等参数的改变会对扫描的效果产生较大影响,筛选出相对较优的参数设置则会大大改善该方法的应用效果,因而有必要在今后的研究中深入探讨参数设置对模型分析结果的影响,筛选出较优的参数组合应用于预警实践。

六、多成分时空模型在流行性出血热预测预警中的综合应用

（一）应用背景

汉坦病毒对全球公共卫生产生威胁,每年影响约 30 000 人,通常导致汉坦病毒肺综合征（HPS）和肾综合征出血热（HFRS）。其中 HFRS 是一种重要的啮齿动物传播疾病,其特征是发热、出血、肾脏疾病、头痛、背痛、腹痛和低血压。严重的 HFRS 可以分为五个阶段:发热、降压（休克）、少尿、利尿和恢复期。人体通过吸入被感染动物的排泄物气溶胶（包括粪便、尿液和唾液）而被汉坦病毒感染。参与户外工作,例如与农村和森林有关的活动、暴露于啮齿动物、接触可能被污染的粉尘以及进行户外军事训练,通常是人类感染汉坦病毒的危险因素。根据既往研究,中国每年报告超过 10 000 例病例,几乎占全世界所有病例的 90%。在中国大陆,这种疾病仍然是严重的公共卫生问题。HFRS 发生率最高的前五个省是黑龙江、陕西、山东、辽宁和吉林,均位于中国北部。然而,HFRS 发病率排名第六的浙江却位于中国东南部的长江三角洲地区。本例研究的目的是确定 2007—2016 年浙江省 HFRS 的流行病学特征。采用回归分析法观察 HFRS 的发生趋势,应用自回归综合移动平均（ARIMA）模型来预测 HFRS 的发生率。通过空间自相关分析探测发病热点区域,使用多成分时空模型来分析疾病的传播异质性。

（二）材料与方法

HFRS 病例来源于中国疾病预防控制信息网络系统。报告病例的标准参照中国《流行性出血热诊断标准》（WS 278—2008）。

求和 ARIMA 模型用于预测发病率;使用 Joinpoint 回归模型来分析 2007—2016 年 HFRS 的年发病率趋势;同时采用空间自相关分析,以县为地理单位计算空间自相关;多成分时空模型则用于探测 HFRS 的时空演化特征。

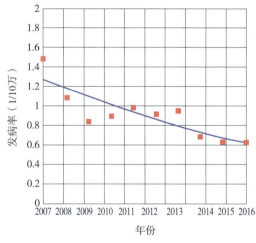

图 9-24　浙江省出血热发病时间趋势

资料来源:Wu H, Wang X, Xue M, et al. Spatial-temporal characteristics and the epidemiology of haemorrhagic fever with renal syndrome from 2007 to 2016 in Zhejiang Province, China[J]. Sci Rep, 2018, 8（1）: 10244.

（三）结果

1. 时间趋势、季节特征和预测　2007 年 1 月—2016 年 12 月,浙江省共报告 HFRS 病例 4 836 例,死亡病例 15 例。每年分别报告 741、550、431、463、540、498、521、384、363 和 345 例病例;每年报告 5、1、3、3、0、0、0、0、3 和 0 例死亡病例。在整个观察期内,平均每年有 481 例病例,平均死亡为 1 例,病死率为 0.31%。

2007—2016 年,HFRS 的发生率呈波动性下降,其中 2007 年最高,发病率为 1.49/10 万;2016 年最低,为 0.62/10 万。最终选择的模型是 0 个连接点,相对于 1 个连接点（$P=0.24$）。2007—2016 年,年百分比变化（APC）为 −7.40%（95%CI: −10.70~−4.00）,在 $\alpha=0.05$ 的水平上与零显著不同（$P<0.001$）,表明发病率呈单调下降趋势（图 9-24）。

2007—2016 年，HFRS 的发生存在明显的季节性（图 9-25）。每年都有明显的双峰曲线，在春夏季和秋冬季出现两个峰值。5 月和 7 月报告的病例占病例总数的 29.24%，而 11月至次年 1 月报告的病例占 35.26%。秋冬季的发病高峰略高于春夏季。与其他月份相比，2 月、8 月和 9 月报告的病例相对较少。

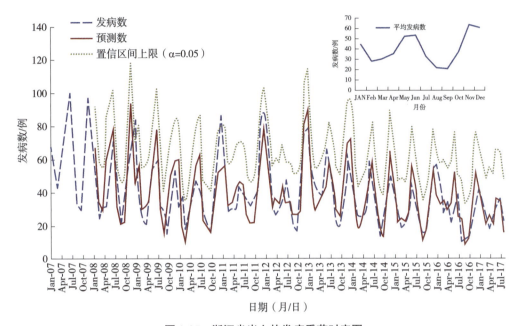

图 9-25　浙江省出血热发病季节时序图

资料来源：Wu H, Wang X, Xue M, et al. Spatial-temporal characteristics and the epidemiology of haemorrhagic fever with renal syndrome from 2007 to 2016 in Zhejiang Province, China [J]. Sci Rep, 2018, 8（1）: 10244.

本例选用了季节性差分模型，最终的模型结构为 ARIMA（2, 0, 0）（1, 1, 0）$_{12}$，拟合优度分析表明，在第 6 个滞后（P=0.79）处残差之间没有显著自相关，表明残差序列是白噪声序列。最终预测模型的自回归参数为 0.45 和 0.20，季节性自回归参数为 –0.41。模型的拟合及预测平均绝对百分比误差（MAPE）分别为 27.53% 和 16.29%。预测值和实际数据匹配，并且实际数据均在预测的 95% 置信区间内。

2. HFRS 病例的人口统计学特征　在全部病例中，男性 HFRS 病例占主要部分，十年期间平均占 73.37%，男性的发病率是女性的 2.75 倍。同时，超过 90% 的病例在 20~75 岁之间。报告病例最多的三个年龄组分别为 40~44 岁（13.17%）、45~49 岁（13.07%）和 50~54岁（12.66%）。在 HFRS 病例中，农民占比最高（70.45%），其次是工人（13.13%）。

3. 地理特征与空间聚类分布　浙江省的大部分地区都报告了 HFRS 病例，但以下五个县在 2007—2016 年之间均未报告病例，分别为嘉善县、海盐县、德清县、岱山县和嵊泗县。年平均发病率高于 2/10 万的前 14 个县分别为：龙泉市（14.75/10 万）、开化县（10.61/10万）、天台县（9.69/10 万）、象山县（4.58/10 万）、新昌县（4.42/10 万）、缙云县（4.36/10 万）、三门县（3.84/10 万）、奉化区（3.52/10 万）、鄞州区（2.91/10 万）、宁海县（2.84/10 万）、常山县（2.80/10 万）、仙居县（2.14/10 万）、临海市（2.11/10 万）和诸暨市（2.01/10 万）。发病率高的县几乎都位于浙江省的西南和东部沿海地区。

根据全局自相关分析,2007—2016 年 HFRS 病例分布呈现出每年的空间自相关。 *Moran's I* 指数介于 0.13~0.26 之间,2016 年最高(*P*<0.001),其后是 2009 年,指数为 0.208 5。

根据局部 *Moran's I* 自相关的结果,2007—2016 年县级共有 54 个高 - 高聚类区域和 1 个高 - 低聚类区域,每年分别为 7、5、8、4、3、3、4、7、6 和 8 个集群。应当指出的是,天台县、新昌县、三门县、宁海县和开化县表现为长期的高 - 高聚类区,分别为 10、10、8、7 和 5 个。HFRS 传播的热点主要集中在东部地区,包括天台县、新昌县、三门县和宁海县,这十年间占浙江省所有高 - 高集群或高 - 低集群的 63.64%。在浙江西南部观察到相对零星的聚集性区域。值得关注的是,从 2010—2012 年,西南地区的高 - 高聚类现象消失了,并且在 2014 年之后呈现出更强的聚集。

对于自回归成分,浙江省大多数县的随机效应值均低于 0.4。自回归成分的随机效应值大于 0.4 的前 7 个县为象山县(0.96)、开化县(0.81)、诸暨市(0.74)、上虞区(0.72)、越城区(0.71)、龙泉市(0.54)和缙云县(0.49)。时空成分随机影响较高的县是鄞州区(2.64)、诸暨市(2.32)、永康市(2.25)、柯城区(1.31)、天台县(1.12)和奉化区(1.02)。时空成分随机效应值较高的地区主要位于浙江省东部。同样,地区之间的本地风险成分存在明显的空间异质性。本地风险成分较高值的县大多数位于浙江省的中东部地区,另外开化县和龙泉市的随机效应值也较高,但位于浙江省西南部。本地风险成分随机效应值最高的前 12 个县分别是天台县(3.16)、龙泉市(3.15)、开化县(2.79)、临海市(2.59)、鄞州区(2.47)、象山县(2.45)、宁海县(2.40)、缙云县(2.30)、新昌县(2.14)、诸暨市(2.11)、三门县(2.04)和奉化区(2.04)。

为了判断这三个模型成分在高发地区(十年内 >100 例)的相对重要性,本例绘制了平均成分和发病数图(图 9-26),提示这三个成分随时间推移驱动 HFRS 流行的相对贡献,同时显示了季节特征。

通过时空多成分分析,发现在高发地区之间存在相当大的差异。除永康市外,大部分高发地区在整个十年期间都受到本地风险成分的影响。每年观察到明显的季节性,有两个峰值。与其他县区不同,永康市主要受时空因素影响,而鄞州区则受到时空和地方因素的共同影响。与永康市和鄞州区不同,其他 8 个县都位于浙江省的中部,主要受本地风险成分的影响,而时空和自回归因素的影响则较小。这些县是宁海县、奉化区、新昌县、诸暨市、东阳市、三门县、天台县和临海市。有趣的是,分散在浙江省边境地区的五个县(象山县、椒江区、开化县、缙云县和龙泉市)受自回归因素的影响最大,而不是本地风险成分。

(四) 讨论

根据本例研究,HFRS 的流行仍然是浙江省的重要公共卫生威胁。浙江省是 HFRS 发病率最高的六个省之一,其发病率高但病死率低的原因可能是浙江省的总体诊断能力和医疗水平优于其他高发省,因此这些感染病例可以及早发现并及时治疗。根据片段回归分析的结果,发现 2007—2016 年的发病率呈明显下降趋势。下降的原因之一是高城市化率和人均 GDP 排名第五(2016 年为 7.84 万元)。许多研究发现,HFRS 的发生率随着人均 GDP 和城市化率的提高而降低,因为经济发展可能会通过降低啮齿动物的密度而降低暴露的风险,从而减少 HFRS 的传播。另一个原因可能是浙江省自 2008 年以来一直是实施国家汉坦病毒疫苗扩大免疫规划的试验地区之一。

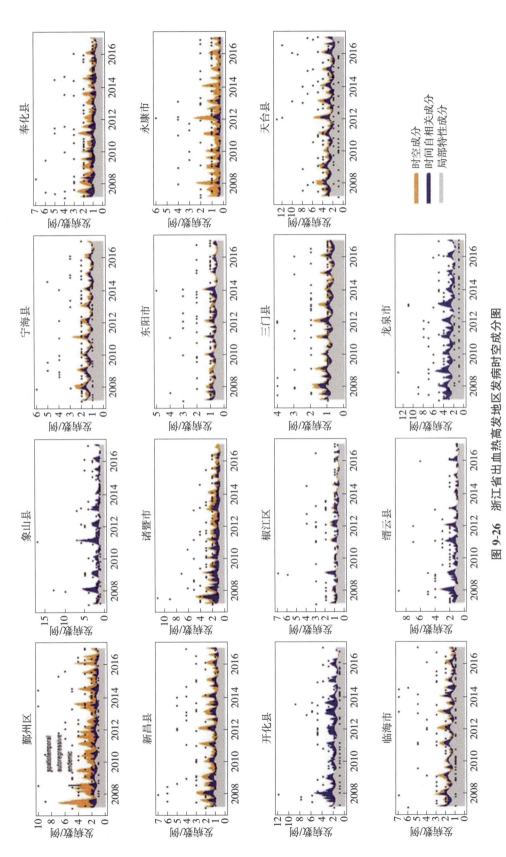

图 9-26 浙江省出血热高发地区发病时空成分图

资料来源：Wu H, Wang X, Xue M, et al. Spatial-temporal characteristics and the epidemiology of haemorrhagic fever with renal syndrome from 2007 to 2016 in Zhejiang Province, China [J]. Sci Rep, 2018, 8 (1): 10244.

与以前的研究一致,中年男性 HFRS 病例占主导地位,农民在所有职业中所占比例最高。据研究,汉坦病毒最有可能通过吸入被感染啮齿动物的雾化排泄物而传播给人类。性别、年龄和职业分布的变化很可能是由于接触被感染的啮齿动物及其排泄物的机会不同而引起。中年男性农民可能因更频繁地参加户外活动,例如收割,而增加暴露。

根据发病率图和自相关分析结果,探测发现了区域分布发病率存在显著差异,并且在浙江省的一些县中存在明显的集群。多数长期热点集中在东部地区,西南部则出现了一些短期的聚集现象。这些发现表明,HFRS 的发病率在这些地区也很高,因此,需要更多的注意以预防流行的发生。有趣的发现是,聚集性从 2010 年到 2012 年在西南部消失,但从 2013 年开始再次出现并扩大。可能的解释是,当进行局部自相关分析以检测空间相关性时,将具有相似高发生率值的区域识别为热点,龙泉市和开化县的发病率在十年期间一直较高,而其邻近地区的发病率相对较低且变化不定。但是,值得注意的是,开化县和龙泉市的流行病可能会扩展到邻近地区并充当该病毒的储存库。

相关研究显示,传染病发生的时空异质性受到多种因素的影响,例如温度、降水、湿度、归一化植被指数、土地利用、啮齿动物种群密度和人类活动。危险因素的严重程度不同,可能导致疾病传播的方式不同,并可能导致各县之间流行病的分布发生变化。因此,构建一个具有随机效应的多成分时空模型,该模型考虑了由未观察到的因素产生的效应,以分析 HFRS 的时空发生并捕获驱动 HFRS 传播分量中的异质性。基于该模型,确定了本地风险和时空成分中明显的空间异质性。在许多县,尤其是浙江省中东部地区,发现本地风险成分较高。除永康市外,其他所有高发县都主要受本地风险成分的影响,表明这些地区的大多数感染可以通过气候和生态变化、社会经济活动、生活条件和啮齿动物密度来解释。此外,在各个时间序列中观察到了明显的季节性变化,表明气候和生态因素的季节性变化(例如降雨增加、冬天变暖和啮齿动物的食物来源丰富)将导致啮齿动物种群的增加,并有助于几个月后 HFRS 病例达到峰值。时空和自回归成分也影响疾病传播。位于东部高 - 高集聚区附近的永康市和鄞州区受到时空成分的明显影响,表明这些地区的病例可能是从邻近发病率很高地区传入的。此外,象山县、椒江县、开化县、缙云县和龙泉市主要受自回归因素的影响,而不是本地风险成分的影响。在这些县,上一季节的流行病影响持续存在,并在一定程度上促成了后来的高峰。紧邻浙江省中部地区的八个县(宁海县、奉化区、新昌县、诸暨市、东阳市、三门县、天台县和临海市)的时空和自回归分量均较高,表明 HFRS 的跨区域传播,先前的流行病以及气候和生态因素共同导致了该病,并导致长期的发病聚集。

总之,浙江省是中国 HFRS 高发省。然而,根据片段回归分析,2007—2016 年发病率呈显著下降趋势。季节高峰、性别、年龄和职业的分布与以前的研究相似。在浙江省的东部和西南地区发现了明显的聚集性。从多成分时空模型中确定了驱动 HFRS 传播因素的空间异质性。这表明,应基于造成疾病流行的主要因素,在不同区域采取有针对性的预防工作。

七、基于百度指数的诺如病毒感染暴发疫情预警应用

(一)应用背景

诺如病毒是引起呕吐和 / 或腹泻的重要病原体之一。诺如病毒传染性强,极易在学校、

托幼机构、养老院、邮轮等集体单位场所中引起暴发。2015—2019 年《突发公共卫生事件报告管理信息系统》报告的其他感染性腹泻病疫情中,诺如病毒感染疫情占近 90%。而浙江省又是诺如病毒感染暴发疫情较多的省份,能否对疫情进行早期预警对控制疫情势头至关重要。在当前的疫情监测框架中,我国诺如病毒感染疫情主要通过《突发公共卫生事件报告管理信息系统》进行事件报告,而诺如病毒感染病例个案报告的数量非常少,这些个案数据不能准确描述诺如病毒感染疫情的流行病学特点,也达不到预警的目的。百度搜索指数可以用于对传染病开展预警,目前已在流感、登革热等多个疾病预警中得到了验证。本例研究拟探讨百度搜索指数与诺如病毒感染暴发疫情的关联性,特别是关联的时间顺序,从而建立基于百度指数的预警模型,对暴发疫情进行预警,达到及早控制的目的。

(二)资料与方法

1. 资料 2019 年 1 月—2020 年 12 月浙江省诺如病毒感染暴发疫情数据来源于《突发公共卫生事件报告管理信息系统》。浙江省诺如病毒百度搜索指数来源于百度指数搜索引擎,百度搜索指数代表了百度海量网民的关键词搜索趋势,依此可了解网民的关注兴趣点,监测舆情动向;百度指数选取时间范围为 2018 年 12 月—2020 年 12 月,搜索关键词为"诺如"和"诺如病毒",以两组词汇的组合搜索指数作为分析变量,搜索数据基于 PC 端 + 移动端数据。

2. 诺如病毒感染暴发疫情定义 2019 年之前,浙江省采用的暴发疫情定义为:7 天内,同一学校、托幼机构、医疗机构、养老院、工厂、建筑工地、游轮、社区 / 村庄等集体单位或场所,发生≥20 例有流行病学关联的诺如病毒感染病例,其中至少 2 例是实验室诊断病例。2019 年开始,暴发疫情定义为:在以上基础上,增加涉及 3 人(含)以上发病的学校诺如病毒感染疫情。

3. 分析步骤 按照突发事件报告中的事件发生时间进行汇总。首先对 2015—2020 年的诺如病毒感染暴发疫情,以及 2019 年以来的诺如病毒搜索百度指数的时间分布进行描述性分析;通过小波分析方法解析诺如病毒搜索百度指数和诺如病毒感染暴发疫情的周期性,以及两者时间序列的领先滞后关联;再通过建立随机森林模型,以诺如病毒搜索百度指数为自变量,以诺如病毒感染暴发疫情数为因变量,分析预警诺如病毒暴发疫情数的诺如病毒搜索百度指数最佳数值区间。

4. 统计学分析

(1)小波分析:小波分析可以有效揭示非平稳时间序列的周期性结构特征。其中小波变换是小波分析的主要分析方法;小波变换目前在生物医学信号分析中得到广泛应用,在传染病与气象因素的关联研究中也有报道。小波变换的基本方法为:选择满足时域积分为零的函数作为基本小波,通过将基本小波伸缩、平移来生成一函数族,该函数可以构成函数空间的一个框架,将待分析的信号向该框架上投影得到分解。

小波函数 $\Psi(t)$ 称为基本小波,由 $\Psi(t)$ 经过平移与伸缩生成函数族 $\{\Psi_{a,b}\}$。具体见式 9-9。

$$\Psi_{a,b} = \frac{1}{\sqrt{a}} \Psi\left(\frac{t-b}{a}\right) \quad a,b \in R, a \neq 0 \qquad (式 9\text{-}9)$$

其中,a 为尺度因子,是关于尺度的系数;b 为平移因子,是关于事件的因子,信号 $f(t)$ 的连续小波变换见式9-10。

$$Wf(a,b) \leqslant f, \Psi_{a,b} \geqslant f(t) \int_{-\infty}^{+\infty} \Psi_{a,b}(t)f(t)\,dt \qquad （式9-10）$$

（2）随机森林分析:随机森林是一种基于统计学习理论的组合分类智能算法,被广泛用于数据预测和分类计算。随机森林是由树型分类器集合 $\{h(X,\theta_k), k=1,\cdots,n\}$ 组合而成的分类器,其中参数 θ_k 为独立分布的随机向量。在分析过程中,每棵树对输入向量 X 所属的最受欢迎类进行投票,确定模型的最优分类结果。

其分析步骤如图 9-27 所示,从总训练样本集中通过 Bootstrap 抽样随机抽取 k 个子训练样本集,建立决策分类子树模型;随机从分类树每个节点的 n 个指标中选取 m 个,按照最优分割指标进行分割;重复上一步遍历 K 棵分类子树,确定多个分类结果;投票表决确定最终分类结果。该模型中约有 36.8% 的样本不会出现在 Bootstrap 采样子集中,这部分数据称为 OOB（Out-Of-Bag）数据。OOB 数据可对决策子树模型进行评估,确定决策子树的错误分类率,即 OOB 误差。

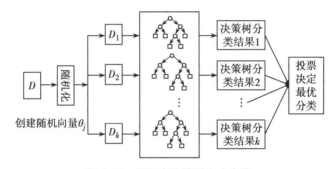

图 9-27　随机森林模型生成步骤

资料来源:吴昊澄,吴晨,鲁琴宝,等.基于百度指数的诺如病毒感染暴发疫情预警研究［J］.中国预防医学杂志,2021,22（2）:120-124.

（3）统计学处理:本例研究中小波分析和随机森林分析均采用 R 3.6.1 软件完成。序列周期检验水准 $\alpha=0.01$,序列相位差检验水准 $\alpha=0.05$。

（三）结果

1. 总体情况　2015—2020 年,浙江省累计报告诺如病毒感染暴发疫情 444 起,2019 年之前报告事件数较少,年平均事件数为 12 起,2019 年报告标准发生改变之后,暴发疫情数量出现显著增加,其中 2019 年报告 175 起事件,2020 年报告 222 起事件。

从 2019 年报告事件数的时间分布特征上看,诺如病毒感染暴发疫情在年内有 2 个发病高峰,分别为春季（3—5 月）发病高峰和秋冬季（10—12 月）发病高峰。其中,春季发病高峰事件数约占年总体事件数的 41%,秋冬季发病高峰约占年总体事件数的 49%。2020 年只有一个秋冬季高峰。见图 9-28。

2. 周期特征及领先时间　通过周次诺如病毒感染暴发疫情及周平均百度搜索指数时间分布图可以看出,与暴发疫情类似,诺如病毒相关的百度搜索指数也同样具有明显的季节性特征,搜索指数波动峰谷与暴发疫情的季节分布呈现高度吻合,见图 9-29。

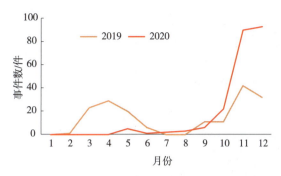

图 9-28　浙江省 2019—2020 年诺如病毒感染暴发疫情时间分布

资料来源：吴昊澄，吴晨，鲁琴宝，等．基于百度指数的诺如病毒感染暴发疫情预警研究［J］．中国预防医学杂志，2021，22（2）：120-124．

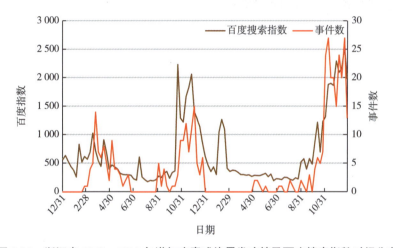

图 9-29　浙江省 2019—2020 年诺如病毒感染暴发疫情及百度搜索指数时间分布

资料来源：吴昊澄，吴晨，鲁琴宝，等．基于百度指数的诺如病毒感染暴发疫情预警研究［J］．中国预防医学杂志，2021，22（2）：120-124．

平均交叉小波能量出现峰值所对应的周期值，即为百度搜索指数和诺如病毒感染暴发疫情的高峰出现周期。通过小波分析的结果显示，二者均表现为两种周期性变化，其中一种周期性变化，以 27 周（约半年）为一个周期出现高峰；另一种周期性变化，以 17 周（约 1 个季度）为一个周期出现高峰。相对于半年度的周期性高峰，季度周期性高峰变化在时间分布图中比较难以直接观察到，见图 9-30。

进一步分析百度搜索指数与诺如病毒感染暴发疫情数的领先滞后关系，发现百度搜索指数高峰平均大约领先诺如病毒感染暴发疫情数高峰 2 周的时间，见图 9-31。

3. 百度搜索指数预警区间估计　由于百度搜索指数高峰领先诺如病毒感染暴发疫情数高峰 2 周的特点，故而对百度搜索指数和滞后两周的诺如病毒感染暴发疫情数建立随机森林模型，发现在百度搜索指数为 685.60~770.20 之间和大于 1 193.20 的范围时，诺如病毒感染暴发疫情数出现明显增加。百度搜索指数为 685.60~770.20 时，滞后两周的暴发疫情平均数均为 9 起，而在百度搜索指数大于 1 193.20 时，滞后两周的暴发疫情平均数均为 11 起；在其他搜索指数的范围内，滞后 2 周的暴发疫情平均数为 2 起，见图 9-32。

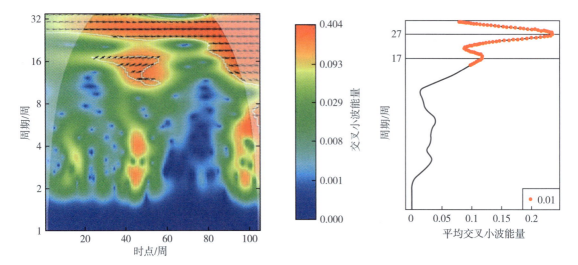

图 9-30　百度搜索指数与诺如病毒感染暴发疫情随时点变化的小波交叉能量谱

资料来源：吴昊澄，吴晨，鲁琴宝，等．基于百度指数的诺如病毒感染暴发疫情预警研究［J］．中国预防医学杂志，2021，22（2）：120-124.

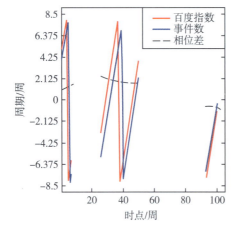

图 9-31　百度搜索指数与诺如病毒感染暴发疫情数相位差图

注：相位差指百度指数与诺如病毒感染暴发事件数出现高峰的时间差。

资料来源：吴昊澄，吴晨，鲁琴宝，等．基于百度指数的诺如病毒感染暴发疫情预警研究［J］．中国预防医学杂志，2021，22（2）：120-124.

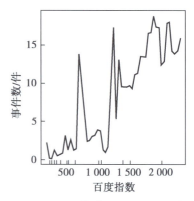

图 9-32　不同百度搜索指数对诺如病毒感染暴发疫情数的影响图

资料来源：吴昊澄，吴晨，鲁琴宝，等．基于百度指数的诺如病毒感染暴发疫情预警研究［J］．中国预防医学杂志，2021，22（2）：120-124.

（四）讨论

突发公共卫生事件报告数容易受多种因素影响，其中报告标准的变化会对事件报告产生巨大改变。2019 年 3 月前，浙江省按照《诺如病毒感染暴发调查和预防控制技术指南（2015 版）》，报告≥20 例的诺如病毒感染暴发疫情；2019 年 3 月后，浙江省对涉及 3 人（含）以上发病的学校诺如病毒感染疫情按突发公共卫生事件信息报告要求报送，因此，自 2019

年 3 月开始,诺如病毒感染暴发疫情较之前有显著增加。因而,为保证数据的可比性,后续分析仅采用了 2019 年以来的监测数据。

从诺如病毒感染暴发疫情的总体季节特点上看,与上海、北京、合肥等地研究结果类似,浙江省诺如病毒感染疫情也表现为春季和秋冬季发病高峰,与学校开学的时段重合,学校、托幼机构放假期间报告数少;受报告标准影响,2019 年 1 月报告事件也较少。此外,受新型病毒感染疫情影响,2020 年 1—4 月无疫情报告,5 月陆续开学后,逐渐开始出现疫情,因此 2020 年仅出现一个秋冬季高峰。

随着互联网技术的飞速发展,互联网搜索引擎的使用日益普及,为传染病的测预警提供了新的思路和手段。相比于国外使用较多的谷歌搜索,百度在中国市场具有高达 89.10% 的市场覆盖率,并向公众提供了百度搜索指数的应用平台,因而也促进了应用百度搜索指数开展传染病预警研究的发展。与诺如病毒感染暴发疫情相似,诺如病毒相关的百度搜索指数也呈现明显的季节性特征,并且与暴发疫情数的峰谷有较好的重合。通过小波分析也进一步证实,百度搜索指数与暴发疫情数之间有着共同的变化周期,提示两者时间序列之间有着很好的关联性,其中半年的周期特征恰好对应了诺如病毒感染暴发疫情的春季和秋冬季两个发病高峰。此外,小波分析还发现了季度小高峰周期性,提示在学校、托幼机构放假期间,也出现了一定的聚集性疫情,这可能与夏季及春节期间聚餐增多有关,主要反映了这些时段社区暴发疫情的影响。进一步对二者时间序列的相位差进行分析,发现百度搜索指数与诺如病毒感染暴发疫情数存在明显的领先滞后关系,百度搜索指数高峰平均大约领先诺如病毒感染暴发疫情数高峰 2 周的时间,这就提示百度搜索指数可以作为诺如病毒感染暴发疫情的早期预警指标,由于周统计数据是在下一周的周一产生,而采取强化防控措施需要提早进行,因此,在实际工作中,根据百度指数产生的预警信号,大约能提早 1 周时间采取措施来遏制疫情发展。

通过分析百度搜索指数与滞后 2 周的暴发疫情数量的对应关系,发现了两个较为敏感的搜索指数区间,与这两个区间对应的滞后两周暴发疫情超过 9 起,因此,对于浙江省来说,可以使用诺如病毒搜索指数对 1~2 周后的诺如病毒感染暴发疫情进行预警判别。当诺如病毒相关搜索指数达到 685.6 时,提示未来 1~2 周可能会出现暴发疫情,特别当搜索指数超过 1 193.20 时,提示将极有可能迎来诺如病毒感染疫情的暴发高峰,因此,应用百度指数预警诺如病毒感染暴发疫情具有良好的现实意义。此外,本例研究还发现,搜索指数在 770~1 193 之间时(即以上 2 个敏感区间之间的搜索指数范围),其对应的滞后两周暴发疫情数较少,一方面可能是由于互联网信息偏倚导致,另一方面也可能是因为少部分暴发疫情报告缺失而影响了关联的准确性。

本例研究显示百度搜索指数可以作为诺如病毒感染暴发疫情的早期预警指标,并得到了适合浙江省的搜索指数最佳预警阈值/范围,但应用网络搜索指数开展预警仍存在一些不足:一是基于互联网搜索的传染病预警只能作为关性分析和推断,尚不能作为因果推断;二是网民的搜索行为可能受传染病病程发展或舆论关注等因素影响;三是搜索数据的准确性也受网络资源、网民数量、文化差异、方言等因素的影响,同时本例仅采用了"诺如"和"诺如病毒"两组关键词汇进行搜索,而没有采用诺如相关症状的词汇,这一方面避免了非特异症状对搜索指数造成的偏倚,但另一方面也造成了搜索信息的遗漏,一定程度上影响了准确性。

（鲁琴宝　王心怡　杨珂　徐乐　吴昊澄）

参 考 文 献

［1］杨维中.传染病预警理论与实践［M］.北京：人民卫生出版社,2012.

［2］赖圣杰,廖一兰,张洪龙,等.2011—2013年国家传染病自动预警系统中时间模型和时空模型应用效果比较［J］.中华预防医学杂志,2014,48（4）:259-264.

［3］鲁琴宝,徐旭卿,林君芬,等.2009—2012年浙江省传染病自动预警系统预警结果分析［J］.中国预防医学杂志,2014,15（7）:654-658.

［4］鲁琴宝,林君芬,徐校平,等.浙江省2014—2016年传染病自动预警系统监测数据分析及质量评价［J］.国际流行病学传染病学杂志,2018,45（2）:93-97.

［5］代小秋,刘民.症状监测的研究进展［J］.国际流行病学传染病学杂志,2009,36（5）:317-320.

［6］刘婉瑜.军队传染病症状监测与早期预警系统的研究［D］.北京：军事医学科学院,2015.

［7］MORAN G J, TALAN D A. Update on emerging infections: news from the Centers for Disease Control and Prevention. Syndromic surveillance for bioterrorism following the attacks on the World Trade Center—New York City, 2001［J］. Ann Emerg Med, 2003, 41（3）:414-418.

［8］林玫,王鑫,梁大斌.症状监测在新发传染病和暴发疫情预警中应用的进展［J］.中华预防医学杂志,2015,49（7）:659-664.

［9］代小秋,刘民.国内外症状监测系统发展现状及其评价框架［J］.中华预防医学杂志,2010,44（6）:549-552.

［10］杨津,冯录召,赖圣杰,等.急性呼吸道传染病症状监测及预警技术的现状与展望［J］.中华流行病学杂志,2023,44（1）:60-66.

［11］刘民.发热腹泻症状监测与传染病疫情预警［M］.北京：人民卫生出版社,2013.

［12］XU W, CHEN T, DONG X, et al. Outbreak detection and evaluation of a school-based influenza-like-illness syndromic surveillance in Tianjin, China［J］. PLoS One, 2017, 12（9）:e0184527.

［13］张洪龙,赖圣杰,李中杰,等.累积和控制图法在传染病暴发探测中的应用［J］.中华流行病学杂志,2010,31（12）:1406-1406.

［14］朱渭萍,孙乔,薛曹怡,等.上海世博会期间浦东新区传染病症状监测预警系统的建立与分析［J］.上海预防医学,2011,23（12）:630-633.

［15］陶韬.江西农村地区基于医疗机构的传染病症状监测系统预警及时性和影响因素研究［D］.上海：复旦大学,2014.

［16］World Health Organization. Public health for mass gatherings: key considerations［M］. Geneva: World Health Organization, 2015.

［17］STOTO M A, SCHONLAU M, MARIANO L T. Syndromic surveillance: is it worth the effort?［J］. Chance, 2004, 17（1）:19-24.

[18] CHEN Y, ZHANG Y, XU Z, et al. Avian Influenza A（H7N9）and related Internet search query data in China [J]. Sci Rep, 2019, 9（1）: 10434.

[19] SHEN Z M, SUN Y. Strengthening supply chain resilience during COVID-19: A case study of JD. com[J]. Journal of Operations Management, 2023, 69（3）: 359-383.

[20] CHENG C K, CHANNARITH H, COWLING B J. Potential use of school absenteeism record for disease surveillance in developing countries, case study in rural Cambodia[J]. PLoS One, 2013, 8（10）: e76859.

[21] 曹越, 孟详喻, 翁鸿, 等. 中国青年男男性行为人群艾滋病相关行为及感染状况 Meta 分析[J]. 中华流行病学杂志, 2016, 37（7）: 1021-1027.

[22] 吴宇, 廖玉学, 周丽, 等. 深圳市 2018 学年上学期学生因病缺勤监测情况[J]. 中国学校卫生, 2019, 40（10）: 1584-1586.

[23] 杨潇坤, 周书环, 刘庸. 重大突发传染病事件中网络情绪的类型、演化及传播效果研究: 基于新冠肺炎疫情期间微博舆情的分析[J]. 图书情报研究, 2021, 14（4）: 91-100.

[24] 石峰, 袁韵, 曹炜威, 等. 中国人口流动网络时空演化及其对新冠疫情传播的影响[J]. 系统管理学报, 2022, 31（6）: 1123-1136.

[25] 施颖艺. 基于大数据的疫情监测与防控分析: 疫情隔离期针对人口流动管理措施的启示[J]. 产业与科技论坛, 2020, 19（13）: 63-64.

[26] 贾建民, 袁韵, 贾轼. 基于人口流动的新冠肺炎疫情风险分析[J]. 中国科学基金, 2020, 34（6）: 667-674.

[27] SONG C, KOREN T, WANG P, et al. Modelling the scaling properties of human mobility[J]. Nature Physics, 2010, 6（10）: 818-823.

[28] 李天籽, 陆铭俊. 中国人口流动网络特征及影响因素研究: 基于腾讯位置大数据的分析[J]. 当代经济管理, 2022, 44（2）: 1-9.

[29] 刘望保, 石恩名. 基于 ICT 的中国城市间人口日常流动空间格局: 以百度迁徙为例[J]. 地理学报, 2016, 71（10）: 1667-1679.

[30] 叶傲霜, 林颖, 陈和, 等. 2015—2019 年温州市 HIV 感染孕产妇特征分析[J]. 中国妇幼保健, 2021, 36（8）: 1847-1851.

[31] 孟祥旭, 张晓柯. 人口流动对传染病传播的影响研究[J]. 中国西部, 2022（3）: 49-57.

[32] SHAMAN J, KARSPECK A. Forecasting seasonal outbreaks of influenza[J]. Proc Natl Acad Sci USA, 2012, 109（50）: 20425-20430.

[33] 深圳市深圳标准促进会. 防疫通行码参考架构与技术指南: T/SZS 4010—2020[S/OL].（2020-03-06）[2023-06-13]. https://qxb-img-osscache.qixin.com/standards/64a2d7e69f8cac789e2b629b9beaea39.pdf.

[34] 全国信息技术标准化技术委员会（SAC/TC 28）. 个人健康信息码 参考模型: GB/T 38961—2020[S/OL].（2020-04-29）[2023-06-13]. https://std.samr.gov.cn/gb/search/gbDetailed?id=A47DBECBF3D7EAFEE05397BE0A0A2ED1.

[35] 王瑞玺, 尚东方, 鲍可馨. 基于大数据的海港船舶疫情风险防控平台设计与实现[J]. 中国水运（下半月）, 2022（8）: 42-44.

[36] 张忆文, 戴烨辰. 港口数字化疫情防控工作实践[J]. 港口科技, 2022（6）: 23-28.

[37] 张浩, 韦芹余, 石善球, 等. 基于"天地图"和大数据技术的江苏省疫情分析平台建设[J]. 现代测绘, 2020, 43（3）: 39-41.

［38］蔡赞吉,卢学兵,李宇,等.宁波市新冠肺炎疫情防控大数据平台建设研究［C］//中国城市规划学会,成都市人民政府.面向高质量发展的空间治理——2020中国城市规划年会论文集（05城市规划新技术应用）.成都:中国建筑工业出版社,2020:244-252.

［39］谭若云,林君芬,李傅冬,等.基于疫情不同发展阶段的蚊媒传染病预警技术研究进展［J］.中国媒介生物学及控制杂志,2022,33（6）:912-918.

［40］谭若云.杭州市登革热发病分阶段预警模型研究［D］.杭州:杭州师范大学,2023.

［41］WU H,WU C,LU Q,et al. Evaluating the effects of control interventions and estimating the inapparent infections for dengue outbreak in Hangzhou,China［J］. PLoS one,2019,14（8）:e0220391.

［42］丁哲渊,吴昊澄,吴晨,等.浙江省新型冠状病毒肺炎疫情应急响应期间其他法定传染病监测分析［J］.疾病监测,2020,35（8）:746-752.

［43］吴昊澄,林君芬,吴晨,等.X-12-ARIMA方法在伤寒发病趋势分析中的应用［J］.浙江预防医学,2015,27（8）:761-763.

［44］吴昊澄,徐校平,吴晨,等.浙江省2011—2015年发热伴血小板减少综合征发病空间预测［J］.中华流行病学杂志,2016,37（11）:1485-1490.

［45］薛鸣,吴昊澄,金铨,等.浙江省学生其他感染性腹泻的时空聚集性分析［J］.国际流行病学传染病学杂志,2017,44（3）:178-182.

［46］WU H,WANG X,XUE M,et al. Spatial-temporal characteristics and the epidemiology of haemorrhagic fever with renal syndrome from 2007 to 2016 in Zhejiang Province,China［J］. Sci Rep,2018,8（1）:10244.

［47］吴昊澄,吴晨,鲁琴宝,等.基于百度指数的诺如病毒感染暴发疫情预警研究［J］.中国预防医学杂志,2021,22（2）:120-124.

第十章 传染病多源监测多点触发预警系统

目前,我国的传染病监测包括法定传染病报告系统、20 余种重要传染病和病媒生物强化监测系统、特定疾病的实验室监测网络等。我国突发公共卫生事件的相关信息系统在应对已知传染性疾病时发挥了重要作用,但总体来说相关建设刚刚起步,现有的公共卫生信息系统难以满足重大突发公共卫生事件的需求,且存在数据不规范、信息分散、跨部门数据孤岛、监测数据缺失、预警滞后、应急联动协同度低等诸多问题。为补足传统公共卫生监测系统短板,需建立智慧化预警多点触发机制,开发传染病多源监测多点触发预警系统,提高监测敏感性和准确性,增强传染病早期监测预警能力。本章主要介绍传染病多源监测多点触发预警系统的开发与应用(目前该系统尚处于测试阶段,本章所列图表展示的疫情数据均为虚拟数据,非真实疫情数据)。

第一节 系统概述

一、需求分析

(一)业务需求

1. 公卫防战结合 基于公共卫生防战的特殊需求,迫切需要建设平战结合的一体化系统。在平时,深化医防一体化建设,加强疾病预防控制、临床诊疗救治的有效衔接,促进疾病预防控制机构与医疗机构之间信息资源互通,实现防治一体化。以人为本、以加强服务的连续性和完整性为目的,推进公共卫生督导和管理一体化,提升公共卫生服务效率和管理水平。面向疾病动态监测、健康危害因素监测、突发公共卫生事件应急系统等专业管理需求和业务协同需要,建立疾病预防控制服务与监测系统,推动疾控业务和公共卫生信息大数据中心、卫生应急指挥调度系统的深度融合。在战时,建设覆盖多层级、多部门,全息感知、全域监控和全程追踪的监测网络,构建智能预测调度、智能防控预警、智能防控救治应用体系。

2. 提升公共卫生应急响应能力的需要 构建智能预测调度、智能防控预警、智能防控救治应用体系,改革完善疾病预防控制体系、建立完善应急医疗救治体系、健全公共卫生应急物资保障体系。基于公共卫生信息大数据中心汇聚的疾病防控相关数据进行深度挖掘分析,建立疾病预警监测模型,构建防控指标评价体系,对公共卫生和应急服务进行综合预警监测和决策指挥,实现动态监测、实时预警、信息报送、风险评估、医疗资源调配等功能,完善应急指挥机制,健全监测预警机制,优化应急响应机制,健全科学研究、疾病控制、临床治疗有效协同机制,提高全社会的公共卫生应急响应能力。

3. 畅通信息交互沟通渠道的需要　项目的建设可以制定信息共享交换标准,统一数据接口规范,制定区域健康信息标准,畅通信息交互沟通渠道。建立信息共享交换标准,统一数据接口规范,制定信息标准,能够推动和促进各医疗卫生机构信息化建设的进度,统一和规范各医疗卫生机构信息化建设的标准,实现对医疗卫生信息的标准化和集成化,从而畅通信息交互沟通渠道,实现互联互通,提高卫生信息化的水平,充分发挥医疗卫生信息化建设的效益。

4. 卫生信息管理与决策支持需求　日常业务中产生的数据经过统计分析能够变成对公共卫生业务管理可用的信息;通过丰富的统计分析信息可以帮助管理者及时掌握公共卫生状况,并持续改进质量,保障安全,改善服务。传统的业务管理难以满足管理和决策的需要。管理者/业务人员自身掌握的知识和经验有限,难以从大量数据中得出有价值的信息。通过辅助决策从大量数据中找出规律,利用数学模型产生信息,为决策者提供分析问题、建立模型等,帮助管理者/业务人员作出判断或决策。

(二)功能需求

传染病多点触发监测预警系统包括多源监测和多点触发预警、可视化驾驶舱3个功能模块,应具备多源监测、多点触发预警算法、预警信息联动、可视化展示等功能。遵循"平战结合、补齐短板,健全优化重大疫情救治体系"的要求,基于监测数据规范、预警分析模型,在公共卫生信息大数据基础上构建传染病多点触发监测预警系统。

本项目建设内容主要包括监测指标构建、预警规则制定以及预警联动功能、与其他系统主动接口获取数据源,通过药品监测、诊断群监测、传染病监测数据、学校症状监测、养老机构监测、病媒生物、病原学监测、气候监测、预防接种、人群关注度监测等各类渠道获取疫情相关医学、社会学等数据源,再针对各类数据源应用多类预警算法实时分析,及时获取异常预警信息,并可联动平台的应急处置功能。详细功能见表10-1。

(三)数据需求

多源监测功能模块纳入的监测数据类别包括但不限于:疫情监测、症候群监测、实验室监测、环境监测、人口学监测、行为因素、舆情监测和卫生资源等。每个数据类别包括多项监测数据及指标,例如环境监测包括气象监测数据、空气污染监测数据等,行为因素包括药店药品销售、特定商品销售、健康行为和医疗咨询活动等数据。

(四)安全需求

1. 该系统的顺利运行需对接多个系统,为了保证系统安全可靠运行,需要求对接系统的安全性。

2. 该系统的数据涉及面广、数据量大,且涉及个人隐私,因此需要保证数据的安全性。

3. 业务并发和响应时间　业务并发指至少同时支持峰值1 000笔/分钟批量数据交换和峰值400笔/秒的实时查询或处理业务响应时间,需符合行业内比较通行的"2-5-10原

表 10-1　传染病多点触发监测预警系统功能需求

功能模块	功能需求
1. 多源监测	
1.1　数据采集及共享	对于不同来源的监测数据,采用集中导入、实时对接交互等多种方式实现数据入库;开通相关数据接口,可对接多点触发预警功能模块及省级应急平台,并具备与其他信息系统进行数据共享交换的功能
1.2　数据管理及加工	对采集到的数据进行逻辑校验、去除重复、错误更正等清洗,确保存储数据库的安全性,并能实现数据的快速调用和便捷更新,各类数据能够进行格式转换和分类汇总
1.3　统计分析和可视化展示	对于每项监测数据及指标,可按照时间、地区/单位、人群等不同维度进行统计,并将统计结果进行可视化展示,展示方式包括但不限于:点图、线图、直方图、饼图、条图、热力图、GIS 地图等
2. 多点触发预警	
2.1　实时运行预警模型	利用多种预警模型和算法,基于多源监测中的各项监测数据实时进行运算,当监测指标达到平台内置预警规则或阈值时,及时通过短信等形式第一时间给相关人员发出预警信息;预警模型包括但不限于:移动百分位数法、累计和模型、移动流行病学法、ARIMA 模型、随机森林模型、绝对值预警模型等
2.2　预警信息管理	展示历次预警信息汇总列表,信息包括预警时间、数据源、预警信息描述等内容,可查看某一预警事件的详情,以时间序列等形式展现预警数据具体情况;可抓取某一次预警信息中具体的异常数据源,根据不同类型的信号展示不同的原始数据情况;可按照时间、地区、机构类型、病种等进行查询,并对预警信息进行汇总展示
2.3　预警响应及应急联动	自动生成预警信息后触发响应流程,将预警信号通过短信发送至相关人员,由工作人员核实确定或排除,根据后台知识库生成行动清单以供参考,可对接后续现场流行病学调查及应急处置模块

则”,即系统业务响应时间小于 2 秒,判为优秀,用户对系统感觉很好;系统业务响应时间在 2~5 秒之间,判为良好,用户对系统感觉良好;系统业务响应时间在 5~10 秒之间,判为及格,用户对系统感觉一般;系统业务响应时间超过 10 秒,判断为不及格,用户无法接受系统的响应速度,认为系统已经失去响应,而选择离开页面,或者发起第二次请求。具体到本项目要求如下:

(1)批量数据交换:单记录交换/入库的平均响应时间≤20 毫秒;非并发大批量数据交换≤2 000 秒/百万条。

(2)查询:千万级数据量下单记录本地查询的响应时间≤2 秒;千万级数据量下分布式查询的响应时间≤5 秒/次;简单统计报表查询的响应时间≤10 秒。

284

（3）统计：千万级数据量下单项统计的响应时间≤5秒；复合汇总统计响应时间≤120秒；生成复杂统计报表的响应时间≤180秒。

二、系统特点与组成

突发公共卫生事件日益成为人类社会所面临的新的重大威胁。以重大传染病疫情为主的突发公共卫生事件不仅严重危害人民生命财产安全，还极易造成恐慌，引起社会动荡，影响社会生活的方方面面，甚至阻滞经济发展。国内外对此高度重视，欧美各发达国家纷纷投入巨资加强应对突发事件的研究和系统建设。2019年发生的新冠疫情对我国经济和国际经济所造成的损失和影响，使我们更加清楚地认识到人类社会面临公共卫生问题的严峻性。在信息化和经济全球化的时代，信息优势是未来竞争的关键，特别是突发公共卫生事件的监测预警反馈机制尤为重要。

为补足传统公共卫生监测系统短板，增强传染病早期监测预警能力，提高监测敏感性和准确性，建立智慧化预警多点触发机制，健全多渠道监测预警机制，提高实时分析、集中研判的能力，浙江省疾控中心结合浙江省科技厅重点研发计划项目"基于大数据的新发重大传染病监测预警技术研究"，探索建设了传染病多点触发监测预警系统。

（一）系统的特点

传染病多点触发监测预警系统包括多源监测、多点触发预警和数据驾驶舱3个功能模块。系统需要对疫情监测、症候群监测、实验室监测、环境监测、人口学监测、行为因素、舆情监测和卫生资源等信息的集中采集监测。再根据每个数据类型的多项监测数据及指标对已发生或未来可能发生暴发的传染病类公共卫生事件进行警报和预警。并通过数据驾驶舱进行多源监测数据可视化展示、汇总分析及智能预警。传染病多点触发监测预警系统具有以下特点。

1. 先进性　系统总体上采用J2EE这种先进的、开放式的体系结构，采用可靠、安全、平台无关、可移植性高的编程语言和管理性能高的开发体系结构（如Java和J2EE），保障系统升级和发展的平滑性、兼容性和可移植性。

2. 扩展性　系统具有很强的扩展能力，能支持未来的应用集成。系统中提供清晰的二次开发环境与接口，多种手段保证系统可伸缩，可以适应不同外界变化的个性化需求，而且保证在正常情况下和极端情况下业务逻辑的正确性，应用软件能够被简单方便地修改，系统软件能够保证按时升级。

3. 实用性　实用性包括当前实用性和未来实用性。系统采取总体设计、分步实施的技术路线，在总体设计的指导下，首先实现带有普遍意义和具有核心价值的（用户急需的）系统功能，并优先实施系统可靠性设计。使系统始终与用户的实际需求紧密联系，同时也保障了系统扩充和升级的连贯性和平滑性。

4. 准确性　完整准确的数据是一切业务开展最重要的基础。系统软件建设中做到了数据的标准统一、口径一致、来源可靠、内容完整，确保基于数据开展的各项业务可以稳定运行，统计报表结果准确，没有遗漏，不出差错。

5. 安全性　系统建设合规可控，坚持网络安全底线思维，通过规划和设计符合国家网络安全法和等级保护制度的相关要求,然后再进一步针对网络安全威胁、风险的动态性变化趋势,调整完善网络安全措施,健全和深化网络安全工作,逐步建立依法合规、风险可控的网络安全保障体系。

（二）系统的组成

传染病多点触发监测预警系统由多源监测、多点预警、数据大屏三个模块组成。

1. 多源监测　具备监测指标构建、监测数据操作及数据统计分析功能,通过传染病监测数据、症候群监测、病媒生物、实验室监测、人口学监测、环境监测、舆情监测等各类渠道获取疫情相关医学、社会学等数据源,通过对单类别数据的分析机制,进行数据趋势、数据热度、数据聚集性等方面的图表展示。

2. 多点预警　依据多源监测获取的不同监测方向的特征数据,针对各类数据源应用多类预警算法实时分析,及时获取异常预警信息,并可联动平台的预警查询、预警分析功能,推动疫情上报、应急响应、疫情预测等职能实现。

3. 数据驾驶舱（数据大屏）　基于卫生应急大数据中心对疾病防控相关数据进行深度挖掘分析,建设系统数据大屏,进行卫生应急信息的可视化展示、汇总分析及智能预测,提醒相关部门及时行动,及时遏制疫情大范围扩散。

三、系统使用环境

（一）操作系统

数据库层基于 Windows 操作系统。

（二）数据库平台

支持 MySQL、Oracle、SQLServer 等大型数据。

（三）前端开发工具

采用 Net、J2EE 等主流开发平台。

（四）支持云计算平台技术

相关系统建设能够实现云计算数据中心的软件架构,云计算技术的应用需要充分体现在数据中心、业务应用的设计与部署过程中。通过基于成熟的云计算数据中心的业务运营支撑产品实现信息共享和资源利用。

（五）系统运行所需的硬件配置

（1）内存:8G。

（2）CPU:3.0GHz。

（3）硬盘:1T。

（4）分辨率:1 280×1 024 以上。

（六）软件环境

1. 服务端

（1）操作系统:CentOS 2.6.32-431.el6.x86_64;Windows Server 2008。

（2）Web 服务器:Tomcat 7.0。

（3）数据库:MySQL 5.52。

286

2. 应用终端

（1）PC 端操作系统为 Window7 及以上、MacOS。

（2）内存：4G 及以上。

（七）网络环境

（1）网络架构：B/S 架构。

（2）网络类型：局域网。

（3）互联网下载速度不低于 500k/s。

四、系统构建

（一）总体架构

1. 基础设施层 公共卫生信息管理数据库是系统运行所依托的基础软硬件、网络通信和系统安全运行环境，主要包括用于部署应用系统所必需的服务器、基础软件、存储和安全设备、监测体系以及用于数据传输的网络设备等，本项目部署在浙江省政务云环境。

2. 数据层 公共卫生信息管理数据库为传染病多点触发监测预警系统应用服务提供数据存储与支撑。主要包括业务空间数据、业务管理数据、基础地理信息数据、元数据以及其他数据库。其中，业务空间数据包括：定点医院、应急资源、发热门诊、宠物医院、急诊、医院、卫生所、药房、政府机构、公安交警、疾病预防控制中心、医疗器械出售点、体检中心、学校、商场超市、大厦、酒店宾馆、火车站、机场等矢量数据、遥感影像等。业务管理数据包括：疫情概况、人口迁徙、防控政策、卫生资源、确诊病例、输入病例、核酸检测数据、学校监测数据、养老机构监测数据、药品销售信息、舆情信息、气象数据、采集标本数据、疫点采集数据等。

3. 支撑层 介于应用层与数据层之间，为传染病多点触发监测预警系统提供包括工作流引擎、中间件、报表、权限、日志、GIS 服务、接口等支撑组件以及集成开发平台在内的应用支撑功能。主要包括数据共享服务接口建设与管理、数据统一管理、数据服务发布、用户统一授权管理等，为传染病多点触发监测预警系统应用服务提供重要的支撑。

4. 应用层 向用户提供服务的具体展现层，是根据项目需求分析建设的系统功能，包括多源监测、多点触发。

5. 用户层 本系统用户主要是浙江省疾病预防控制中心的工作人员。

6. 保障体系 主要包括支撑该系统顺利实施、运行的数据更新机制、标准规范体系、安全保障体系、运维体系等，见图 10-1。

（二）技术架构

按照分层设计的技术架构设计原则，结合传染病多点触发监测预警系统需求进行本项目技术架构的设计，在基础技术平台、标准化检查平台、数据管理平台、数据服务平台、权限管理平台以及二次开发平台的基础上构建应用系统，并且在整个项目建设过程中，相关的标准规范体系是其建设依据，信息化系统安全保障体系为其保驾护航，见图 10-2。

（三）业务流程框架

业务流程框架见图 10-3。

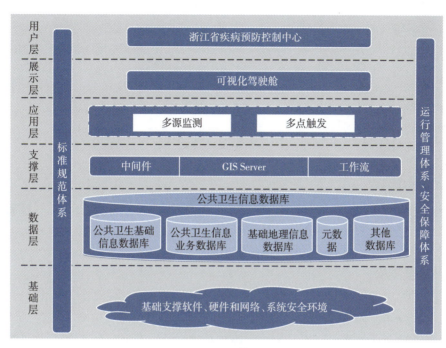

图 10-1　总体架构

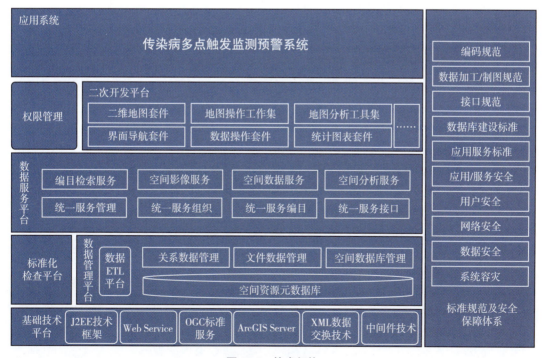

图 10-2　技术架构

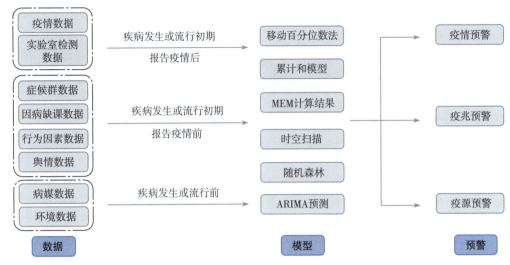

图 10-3　业务流程框架

（四）安全架构

严格按照"3体系、1策略"灵活实现传染病多点触发监测预警系统的总体目标。其中"3体系"指安全防护体系、安全管理保障体系、云安全防护体系，"1策略"指安全部署策略。

传染病多点触发监测预警系统安全保障体系建设分为安全基础设施、应用系统安全和安全管理保障体系3部分，涉及物理安全、网络安全和系统安全等方面。根据"分域、分级保护"策略，制定相应的安全措施，从而形成传染病多点触发监测预警系统建设整体的安全保障体系，见图10-4。

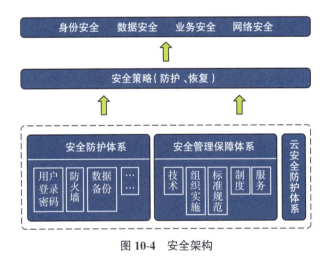

图 10-4　安全架构

（五）系统构建

系统构建流程见图10-5。

1. 数据采集　系统对接外部数据后，根据用户需求，对数据进行采集、加工、清洗，将其转化为需要的数据内容与类型，供后续使用。为方便用户查看数据情况，系统将数据结果转化为图表展示给用户。

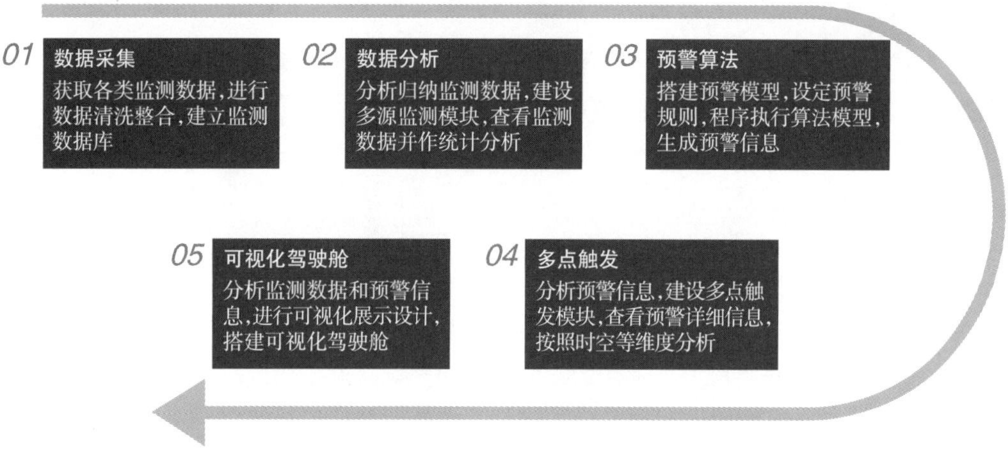

图 10-5　系统构建流程

（1）数据来源

1）传染病疫情监测：传染病疫情监测数据来源于"中国疾病预防控制信息系统"，分为聚集性疫情和传染病个案数据，包括甲类传染病、乙类传染病、丙类传染病、其他类传染病、其他公共卫生事件、预防接种、服药事件、食物中毒等。

2）诊断群监测：根据疾病特性、症状、传染性等因素，并经过专家论证，系统依托 ICD-10 疾病编码分为 12 个诊断群，见表 10-2。

表 10-2　诊断群监测

序号	诊断群名称	序号	诊断群名称
1	发热呼吸系统诊断群	7	发热性淋巴腺病诊断群
2	发热消化系统诊断群	8	非发热性疾病诊断群
3	发热皮疹诊断群	9	红眼诊断群
4	发热出血诊断群	10	肺炎诊断群
5	发热神经系统诊断群	11	腮腺炎诊断群
6	发热伴黄疸诊断群	12	消化系统诊断群

系统对接医院、诊所、体检部门等医疗机构的外部数据后，对其进行加工、清洗和提取。

3）学校因病缺课监测：与学校因病缺课监测系统对接，实现数据预警。建立浙江省多所学校的健康监测机制，实时对接学生名单、学校、班级等信息，并由校医进行学生状况每日信息填报，将学生病假人数、姓名、症状等进行汇总提交。

系统对接学校学生缺课数据，根据关注度设计学生缺课原因字典，统计学生因病缺课数据情况，最终以图表形式展示给用户，供其参考。

4）气象监测：抓取气象监测点数据，包括：温度、湿度、风速、气压、$PM_{2.5}$、日照等信息，分析气象因素对疫情的影响。同诊断群根据传入数据以及用户需求对数据进行加工后以图表展示。

5）实验室数据：获取医院、疾病预防控制机构、第三方实验室病原学相关检验数据，可实现数据的统计分析，并实现病原检测数据监测预警。

6）病媒监测：传染病病媒监测主要在疾病预防控制机构开展，监测数据来源于建立的病媒监测信息系统。病媒监测数据主要包括鼠类监测、蜱虫监测、蚊虫监测、登革热‑蚊媒监测。

7）人口学监测：依托公安机关相关部门获取街道、区（县）内人口特征信息。依托海关与出入境边防检查站相关部门获取口岸每日各国入境信息。

8）行为数据：药品销售数据依托药品销售监测系统获取。居民疫苗接种数据依托预防接种系统获取。每日急性传染病相关医疗信息咨询数据需汇总热线咨询电话及咨询网站数据分析得到。

9）舆情监测：抓取社交媒体中与疫情相关的舆情信息，及时判断，并分析疫情相关的网络关键字段搜索指数。同诊断群根据传入数据以及用户需求对数据进行加工后以图表展示。

（2）数据加工与清晰

1）数据清洗流程：对于数据整合过程中的"脏数据"，需要进行数据过滤清洗。"脏数据"主要包括：不完整数据、错误数据、重复数据等几类，经过数据结构分析，通过数据整合工具的数据清洗功能，实现数据自动或手动清洗，为数据整合提供完整规范的数据。

数据清洗分为以下几步（图10-6）：①元素化：将非标准的数据格式化成标准的结构化数据。②标准化：根据元数据进行数据元素标准化。③校验：对标准化的元素进行一致性校验，即在内容上修改错误。④匹配：在其他记录中寻找相似的记录，发现重复记录。⑤消除重复记录：根据匹配结果进行处理，删除部分记录或合并多个记录为一个完整信息的记录。⑥归档：归档整理完成的数据。

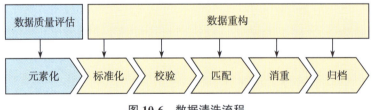

图 10-6　数据清洗流程

2）异常数据清洗：数据清洗是指发现并纠正数据文件中可识别的错误的最后一道程序，包括检查数据一致性、处理无效值和缺失值等。由于编码和标准规范不统一等问题，数据中可能存在一些无效值和缺失值，需要给予适当的处理。①残缺数据处理：大多数情况下，缺失的数据信息必须手工填入（即手工清理）。某些缺失信息也可以从本数据源或其他数据源推导出来。②错误数据：用统计分析的方法识别可能的错误数据或异常数据，如偏差分析、识别不遵守分布或回归方程的值，也可以用简单规则库（常识性规则、业务特定规则等）检查数据值，或使用不同属性间的约束、外部的数据来检测和清理数据。③重复数据：

数据库中属性值相同的记录被认为是重复记录,通过判断记录间的属性值是否相等来检测记录是否相同,相同的记录可合并为一条记录(即合并/清除)。

(3)数据转换

1)机构信息系统数据字典整理:数据转换工作开展之前,需要收集和整理机构信息系统数据字典。数据字典包括全员人口、健康档案、电子病历、卫生资源等数据的字典。数据字典整理具体工作包括表结构整理、表内数据生成和校验规则整理、表间关系整理、表间数据校验规则整理等。

2)数据差异分析:分析机构信息系统与公共卫生信息大数据中心平台数据库的设计方案和数据构成,整理各机构信息系统与数据中心数据库设计方案的差异和数据库表结构的设计差异,形成《系统数据库差异分析报告》,为各机构信息系统与大数据中心之间的数据对照和数据转换提供支持。数据差异分析具体内容应包括:数据组成、数据来源、数据用途、分库方案、分表方案、交换要求等。

3)建立数据之间的映射关系:通过各机构信息系统与大数据中心平台数据指标差异,以及数据整理结果,建立数据之间的映射关系,编写《数据映射对照表》。数据间的映射关系应包括:表间映射关系、表字段映射关系、二级代码映射关系、数据自动补全规则等。利用可视化映射组件支持多种数据映射规则,根据映射规则与数据转换规则实现数据转换。数据映射规则见图 10-7。

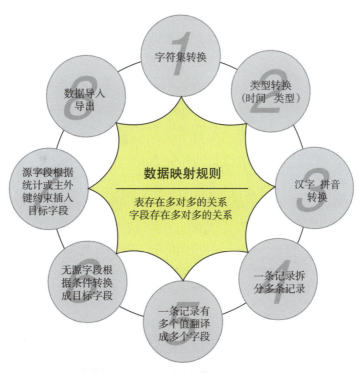

图 10-7　数据映射规则

(4)数据整合

1)数据整合方式:数据整合目前有如下 3 种方式:①采用专业数据整合工具,并可根据业务适当定制,满足数据整合的通用需求与个性化需求。②开发数据整合的程序,利用程序进行数据整合。③其他数据整合方式。

数据整合的几种方式之中,采用专业数据整合工具进行数据整合的方式较为理想,整合效率高且功能强大,传染病多元监测多点触发预警系统采用数据整合工具,按照统一的标准与规范进行整合。数据整合工具原则上需在配置好相应的参数之后自动运行,并支持整合策略的配置。

2)数据整合工具:数据整合工具包括可视化数据映射、数据转换、监控管理、安全加密、数据整合、平台内核六部分,其构架见图10-8。

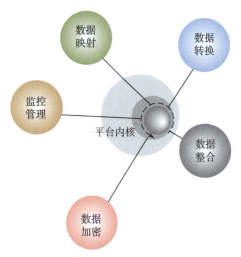

图 10-8　数据整合工具结构

2. 数据分析　分析归纳监测数据,建设多源监测模块,查看监测数据并作统计分析。

(1)统计分析——时间:统计各类监测源在不同时期监测量的分布情况,以表格及特定统计图的形式展示。

(2)统计分析——空间:统计各类监测源在不同地区监测量的分布情况,以表格及特定统计图的形式展示。

(3)统计分析——人群:统计各类监测源涉及的不同人群监测量的分布情况,以表格及特定统计图的形式展示。

3. 预警算法

(1)搭建预警模型,利用多种预警模型和算法,基于多源监测中的各项监测数据实时进行运算,预警模型包括但不限于:移动百分位数法、累计和模型、移动流行病学法、ARIMA 模型、随机森林模型、绝对值预警模型等。

1)移动百分位数法:选择监测源后,取当前最近一周数据对最近 5 年同周期上下两周数据得出趋势图,用户设置预警点位,如 P_{80},达到或超过时系统会产生预警信息。示例见图 10-9。

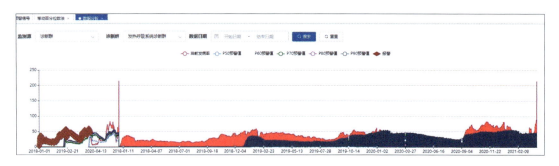

图 10-9　移动百分位数法

2）累计和模型：选择数据源，根据既往数据建立 C1-MILD（C1）、C2-MEDIUM（C2）和 C3-ULTRA（C3）模型，比较不同参数组合下 C1~C3 模型的约登指数和检出时间（DT），设立指标值，达到时触发预警。示例见图 10-10。

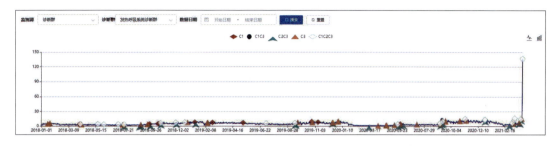

图 10-10　累计和模型

3）随机森林：选择监测源后，根据设置的相关变量不同，基于决策树模型理论和抽样技术得出传染病暴发可能性。示例见图 10-11。

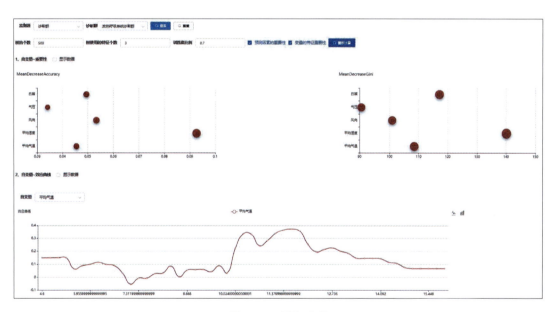

图 10-11　随机森林

4）绝对值预警：根据用户需求，对各重点关注数据源进行绝对值预警，当划定时间内染病或症状数量达到预警条件时触发绝对值预警。

5）空间聚集预警：一方面机器自动学习传染病报告卡的工作单位填写情况，不断分拣和处理标准规范的工作单位，加强对同一工作单位的识别精度，提升聚集性疫情筛查准确率，未来运用于提高数据质量。另一方面基于空间地理信息，对重点药品销售情况、症状、检验检查项目进行空间维度分析，根据数据丰富程度，空间既可按行政区块（可精确到区县），也可按重点场所（如学校、养老机构等）划分，当相关监测指标在某一空间的聚集超过模型预警阈值,则启动预警提示。

6）人群聚集预警:基于症候群、重点药品购买者、患者的个体基本信息,分析不同人群的症状及关联因素,如儿童、老年人等重点人群的症状及关联因素的发生情况,一旦某一人群的症状发生数超过模型预警阈值,则启动预警提示。

7）异常数量增加预警:异常数量增加预警主要是分析一段时间内某一症状、重点药品的销售量、检验检查项目是否出现异常增长,一旦某一时间发生量超过模型预警阈值,则启动预警提示。

8）舆情监测指数:通过监测新闻门户、论坛、博客、微信、微博、贴吧等媒体,经情感判断、来源分析、地域分布、传播途径、舆情暴发趋势等研判后,将自然语言处理技术应用于舆情监控领域,对舆情精准分类,以文字和图表形式直观生成各种舆情趋势图表,设置预警指数,当指数达到预警标准时,及时发出预警。

9）综合预警:针对某一特定疾病,首先考虑在一定的时间范围内、地域范围内累积到一定数量后才算疫情发生,同时还需要综合考虑环境、人群流动、季节等综合型因素。综合疾病风险预警模型的主要目的在于判断某种传染病引发突发性公共卫生事件的风险,其核心提供基于大数据的预警阈值的设置。智能综合预警会对系统上传的传染病监测数据进行实时跟踪(包括现有传染病监测数据以及本系统建设包含的智能筛查及监测数据),基于传染病预警模型当相应监测数据达到相应疾病疫情预警阈值时,系统自动进行疫情风险预警。系统支持多种维度的预警,并支持展示预警相关的病种、风险等级、监测数据等。

（2）设定预警规则:当监测指标达到平台内置预警规则或阈值时,及时通过短信等形式第一时间给相关人员发出预警信息。

从个人、局部或集中单位、区域全人群三个层面设置预警规则,在考虑空间聚集、人群聚集、异常数量的基础上,判断综合风险,形成整体预警模型。

传染病多源监测多点触发预警系统将预警分为输入预警、本地预警、暴发预警,阶段分为以下三类。

1）疾病发生或流行前预警(警源指标)。

2）疾病发生或流行初期(报告疫情前)预警(警兆指标)。

3）疾病发生或流行初期(报告疫情后)预警(警情指标)。

（3）生成预警信息

1）预警提示:当监测指标达到系统内置预警规则,及时通过短信等形式第一时间给相关人员发出预警信息。

2）预警列表浏览:历次预警信息汇总列表,信息包括预警时间、数据源、预警信息描述等内容,可查看某一预警事件的详情,以时间序列等形式展现预警数据具体情况。预警异常数据抓取可抓取某一次预警信息中具体的异常数据源,根据不同类型的信号展示不同的原始数据情况。

3）预警信息大屏展示:预警信息数据大屏等界面直观展示,实现按周、按月等时间段坐标,不同机构、不同疾病(诊断或症状)的模型预警、绝对值(事件)预警信号的趋势、分类、汇总展示,并可按不同时间段进行查询和展示。

4. 多点预警　分析预警信息,建设多点触发预警模块,查看预警详细信息,按照时空等维度分析,进行预警信号核实。预警信息明细示例见图 10-12、预警信息原始数据(个案详情)示例见图 10-13、预警信号核实示例见图 10-14。

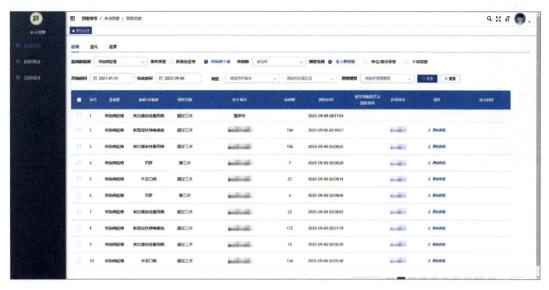

图 10-12　预警信息明细

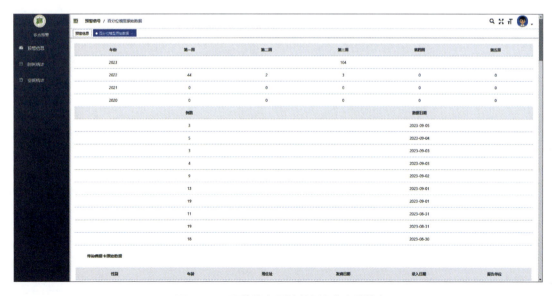

图 10-13　预警信息原始数据(个案详情)

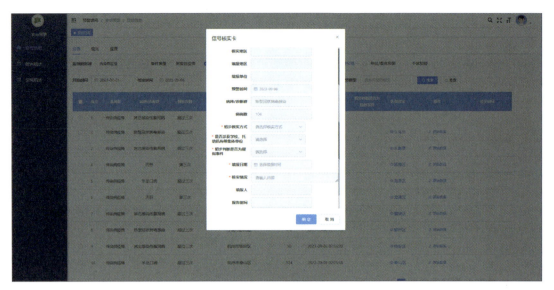

图 10-14　预警信号核实

5. 预警统计

（1）时间统计：统计各类监测源在不同时期监测量的分布情况，以表格及特定统计图的形式展示。

（2）空间统计：统计各类监测源在不同地区监测量的分布情况，以表格及特定统计图的形式展示。

6. 可视化驾驶舱

（1）确定展示模块：监测模块、点位地图、预警信号、预警统计，各功能模块说明见表 10-3。

（2）分析监测数据和预警信息，进行可视化展示设计。

表 10-3　各功能模块说明

模块	功能	说明
多源监测	聚集性传染病类别事件数统计	数据默认展示甲乙类病例数、丙类病例数、其他类病例数随时间变化，支持不同时间、地区查询
	个案传染病类别事件数统计	数据展示甲类、乙类按甲类管理、乙类、丙类、其他类的病例数随时间变化趋势，支持不同时间、地区查询
	各诊断群病例数柱状图	图表展示呼吸道疾病、肠道疾病、皮疹的病例数随时间的变化趋势
	病媒媒介密度箱图	用箱图展示蚊虫的幼虫（蛹）密度、鼠类、蜱虫三类数据随时间的变化趋势，支持 TAB 切换
	PCR 各结果占比环形图	环形图展示原始标本 PCR 各鉴定结果种类：Victoria、混合型、季节性 H3、新甲型 H1、阴性、Yamagata，支持不同时间、地区查询
	气象因素监测点状趋势图	点状图展示风速、气压、气温这三类数据随时间的趋势变化，可支持风速、气压、气温 TAB 切换，支持不同时间、地区查询

续表

模块	功能	说明
点位地图	预警地图	地图中展示各地近期的预警数据,用五色图区分
	监测地图	地图中展示各地不同监测源的数据整体分布情况,用五色图区分
预警信号	预警信息	展示最近4条预警的监测源、时间、预警地区、预警详情这四项字段内容
	预警层面展示	按照疫情、疫兆、疫源把预警阶段分为三类,可支持切换查询
预警统计	预警数量折线趋势图	用折线图展示疫情、疫兆、疫源三类数据随时间的变化
	预警层面占比圆饼图	用圆饼图展示疫情、疫兆、疫源数量占整体预警的比例

五、用户管理

(一)用户的增加、修改和删除

用户信息列表:用户编号,用户名称,用户昵称,部门,手机号码,钉钉号码,状态,创建时间,操作(修改、重置和删除)。

可以对用户信息列表内容进行增加、修改、删除、导入、导出和重置。点击增加和修改会出现增加(必填:用户昵称、用户名称、用户密码;非必填:归属部门、手机号码、邮箱、用户性别、状态、岗位、角色、钉钉号码、备注)和修改(必填:用户昵称;非必填:归属部门、手机号码、邮箱、用户性别、状态、岗位、角色、钉钉号码、备注)的弹窗效果;点击删除会出现是否确定删除的弹窗;点击导出会出现是否确定导出的弹窗。

(二)用户权限管理

角色管理列表:角色编号、角色名称、权限字符、显示顺序、状态创建时间、操作(修改、数据权限、业务参数配置权限、预警信息接受权限、删除)。

可以对角色信息进行数据权限(非必填:角色名称、权限字符、权限范围)、业务参数配置权限(必填:角色名称、权限字符;非必填:业务参数、权限配置)、预警信息接受权限(必填:角色名称、权限字符;非必填:预警信息接受、预警信息、预警信息权限)配置。

第二节　系　统　应　用

一、基础操作说明

(一)用户登录系统

打开电脑桌面的浏览器,在地址栏输入平台地址,回车后,进入登录页面,见图10-15。

在登录首页输入:用户名、密码,点击"登录"按钮进入门户页,见图10-16。进入门户

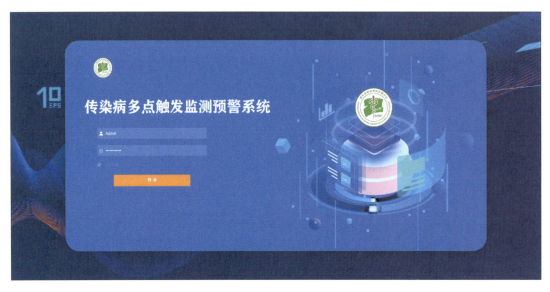

图 10-15   系统登录页面

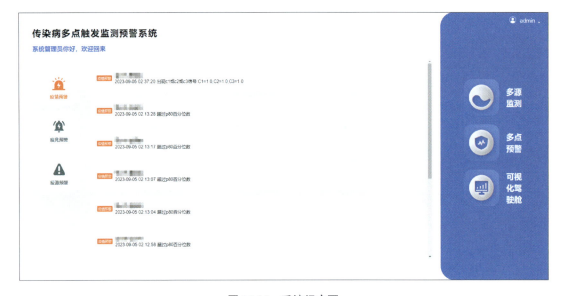

图 10-16   系统门户页

页,左侧展示最新的预警信号,若出现新预警,信号灯出现动效效果,页面的所有预警均可点击,点击预警信息后,跳转到预警详情页。

右侧为多源监测、多点预警、数据大屏三个模块,点击即可进入相应界面。

(二)系统常用功能

1. 点击相应管理模块可跳转到相应的模块界面,见图 10-17。

2. 点击标签右侧的 ×,可关闭此标签(关闭主标签将关闭所有子标签),见图 10-18。

3. 点击对应页数可跳转至相应页面,最右侧方框内输入目标页数后按回车键可前往对应页面,见图 10-19。

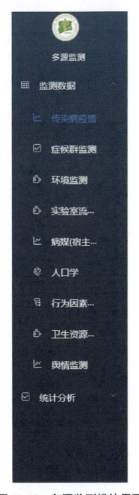

图 10-17 多源监测模块界面

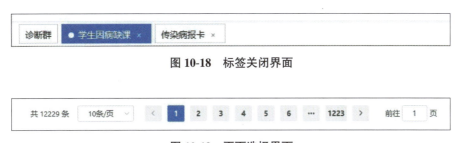

图 10-18 标签关闭界面

图 10-19 页面选择界面

4. 鼠标选中为蓝色字体,鼠标未选为白色字体,见图 10-20。

5. 点击下拉箭头,鼠标移到具体的下拉项目,选中内容变为蓝色;选中后下拉框内显示选中内容,见图 10-21。

6. 日期选择 可进行月份选择和日期选择,见图 10-22。

7. 弹窗效果 点击取消和右上角×取消弹窗,点击确定,内容更新并关闭弹窗,见图 10-23。

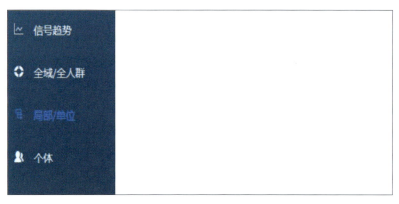

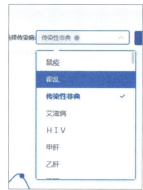

图 10-20　鼠标选择界面　　　　　　　　　　图 10-21　下拉项目说明

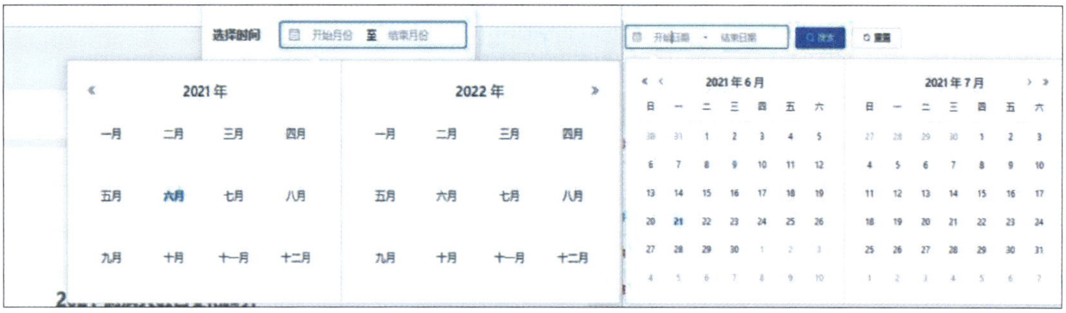

图 10-22　日期选择界面

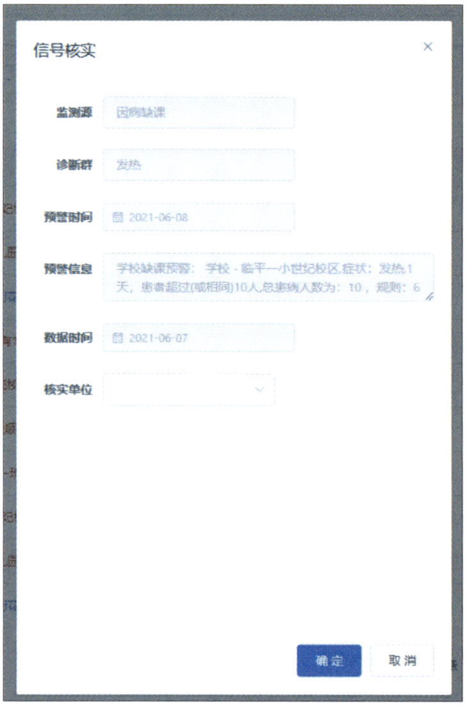

图 10-23　弹窗界面

二、功能模块

（一）多源监测

1. 多源监测 - 监测数据　监测数据模块主要包含传染病疫情、症候群监测、环境监测、实验室流感病原监测、病媒（宿主动物）监测、人口学、行为因素监测、卫生资源监测、舆情监测九类监测源的数据。

进入多源监测模块，点击监测数据进入传染病疫情页面，该页面的数据均可进行新增、删除、修改、导出操作（图 10-24），下拉框均可以筛选数据内容（图 10-25）。

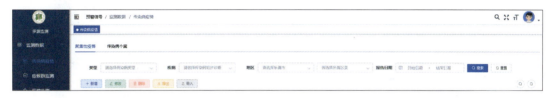

图 10-24　新增、删除、修改、导出界面

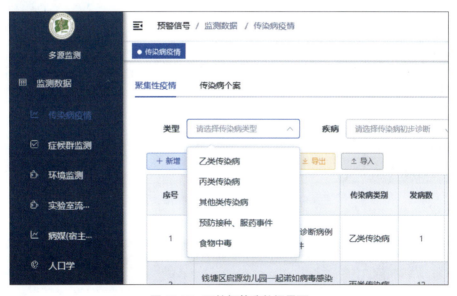

图 10-25　下拉框筛选数据界面

（1）多源监测 - 监测数据 - 传染病疫情："传染病疫情"界面展示内容为聚集性事件和个案的数据内容。

1）默认进传染病疫情的"聚集性疫情"界面，在筛选栏可以根据类型、疾病、地区、报告日期来筛选聚集性事件的数据。

2）在"操作"中点击修改，可以修改事件级别、报告地区、报告单位、结案时间、删除时间、最近修改、波及或暴露人口数、发病数、死亡数、传染病初步诊断、学校类型、事件发生时间、接到报告时间、初步核实认定时间、首例患者发病时间、末例患者发病时间、截至查询发病数、截至查询死亡数、审核、审核用户、首次审核时间、县级审核时间、市级审核时间、省级

审核时间、国家级审核时间、是否为非职业性一氧化碳中毒、所属市、所属区县、所属乡镇等
事件信息,点击删除,可删除事件数据,见图 10-26 和图 10-27。

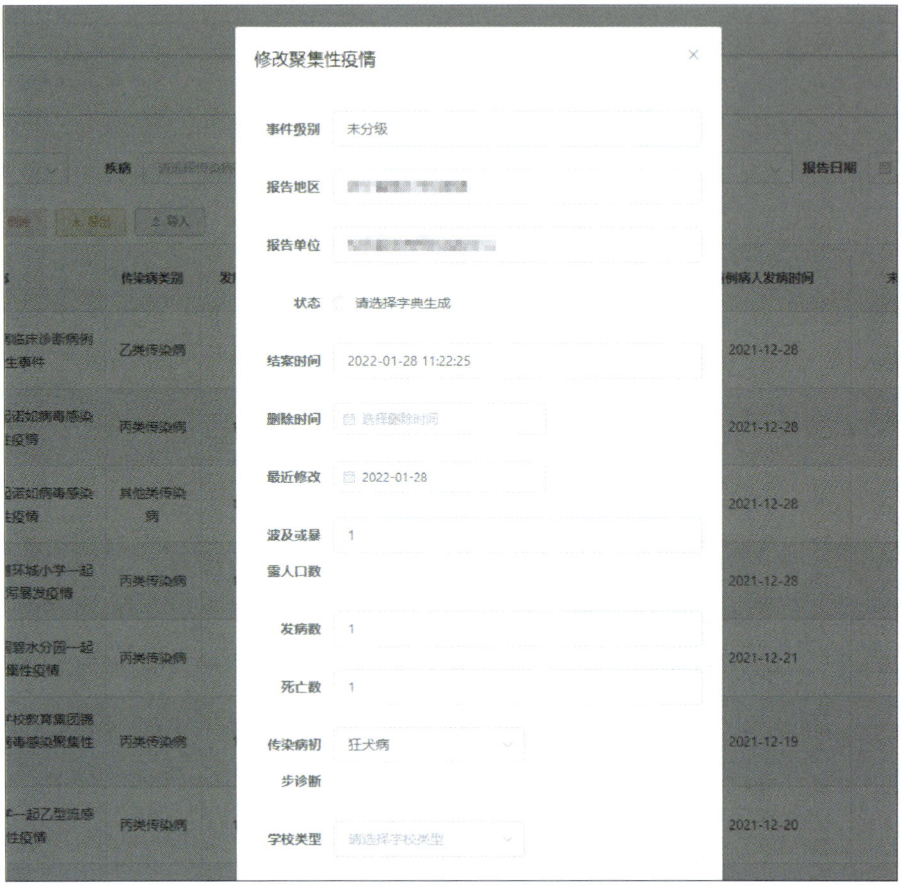

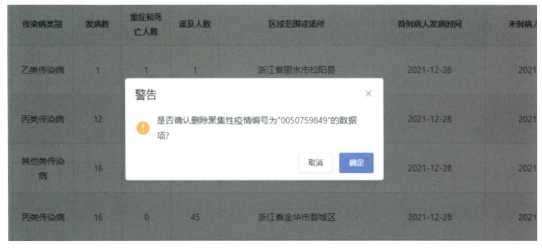

图 10-26　聚集性疫情监测数据修改界面

图 10-27　监测数据删除界面

3）点击传染病个案，进入"传染病个案"界面。在筛选栏可以根据传染病病名、性别、职业、报告日期、地区来筛选传染病个案的数据。

4）在"操作"中点击修改，可以修改工作单位、本人电话号码、传染病患者职业代码、户籍地址编码、户籍地址名称、职业、其他职业详细信息、居住地址类型名称、现住地址编码、现住地址、现住详细地址、民族、婚姻、文化程度、传染病代码、诊断类别、发病时间、诊断时间、死亡时间、填报机构、填报单位、填报人姓名等事件信息，点击删除，可删除事件数据，见图 10-28。

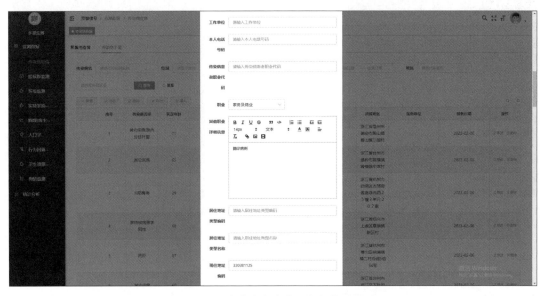

图 10-28　传染病个案监测数据修改界面

（2）多源监测 - 监测数据 - 症候群监测："症候群监测"界面展示浙江省医疗机构和教育机构的症候群数据内容。

1）医疗机构就诊：①点击"症候群监测"，默认进入"医疗机构就诊"界面，在筛选栏可以根据医院、年龄、患者性别、诊断群、就诊时间、地区来筛选症候群的监测数据。②在"操作"中点击修改，可修改医院编码、医院、症状名称、就诊科室编码、就诊科室名称、患者 ID、患者姓名、身份证号、患者出生日期、年龄、性别、电话、地址、初诊、复诊、体温、症候群 ID、患者主诉、诊断结果、ICD-10 编码、ICD-10 名称、发病时间、就诊时间、备注、详细地址、社区、公司、所属区、所属县等诊断群数据信息，点击删除，可删除诊断群数据，见图 10-29。

2）学生因病缺课：点击"学生因病缺课"，在筛选栏可以根据学校代码、学校名字、学校地址、姓名、症状、地区来筛选症候群的监测数据，见图 10-30。

3）流感样病例：①点击"流感样病例"，默认进入"流感样病例"界面，在筛选栏可以根据时间、所属市、所属县区、所属乡镇来筛选监测数据。②在"操作"中点击修改，可修改流感样病例周统计中的地区编码、机构编码、哨点医院名称、省份、年、周、时间、年龄段病例数、门急诊病例就诊总数、流感样病例就诊比例、最后修改日期、所属市、所属县区、所属乡镇，点击删除，可删除诊断群数据，见图 10-31。

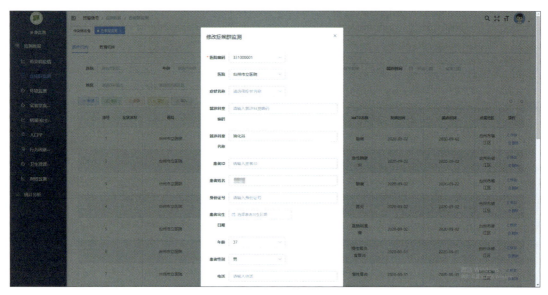

图 10-29　症候群监测数据修改界面

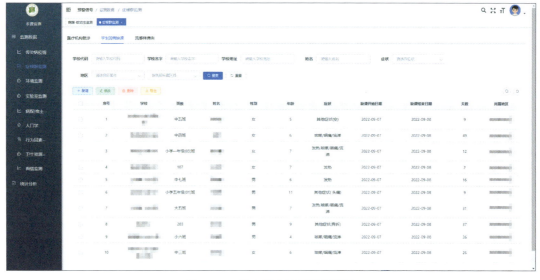

图 10-30　学生因病缺课数据界面

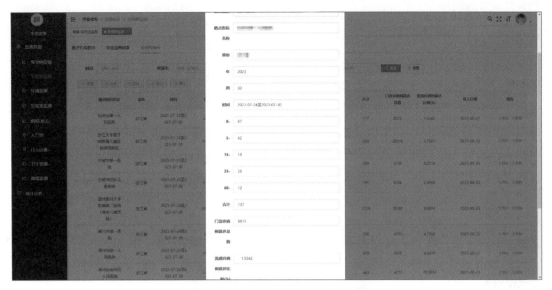

图 10-31　流感样病例数据修改界面

（3）多源监测 - 监测数据 - 环境监测："环境监测"界面展示空气质量、气象因素的数据内容。

1）空气质量：①默认进入环境监测的"空气质量"界面，在筛选栏可以根据污染程度、地区、报告日期来筛选空气质量的数据。②在"操作"中点击修改，可以修改空气质量指数、污染程度、$PM_{2.5}$、PM_{10}、二氧化硫浓度、一氧化碳浓度、二氧化氮浓度、臭氧最大 8 小时平均、所属区、所属县、所属乡镇、数据信息，点击删除，可进行删除数据，见图 10-32。

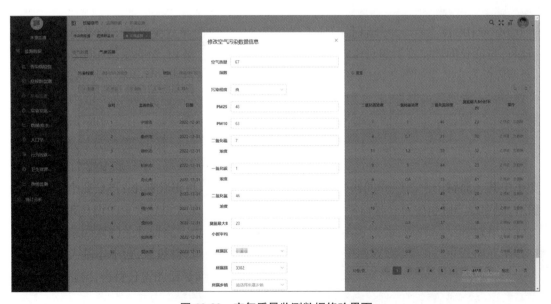

图 10-32　空气质量监测数据修改界面

2）气象因素：点击"气象因素"，进入环境监测的"气象因素"界面，在筛选栏可以根据地区、时间来筛选气象因素的数据，见图 10-33。

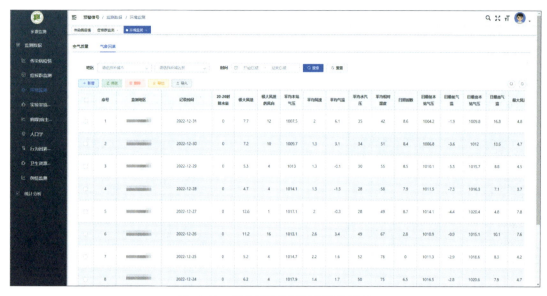

图 10-33　气象因素监测数据修改界面

（4）多源监测 - 监测数据 - 实验室流感病原监测："实验室流感病原监测"界面展示实验室检测结果详细的数据内容。在筛选栏可以根据采样开始时间、采样结束时间、收样开始时间、收样结束时间、PCR 鉴定类型来筛选实验室检测结果的数据，见图 10-34。

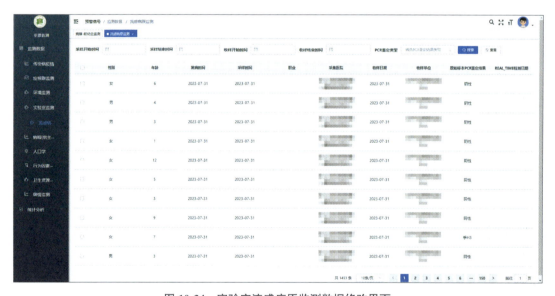

图 10-34　实验室流感病原监测数据修改界面

（5）多源监测 - 监测数据 - 病媒（宿主动物）监测："病媒（宿主动物）监测"界面展示鼠类监测、蜱虫监测、蚊虫监测的数据内容。

1）默认进入病媒（宿主动物）监测的"鼠类监测"界面，在筛选栏可以根据地区、日期（可按年、季、月不同维度统计）、老鼠种类（褐家鼠、黄胸鼠、小家鼠、黑线姬鼠、黄毛鼠、臭鼩鼱、其他）来筛选鼠类的数据，见图 10-35。

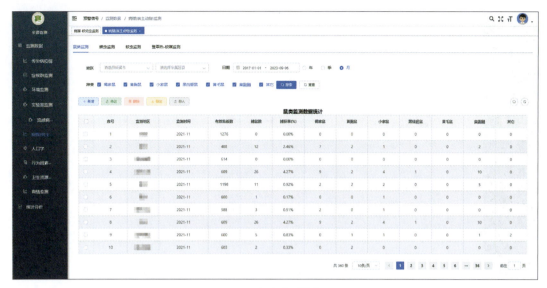

图 10-35 鼠类监测数据界面

2）点击"蜱虫监测"，进入"蜱虫监测"界面，在筛选栏可以根据地区、日期（可按年、季、月不同维度统计）来筛选蜱虫的监测数据，见图 10-36。

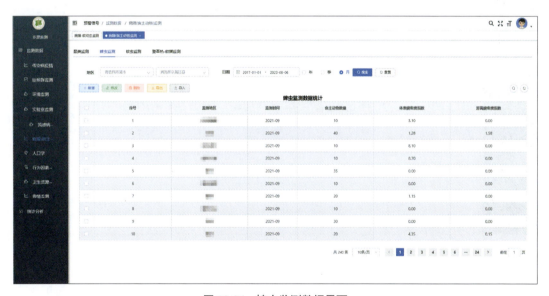

图 10-36 蜱虫监测数据界面

3）点击"蚊虫监测"，进入"蚊虫监测"界面；在筛选栏可以根据地区、日期（可按年、季、月不同维度统计）、蚊虫种类［淡色（致倦）库蚊雌蚊、三带喙库蚊雌蚊、白纹伊蚊雌蚊、中华按蚊雌蚊、骚扰阿蚊雌蚊、其他种类雌蚊］来筛选蚊虫的监测数据，见图 10-37。

4）点击"登革热 - 蚊媒监测"，进入"登革热 - 蚊媒监测"界面，在筛选栏可以根据监测点类型、调查时间、BI 范围、是否审核、地区来筛选监测数据，见图 10-38。

（6）多源监测 - 监测数据 - 人口学："人口学"界面展示浙江省的人口数据内容。

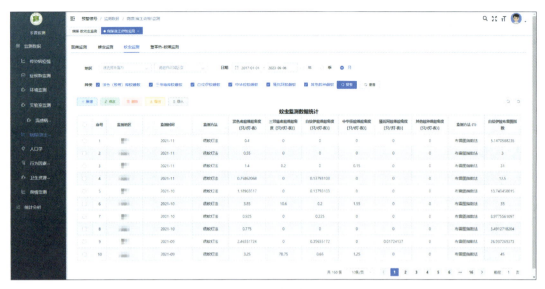

图 10-37　蚊虫监测数据界面

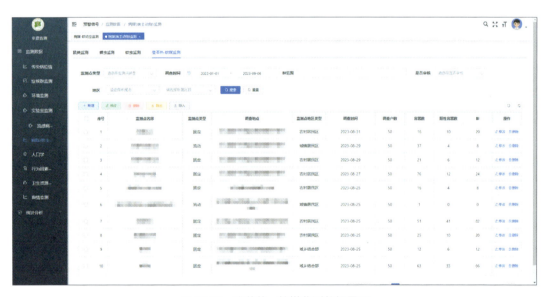

图 10-38　登革热 - 蚊媒监测数据界面

1）默认进入"人口学"界面,在筛选栏可以根据年份、年龄组、地区来筛选不同年龄段的人口数据。

2）在"操作"中点击修改,可以修改年龄组、男性人口数、女性人口数、所属区、所属县等人口学数据信息,点击删除,可删除人口学数据,见图 10-39。

（7）多源监测 - 监测数据 - 行为因素监测:"行为因素监测"界面展示购药行为因素监测数据内容。

1）在筛选栏可以根据城市、区县、购药时间来筛选不同年龄段的购药行为数据,见图 10-40。

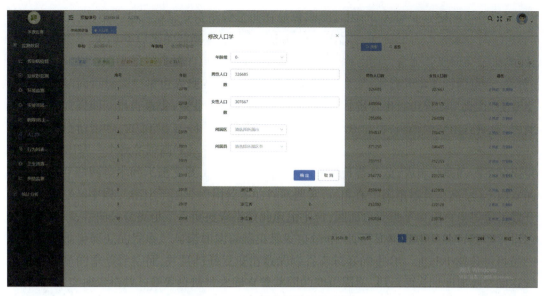

图 10-39　人口学监测数据修改界面

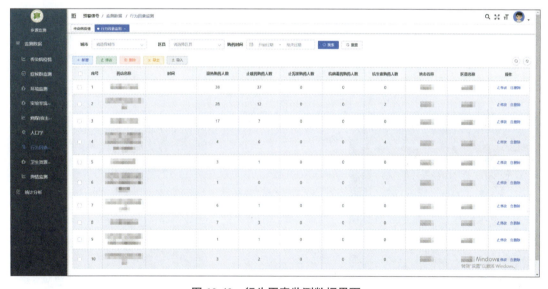

图 10-40　行为因素监测数据界面

2）在"操作"中点击修改,可以修改购药行为数据信息,点击删除,可删除购药行为数据。

（8）多源监测 - 监测数据 - 卫生资源监测："卫生资源监测"界面展示浙江省卫生资源分布数据内容。

1）在筛选栏可以根据城市、区县、资源种类来筛选不同年龄段的人口数据。

2）在"操作"中点击修改,可以修改城市、区县、新冠疫苗接种、医院、卫生服务站、卫生服务中心、疾控中心、急救中心、核酸采样点、急诊、门诊、诊所、其他医疗机构、药店、动物医院等卫生资源数据信息,点击删除,可删除卫生资源数据,见图 10-41。

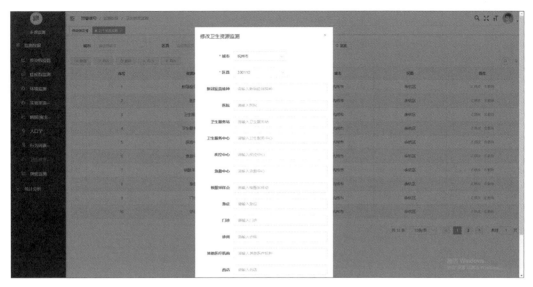

图 10-41　卫生资源监测数据修改界面

（9）多源监测 - 监测数据 - 舆情监测："舆情监测"界面展示舆情监测数据内容。

1）在筛选栏可以根据发布时间、指标名称、疾病、关键词来筛选舆情监测数据。

2）在"操作"中点击修改，可以修改标题、内容、网站 url、网站相关关键词、专题 ID、采集时间等数据信息，点击删除，可进行删除舆情监测数据，见图 10-42。

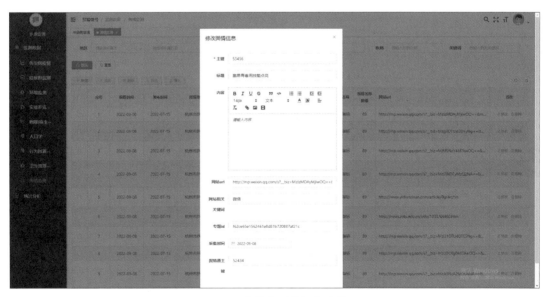

图 10-42　舆情监测数据修改界面

2. 多源监测 - 统计分析　统计分析模块主要按照时间、空间、人群三个维度进行监测数据的统计数据。点击"监测数据"进入"时间"界面，该页面所有的 tab 都拥有点击取消显示，下拉框都可以筛选数据内容。

（1）多源监测 - 统计分析 - 时间：时间统计是按照时间维度统计各监测源（传染病疫情、症候群、病媒、实验室监测、环境监测）随时间变化趋势关系图表，见图 10-43。

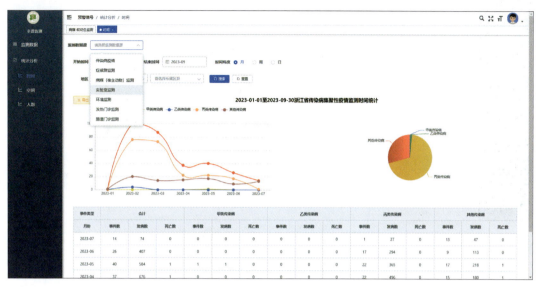

图 10-43　时间统计 - 监测源选择界面

1）监测源选择"传染病疫情"，在筛选栏可以根据事件类型（聚集性疫情、传染病个案）开始和结束时间（可按月、周、日不同维度统计）、地区来选择查看任意时间段某区域的聚集性疫情或传染病个案数据。

2）点击切换监测源到"症候群"界面，在筛选栏可以根据时间（可按月、周、日不同维度统计）、地区来选择查看任意时间段某区域的诊断群（呼吸道、肠道、皮疹）数据。

3）点击切换监测源到"病媒监测"，默认进入"鼠类监测"界面，在筛选栏可以根据时间（可按年、季、月不同维度统计）、地区来选择查看任意时间段某区域的各鼠类监测数据。

4）点击切换到"病媒监测"的"蚊虫监测"界面，在筛选栏可以根据时间（可按年、季、月不同维度统计）、地区来选择查看任意时间段某区域的各类蚊虫监测数据。

5）点击切换到"病媒监测"的"蜱虫监测"界面，在筛选栏可以根据时间（可按年、季、月不同维度统计）、地区来选择查看任意时间段某区域的蜱虫监测数据。

6）点击切换到"实验室监测"，在筛选栏可以根据检验类型（病原体检测、免疫学检测、其他临床检测）、检验项（所有、原始标本 PCR 鉴定、RT-PCR 检测、REAL-TIME 检测）、时间（可按月、周、日不同维度统计）、地区来选择查看任意时间段某区域检测机构的病原体数据。

7）点击切换到"环境监测"，默认进入"气象因素"界面，在筛选栏可以根据时间（可按月、周、日不同维度统计）、地区来选择查看任意时间段某区域的气象数据。

8）点击切换到"空气质量"界面，在筛选栏可以根据时间（可按月、周、日不同维度统计）、地区来选择查看任意时间段某区域的气象数据。

（2）多源监测 - 统计分析 - 空间：空间统计是按照空间维度统计各监测源（传染病疫情、症候群、病媒、实验室监测、发热门诊监测、肠道门诊监测）空间分布统计图表，见图 10-44。

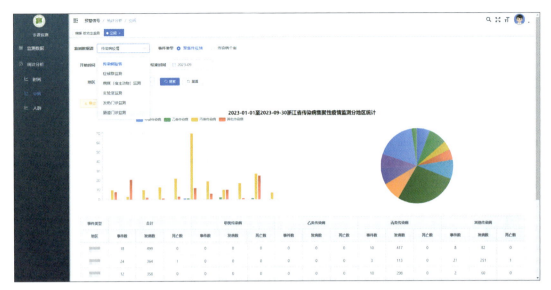

图 10-44　空间统计 - 监测源选择界面

1）默认进入"传染病疫情"的"聚集性疫情"界面，在筛选栏可以根据时间、地区来选择查看某时间段任意区域的聚集性疫情数据。

2）点击"传染病个案"，进入"传染病个案"界面，在筛选栏可以根据传染病病种、时间、地区来选择查看某时间段任意区域传染病个案的数据。

3）点击切换到"症候群监测"界面，在筛选栏可以根据时间、地区来选择查看某时间段任意区域的诊断群数据。

4）点击切换到"病媒监测"，默认进入"鼠类监测"界面，在筛选栏可以根据时间、地区来选择查看某时间段任意区域的鼠类数据。

5）点击切换到"病媒监测"的"蚊虫监测"界面，在筛选栏可以根据时间、地区来选择查看某时间段任意区域的蚊虫数据。

6）点击切换到"病媒监测"的"蜱虫监测"界面，在筛选栏可以根据时间、地区来选择查看某时间段任意区域的蜱虫数据。

7）点击切换到"实验室监测"，默认进入"病原体监测"界面，在筛选栏可以根据检验类型（病原体检测、免疫学检测、其他临床检测）、检验项（所有、原始标本 PCR 鉴定、RT-PCR 检测、REAL-TIME 检测）、时间（可按月、周、日不同维度统计）、地区来选择查看任意时间段某区域检测机构的病原体数据。

（3）多源监测 - 统计分析 - 人群：人群统计是统计各监测源（传染病疫情、实验室监测）人群分布（病种、所在地区、性别、年龄、职业、检测类型、标本种类等）统计图表，见图 10-45。

1）默认进入"传染病疫情"的"传染病个案"界面，在筛选栏可以根据传染病类别、传染病病种、时间、地区、性别、年龄（按照 5 岁、10 岁的维度统计）、职业来选择查看某时间段某区域的传染病个案数据。

2）点击切换到"实验室监测"界面，在筛选栏可以根据时间、检测类型、地区、标本种类、性别、年龄（按照 5 岁、10 岁的维度统计）、职业来选择查看某时间段某区域的病原体检测数据。

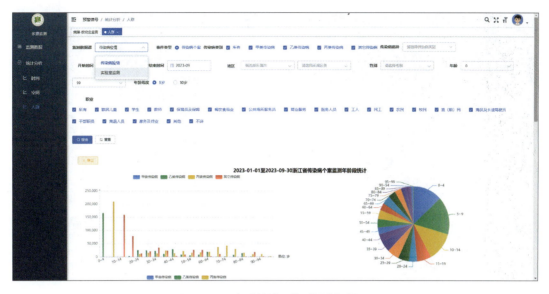

图 10-45 人群统计 - 监测源选择界面

（二）多点预警

1. 多点预警 - 预警信息

（1）预警信息 - 疫情

默认进入"预警信息"的"疫情"界面，在筛选栏可以根据监测源、事件类型（聚集性疫情、传染病个案）、传染病病种、预警范围（全人群预警、单位/集体预警、个体预警）、时间、地区、预警模型来筛选预警数据；可点击"信号核实"来核实监测源、诊断群、预警时间、预警信息、数据时间，填写核实单位、核实方式、审核人和审核时间，见图 10-46 和图 10-47。

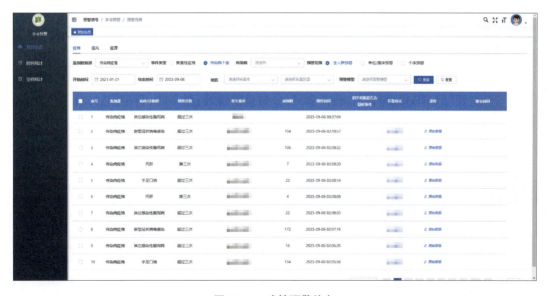

图 10-46 疫情预警信息

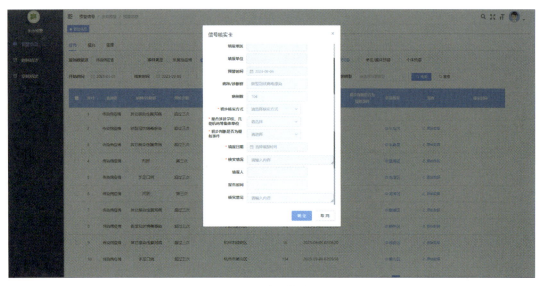

图 10-47   疫情预警信号核实

（2）预警信息 - 疫兆：点击进入"预警信息"的"疫兆"界面，在筛选栏可以根据监测源、监测类型（诊断群、医院诊断）、症候群（呼吸道、肠道、皮疹）、预警范围（全人群预警、单位 / 集体预警、个体预警）、时间、地区、预警模型来筛选预警数据；可点击"信号核实"进行监测源、诊断群、预警时间、预警信息、数据时间的核实，填写核实单位、核实方式、审核人、审核时间，见图 10-48。

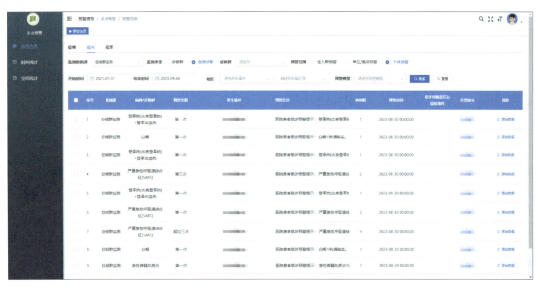

图 10-48   疫兆预警信息

（3）预警信息 - 疫源：点击进入"预警信息"的"疫源"界面，在筛选栏可以根据监测源、监测项（鼠类监测、蚊虫监测、蜱虫监测、登革热 - 蚊媒监测）、预警范围（全人群预警、单位 / 集体预警、个体预警）、时间、地区、预警模型来筛选预警数据；可点击"信号核实"进行监测源、诊断群、预警时间、预警信息、数据时间的核实,填写核实单位、核实方式、审核人、审核时间,见图 10-49。

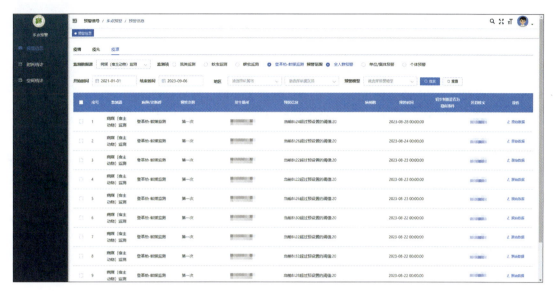

图 10-49　疫源预警信息

2. 多点预警 - 时间统计

（1）时间统计 - 疫情：默认进入"时间统计"的"疫情"界面,在筛选栏可以根据监测源、事件类型、传染病、预警范围（全人群预警、单位 / 集体预警、个体预警）、时间（可按照月、周、日不同维度查询）、地区查看任意时间区间,不同地区的疫情数据。

（2）时间统计 - 疫兆：点击进入"时间统计"的"疫兆"界面,在筛选栏可以根据监测源、症监测类型（医院诊断、诊断群）、症候群（呼吸道、肠道、皮疹）、预警范围、时间（可按照月、周、日不同维度查询）、地区查询任意时间区间,不同地区的疫兆数据。

（3）时间统计 - 疫源：点击进入"时间统计"的"疫源"界面,在筛选栏可以根据监测源（病媒、环境监测）、监测项、预警范围、时间（可按照月、周、日不同维度查询）、地区、查看任意时间区间,不同地区的疫源数据。

3. 多点预警 - 空间统计

（1）空间统计 - 疫情：默认进入"空间统计"的"疫情"界面,在筛选栏可以根据监测源、事件类型、传染病、预警范围、时间、地区查询任意时间区间,不同地区的疫情数据。

（2）空间统计 - 疫兆：点击切换到"空间统计"的"疫兆"界面,在筛选栏可以根据监测源、症候群、预警范围、时间、地区查询任意时间区间,不同地区的疫兆数据。

（3）空间统计 - 疫源：点击切换到"空间统计"的"疫源"界面,在筛选栏可以根据监测源、监测项（鼠类监测、蚊虫监测、蜱虫监测、登革热 - 蚊媒监测）、预警范围、时间、地区查看任意时间区间,不同地区的疫源数据。

（三）数据驾驶舱（数据大屏）

基于卫生应急大数据中心对疾病防控相关数据进行深度挖掘分析,建设系统数据大屏,进行卫生应急信息的可视化展示、汇总分析及智能预测,提醒相关部门及时行动,及时遏制疫情大范围扩散。

1. 多源监测　该模块主要对各类监测源〔疫情监测、症候群监测、实验室监测、环境监测、病媒(宿主动物)监测〕数据进行统计分析,更直观地观察数据的变化,通过图表的形式展现数据的变化趋势。

(1)疫情监测:通过时间选择,可查看时间范围内,自截止日期开始,共计6个月的历史数据;可查询特定地点的数据内容,主要统计数据为聚集性事件和传染病个案。

1)在自由选择时,把时间区间的起始时间标记为"A",终止时间标记为"B";折线图统计的终止月份为"B",起止月份为"B"往前推5个月的月份,共计6个月的数据。例如自由选择为2022.01.16—2022.04.16,则折线图展示为2021年11月—2022年04月。折线图统计地区因素跟随全局地区变化。

2)疫情监测界面右上方Tab可切换聚集性事件和个案数据,见图10-50。

(2)症候群监测:通过时间选择,可查看时间范围内,自截止日期开始,共计6个月的历史数据;可查询特定地点的数据内容,主要统计数据为呼吸症候群道、肠道症候群和皮疹。

可自由选择时间、地区区间。自由选择时,柱状图统计数据的时间、地区因素变化逻辑同前,见图10-51。

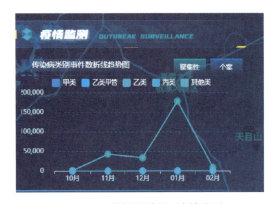

图 10-50　数据驾驶舱 - 疫情监测

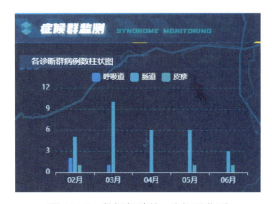

图 10-51　数据驾驶舱 - 症候群监测

(3)实验室监测:可查看近6个月的数据,通过时间选择,可查看时间范围内,自截止日期开始,共计6个月的历史数据;可查询特定地点的数据内容,主要统计数据为手足口病和流感的PCR各检测结果占比情况。

1)可自由选择时间、地区区间。自由选择时,环形图统计数据的时间、地区因素跟随自由区间选择而变化。

2)实验室监测界面右上角Tab切换手足口病、流感,见图10-52。

(4)环境监测:可查看近6个月的数据,通过时间选择,可查看时间范围内,自截止日期开始,共计6个月的历史数据;可查询特定地点的数据内容,主要统计数据为气象和空气质量的数据。

1)可自由选择时间、地区区间。自由选择时,点状图统计数据的时间、地区因素跟随自由区间选择而变化。

2）气象监测界面右上角 Tab 切换风速、气温、气压，见图 10-53。

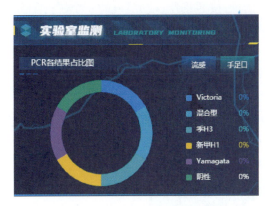

图 10-52　数据驾驶舱 - 实验室监测

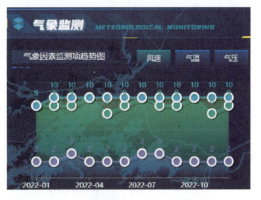

图 10-53　数据驾驶舱 - 气象监测

（5）病媒（宿主动物）监测：可查看近 6 个月的数据，通过时间选择，可查看时间范围内，自截止日期开始，共计 6 个月的历史数据；可查询特定地点的数据内容，主要统计数据为蚊虫、鼠蚤、蜱虫密度。

1）可自由选择时间、地区区间。自由选择时，箱图统计数据的时间、地区因素变化逻辑同前。

2）病媒（宿主动物）监测界面右上角 Tab 可选择切换 BI 指数、鼠类、蜱虫、蚊虫，见图 10-54。

2. 点位地图　该模块为了更好地展示监测和预警的空间分布情况，数据跟随时间地区选择而变化，地区选择变化后，地图同时下探到对应区县，中间展示疫情层面的各数据量。

（1）预警地图：①地图默认展示浙江省地图，各市级地图板块中央为预警总数点位，点位采用聚合的方式展示，鼠标悬停在预警点位上，弹窗展示疫情、疫兆、疫源的数量，鼠标点击后跳转到对应市级地图。②市级地图界面，各板块、鼠标设置同上。③区县级地图界面，鼠标悬

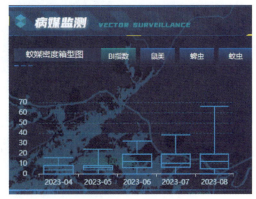

图 10-54　数据驾驶舱 - 病媒监测

停在预警上时，会出现 1 个或多个监测源的箭头（箭头数量由预警的监测源数量决定）指向该预警信号，鼠标点击展示预警的信息。④地图上最多存在 3 个动态预警信号灯，动态信号灯产生规则为：近 12 小时内，最新产生的 3 条预警，在地图上相应位置出现动态预警信号灯。

（2）监测地图：监测数据采用五色图的形式展示。

1）疫情监测：聚集性疫情以病例数作五色图统计图例，地图点位展示病例总数，鼠标悬停弹窗展示甲乙类病例数、丙类病例数、其他类病例数；个案以病例数作五色图统计图例，地图点位展示病例总数，鼠标悬停弹窗展示甲乙类病例数、丙类病例数、其他类病例数。

2）症候群监测：诊断群以病例数作五色图统计图例，地图点位展示病例总数，鼠标悬停弹窗展示各诊断群如呼吸道症候群、肠道症候群、皮疹病例数。

3. 预警展示　该模块展示最近产生的预警信息，按照疫情、疫兆、疫源三个层面划分，可以查看包含预警时间、预警地区、监测源、预警详情四类具体信息内容。

（1）预警信号标题字段右侧放置预警模型按钮，点击出现算法、模型介绍弹窗。

（2）模块左上角 Tab 可切换疫情、疫兆、疫源。

（3）预警卡片字段为监测源、时间、预警地区、预警详情。

（4）预警只展示最新的 4 条预警，界面初始化为疫情的 4 条预警。

（5）界面展示预警内容每隔两秒在疫情、疫兆、疫源自动左右轮播切换；鼠标悬停在预警信息时，停止左右轮播，见图 10-55。

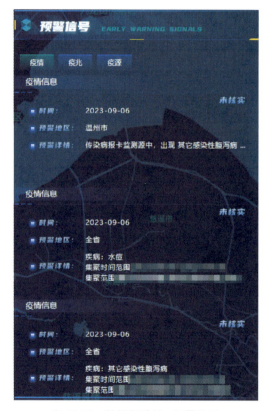

图 10-55　数据驾驶舱 - 预警信号

4. 预警统计

（1）预警数量折线趋势图：可自由选择时间、地区，选择时把时间区间的起始时间标记为"A"，终止时间标记为"B"；折线图统计的终止月份为"B"，起止月份为"B"往前推 10 个月的月份，总共 11 个月数据。例如，自由选择为 2023.01.16—2023.02.16，则折线图展示为 2022 年 4 月—2023 年 2 月；折线图统计地区因素跟随全局地区变化。

（2）预警层面占比圆饼图：可自由选择时间、地区区间。自由选择时，圆饼图统计数据的时间、地区因素跟随自由区间选择而变化，见图 10-56。

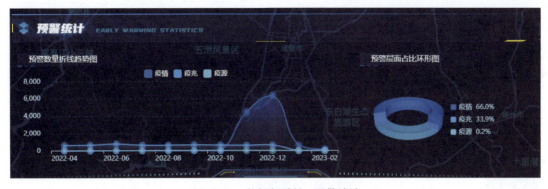

图 10-56 数据驾驶舱 - 预警统计

第三节 数据展示

一、多源数据展示

（一）监测数据

1. 监测数据 - 传染病疫情 传染病疫情监测是浙江省传染病患者按照地区、时间、病种、性别、职业等维度的统计图表展示。分为聚集性疫情和传染病疫情 2 个模块，可点击页面左上角可切换。

（1）监测数据 - 传染病疫情 - 聚集性疫情：统计展示聚集性疫情事件的监测数据图表。聚集性疫情列表表头有"序号""事件名称""传染病类别""传染病初步诊断""发病数""重症和死亡人数""波及人数""区域范围或场所""首例患者发病时间""末例患者发病时间""报告时间""操作"内容，见图 10-57。

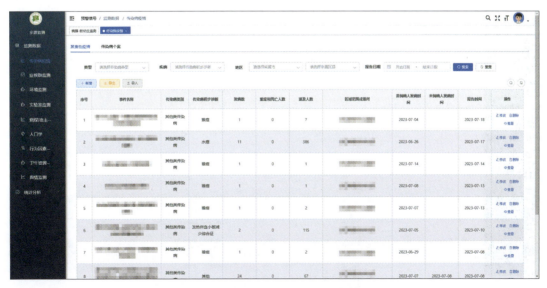

图 10-57 传染病聚集性疫情监测数据列表

（2）监测数据 - 传染病疫情 - 传染病个案：统计展示传染病个案事件的监测数据图表。摘取重点信息字段作为统计表的表头，对传染病个案事件的监测数据按事件进行展示，在传染病个案列表表头中有"序号""传染病名称""年龄""性别""职业""发病日期""诊断时间""现住址""报告单位""报告日期""操作"内容，见图 10-58。

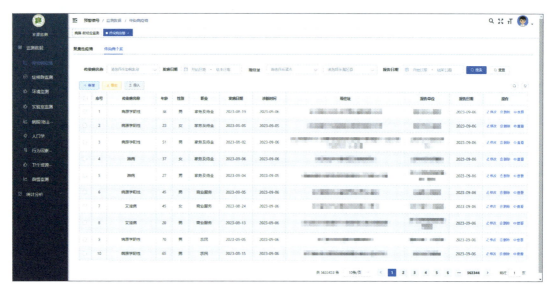

图 10-58　传染病个案监测数据列表

2. 监测数据 - 症候群监测　症候群监测展示浙江省各医院和各诊断群之间的时间、数量关系图表内容，包括医疗机构和教育机构两个模块，点击页面左上角可切换。

（1）监测数据 - 症候群监测 - 医疗机构就诊数据：在医疗机构症候群监测列表表头中有"序号""症状名称""医院""就诊科室名称""患者姓名""年龄""患者性别""患者主诉""诊断结果""ICD-10 名称""发病时间""就诊时间""所属地区""操作"内容，见图 10-59。

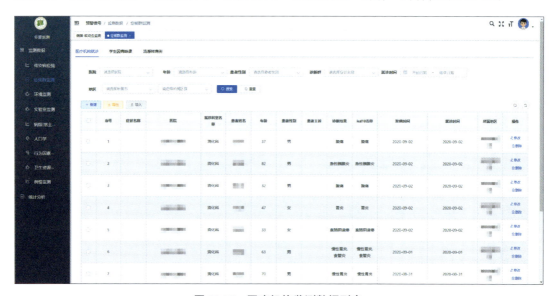

图 10-59　医疗机构监测数据列表

（2）监测数据 - 症候群监测 - 学生因病缺课监测数据：摘取重点信息字段作为统计表表头，对学生因病缺课的监测数据按诊断结果进行展示。在学生因病缺课症候群监测列表表头中有"序号""学校""班级""姓名""性别""年龄""症状""缺课开始日期""缺课结束日期""天数""所属地区"，见图10-60。

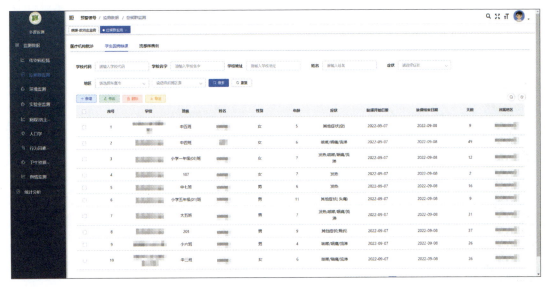

图10-60　学生因病缺课数据列表

（3）监测数据 - 症候群监测 - 流感样病例监测数据：摘取重点信息字段作为统计表表头，对流感样病例的监测数据进行展示。在流感样病例监测列表表头中有"哨点医院名称""省份""时间""年龄段分布""门急诊就诊病例总数""流感样病例就诊比例（％）""录入日期""操作"，见图10-61。

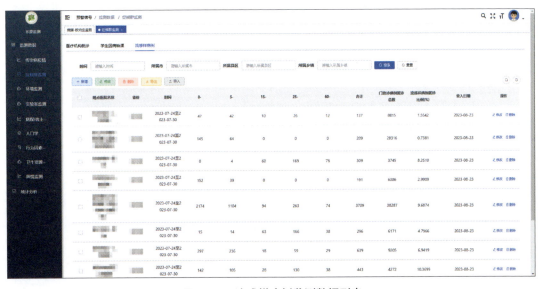

图10-61　流感样病例监测数据列表

3. 监测数据 - 病媒（宿主动物）监测　病媒（宿主动物）监测展示全省各地区不同病媒种群密度的时间、数量关系图表。分鼠类监测、蜱虫监测、蚊虫监测、登革热 - 蚊媒监测 4 个模块,点击页面左上角可切换。

（1）监测数据 - 病媒监测 - 鼠类监测数据:对鼠类病媒的监测数据按监测记录进行展示。在鼠类监测列表表头中有"序号""监测地区""监测时间""有效粘板数""捕鼠数""捕获率（%）""褐家鼠""黄胸鼠""小家鼠""黑线姬鼠""黄毛鼠""臭鼩鼱""操作"内容,见图 10-62。

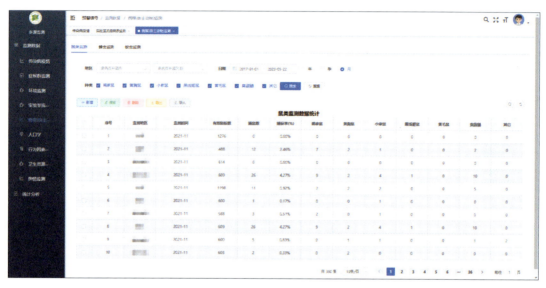

图 10-62　病媒生物 - 鼠类监测数据列表

（2）监测数据 - 病媒监测 - 蚊虫监测数据:对蚊虫病媒的监测数据按监测记录进行展示。在蚊虫监测列表表头中有"序号""监测地区""监测时间""监测方法""淡色库蚊雌蚊密度［只 /（灯·夜）］""三带喙库蚊雌蚊密度［只 /（灯·夜）］""白纹伊蚊雌蚊密度［只 /（灯·夜）］""中华按蚊雌蚊密度［只 /（灯·夜）］""骚扰阿蚊雌蚊密度［只 /（灯·夜）］""其他蚊种雌蚊密度［只 /（灯·夜）］""监测方法（1）""白纹伊蚊布雷图指数""操作"内容,见图 10-63。

（3）监测数据 - 病媒监测 - 蜱虫监测数据:对蜱虫病媒的监测数据按监测记录进行展示。在蜱虫监测列表表头中有"序号""监测地区""监测时间""宿主动物数量""体表蜱密度指数""游离蜱密度指数""操作"内容,见图 10-64。

（4）监测数据 - 病媒监测 - 登革热 - 蚊媒监测数据:对登革热 - 蚊媒监测的监测数据按监测记录进行展示。在登革热 - 蚊媒监测列表表头中有"序号""监测点名称""监测点类型""调查地点""监测点地区类型""调查时间""调查户数""容器数""阳性容器数""BI""操作"内容,见图 10-65。

4. 监测数据 - 实验室流感病原监测　实验室流感病原监测通过对病例的监测标本数据进行统计,展示多种检测项的检测结果。

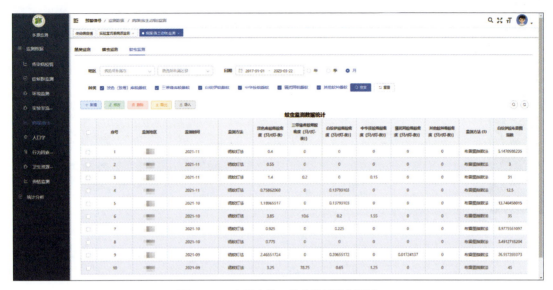

图 10-63　病媒生物 - 蚊虫监测数据列表

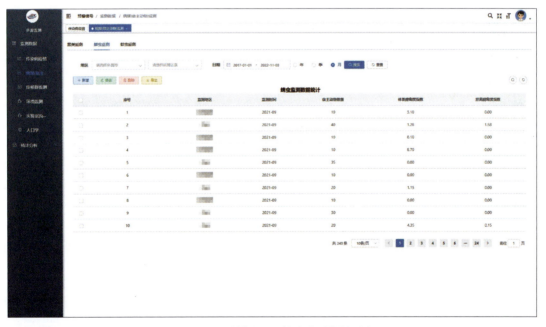

图 10-64　病媒生物 - 蜱虫监测数据列表

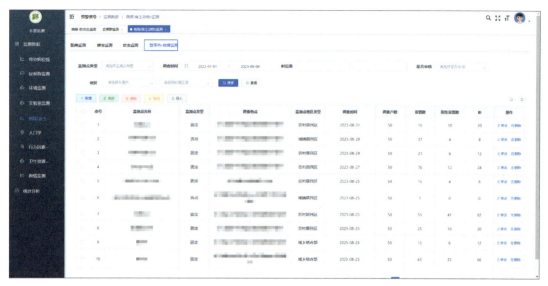

图 10-65　病媒生物 - 登革热 - 蚊媒监测数据列表

监测列表表头中有"性别""年龄""发病日期""采样时间""职业""采集医院""收样日期""收样单位""原始标本 PCR 鉴定结果""REAL_TIME 检测日期"，见图 10-66。

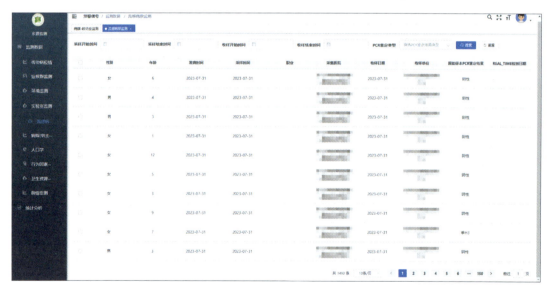

图 10-66　实验室流感病原监测数据列表

5. 监测数据 - 环境监测　统计全省各地区气象、环境相关监测数据，对不同类别数据内容以列表数据的形式进行详细展示。包括空气质量监测和气象因素监测 2 个模块，点击页面左上角可切换。

（1）监测数据 - 环境监测 - 空气质量监测：对空气质量的监测数据按时间序列进行展示。在空气质量列表表头中有"序号""监测地区""日期""空气质量指数""污染程度""PM$_{2.5}$""PM$_{10}$""二氧化硫浓度""一氧化碳浓度""二氧化碳浓度""臭氧最大 8 小时平均""操作"内容，见图 10-67。

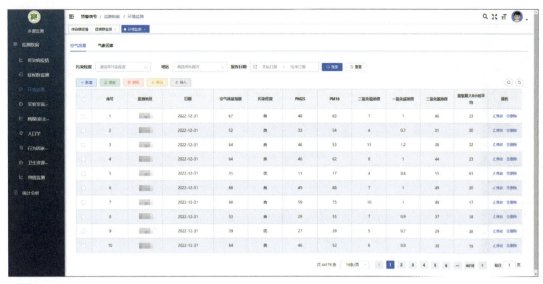

图 10-67 环境监测 - 空气质量监测数据列表

（2）监测数据 - 环境监测 - 气象因素监测：对气象因素的监测数据按时间序列进行展示。在气象因素数据列表表头中有"序号""监测地区""记录时间""20-20时降水量""极大风速""极大风速的风向""平均本站气压""平均风速""平均气温""平均水汽压""平均相对湿度""日照时数""日最低本站气压""日最低气温""日最高本站气压""日最高气温""最大风速""最大风速的风向""最小相对湿度""操作"内容，见图 10-68 和图 10-69。

6. 监测数据 - 人口学　统计全省人口数据，支持特定人口特征的分类展示，包括人口特征监测一个模块。

对人口学的监测数据按时间序列进行展示。在人口学列表表头中有"序号""年份""地区名称""年龄组""男性人口数""女性人口数""操作"内容，见图 10-70。

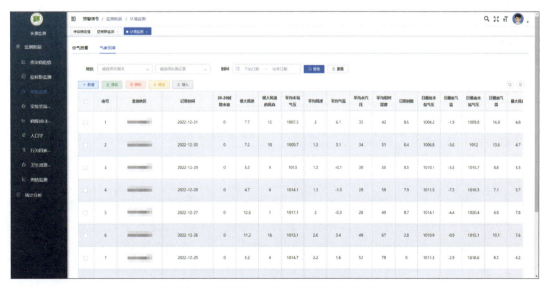

图 10-68 环境监测 - 气象因素监测数据列表 a

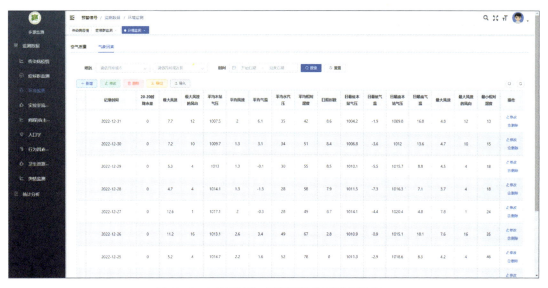

图 10-69　环境监测 - 气象因素监测数据列表 b

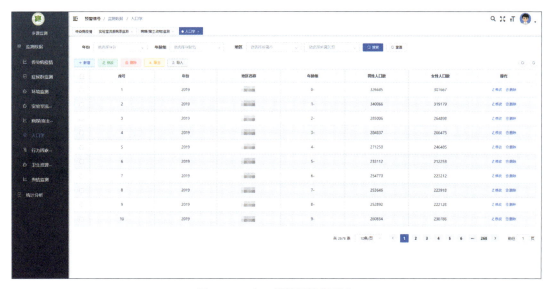

图 10-70　人口学监测数据列表

　　7. 监测数据 - 行为因素监测　"行为因素监测"界面展示购药行为因素监测数据内容。在列表表头中有"序号""药店名称""时间""退热药购药人数""止咳药购药人数""止泻类购药人数""抗病毒药购药人数""抗生素购药人数""地市名称""区县名称""操作"内容,见图 10-71。

　　8. 监测数据 - 卫生资源监测　"卫生资源监测"界面展示浙江省卫生资源分布数据内容。在列表表头中有"序号""资源种类""数量""城市""区县""操作"内容,见图 10-72。

　　9. 监测数据 - 舆情监测　"舆情监测"界面展示舆情监测数据内容。在列表表头中有"序号""获取时间""发布时间""所属地区""标题""网站相关关键词""疾病""指标名称""指标名称数值""网址 url""操作"内容,见图 10-73。

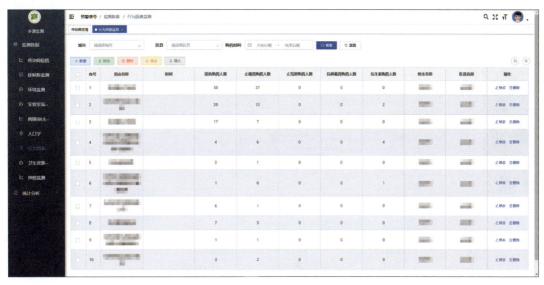

图 10-71 行为因素监测数据列表

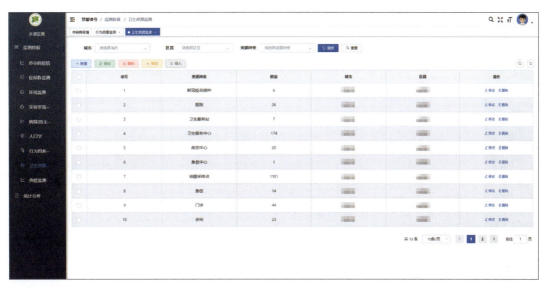

图 10-72 卫生资源监测数据列表

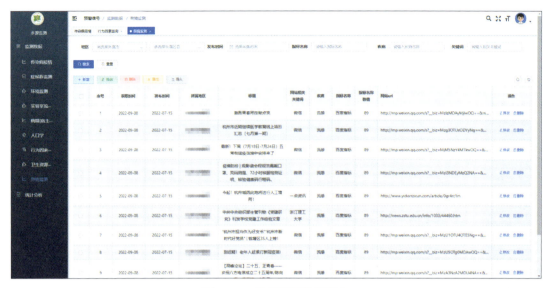

图10-73   舆情监测数据列表

（二）统计分析

1. 统计分析 - 时间   统计各类监测源在不同时期监测量的分布情况,以表格及特定统计图的形式展示。

（1）时间 - 传染病疫情:图10-74左侧为各传染病类别的事件数线性趋势图,右侧图为各传染病类别的事件数占比饼图,下方表格为不同时间维度不同类别传染病的统计数据。

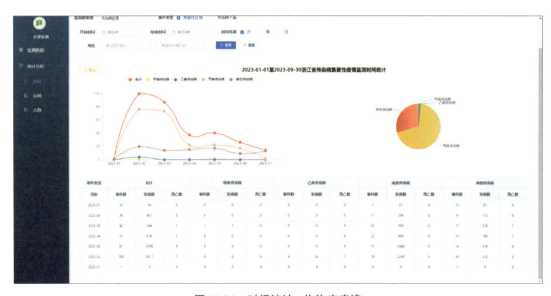

图10-74   时间统计 - 传染病疫情

（2）时间 - 症候群监测:图10-75左侧为各症候群类别的事件数线性趋势图,右侧为各症候群类别的事件数占比饼图,下方表格为不同时间维度不同类别症候群的统计数据。

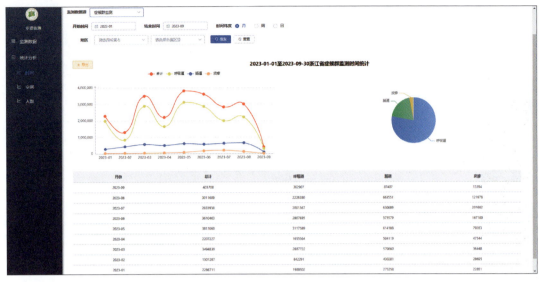

图 10-75　时间统计 - 症候群监测

（3）时间 - 病媒监测

1）鼠类监测：图 10-76 左侧为各鼠类数量线性趋势图，右侧为各鼠类数量占比饼图，下方表格为不同时间维度捕鼠率、有效粘板数、不同鼠类的统计数据。

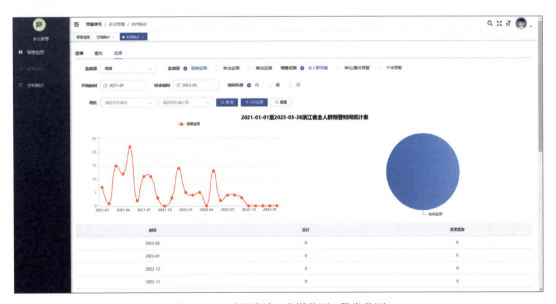

图 10-76　时间统计 - 病媒监测 - 鼠类监测

2）蚊虫监测：图 10-77 左侧为蚊虫总密度、各类蚊密度线性趋势图；右侧为各类蚊密度占比饼图，下方表格为不同时间维度各类蚊密度统计数据。

3）蜱虫监测：图 10-78 是宿主动物数量、体表蜱密度指数、游离蜱密度指数的线性趋势图，下方表格为不同时间维度宿主动物数量、体表蜱密度指数、游离蜱密度指数统计数据。

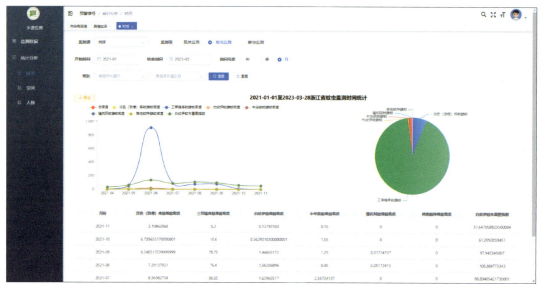

图 10-77　时间统计 - 病媒监测 - 蚊虫监测

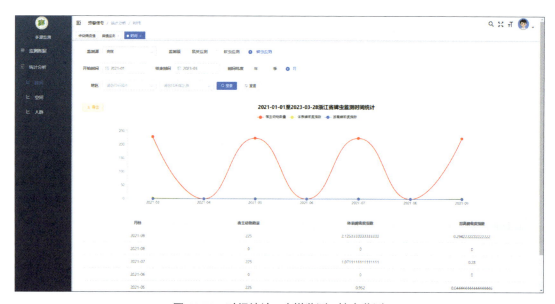

图 10-78　时间统计 - 病媒监测 - 蜱虫监测

4）登革热 - 蚊媒监测：图 10-79 左侧为 BI 平均值线性趋势图，右侧为 BI 数值分布，下方表格为不同时间维度调查户数、容器数、阳性容器数、平均 BI 值统计数据。

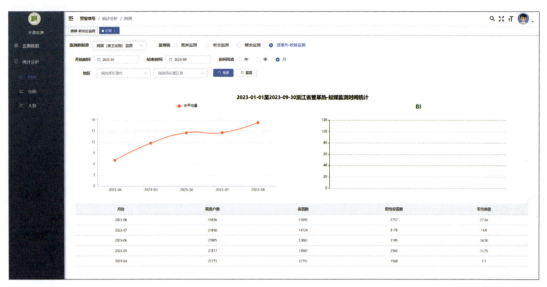

图 10-79　时间统计 - 病媒监测 - 登革热 - 蚊媒监测

（4）时间 - 实验室监测：图 10-80 左边展示不同型别流感病毒的线性趋势图，右侧展示不同型别流感病毒的占比饼图，下方表格为不同时间维度不同型别流感病毒的鉴定结果统计表。

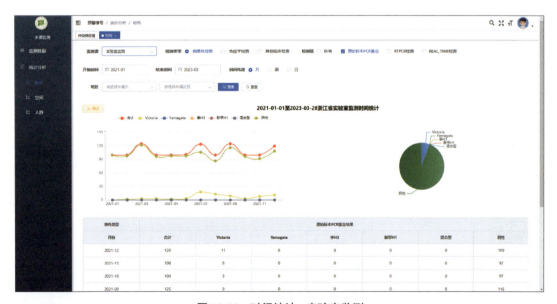

图 10-80　时间统计 - 实验室监测

（5）时间 - 环境监测

1）气象因素：图 10-81 左上方展示的是不同风速的线性趋势图，右上方展示的是不同气压的线性趋势图,左下方展示的是不同气温的线性趋势图,右下方展示的是平均相对湿度、最小相对湿度、降水量的条形图。图 10-82 表格展示的是不同时间维度不同风速、气压、气温等的统计图。

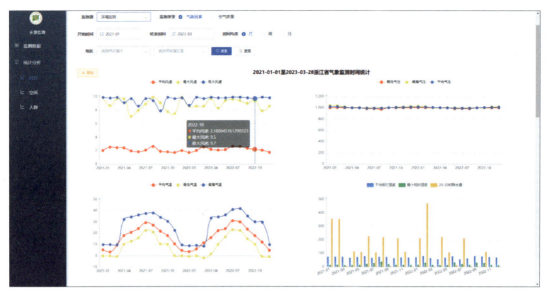

图 10-81　时间统计 - 环境监测 - 气象因素 a

月份	平均风速	最大风速	极大风速	最低气压	最高气压	平均气压	平均气温	最低气温	最高气温	平均相对湿度	最小相对湿度	20-20时降水量
2022-12	1.72903225806 45159	8.6	9.8	1001.4	1020.7	1011.39677419 35481	4.71612903225 8063	-2.9	9.7	70.1290322580 6451	13	2.14838709677 4193
2022-11	2.04333333333 33334	7.3	9.9	1001.3	1016.8	1008.68333333 33336	12.0133333333 33339	-0.7	29.6	73.6	15	0.85666666666 66668
2022-10	2.18064516129 0323	9.5	9.7	1000.4	999.6	1005.74193548 38709	17.7354838709 67737	10.2	29.9	77.7741935483 871	30	112.648387096 77419
2022-09	2.32999999999 99996	9	9.8	1000.1	999.5	999.886666666 6669	23.4566666666 66667	15	35	79.9666666666 6667	32	1.84
2022-08	2.59354838709 67744	9.4	9.3	985.4	999.2	992.854838709 6774	29.8838709677 41938	22.3	41.8	63.1290322580 6452	15	5.60967741935 4839
2022-07	2.61612903225 8064	9.6	9.8	986.9	956	992.541935483 8709	30.9064516129 03226	23	41	55.7741935483 87096	21	211.670967741 9355
2022-06	2.14666666666 6667	9.4	9.8	984.3	999.8	993.786666666 6666	23.9566666666 66667	16.7	36.1	77.7333333333 3333	33	14.3799999999 99999
2022-05	2.07741935483 87094	8.3	9.8	1000.7	999.6	996.903225806 4515	22.1129032258 06456	10	34.3	68.9354838709 6774	33	108.980645161 29031
2022-04	2.18	9.7	9.9	1000.1	997	1001.59999999 99998	15.9733333333 33333	1.6	33.1	56.1666666666 66664	13	221.38
2022-03	2.51290322580 64514	8.6	9.7	1000.5	999.4	1005.85161290 32258	11.4870967741 9351	-1.9	8.4	64.9354838709 6774	14	4
2022-02	2.02499999999 99995	8.6	9.9	1001.6	1022.7	1011.34642857 14288	6.03571428571 4296	-0.1	9.1	79.7857142857 1429	31	470.717857142 85704
	1.72580645161					1013.66451612	3.65806451612			72.1935483870		212.222580645

图 10-82　时间统计 - 环境监测 - 气象因素 b

　　2）空气质量:图 10-83 左侧展示的是空气质量指数、$PM_{2.5}$、PM_{10} 的线性趋势图,右侧展示的是二氧化硫浓度、一氧化碳浓度、二氧化氮浓度、臭氧最大 8 小时平均的线性趋势图,下方表格展示的是不同时间维度空气质量指数、$PM_{2.5}$、PM_{10}、二氧化硫浓度、一氧化碳浓度、二氧化氮浓度、臭氧最大 8 小时平均的数据统计表格。

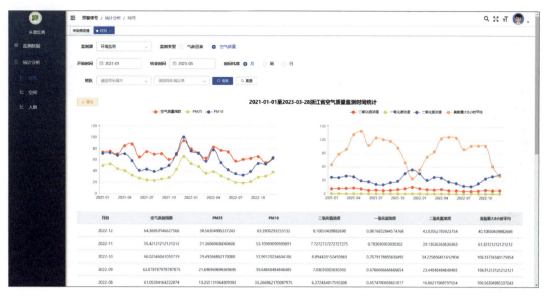

图 10-83　时间统计 - 环境监测 - 空气质量

（6）时间 - 发热门诊监测：图 10-84 为按时间维度统计的全省发热门诊数量线性分布图，下方表格为不同时间维度全省发热门诊数量统计数据。

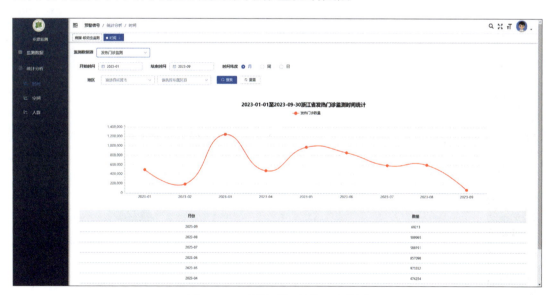

图 10-84　时间统计 - 发热门诊监测

（7）时间 - 肠道门诊监测：图 10-85 为按时间维度统计的肠道门诊数量线性分布图，下方表格为不同时间维度肠道门诊数量统计数据。

2. 统计分析 - 空间　统计各类监测源在不同地区监测量的分布情况，以表格及特定统计图的形式展示。

（1）空间 - 传染病疫情

1）聚集性疫情：图 10-86 左侧为某时段各地各传染病类别的事件数条形图，右侧为某时段各地其他类传染病的事件数占比饼图,下方表格为某时段不同地区不同类别传染病的数据统计表格。

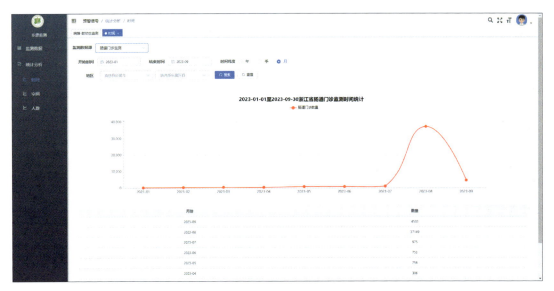

图 10-85 时间统计 - 肠道门诊监测

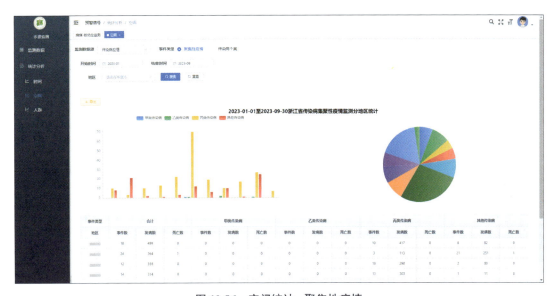

图 10-86 空间统计 - 聚集性疫情

2）传染病个案:图 10-87 左侧为某时段某病种地区分布的条形图,右侧为某时段某病种地区分布的占比饼图,下方表格为某时段某病种不同地区分布的数据统计表格。

（2）空间 - 症候群监测:图 10-88 左侧为某时段某症候群地区分布的条形图,右侧为某时段某症候群地区分布的占比饼图,下方表格为某时段某症候群不同地区分布的数据统计表格。

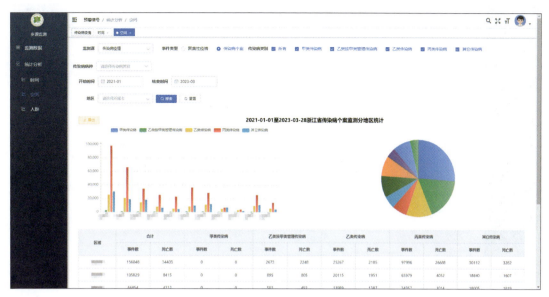

图 10-87　空间统计 - 传染病个案

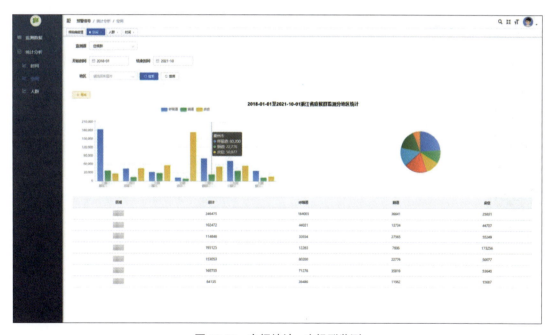

图 10-88　空间统计 - 症候群监测

（3）空间 - 病媒监测

1）鼠类监测：图 10-89 左侧为某时段鼠类地区分布的条形图,右侧为某时段鼠类总计数量地区分布的占比饼图,下方表格为某时段鼠类不同地区分布的数据统计表格。

2）蚊虫监测：图 10-90 为某时段蚊虫地区分布的条形图,下方表格为某时段蚊虫地区分布数据统计表格。

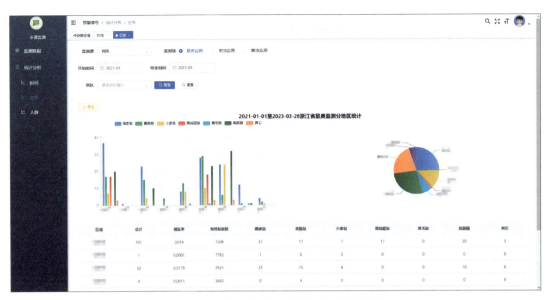

图 10-89　空间统计 - 病媒监测 - 鼠类监测

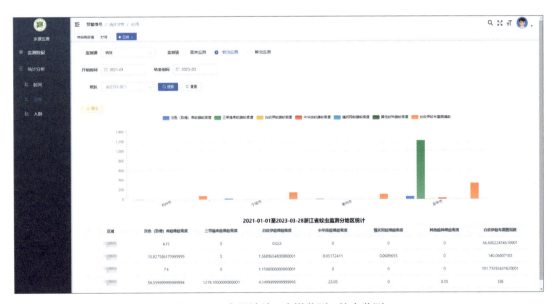

图 10-90　空间统计 - 病媒监测 - 蚊虫监测

3）蜱虫监测：图 10-91 为某时段体表蜱密度指数和游离蜱密度指数地区分布的条形图，下方表格为宿主动物数量、体表蜱密度指数和游离蜱密度指数某时段地区分布数据统计表格。

4）登革热 - 蚊媒监测：界面展示 BI 平均值线性趋势图、BI 数值分布图，以及不同地区调查户数、容器数、阳性容器数、平均 BI 值统计数据表格。

（4）空间 - 实验室监测：图 10-92 左侧为某时段不同型别流感病毒的地区分布条形图，右侧为某时段不同型别流感病毒的地区分布占比饼图，下方表格为按地区统计的某时段不同型别流感病毒的鉴定结果统计表。

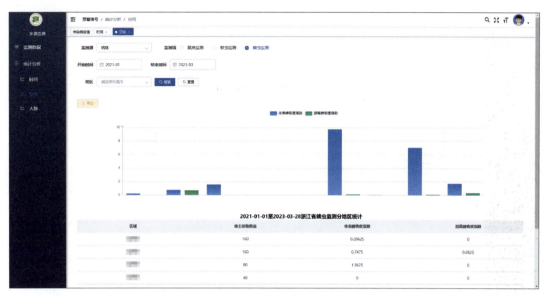

图 10-91　空间统计 - 病媒监测 - 蜱虫监测

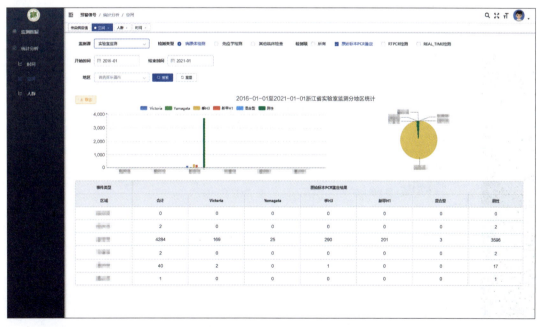

图 10-92　空间统计 - 实验室监测

（5）空间 - 发热门诊监测：图 10-93 左侧为按空间维度统计的全省发热门诊数量地区的柱状分布图，右侧为发热门诊地区分布占比饼图，下方表格为不同地区全省发热门诊数量统计数据。

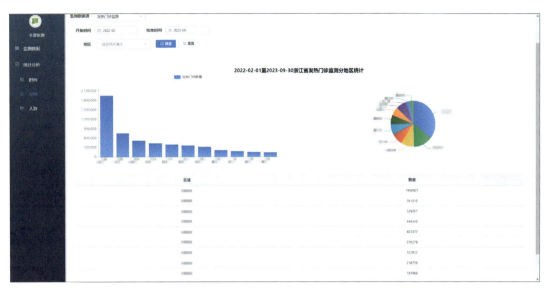

图 10-93　空间统计 - 发热门诊监测

（6）空间 - 肠道门诊监测：图 10-94 左侧为按空间维度统计的全省肠道门诊数量地区的柱状分布图，右侧为肠道门诊地区分布占比饼图，下方表格为不同地区全省肠道门诊数量统计数据。

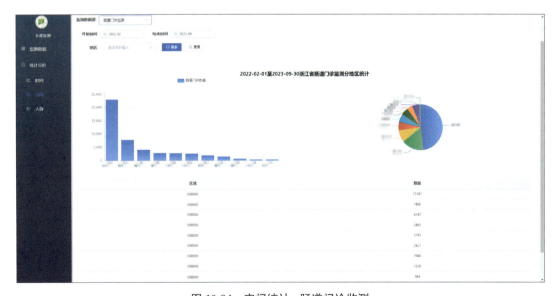

图 10-94　空间统计 - 肠道门诊监测

3. 统计分析 - 人群　统计各类监测源在不同人群监测量的分布情况，以表格及特定统计图的形式展示。

（1）人群 - 传染病疫情：图 10-95 左侧为按年龄按职业某类传染病的发病数柱状图，右侧为按年龄按职业的发病数占比饼图。图 10-96 下方表格为按年龄按职业统计的传染病个案数据统计表格。

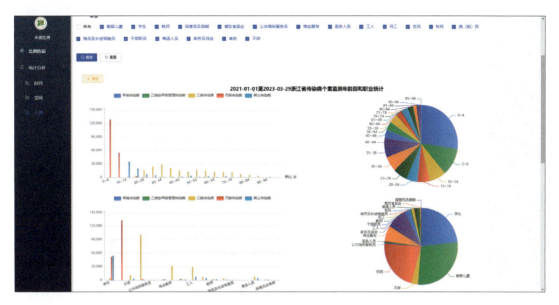

图 10-95　人群统计 - 传染病疫情 a

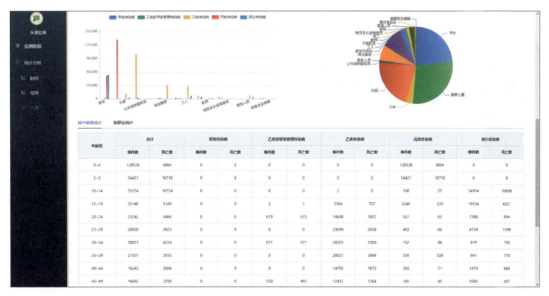

图 10-96　人群统计 - 传染病疫情 b

年龄段	合计		甲类传染病		乙类按甲类管理传染病		乙类传染病		丙类传染病		其它传染病	
	事件数	死亡数	事件数	死亡数	事件数	死亡数	事件数	死亡数	事件数	死亡数	事件数	死亡数
0~4	128528	6864	0	0	0	0	0	0	128528	6864	0	0
5~9	54421	18718	0	0	0	0	0	0	54421	18716	0	0
10~14	35274	10724	0	0	0	0	2	0	358	25	34914	10699
15~19	25140	5149	0	0	2	1	3364	707	2240	220	19534	4221
20~24	23242	3466	0	0	679	672	14608	1837	567	63	7388	894
25~29	28920	3923	0	0	0	0	23699	2658	463	66	4758	1199
30~34	30057	4224	0	0	671	671	28355	3309	152	86	879	158
35~39	21501	3553	0	0	0	0	20021	2844	539	539	941	170
40~44	16543	2604	0	0	0	0	14795	1873	269	71	1479	660
45~49	16692	2258	0	0	530	492	12432	1264	145	45	3585	457

（2）人群 - 症候群监测：图 10-97 左侧为按年龄某类症候群的发病数柱状图，右侧为按年龄症候群发病数占比饼图。图 10-98 左侧为按职业某类症候群的发病数柱状图，右侧为按职业症候群发病数占比饼图，下方表格为按年龄按职业统计的症候群发病数据统计表格。

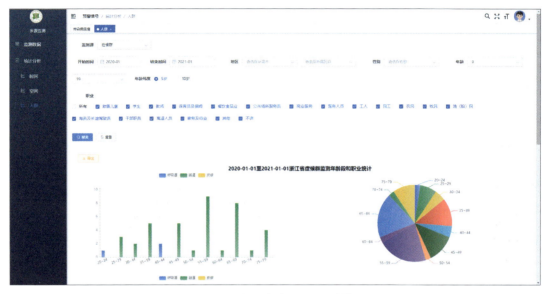

图 10-97　人群统计 - 症候群疫情 a

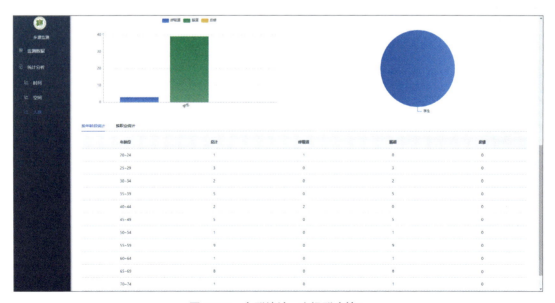

图 10-98　人群统计 - 症候群疫情 b

（3）人群 - 实验室监测：图 10-99 左侧为按年龄不同型别流感病毒柱状图，右侧为按年龄不同型别流感病毒占比饼图，下方表格为按年龄统计的不同型别流感病毒统计表格。

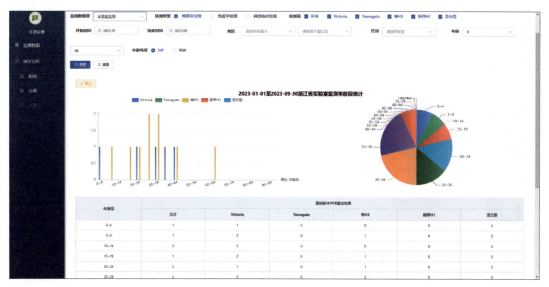

图 10-99　人群统计 - 实验室监测

二、多点预警展示

（一）预警信息

对系统产生的各类预警进行集合展示。

预警信号根据预警阶段的不同归类为三个模块，疫情预警、疫兆预警及疫源预警，其中疫情预警包含传染病疫情预警、实验室监测预警，疫兆预警包含症候群预警，疫源预警包含病媒预警、环境预警。

预警信息 - 疫情 / 疫兆 / 疫源列表表头中有"序号""监测源""病种 / 诊断群""预警次数""发生场所""预警信息""病例数""预警时间""初步判断是否为疑似事件""区县核实""操作"内容，在"操作"中可进行预警信息的核实，见图 10-100。

（二）预警统计

1. 预警统计 - 时间　统计各类预警在不同时间维度下预警量的产生情况，以表格及特定统计图的形式展示。

（1）时间统计 - 疫情：图 10-101 左侧为麻疹、狂犬病、登革热、恶性疟、AFP、乙脑等预警事件线性趋势图，右侧为上述病种预警事件占比饼图，下方表格为上述病种的统计数据表格。

（2）时间统计 - 疫兆：图 10-102 左侧为霍乱、鼠疫、炭疽、白喉、脊髓灰质炎等疾病的疫兆预警事件线性趋势图，右侧为上述病种预警事件占比饼图，下方表格为上述病种的统计数据表格。

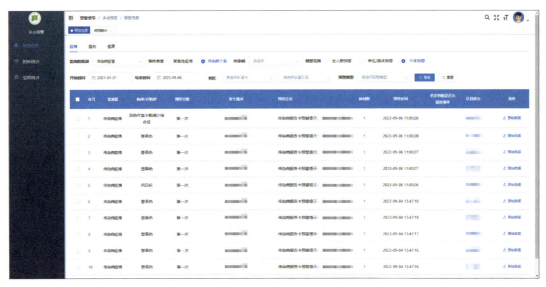

图 10-100 预警信息 - 疫情 / 疫兆 / 疫源

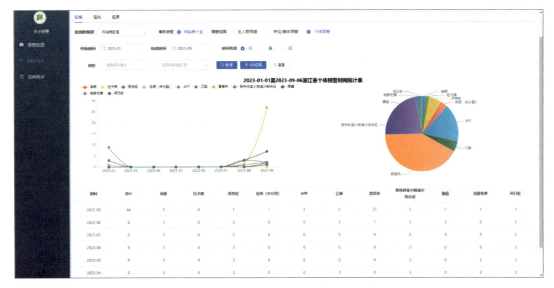

图 10-101 预警统计 - 时间统计 - 疫情

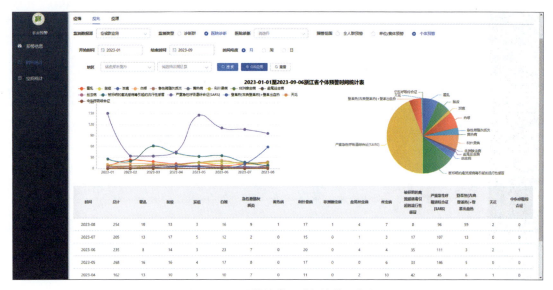

图 10-102　预警统计 - 时间统计 - 疫兆

（3）时间统计 - 疫源：图 10-103 左侧为通过病媒生物或环境因素进行预警的疫源预警事件线性趋势图，右侧为通过病媒生物或环境因素进行预警的疫源预警事件占比饼图，下方表格为通过病媒生物或环境因素进行预警的疫源预警事件统计数据表格。

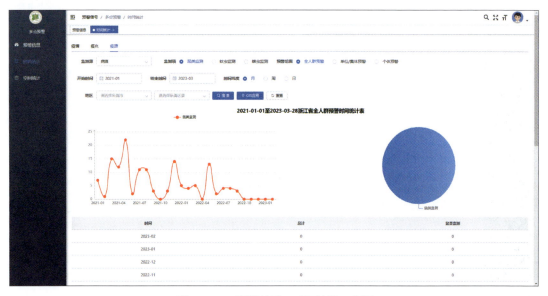

图 10-103　预警统计 - 时间统计 - 疫源

2. 预警统计 - 空间　统计各类预警在不同空间维度下预警量的产生情况，以表格及特定统计图的形式展示。

（1）空间统计 - 疫情：图 10-104 左侧为某时段各地各传染病病种的事件数条形图，右侧为某时段各地传染病的事件数占比饼图，下方表格为某时段不同地区不同传染病的数据统计表格。

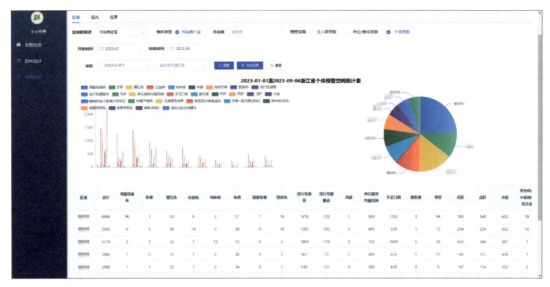

图 10-104   预警统计 - 空间统计 - 疫情

（2）空间统计 - 疫兆：图 10-105 左侧为某时段各地霍乱、鼠疫、炭疽、白喉、急性脊髓灰质炎等病种的事件数条形图，右侧为某时段各地事件数占比饼图，下方表格为某时段不同地区不同病种的数据统计表格。

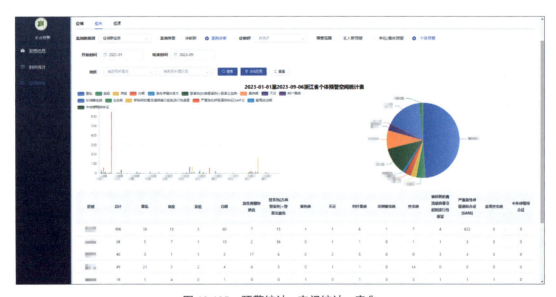

图 10-105   预警统计 - 空间统计 - 疫兆

（3）空间统计 - 疫源：图 10-106 左侧为某时段各地通过病媒生物或环境因素进行预警的疫源预警事件条形图，右为某时段各地通过病媒生物或环境因素进行预警的疫源预警事件占比饼图，下方表格为某时段各地通过病媒生物或环境因素进行预警的疫源预警事件统计数据表格。

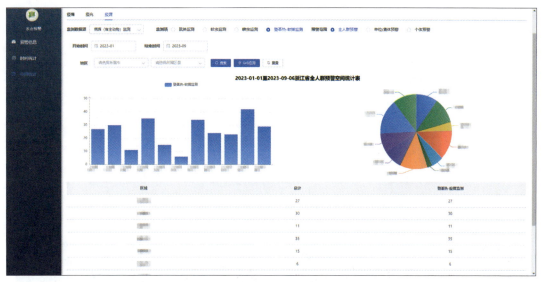

图 10-106　预警统计 - 空间统计 - 疫源

三、数据大屏展示

基于卫生应急大数据中心对疾病防控相关数据进行深度挖掘分析,建设系统数据大屏,进行卫生应急信息的可视化展示、汇总分析及智能预测,提醒相关部门及时行动,及时遏制疫情大范围扩散。

(一)多源监测

该模块主要是对各类监测源[疫情监测、症候群监测、实验室监测、环境监测、病媒(宿主动物)监测]数据进行统计分析,为了更直观地观察数据的变化,通过图表的形式展现数据的变化趋势。

1. 疫情监测　主要统计数据为聚集性事件和传染病个案。

(1)折线图地区默认为浙江省;横坐标为月份,纵坐标为病例数。

(2)聚集性事件的图例为甲乙类病例数、丙类病例数、其他类病例数。

(3)传染病个案的图例为甲类病例数、乙类按甲类管理病例数、乙类病例数、丙类病例数、其他类病例数,见图 10-107。

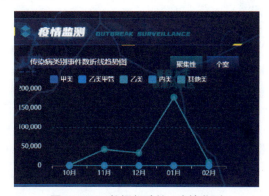

图 10-107　数据驾驶舱 - 疫情监测

2. 症候群监测　可查看近 6 个月的数据,主要统计数据为呼吸道症候群、肠道症候群、皮疹。

(1)柱状图地区默认为浙江省;横坐标为月份,纵坐标为各诊断群的病例数。

(2)柱状图的数据分别为呼吸道症候群、肠道症候群、皮疹,见图 10-108。

3. 实验室监测　可查看近 6 个月的数据,主要统计数据为:手足口病和流感的 PCR 各检测结果占比情况。

(1)环形图展示地区默认为浙江省。

(2)环形图统计图例为 Victoria、Yamagata、混合型、季节性 H3、新甲型 H1、阴性,见图 10-109。

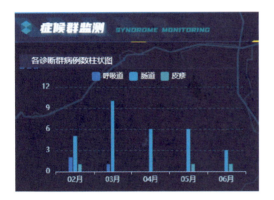

图 10-108　数据驾驶舱 - 症候群监测

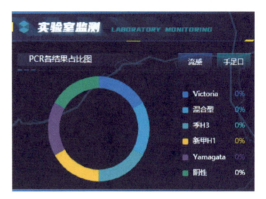

图 10-109　数据驾驶舱 - 实验室监测

4. 环境监测　可查看近 6 个月的数据,主要统计数据为气象和空气质量数据,见图 10-110。

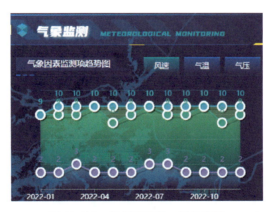

图 10-110　数据驾驶舱 - 气象监测

(1)点状图展示时间范围默认为最近 6 个月,地区默认为浙江省;横坐标为时间,纵坐标为气象因素的数值。

(2)风速:用点状图的形式展示平均风速、极大风速、最大风速随时间的趋势变化。

（3）气压：用点状图的形式展示最低本站气压、平均本站气压、最高本站气压随时间的趋势变化。

（4）气温：用点状图的形式展示最低气温、平均气温、最高气温随时间的趋势变化。

5. 病媒（宿主动物）监测　可查看近 6 个月的数据，主要统计数据为 BI 指数、蚊虫密度、鼠类密度、蜱虫密度，见图 10-111。

（1）横坐标代表月份，纵坐标代表各媒介的密度，箱图展示时间范围默认为最近 6 个月，地区默认为浙江省。

（2）展示的数据信息为白蚊伊蚊幼虫密度、鼠密度、体表蜱密度。

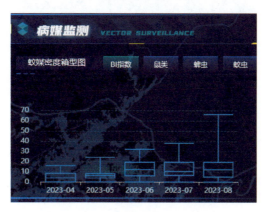

图 10-111　数据驾驶舱 - 病媒监测

（二）点位地图

该模块目的是更好地展示监测和预警的空间分布情况。

1. 预警地图

（1）以地图的形式展示，按照预警数量作五色图。维度：最多的预警数量和最少的预警数量作五等份显示。

（2）地图颜色（0: 蓝色，其他数据按照图例划分从高到低深红到浅红渐变色取五份颜色展示）。

（3）地图默认展示浙江省地图，弹窗展示疫情、疫兆、疫源的数量，鼠标点击后跳转到对应市级地图。

2. 监测地图　监测数据也采用五色图的形式展示。

（1）疫情监测：聚集性以聚集性疫情事件数作五色图，地图点位展示聚集性疫情事件总数；个案以病例数作五色图统计图例，地图点位展示病例总数。

（2）症候群监测：诊断群以病例数作五色图统计图例，地图点位展示病例总数。

（三）预警展示

该模块展示最近产生的预警信息，按照疫情、疫兆、疫源三个层面划分，可以查看包含预警时间、预警地区、监测源、预警详情四类具体信息内容（图 10-112）。

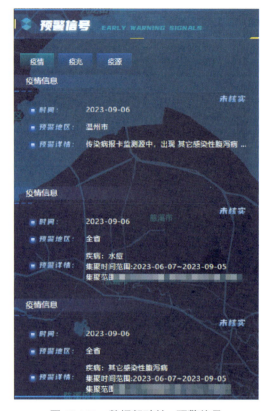

图 10-112　数据驾驶舱 - 预警信号

（四）预警统计

该模块主要对产生的预警进行数字化展示，可以从趋势图看出近期预警的变化趋势和走向，对不同预警层面的预警进行数据分析对比，见图 10-113。

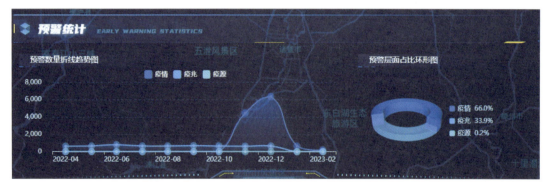

图 10-113　数据驾驶舱 - 预警统计

1. 预警数量折线趋势图

（1）折线图展示时间范围默认为最近 12 个月，地区默认为浙江省。

（2）用折线图的形式展示疫情、疫兆、疫源随时间的变化趋势。

2. 预警层面占比饼图

（1）饼图展示时间范围默认为最近 12 个月，地区默认为浙江省。

（2）用饼图的形式展示疫情、疫兆、疫源数量占比。

第四节　系统应用效果评估

传染病多源监测多点触发预警系统选取萧山区作为试点进行示范应用，构建了萧山区传染病监测预警处置系统。该系统依托健康大数据资源，通过人工智能、区块链等数字化技术，以实现传染病"早发现、早预警、早处置、早控制"的有效防控工作为目标，形成了全区域、全人群、全周期、全闭环的防控管理体系。本节将对该系统的应用以及应用效果评估进行简要介绍。

一、系统介绍

作为传染病多源监测多点触发预警系统在萧山区示范应用的成果，萧山区传染病多点监测预警处置系统基于"健康大脑"数据底座，全量归集县域层面健康医疗数据，贯通全区 7 家区级医院、24 家社区卫生服务中心、270 个村社服务站、400 余家民营医院和个体诊所涉及的 236 套信息系统，采用 XTL 和云梯技术整合了全区就诊、检查检验、病历等各类诊疗信息，共归集全区 165 万建档人口的健康数据超过 600T，全面完成数据治理。经对其数据质量持续抽样监测，完整率、准确率、关联率均达 100%，实时性 <0.5 小时，处理数据能力 1 733.8 条 / 秒，处理规则 13.1 万条 / 秒，处于国内行业领先，并已在智慧医疗、数字健康管理、智慧公卫 3 个子领域上线应用。通过杭州城市大脑 2.0"智慧医疗"定期完善居民赴区外省、市级医疗机构就诊数据。

此外，萧山区通过抽取区数据资源局"智治中心"相关的医疗、公共卫生、教育、民政等多跨数据为重要补充，结合人口户籍数据、公共卫生健康档案、全区 400 余家学校的学生学籍信息，进行数据融合，实现重点场所的风险监测及预警全覆盖，也实现了疫情风险"预警信息"精准定位到具体的学校班级、村（社区）、单位（公司）和医院科室等事发地点，提高了对聚集性疫情的早发现能力。

通过构建包括发热、腹泻、皮疹等传染病常见十大类症状，国家法定甲、乙、丙类传染病在内的 50 多种传染病诊断，以及各类实验室可疑阳性检测结果的全系列监测分析及预警模型，系统自动实时抓取相关症状、疾病诊断或实验室结果，对传染病、疫情暴发源头、风险程度、扩散趋势等进行综合智能分析，比对预警模型，自动对风险开展研判并发出预警，实现疫情风险"自动预警""实时研判"。

二、系统应用

萧山区传染病多点监测预警处置系统以流程闭环为设计原则,包括数据采集、疫情风险分析、智能研判、实时预警、事发点精准定位和闭环处置组成,当监测数据达到阈值时,系统会自动触发预警,疾控管理员可通过不同端口接收预警信息,查看相关数据,并一键操作将风险信息通过手机端(钉钉)和短信形式,实时发送给区级和属地镇街的传染病疫情管理人员,同时也发送至疫情事发单位的相关负责人。各环节管理人员可在手机端和电脑端查看风险详情,对风险内容进行评估、核实并处置,处置完成后根据实际情况提交处置结果。疾控管理员对反馈信息进行评估,可以结案的予以结案,不能结案的提出下一步处置意见,以确保每起疫情得到规范处置。

萧山区传染病多点监测预警处置系统自 2023 年 2 月投入运行,至 2023 年 9 月 30 日,累计发出预警 1 458 条,其中症候群事件 1 278 条,占比 87.65%;传染病诊断事件 159 条,占比 10.91%;检验阳性事件 21 条,占比 1.44%。共涉及 222 所学校,45 个行政村/社区,通过对每起预警事件病例间是否具有流行病学关联进行核实,发现系统预警准确率为 92.87%,详见表 10-4。

表 10-4　2023 年 2—9 月系统预警情况汇总表

预警事件	预警条数/条	构成比/%	准确率/%
症候群事件	1 278	87.65	92.25
传染病诊断事件	159	10.91	96.86
检验阳性事件	21	1.44	100.00
合计	1 458	100.00	92.87

三、效果评估

(一)缩短响应处置时间

萧山区传染病多点监测预警处置系统启用前,疫情"发生至收到预警(人工报告)"间隔时间平均超过 24 小时;系统启用后实行实时预警。系统启用前,核实疫情需要花费较多时间,系统启用后疾控部门从核实到指令下发,平均响应时效控制在 0.5 小时以内;系统启用前,疫情"发生至首次处置"平均时间间隔一般超过 24 小时,系统启用后,疫情"发生至首次处置"平均时间均控制在 6 小时内,相比以往提高了 75%(18/24)的时效,详见表 10-5。

(二)缩小疫情事件规模

2023 年上半年萧山区传染病发病人数比 2022 年同期增长 436.77%,全区疫情发生数量较上年同期增长 330.26%,在此背景下,随着系统启用,绝大多数疫情控制在了较小规模,其中"发病 <5 人疫情"数量占比 72.2%,"发病 5~10 人疫情"数量占比 21.4%,"发病 10 人以上的聚集性疫情"数量占比 6.4%,后者较上年同期下降了 65.57%,见表 10-6。

表 10-5　系统启用前后疫情处置响应时效情况对比

不同阶段	疫情接报方式	疫情"发生至收到预警"平均时间间隔 /h	收到预警后平均响应时间 /h	疫情"发生至首次处置"平均时间间隔 /h	提升时效
启用前	人工上报	≥24	>0.5	≥24	—
启用后	自动预警	实时	<0.5	≤6	≥75%(18/24)

表 10-6　萧山区 2022 年与 2023 年上半年传染病疫情发生情况比较

年份	疫情接报方式	传染病发病人数 / 人	疫情数量 / 件	聚集性疫情(≥10 例)数量 / 件
2022	人工上报	11 666	76	61
2023	自动预警	62 620	327	21

(三)降低传染病发病率

杭州市 2023 年 1—9 月 3~18 周岁学生人群传染病发病率与 2019 年同期均呈现"中心城区"高于"郊区"、"郊区"高于"周边县区"趋势。萧山区作为郊区,2019 年与其他 3 个郊区学生传染病发病率一致,无统计学差异(P >0.05)。系统启用后,其 2023 年发病率明显低于其他 3 个郊区,差异有统计学意义(P <0.001),详见表 10-7。

表 10-7　2019 年与 2023 年 1—9 月杭州市各地区 3~18 周岁学生人群传染病发病情况

年份	地区 *	学生总人数 / 人	病例数	发病率 /%	统计学分析
2019	中心城区(上城、拱墅、余杭、西湖、滨江)	625 935	26 345	4.21	
	郊区(临平、钱塘、富阳)	350 706	7 988	2.28	P >0.05
	萧山区	250 561	5 733	2.29	
	周边县区(临安、建德、桐庐、淳安)	234 515	4 831	2.06	
2023	中心城区(上城、拱墅、余杭、西湖、滨江)	642 163	74 603	11.62	
	郊区(临平、钱塘、富阳)	356 326	39 397	11.06	P <0.001
	萧山区	267 781	22 152	8.27	
	周边县区(临安、建德、桐庐、淳安)	242 600	19 879	8.19	

注:数据来源于中国疾病预防控制信息系统。

* 由于 2021 年杭州行政区划进行调整,故本表格以街道为单位进行统计。

（四）减轻社会经济负担

根据表 9-7,按照郊区的传染病发病率估算,萧山区通过传染病多点监测预警处置系统,2023 年 1—9 月学生传染病发病率预计从郊区的 11.06% 降至 8.27%,使得大约 7 000 名学生免于感染。按每名感染者平均医疗费 300 元 / 人算,则减轻约 210 万元居民医疗费;按每名学生感染者家长平均误工时长 1 天算,杭州最低工资标准每日 140 元,则可避免误工费约 98 万元,7 000 名学生免于感染可累计减轻医疗费和误工费合计约 308 万元,有效减轻了社会经济负担。

（吴梦娜　干伟群　蒋龙芳　王春丽）